U0924626

2nd EDITION

原书第2版

# New Trends in MYOFUNCTIONAL THERAPY

## Occlusion, Muscles and Posture

# 颌面肌功能治疗学

## 牙骀 · 肌肉 · 身姿

原著 [意] Sabina Saccomanno [美] Licia Coceani Paskay

主译 汪 俊 石 磊 姚 宁

中国科学技术出版社

· 北 京 ·

**图书在版编目（CIP）数据**

颌面肌功能治疗学：牙殆・肌肉・身姿：原书第 2 版 /（意）萨比娜・萨科曼诺 (Sabina Saccomanno) 等原著；汪俊，石磊，姚宁主译 . -- 北京：中国科学技术出版社，2025. 10. -- ISBN 978-7-5236-1403-7

Ⅰ. R782.05

中国国家版本馆 CIP 数据核字第 2025HR9096 号

著作权合同登记号：01-2025-1225

---

**策划编辑** 延　锦　魏旭辉
**责任编辑** 延　锦
**装帧设计** 佳木水轩
**责任印制** 徐　飞

---

**出　　版** 中国科学技术出版社
**发　　行** 中国科学技术出版社有限公司
**地　　址** 北京市海淀区中关村南大街 16 号
**邮　　编** 100081
**发行电话** 010-62173865
**传　　真** 010-62179148
**网　　址** http://www.cspbooks.com.cn

---

**开　　本** 889mm × 1194mm　1/16
**字　　数** 456 千字
**印　　张** 18.25
**版　　次** 2025 年 10 月第 1 版
**印　　次** 2025 年 10 月第 1 次印刷
**印　　刷** 北京盛通印刷股份有限公司
**书　　号** ISBN 978-7-5236-1403-7
**定　　价** 268.00 元

---

（凡购买本社图书，如有缺页、倒页、脱页者，本社销售中心负责调换）

# 版权声明

**New Trends in MYOFUNCTIONAL THERAPY**
Occlusion, Muscles and Posture-2$^{nd}$ Edition

Sabina Saccomanno, Licia Coceani Paskay

Copyright © *2020, 2022 Edi·Ermes s.r.l., Milan, Italy*
ISBN 978–88–7051–792–7–Print edition
ISBN 978–88–7051–793–4–Digital edition

颌面肌功能治疗学：牙𬌗·肌肉·身姿（原书第 2 版）
萨宾娜·萨科曼诺（Sabina Saccomanno），丽西亚·科切亚尼·帕斯卡伊（Licia Coceani Paskay）

All literary and artistic rights reserved and protected by copyright.
Translation rights, electronic storage, reproduction and full or partial adaptation rights, by any means (including microfilms and photostatic copies) are reserved and protected by copyright for all countries.

本书所有文字版权和艺术版权均受到保护。保留所有国家对全文（包括数字内容）或其中任何部分以任何方式（包括缩微胶片和影印复制）进行翻译、电子存储、复制和改编的权利，未经出版商授权不得使用。

This edition of *New Trends in MYOFUNCTIONAL THERAPY: Occlusion, Muscles and Posture* is published by arrangement with Edi.Ermes.

## 免责声明

To the extent permissible under applicable laws, no responsibility is assumed by Publisher nor by the Proprietor for any injury and/or damage to persons or property as a result of any actual or alleged libellous statements, infringement of intellectual property or privacy rights, or products liability, whether resulting from negligence or otherwise, or from any use or operation of any ideas, instructions, procedures, products or methods contained in the material therein.

# 译者名单


主 译 汪 俊 石 磊 姚 宁

译 者（以姓氏笔画为序）

丁 宁 上海交通大学医学院附属第九人民医院
丁志民 南通市口腔医院（南通大学附属南通口腔医院）
王贵燕 上海交通大学医学院附属第九人民医院
石 磊 上海交通大学医学院附属第九人民医院
朱雪琴 上海交通大学医学院附属第九人民医院
杜常欣 上海交通大学医学院附属第九人民医院
杨 雪 上海交通大学医学院附属第九人民医院
杨 甦 上海交通大学医学院附属第九人民医院
汪 俊 上海交通大学医学院附属第九人民医院
张晓宇 上海交通大学医学院附属第九人民医院
周文慧 上海交通大学医学院附属第九人民医院
陈佳鸿 南通市口腔医院（南通大学附属南通口腔医院）
姜雨然 上海交通大学医学院附属第九人民医院
祝 策 上海交通大学医学院附属第九人民医院
姚 宁 南通市口腔医院（南通大学附属南通口腔医院）
徐 杨 南通市口腔医院（南通大学附属南通口腔医院）
童 倩 上海交通大学医学院附属第九人民医院
谢芙蓉 上海交通大学医学院附属第九人民医院
翟利云 南通市口腔医院（南通大学附属南通口腔医院）


## 内容提要


本书引进自 Edi · Ermes 出版社，在颌面肌功能治疗学会（Academy of Orofacial Myofunctional Therapy，AOMT）的学术支持下，深入探讨了肌功能治疗在改善各类口面功能障碍、肌功能紊乱中的预防、诊断及多学科和整体治疗理念。全书共 15 章，通过详细分析日间与夜间的呼吸、咀嚼、吞咽、咬合和姿势，旨在消除患者临床症状，提升长期生活质量，同时优化临床评估流程及护理方案的实施效率。本书为全新第 2 版，配有《舌训练日志》和《肌功能训练治疗日志》，患者可以此记录遵循治疗方案的程度和效果。此外，书中还为初涉此领域的临床工作者及寻求技术拓展的专业人员，特别提供了完整翔实的肌功能治疗方案范例。本书配有大量临床图片和实用表格，可作为口腔颌面外科医师不可多得的临床实践指南。

# 主译简介

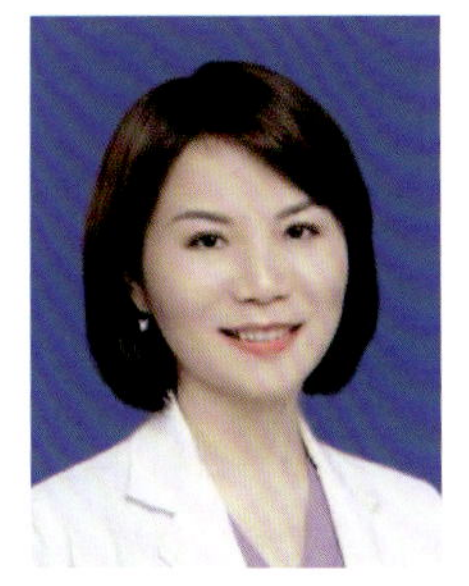

汪　俊

主任医师、教授，博士研究生导师，上海交通大学医学院附属第九人民医院儿童口腔科主任，国际牙医师学院中国区院士。中华口腔医学会儿童口腔医学专业委员会主任委员，上海市口腔医学会儿童口腔医学专业委员会主任委员，上海口腔医学会理事，上海儿童口腔专科医师规范化培训基地主任、专家组组长，国家学位中心评审专家。临床擅长儿童龋病、牙髓根尖周病、牙外伤诊治及儿童错殆畸形早期矫治。

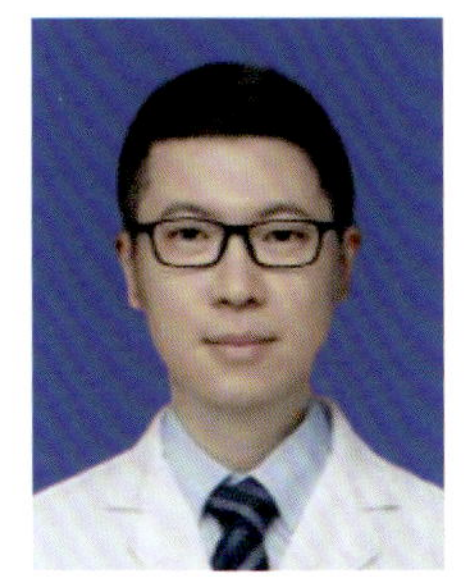

石　磊

医学博士，上海交通大学医学院附属第九人民医院儿童口腔科副主任医师，美国俄亥俄州立大学访问学者。中华口腔医学会儿童口腔医学专委会委员兼工作秘书，上海口腔医学会儿童口腔医学专委会委员，上海市口腔医学会口腔康复专委会委员。长期从事儿童口腔相关临床、教学、科研工作，具有丰富的经验和独到的见解。擅长各类儿童颌面畸形的预防性、阻断性治疗及儿童与青少年错殆畸形早期矫治。参与科研课题 10 余项，参编论著 1 部，以第一作者或通讯作者身份在国内外学术期刊发表论文 10 余篇。

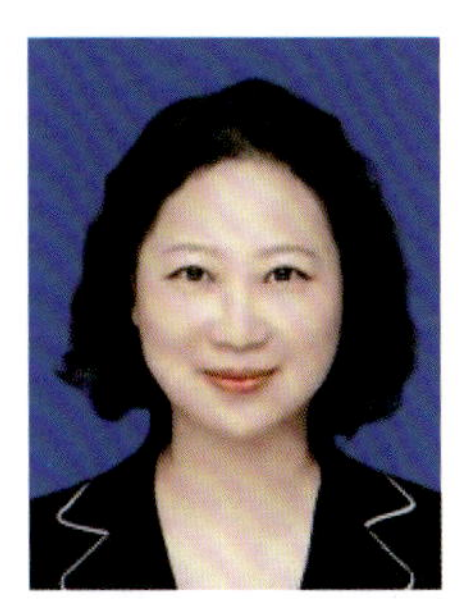

姚　宁

主任医师，南通大学兼职教授，南通市口腔医院（南通大学附属南通口腔医院）儿童口腔科主任。中华口腔医学会儿童口腔专业委员会委员，江苏省口腔医学会儿童口腔医学专业委员会副主任委员，江苏省医学会医疗事故技术鉴定专家库成员，南通市市级临床重点科室学科带头人。擅长乳牙、年轻恒牙龋病、牙髓病、根尖周病的诊断治疗，儿童牙齿外伤的诊断、治疗及预后判断。乳恒牙早期缺失后的间隙管理及常见错殆畸形的预防，儿童错殆畸形的功能矫治及早期治疗。获南通市科技进步二等奖 2 项、南通市医学新技术引进奖三等奖 2 项。发表论文近 30 篇，参与科研课题 10 余项，参编论著 1 部。

# 原书序

有诸多构思可以作为介绍这部重要且复杂著作的切入点，同时也可以用于全面探讨肌功能治疗。实际上，本书涉及的主题广泛，但针对这些主题进行了详尽且有条理的论述。这并非负面的评价，而是积极的肯定，在读完本书后，我们会意识到，肌功能治疗不应局限于口腔，而应理解为涵盖全身的整体概念。因此，本书需要整体阅读和研究。只有这样，才能充分且深刻地领会它所提供的全局视角。

在大众看来，肌肉治疗、训练、康复、重塑和物理治疗等术语常常为同义词。而医学领域倾向于分科细化和专业化，以便赋予每个术语或主题精准的含义，这样才能明确且具体地定义每个概念。然而，这种细分虽然有其正确之处，却容易让听者（患者）感到迷惑，并在不同专业间产生概念上的差异。因此，需要采用一个统一的术语，一个能够涵盖肌功能治疗中所有不同学科和技术的名称。如果让我选择一个术语，我毫不犹豫地选择“myo functional therapy”而不是“myofunctional therapy”。这个名称赋予术语肌功能治疗（myo functional theraphy，MFT）以独特的价值，将肌肉（myo）和功能（functional）的概念区分开来，这正是治疗的核心对象。众所周知，MFT 的目标是在一个系统的整体中发挥作用，在这个系统中，肌肉在咀嚼、吞咽、呼吸和发音等复杂功能中起着关键作用。需要进一步将 MFT 这个术语与口腔环境相关联，因此添加了“oral”一词，即颌面肌功能治疗（oral myo functional therapy，OMFT）。作为一名意大利人，受拉丁语文化的影响，我倾向于使用“重塑”（re-education）和“康复”（rehabilitation）这两个词，尤其是“重塑”。如果我们希望肌功能治疗在临床医学中得到充分的认可和重视，这将是一个至关重要的词汇。“educate”一词源自拉丁语动词“educere”，意为“引出”（从内而外），促使事物正确地生长。在实践中，它指的是面部骨骼在没有受到外部因素（如先天性或姿势异常）干扰的情况下，具有正常生长和功能发育的内在能力。在“education”一词前加上前缀“re”（意为恢复到原来的状态），强调了 MFT 的目标是使颅骨及其功能恢复到正常生理性的发育模式。虽然这似乎是无用的语义分析，但从沟通的角度来看，为这门学科确定一个统一的术语至关重要，可以避免词语含义模糊不清带来歧义。需要记住的是，所选择的术语仅是一个任意的标签，必须配以明确、完整且精准的定义。最后，我要补充一点，从技术上讲，MFT 仅是一种治疗，即必须以诊断为前提。

在正畸领域，通常认为肌功能在上下颌复合体的生长发育和牙齿咬合中发挥着关键作用。然而，这种重要性往往难以在实际应用中得到体现，仅停留在理论概念上。从这个角度来看，本书为那些经常被认为是陈词滥调的概念赋予了令人印象深刻的具体形式：这些概念常被作为模型阐述，但其临床应用却非常有限。在临床实践中，如果口腔内科医生、种植科医生、正畸科医生及言语治疗师或肌功能治疗师之间没有真正、具体的合作，肌功能治疗就不可能得到真正的应用。临床多学科协同治疗是必要的。大家都认可在不同学科专家合作环境中工作的重要性，许多人也相信口腔功能能够影响颌骨的生长。然而，大多数医生将这些原则应用于日常临床实践时缺乏真正的信念。

本书旨在重申多学科合作和口腔功能的重要性，使其得到应有的重视，并为口腔科医生提供实用工具，以便在实践中实现这些目标。多学科的概念也契合了书中常提到的全局视角。从这个角度来看，如果我们不分析各个部分并定义它们的关系和联系，就无法理解如何重塑某项功能。

关于肌功能治疗（MFT）的有效性，我常常思考，为什么人们挤满健身房进行锻炼以保持体形和维持健康？为什么清晨总能看到有人在街上慢跑？这似乎是个讽刺的问题；当然，他们这样做是因为运动让他们感觉良好，感觉健康。然而，这有科学依据吗？如果有，那些跑步或去健身房的人知道吗？他们是因为医生建议才这样做的吗？显然，我提出这些问题具有一定的挑衅意味。人们去健身房和慢跑是因为他们感觉很好，所以才这样做。同样的道理也适用于 MFT，最重要的是，进行 MFT 的人感受到了明显的益处。许多作者认为 MFT 的一个局限是缺乏科学证据，他们指出没有符合循证医学（evidence-based medicine，EBM）标准的研究。对此我有两点看法。首先，现在有一些研究已经开始清楚地表明 MFT 带来了统计学上的显著改善。其次，我们应重新审视与科学文献相关的 EBM 概念：临床决策不应仅仅依赖科学证据，而应结合医生的临床经验和患者的意愿。循证医学的创始人 David Sackett 也指出，“循证医学是一种临床实践方法，临床决策源于医生经验与现有最佳科学证据的认真、明确和明智的结合，并由患者的偏好所调节”。书中展示的临床病例无疑证明了这一观点。

感谢各位主创的辛勤工作，谨以此书致敬 20 世纪初 Alfred Rogers 的著作。当时，人们普遍认为正畸学只能且应当基于机械手段，而肌功能治疗则遭受了批评和质疑。讽刺的是，Rogers 的理论在正畸学领域之外获得了更多认可；1918 年，他发表了文章 *Living Orthodontic Appliances* 后，*Medical Times* 称他为“将正畸学从艺术转变为科学的人”。时间还给了 Alfred Rogers 应有的公正评价；1950 年，在他去世前不久，他在美国正畸医师协会的年会上发表了有关肌功能治疗的演讲。在演讲中，Rogers 反思道，“……到目前为止，我恐怕还未能给许多同事留下深刻且清晰的印象。正因如此，我再次站在这里，试图强调肌功能治疗的价值，这不仅能为选择使用它的正畸医师带来满足感，还能为成长中的身体带来诸多益处……”在他演讲结束时，全场观众起立鼓掌，向这位坚守自己观点并深刻影响整个正畸学领域的伟大人物致敬。

我有幸在迈阿密 Daniel Garliner 的诊所，以及作为我父亲在科莫和罗马的客人，与他多次见面。那时我还年轻，不能完全理解所见所闻。然而，我能感受到他的坚定信念、患者对他的信任，以及患者们自然地听从他指示的那种默契。如今，带着更清晰的认知回想当时的场景，我认为 Garliner 成功的秘诀在于他“与患者分享病因信息”的愿望。在临床环境中，我们通常重视向患者详细解释问题（诊断）及其解决方案（治疗）。而 Garliner 则专注于病因，并将所有注意力集中在此。因此患者能够理解并意识到问题的根源。意识到并不仅仅是知道，而是将这个概念内化，从而在这个方面变得更加自信和有力量。书中经常强调因果过程，这一点以简单的方式呈现，便于与患者分享。本书的另一个特点是简单性与全面性的结合。例如，诊断既简明又详尽，锻炼的图示清晰有效。此外，日志和视频也极为有用。读者可以参考视频，这进一步确认了图像与文字结合交流的必要性。

书中有大量篇幅探讨了在综合肌功能治疗过程中，使用口腔矫治器进行神经肌肉重塑的相关问题。什么时候及如何使用这些矫治器呢？显然，从正畸医生的逻辑来看，总是使用这些装置会更有利。然而，我认为只有在存在需要矫正的骨骼或咬合异常，并且单靠 MFT 无法解决问题时，才有必要使用这些矫治器。

本书设有特定章节专门讨论了阻塞性睡眠呼吸暂停综合征、中耳炎和唐氏综合征，将肌功能治疗引入临床医学领域，在此领域中，功能障碍的概念取代了病理学的概念。这不仅赋予了 MFT 在医学领域中的绝对价值，也增加了诊疗专业人员的责任。*New Trends in Myo Functional Therapy* 的副标题中包含了牙𬌗（*occlusion*）、肌肉（*muscles*）、身姿（*posture*）这几个关键词，书中还有专门探讨咬合与姿势关系的章节，以及涉及整骨术、呼吸与口腔功能、舌系带与姿势、视力与姿势等主题的章节。此外，书中的讨论范围远远超出了口腔医学的范畴。在阅读过程中，我真切感受到著者们对所论述内容的真诚信念，这种热情是推动行动的重要基础。

在此，我要向我的父亲 Aurelio 致以敬意。他与 Garliner 一样，坚定地相信患者是评估治疗效果的基准点。许多人记得我父亲是一位功能主义者，深信肌功能治疗和面部矫正学。他将 MFT 完全融入临床实践中，所有临床病例都能从面部锻炼中受益。这些锻炼根据每位患者的具体情况进行调整和定制。每位患者都有其专属的 MFT 训练计划；从一个基本模型开始，这些训练会发展成一个独特且专属的方案。没有精确的指南可供参考，只有面部生长的复杂机制，这一机制由遗传编程并由功能和神经肌肉系统引导，MFT 被嵌入其中，以纠正异常过程。我可以自信地说，在这个过程中，不是 MFT 或口腔矫治器，而是临床医生被嵌入。临床医生使用 MFT 或口腔矫治器作为工具，将自己的知识和经验投射到口腔中，创造了他们和装置之间不可分割的关系。这种不可分割性率先体现在临床医生身上，就像体现在我父亲身上，他在每一位患者身上都成功地使 MFT 变得极其有效。我们每个人都能够以同样的方式，将自己的信念、决心和对患者福祉的道德感投射到患者身上，使治疗变得卓有成效。

Professor Luca Levrini

University of Insubria

Como, Italy

## 补充说明

书中参考文献条目众多，为方便读者查阅，已将本书参考文献更新至网络，读者可扫描右侧二维码，关注出版社医学官方微信“焦点医学”，后台回复“9787523614037”，即可获取。

# 译者前言

在现代医学的不断发展和进步中，传统的单一学科治疗模式已难以满足患者日益复杂的健康需求。尤其是当病症涉及多个系统时，跨学科协作和整合性治疗成为提高诊疗效果的关键。颌面肌功能治疗（OMFT）正是在这种需求背景下逐步发展起来的，它作为一种新兴的、多学科交叉的治疗方法，正在逐渐改变口腔医学领域的治疗理念。

颌面肌功能治疗的起源可以追溯到20世纪初。最早，美国正畸学家Benno E. Lischer提出了“肌功能治疗”这一概念，并指出口腔及面部的肌肉功能异常可能是导致咬合问题、错𬌗畸形，以及其他口腔健康问题的根本原因。随着研究的深入，许多学者进一步探讨了这一概念，尤其是在口腔正畸治疗中的应用。Rogers和Garliner等学者的研究，更为后来的肌功能治疗奠定了基础，并推动了这一治疗理念的普及。

尽管颌面肌功能治疗的理念早已提出，但在临床实践中，它的应用却未得到足够的重视。许多从业者往往将口腔健康问题仅归结为牙齿本身的排列问题，而忽视了背后的肌肉和功能性因素。直到近年来，随着多学科治疗理念的兴起，颌面肌功能治疗才逐渐获得关注，特别是在口腔正畸、言语治疗、耳鼻咽喉科等学科的交叉合作下，颌面肌功能治疗已经不再仅仅局限于治疗口腔局部疾病，它更多地被看作是对人体整体健康的干预。通过一系列的肌肉训练、习惯调整和口腔功能矫正，帮助患者恢复和维持正常的口腔功能，改善咬合、发音、吞咽等问题，同时还涵盖了呼吸功能、面部发育、睡眠质量等多个方面的治疗与改善。

此外，颌面肌功能治疗在预防方面的作用也受到了越来越多的关注。尤其是在乳牙列和替牙列时期，早期发现和干预不良口腔习惯（如口呼吸、舌前伸等），不仅可以改善面部发育，还能预防牙齿排列不齐等问题，为患者提供更好的口腔健康保障。

本书著者深入探讨了颌面肌功能治疗的理论基础、应用领域及跨学科协作的重要性，尤其强调了多学科合作对解决患者健康问题的关键作用。正如原著中所指出的，人体是一个由多组织、多器官和多系统组成的复杂结构，只有各部分协调运作，才能保持健康。这种整体性治疗理念不仅改变了我们看待口腔健康的方式，也推动了临床工作中更多学科之间的合作与交流。

本书译者多为从事儿童咬合诱导领域、拥有口腔正畸学科背景的临床医师。他们对书中的内容比较熟悉，力求将著者的理念和治疗方法准确传达给广大读者。由于颌面肌功能治疗涉及多个学科领域，在翻译过程中团队尽力做到术语准确、内容通俗易懂，以期译文能忠于原文本意，使读者能够轻松理解并应用书中的治疗方法。然而，由于书中部分技术方法尚未在国内普及，可能有理解原文不够准确之处，恳请读者及时指出并予以指导。

他山之石，可以攻玉。希望本书能激发更多口腔医学工作者关注颌面肌功能治疗，并推动跨学科合作模式的普及和应用。相信随着这些理念和方法的不断实践，我们将能为患者提供更加精准、个性化的治疗方案，提升患者的生活质量，并最终推动医学发展走向更加全面和谐的未来。

上海交通大学医学院附属第九人民医院　汪　俊

# 原书前言

在规划旅行时，我们可以迅速确定目的地，但行程的安排却需要耗费大量时间和精力。我们需要进行研究、收集信息，并评估各种假设和可能性。经过这一切准备，才能最终启程。然而，只有在旅程结束后，我们才能真正评判我们的选择是否正确。

编写本书，对我而言，就像“一场探索人体之旅”。

人体是一个由组织、肌肉、骨骼、器官和系统组成的复合体，只有在平衡状态下才能正常运作。本书旨在为生物医学领域的学生和专家提供实用指南，为解决那些已被讨论却未被深入研究的问题提供统一解释，这些问题通常涉及不同专业领域。正是各领域专家之间的合作（在完全尊重各自专业知识的前提下），成为处理每一种病理状况的关键，因为这些病理状况往往是单一系统“失衡”的表现，若没有整体性和协调性的方式，就无法得到充分评估。

本书旨在探索功能、咬合和身姿之间的相关性，以更好地理解在多学科问题中应采取的诊断和治疗方法。在当今社会，我们致力于在技术医学的视角下成为“超级专家”，常常忽视了用“医生”的眼光看待患者（正如 Giorgio Cosmacini 在其文章 *The Disappearance of the Doctor* 中所述）。诊治患者需要用全局视角“全面看待患者”，这种方法是实现正确诊断的唯一途径，并在必要时将患者转诊给不同的专家，以找到解决其临床问题的最佳方案。

我个人在肌功能治疗领域已经工作了很长时间，经常与其他专家合作。感谢这些经验，与此同时，我还向自己确认了多学科方法在医学中的重要性。本书汇集了来自不同领域同事们宝贵的合作成果，以证明这种方法对患者的巨大益处。

在我们的诊所书架上，肯定有一些从未翻阅过的书。为什么？它们不够有趣吗？“那本新书有用吗？也许吧……”但医学出版物实在太多了。

因此，我开始思考出版一部有关“肌功能治疗”著作的实际意义。本书的出版决定是经过长期且细致的实践后做出的，因为我们深知撰写一个已经被广泛研究的主题的困难性。本书的写作灵感源于追求一种“新方法”，考虑到现有文献中对某些具体问题的实际信息极为有限，这一目标尤其现实。

尽管自 20 世纪初以来，肌功能治疗这一话题已被广泛讨论（1912 年，Benno E. Lischer 提出了“肌功能治疗”一词；1918 年，Rogers 描述并将其应用于治疗错𬌗畸形的锻炼；1971 年，Garliner 撰写了关于将肌功能治疗与正畸治疗相结合重要性的文章），但直到今天，仍有许多从业者“不愿意听”。在我看来，这归因于一些特定原因和解释，我一直在思考这些问题：是否真的缺乏标准化的诊断临床方案，还是诊断方法的重要性被低估了？这些都是需要回答的问题。这也解释了为什么专家之间的合作比看起来更加困难。谦虚的倾听（以及倾听他人的建议而非强加意见）是即使在理论上应该引导他人（患者）的专业人士，也需要努力实现的基本目标！我们作为专业人士，是否仍然缺乏讨论多学科问题和真正倾听患者的能力？还是因为我们没有接受过“训练”，无法以多学科的方式处理病理、诊断和治疗，也无法从患者那里获取宝贵的信息，从而更快地得出正确的诊断？

在书中，我们确实探讨了颅面学科内不同专家之间进行治疗合作的必要性。因此，书中涉及了多个看似与正畸问题无关的特定综合征或病理，如分泌性中耳炎、阻塞性睡眠呼吸暂停综合征、唐氏综合征和姿势障碍。

许多学生和专家已经阅读、讨论并质疑了书中提出的一些话题，这对我来说是一份珍贵的礼物，也是改进其结构的机会，从解剖学到生理学，从干预技术到治疗方法。书中包含了跨学科的病理分类，这些病理无疑需要多学科的方法及在经过验证的治疗方案中使用通用的术语。

书中还专门讲述了实际的肌功能治疗，重点强调了具体言语治疗练习的使用和解释。由于肌功能治疗需要患者的积极配合，我们会根据具体情况定制这些练习，并尽量使其易于理解。

我们特别重视与患者的基本关系。理解患者的真实需求，以及确保护理人员的解释能够被患者理解，这是任何治疗的基础。

为患者提供健康指导应先能够总结并重新评估其他学科的需求、信息和指示。临床医生必须重新调整自己的方向，以多学科的方法管理患者的治疗，同时让患者感受到医生是所选科学方法的负责人。专家的治疗建议必须用简单易懂的语言表达，以使认知能力较低的患者也能理解。在医患关系中，使用简单的语言和实例与患者沟通，给患者采用实用、可重复的训练是至关重要的。医生需要寻求患者的反馈及其他参与治疗的专业人士的意见。无论是有父母陪伴的患儿，还是需要治疗的成年人，他们不仅带来疑惑，还可能对治疗感到恐惧并回避。对于患者而言，拥有扎实的基础知识并不断提供安慰的权威专家是唯一的确定因素。这也是对专家的真正考验。在书中，我公开了一封患者写给我的信，以例证建立良好医患关系的重要性。同理心是治疗成功的基础。

要特别提到唐氏综合征。多年来，我们一直在与患有唐氏综合征的儿童交流。通过这些年的实践，我们积累了大量病例并拓展了相应的专业知识。我们发现，这些患者展现了所有需要多学科方法处理的问题。如此复杂的综合征代表了本书核心思想的典型病例，再次强调了将患者视为一个复杂系统进行整体评估以提供适当治疗的必要性，而不是根据不同的学科专业分开处理。每个患者都体现了其整体性和独特性。

本书采用了教学式的编写形式。各章首都明确了目标，而在结尾处提供了一些概要性教育“计划”。此外，考虑到涉及的众多不同专业（如言语治疗学、正畸学、种植学、耳鼻咽喉学、整骨医学、放射学），附录中还提供了专业术语概览。

本书附带多媒体扩展部分，其中包含在文本中详细描述的训练。读者可以在网站 www.learningoncloud.eu/en 下载这些训练的资料，以获取与其治疗方案相关的信息，从而在言语治疗师正确演示后，患者能够自行复现这些训练。

此外，书中还包含两本临床日志，我们建议患者，尤其是年幼患儿，使用这些日志来记录他们遵循治疗方案的程度和效果，尤其在其假期期间（见《肌功能训练治疗日志》和《舌训练日志》）。

Sabina Saccomanno

Licia Coceani Paskay

Rome-Los Angeles, December 2021

# 致 谢

本书是众多专家学者努力与合作的成果。在此，我们要向那些在本书编写及出版工作中给予帮助的人士表达诚挚的感谢。感谢 Alessandra Leone 为第 2 章提供的图片，感谢牙科技师 Francesco Leone 为正畸矫治器提供图片，感谢 Mario Falco 帮助我们与如此著名的出版社取得联系，感谢编辑 Raffaele Grandi 对我们的信任，在出版业面临艰难的历史时刻依然支持我们出版了这部创新之作。感谢 Adriana Lombardi 在准备本书过程中给予的悉心支持，过去几个月我们很高兴能与她合作；感谢 Lucia Bovicelli 在书稿编辑的最后阶段给予我们宝贵的精神支持；感谢 Martina D'Angeloantonio 制作视频和模拟训练，感谢所有投入时间和资源支持本书的所有人。特别感谢我们的患者 M.F. 和 A.P.，他们是第 1 章的主人公，通过他们的经历让我们明白了在医疗行业中，拥有科学的专业知识及对患者的敏感和同情心的重要性。

衷心感谢 James Schames 博士多年来的指导和教育，以及对本书各个主题提出的宝贵建议。

感谢 Saroush Zaghi 博士为我们指明了正确的方向，让我们能够基于生理愈合过程的原则调整系带切除术后的治疗方案。

非常感谢 Anna Di Tullio 帮助编写、设计练习日志，并不辞辛劳地收集信息、照片和图像。

感谢 Hila Robbins 博士及其丈夫 Bill Robbins 对最后稿件的梳理把关，并审核内容、风格和科学术语。

东南密苏里州立大学的 Jayanti Ray 博士（CCC-SLP）为本书第 2 版提供了详细且全面的反馈，我们对此深表感谢。

Sabina Saccomanno

Licia Coceani Paskay

# 献　词

献给我的母亲 Alba 和我的妹妹 Mery，感谢她们每天激励我实现那些看似不可能的目标，因为她们相信我。

献给我已故的父亲 Antonino，特别感谢他，赋予我从不放弃相信自己和自己能力的力量。

献给我亲爱的朋友兼合著者 Licia，她教会我成功来自于牺牲和决心，同时也来自于他人的爱与支持。

Sabina Saccomanno

我非常感激我可爱的丈夫 Steve，感谢他在我追逐梦想的过程中始终陪伴在我身边。从每天做三顿饭到帮助审核我的所有“作品”，每天让我开怀大笑，在我低落时鼓励我，是他使这一切成为可能。

同时感谢我的姐妹 Germana、Donatella、Giulia 和 Nicoletta，她们是世界上最棒的啦啦队。

感谢 Sabina 给我这个机会参与这个非常令人兴奋的项目。

Licia Coceani Paskay

# 目 录

# 第1章　局部研究与整体整合

## Study of the Parts and Integration of a Whole

### 目　标

在本章中，我们将阐述普通口腔科医生、正畸医生或其他临床医生应从整体和全局的角度审视病史、客观检查、临床判断、诊断和预后的动机，而不应仅仅停留在研究与自己专业相关的解剖学领域，要在自己的能力范围内，综合评估患者报告的症状，并在必要时引导患者寻求其他专业医生的建议。

### 关键概念

- 综合疗法
- 致病因素
- 病史
- 病历
- 客观检查
- 临床评估
- 诊断

传统意义上，正畸医生就是“矫正”牙齿的专业人士。然而在21世纪，正畸医生必须是广义上的临床医生，必须以整体观看待儿童，不仅要采集与错𬌗畸形相关的病史，还要采集与身体和肌肉发育、呼吸和营养等相关的病史。已有临床观察和众多研究都强调这些因素与姿势缺陷、咀嚼状况之间存在因果关系；前者更常见于肌张力低下，后者则与肌肉使用不当有关。通常这些情况相互关联，没有对患者的肌肉和新陈代谢进行整体检查，牙齿矫正就无法达到预期效果。

一旦确定了身体各部分之间存在功能上的联系，就必须承认任何可能的功能障碍反应都会影响骨骼系统，引发功能障碍和畸形之间的恶性循环。众所周知，良好的肌肉营养将使我们双腿笔直，良好的胸肌锻炼将可造就宽阔的肩膀，良好的面部肌肉使用将有助于拥有健康的牙齿和均衡的面容。

在本书中，我们主要关注年轻患者，他们在激素作用下，经专家指导，能够发育成为一个健康、平衡的个体，而如果被忽视，在成年后他们将面临一系列问题。

由于正确诊断而制订相应的治疗方法相当复杂，这就需要我们对身体的一系列功能事件模式化。在此我们以Alexandre G. Petrovic设计的伺服系统为例：此系统使用了典型的控制论语言，该语言在工程学和电子学领域更为人熟知，但如今也常用于解释人体生理学机制（图1–1）。Petrovic伺服系统为各种激素、肌肉和牙齿相互关联并以多种方式影响正常颅颌面的生长提供了示例。此控制论本身已经强调，为了实现正常平衡的面部发育，除了作为生长基本动力的激素和遗传影响外，舌、咀嚼肌、系带和面部肌肉等也是调整上下颌骨关系的基本组成部分。由于Petrovic非常重视中枢神经系统，所以很显然，躯体神经肌肉系统的正常营养和功能反过来又决定了面部的正常生长。

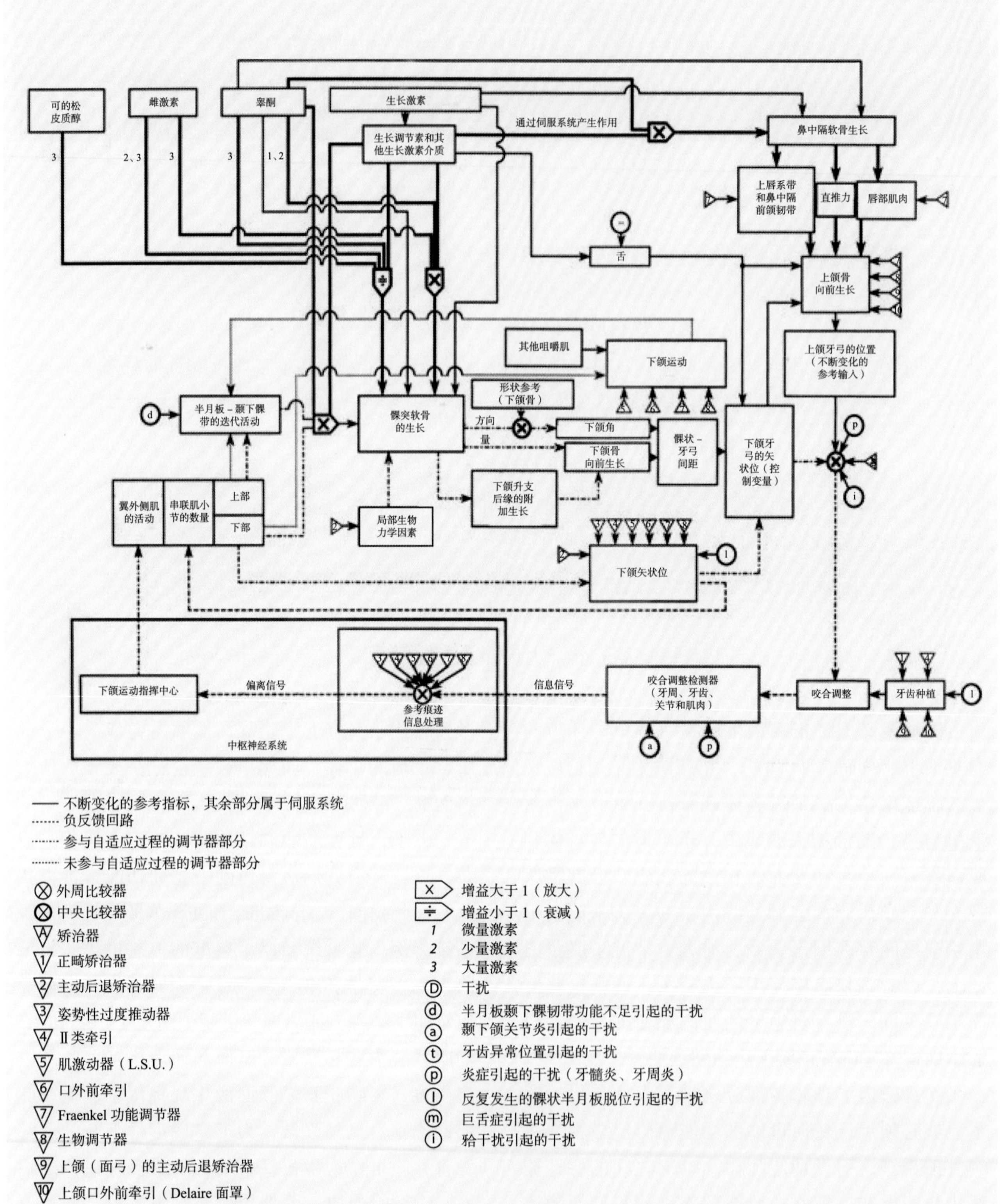


▲ 图 1-1　**Petrovic 伺服系统：控制下颌髁状软骨生长的功能图解**

引自 J. Lavergne, A. Petrovic. Discontinuities in occlusal relationship and the regulation of facial growth. A cybernetic view. European Journal of Orthodontics 1983; 5: 269–278.

这一理念的重要性在于正畸医生不应该再局限于评估和治疗畸形（错殆畸形），相反，为了诊断、治疗，特别是预后，应仔细研究所有可能的致病因素，包括营养、语音、呼吸和姿势。

颅面复合体是由骨骼、牙齿、肌肉、关节、腺体和神经系统组成的功能整体，在整个生命周期间会发生变化。在生长发育过程中，外部环境和功能这两个变量发挥着决定性作用，而后者可相互作用且影响基因的表达。

基于 Petrovic（1981 年）的观点，正常生长的过程应被视为一个复杂系统相互作用的结果，对这些现象的研究必须包括对各个组成部分及其在系统中所起作用的深入分析。

因此，卓越的医生是那些了解人体结构、能够识别缺陷并能使用多种治疗手段来完成“治疗患者”这一艰巨任务的医生。医生不应该仅仅将已有的知识应用于患者。

我们所说的术语“整体论”（源自希腊语 ólos，即整体、总体）指的是一种理论，根据该理论，有机组织构成了有序的整体，不能简单地将其归结为组成它的各个部分的简单总和（根据 Zingarelli 词典的定义）。因此，医生应视患者为整体，不能只用构成其的一系列组分来表示，而是作为各组分的功能总和。自古以来，在讨论医学时，心理和身体就密切相关。被誉为“医学之父”的希波克拉底就已经使用了这一概念，他认为情感和精神代表了患者护理的基本原则。

咬合、姿势、不良习惯、呼吸、吞咽、错殆畸形、功能障碍，都是需要综合治疗的问题。但通常不同的专家会将治疗方向引向不同的系统，结果造成混乱，从而使患者产生不信任感，更难以找到问题的因果关系。

现如今应通过建立全面的（身体和心理）健康生活方式来践行整体医学。仅在言语治疗师面前进行每周 1～2 次的语音训练是毫无意义的，除非这些训练在家中也得以重复。除非每天进行身体重塑，否则整骨术是无效的。首次对患者进行全面评估和收集病史时，必须了解应该采取何种方法，并在此基础上了解应在多大程度上解决所诊断的问题。因此医生必须显现参与度、关注度和倾听能力。收集病史时需要倾听，尤其需要参与度；起初可能会有一些困难，患者可能不愿意敞开心扉，但医生有责任提问，不是让患者接受审讯，而是表现出对患者问题的理解（图 1–2）。患者的叙述必须是主动和真实的，而且不能仅限于表面。它必须清晰明了，以便理解那些正在被探究的与生活方式、情感、家庭和工作生活相关的问题。需要了解患者报告的病况对患者生活的影响，以及是否有必要予以考虑或忽略。必须始终牢记，每个人看待自己的方式都与他人不同，但我们每个人的经验都是通过个人生活积累起来的，都有自己独特的快乐和挫折。

如果已经正确地收集了可以解释患者问题的病史，那么客观检查会呈现其结果。必须与患者分享这些检查结果，向其展示检查发现的解剖或功能障碍情况。

收集病史资料的目的不仅是为了收集有关既往病史的信息，也是为了了解患者的感受。这是正确诊断和有效治疗的前提（图 1–3）。

在了解病史后，应撰写病历，安排仪器和诊断性检查，必要时请其他专家会诊。医学涉及身体和心理健康，但只有在与医生的面谈中，疾病才能真正地用语言表达出来。因此，医生应向患者提问，以便了解患者寻求帮助的原因。只有通过仔细倾听，才有可能揭示那些被观察者刻意掩饰、仅依赖目测可能无法识别的细微线索。如果没有这样的倾听，医生和患者之间的对话将仅仅是对事实的简单叙述，有些更有趣，有些则不够引人入胜。然而，医生感同身受的倾听就像有魔力一样，可以捕捉到最微妙的线索，这些线索可能不能被定义为症状，但只有这样，患者的自诉才能为准确诊断铺平道路。反之医生也能更清晰、更深刻地理解自己的职责，诊断出问题所在。

| **系统病史** | | | |
|---|---|---|---|
| 最后一次体检 | | | |
| 心脏病 | □ 是 | □ 否 | 如果是，是哪种 |
| 高血压 | □ 是 | □ 否 | |
| 低血压 | □ 是 | □ 否 | |
| 凝血障碍 | □ 是 | □ 否 | 如果是，是哪种 |
| 血液病 | □ 是 | □ 否 | 如果是，是哪种 |
| 糖尿病 | □ 是 | □ 否 | |
| 风湿性疾病 | □ 是 | □ 否 | 如果是，是哪种 |
| 肾脏疾病 | □ 是 | □ 否 | 如果是，是哪种 |
| 过敏史 | □ 是 | □ 否 | 如果是，是哪种 |
| 药物过敏 | □ 是 | □ 否 | 如果是，是哪种 |
| 患者是否使用任何药物 | □ 是 | □ 否 | 如果是，是哪种 |
| 妊娠 | □ 是 | □ 否 | |
| **特殊病史** | | | |
| 扁桃体切除术 | □ 是 | □ 否 | |
| 腺样体切除术 | □ 是 | □ 否 | |
| 颅颌面外伤 | □ 是 | □ 否 | 如果是，是哪种 |
| 肌肉疲劳 | □ 是 | □ 否 | |
| 张口困难 | □ 是 | □ 否 | |
| 耳痛 | □ 是 | □ 否 | |
| 颞下颌关节有弹响或撞击声 | □ 是 | □ 否 | |
| 颞下颌关节疼痛 | □ 是 | □ 否 | |
| 颅颌面肌肉疼痛 | □ 是 | □ 否 | |
| 骨科或姿势问题 | □ 是 | □ 否 | |

▲ 图 1-2 病史资料收集：医患面谈中使用的项目列表

## 一、病历与多学科检查

为了明确问题发生在哪些部位并重视患者自身对这些问题的叙述，需要对患者的病史进行一定的结构化。一个典型的例子是，当患者诉说“疼痛”时，我们应对其进行适当解读，以了解这一症状的真实程度或患者对它的重视程度。从这个例子中可以清楚地看出，患者感到疼痛的身体区域，必须进行痛觉触诊：客观检查从这里开始。

对于疼痛问题，需要强调的是，为了全面了解其程度和真实性，触诊必须是双侧的，确保患者将其感知与对侧区域进行比较；对于疼痛的描述，应包括与以下几个方面相关的问题和考虑事项：疼痛的持续时间、频率及与其他症状的关联。

操作员 ________________　　　　　　　　日期 ______/______/______
指导员 ________________

首次和第二次就诊表格

姓 ________________　　名 ________________　　出生日期 ________________
出生地 ________________　　地址 ________________
电话 ________________　　手机 ________________

**一般临床检查**

主诉 ________________

发育阶段
☐ 童年期　☐ 青春期　☐ 青年期　☐ 成年期

骨性特征
☐ Ⅰ类　☐ Ⅱ类　☐ Ⅲ类
旋转组别 / 类型 ☐　　生长学类别 ☐

☐ 骨骼不对称　　描述 ________________

☐ 畸形　　描述 ________________
畸形名称 ________________

☐ 系统性疾病　　描述 ________________

唇裂和腭裂
☐ 单侧　☐ 双侧

面部比例不协调
☐ 侧面
☐ 正面　　描述 ________________

配合程度（填写 1～10 的数字）

操作者 ________________

**口内临床检查**

牙列　☐ 乳牙列　☐ 混合牙列　☐ 恒牙列　牙齿异常　☐ 形状　☐ 数量　☐ 位置

龋病 ________________　　描述异常 ________________

口腔卫生 ☐（差 – 很好 – 良好）　牙龈 ☐（发炎 – 健康 – 肥厚）　牙菌斑指数 ☐（0–1–2–3）　出血指数 ☐（0–1）

▲ 图 1–3　首次和第二次就诊表格

牙周生物型 [ ] 牙周袋 [ ]
（厚龈型 – 薄龈型）

拥挤 ☐ 阻生 ☐ 阻生牙位 [ ] 错位 ☐ 错位牙位 [ ]
扭转 ☐ 缺失 ☐ 缺失牙位 [ ]

牙齿关系
右侧磨牙 ________
左侧磨牙 ________
右侧尖牙 ________
左侧尖牙 ________

深覆殆 ☐ 覆盖 [ ]
开殆 ☐ 覆盖开殆 [ ]
侧方覆殆 [ ]

前牙反殆 ☐ 侧方反殆 ☐ 个别牙反殆 [ ]
上颌狭窄 ☐ 上颌牙弓形状 [ ] 下颌牙弓形状 [ ]
牙弓不对称 [ ]

牙列中线 上颌 [ ] 下颌 [ ]（正 – 偏右 – 偏左）
颌骨中线 上颌 [ ] 下颌 [ ]（正 – 偏右 – 偏左） 类型 [ ]（功能性 – 骨性 – 混合性）

| 颞下颌关节的临床检查 | | |
|---|---|---|
| 左侧<br>☐ 弹响<br>☐ 摩擦音<br>☐ 开口<br>☐ 闭口<br>☐ 机械运动<br>☐ 持续<br>☐ 偶发 | 右侧<br>☐ 弹响<br>☐ 摩擦音<br>☐ 开口<br>☐ 闭口<br>☐ 机械运动<br>☐ 持续<br>☐ 偶发 | |
| 下颌运动受限 | ☐ 是 | ☐ 否 |
| 张口受限 | ☐ 是 | ☐ 否 |
| 曾经发生急性颞下颌关节绞索 | ☐ 是 | ☐ 否 |
| 曾经发生颞下颌关节脱位 | ☐ 是 | ☐ 否 |
| 最大开口度 ________ | 右侧偏移 ________ | 左侧偏移 ________ |

肌肉疼痛
症状开始时间
频率 ________
强度 ________
持续时间 ________
引发因素 ________

| 左侧肌肉疼痛 | 右侧肌肉疼痛 |
|---|---|
| ☐ 咬肌 | ☐ 咬肌 |
| ☐ 颞肌 | ☐ 颞肌 |
| ☐ 翼外肌 ☐ 翼内肌 | ☐ 翼外肌 ☐ 翼内肌 |
| ☐ 斜方肌 | ☐ 斜方肌 |
| ☐ 胸锁乳突肌 | ☐ 胸锁乳突肌 |
| ☐ 脊旁肌 | ☐ 脊旁肌 |
| ☐ 胸旁肌 | ☐ 胸旁肌 |

临床评估 ________

▲ 图 1-3（续） 首次和第二次就诊表格

### 客观检查

结论是，我们不应将患者视为无生命的物体，就像我们在检查一个模型或雕塑一样。相反，体征的收集必须遵循一种逻辑，通常从患者自诉中得到的线索开始。做出诊断不仅意味要记录一系列的体征和症状，还要赋予所观察到的信息以重要性和价值。

举例来说，错𬌗畸形与颞下颌关节（temporomandibular joint，TMJ）功能异常性疼痛之间没有直接的因果关系。有可能发现一些患者患有这种症状，但这类患者咬合正常率高达90%；相反，一些患者具有完美的关节和肌肉功能，但存在严重的错𬌗畸形。临床医生思考时，必须有一个清晰的因果关系模式，包括症状学、形态学及功能异常，而且要进行仔细调查，不遗漏任何细节。

英语语系国家的学者使用“问题解决循环”来表达，意思是通过评估、再评估和相关性分析，发现某个临床体征具有决定性作用时，它就变得至关重要。诊断方法学鼓励临床医生遵循假设－演绎的路径，即尽可能从患者的首次陈述中快速推断出一个可能的诊断框架，然后通过对各区域的器质性和功能性研究来验证这一假设。如果在假设和临床体征之间找不到关联，则须将注意力转移到可能产生与患者报告的那些症状相同的其他事件链上。

简单来说，综合疗法意味着：“尊敬的医生，请保持开放的思维，疾病的原因并不总是与患者报告症状的区域一一对应；患者的心理和情绪可能使得我们并不总是以客观的方式报告体征。”

即使我们的专业是牙科，我们也应检查静态或动态下的姿势，通过髂脊评估是否有下肢长度不同或是否存在扁平足。用手沿着椎体移动可能会发现脊柱侧弯的问题，而目测胸（肩）带可能有助于我们评估其相关性。

即使采用这种综合疗法，牙医又能在多大程度上参与更全面的客观检查呢？我们相信，看牙医的患者可能会觉得检查腹部或反射有些奇怪，但在我们的能力范围内，最好还是对其他部位的病变提出一些疑问，并请患者联系专科医生。然而，如果牙医需要处理这些问题，应该感到有责任找到解决方案，即使只是收集其他专家的检查结果。

### 病历

病历是一份至关重要且不可或缺的文件，可以打印或电子化，用于记录个体（患者）的病史。这份文件可以让我们通过病史收集患者的经历，通过客观检查推断出病史在患者身上留下的痕迹。

可以收集患者在治疗过程中的记忆信息，收集初始数据，以便与最终结果和治疗效果进行比较，为同事或任何可能的医疗法律问题提供文件证明，并为流行病学研究提供资料。此外，它还能够提供指导，以确保不会忽略任何重要的体征，同时作为症状学的标志，为提取相关数据进行临床评估或决策提供基础，也是一份让专业之外的从业者获取对管理患者有用的指导文件。

电子病历显然更常用、更实用，因为它能够存储、搜索、检索和处理数据。

正畸患者记录中，必须收集口外照（图1–4）、口内照和相关石膏模型（图1–5）等文档。口内照片和石膏模型必须按照特定的方法进行分析。全景X线（图1–6）、侧位头颅X线（图1–7）、头颅测量图（图1–8）及相关参考值也必须包含在临床正畸文档中。

## 二、临床评估

在完成病史、客观检查和必要的仪器检查（这些属于诊断或体征收集的一部分）后，解决患者报告的问题变得至关重要。无论是在器官水平还是整体水平，都必须进行临床评估。

临床评估是通过病史、客观检查和仪器检查收集证据得出的综合结果。但临床评估并不一定能够释义患者问题；实际上，医学症状学中就有“问题解决循环”这个词，即观察到的体征（无论是正常还是病理性）彼此之间存在关联，但这种关联并非总是那么明显。这就是通常需要多次就

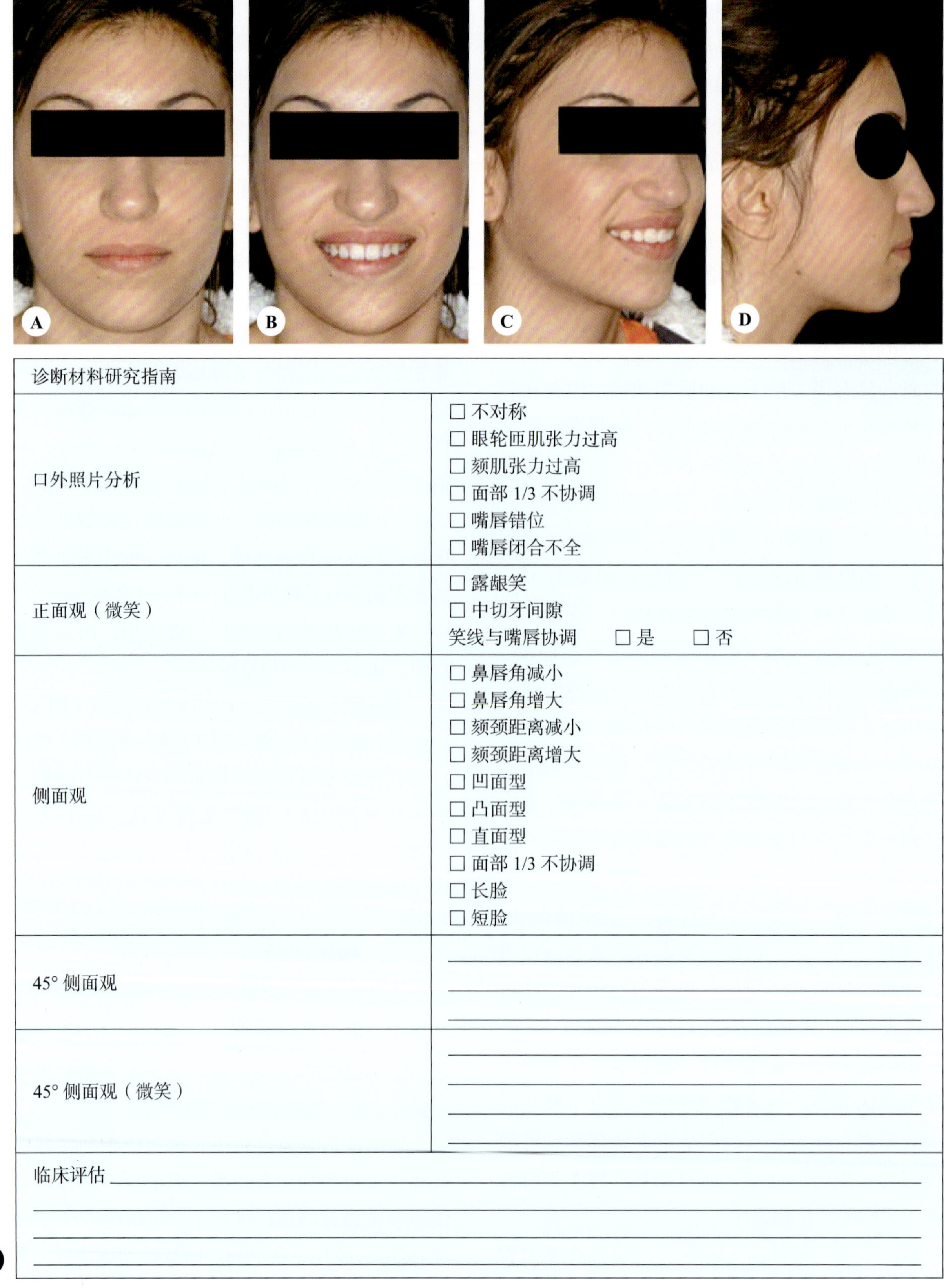


| 诊断材料研究指南 | |
|---|---|
| 口外照片分析 | □ 不对称<br>□ 眼轮匝肌张力过高<br>□ 颏肌张力过高<br>□ 面部 1/3 不协调<br>□ 嘴唇错位<br>□ 嘴唇闭合不全 |
| 正面观（微笑） | □ 露龈笑<br>□ 中切牙间隙<br>笑线与嘴唇协调　□ 是　□ 否 |
| 侧面观 | □ 鼻唇角减小<br>□ 鼻唇角增大<br>□ 颏颈距离减小<br>□ 颏颈距离增大<br>□ 凹面型<br>□ 凸面型<br>□ 直面型<br>□ 面部 1/3 不协调<br>□ 长脸<br>□ 短脸 |
| 45° 侧面观 | ______ |
| 45° 侧面观（微笑） | ______ |
| 临床评估 ______ | |

▲ 图 1-4 正畸记录（一）

A 至 D. 口外照片；E. 需要根据相关参数进行分析

诊、问题报告和仪器检查的原因。

临床评估是诊断的结果，这强调了每个临床体征一定具有不同的重要性，因为除了主要症状学体征外，还会有与前者具有不同程度关联的其他体征；此外，特别是在采用综合疗法时，确定与这些临床体征（相关）的概念和（或）病因链也很有意义。

因此，有必要将仅与主要体征相关的信号与那些暂时关联但关联性不确定的其他信号相区分。

## 临床程序概要

正确的诊断分为三个阶段：第一次、第二次和第三次就诊（流程图 1-1）。

### 1. 第一次就诊

在此次就诊中，收集资料。在对患者进行全面客观检查的同时，还要分析患者的脸型、肌肉

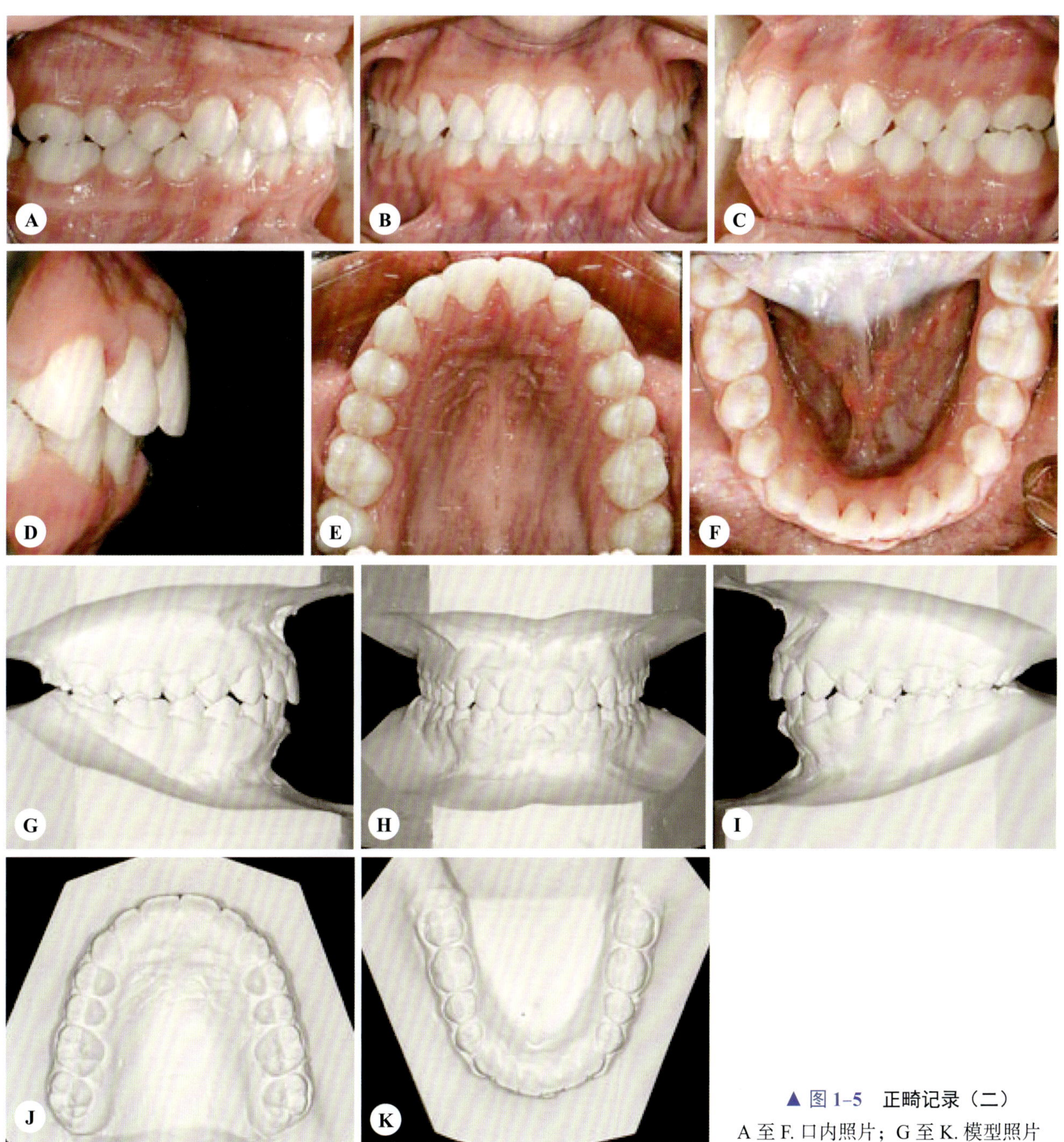

▲ 图 1-5　正畸记录（二）
A 至 F. 口内照片；G 至 K. 模型照片

| 口内照片和石膏模型的分析 | | |
|---|---|---|
| 正面观 | 口内照片 | 石膏模型 |
| 中线不齐<br>开殆<br>深覆殆<br>锥形牙<br>唇系带肥厚<br>舌位于上下牙齿中间<br>前牙反殆<br>个别牙反殆 | □（ mm）<br>□（ mm）<br>□（ mm）<br>□（牙位： ）<br>□<br>□<br>□<br>□ | □（ mm）<br>□（ mm）<br>□（ mm）<br>□（牙位： ）<br>□<br>□<br>□<br>□ |
| 覆盖照片 | | |
| 增加<br>减少<br>正常值范围内 | □（ mm）<br>□（ mm）<br>□（ mm） | □（ mm）<br>□（ mm）<br>□（ mm） |
| 右侧面观 | | |
| 尖牙关系<br>磨牙关系<br>侧向开殆<br>舌位于上下牙齿中间<br>后牙反殆<br>个别牙反殆<br>锁殆 | □<br>□<br>□（ mm）<br>□<br>□<br>□<br>□ | □<br>□<br>□（ mm）<br>□<br>□<br>□<br>□ |
| 左侧面观 | | |
| 尖牙关系<br>磨牙关系<br>侧向开殆<br>舌位于上下牙齿中间<br>后牙反殆<br>个别牙反殆<br>锁殆 | □<br>□<br>□（ mm）<br>□<br>□<br>□<br>□ | □<br>□<br>□（ mm）<br>□<br>□<br>□<br>□ |
| 上颌殆面观 | | |
| U形牙弓<br>卵圆形牙弓<br>三角形牙弓<br>拥挤<br>扭转<br>中切牙间隙<br>形状异常<br>位置异常<br>额外牙 | □<br>□<br>□<br>□<br>□<br>□<br>□<br>□<br>□ | □<br>□<br>□<br>□<br>□<br>□<br>□<br>□<br>□ |
| 下颌殆面观 | | |
| U形牙弓<br>卵圆形牙弓<br>三角形牙弓<br>拥挤<br>扭转<br>中切牙间隙<br>形状异常<br>位置异常<br>额外牙<br>下颌牙弓缩窄<br>尖牙间间距 | □<br>□<br>□<br>□<br>□<br>□<br>□<br>□<br>□<br>□<br>□（ mm） | □<br>□<br>□<br>□<br>□<br>□<br>□<br>□<br>□<br>□<br>□（ mm） |
| Spee 曲线 | □ 正常值范围内<br>□ 增加（________mm） | |
| 间隙分析 | 间隙 前牙区 中间区 后牙区<br>需要间隙 ______ ______ ______<br>可用间隙 ______ ______ ______<br>总计 ______ ______ ______ | |
| Bolton 指数 | 上弓牙 M-D 直径 ________<br>下弓牙 M-D 直径 ________<br>指数 ________ | |
| 剩余间隙 | ________mm | |
| 临床评估________ | | |

L

▲ 图 1-5（续） 正畸记录（二）

L. 必须根据相关参数进行分析

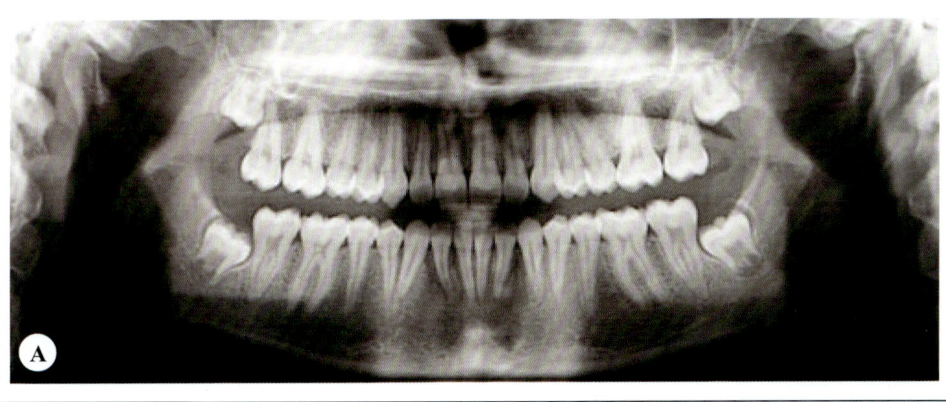

| 口腔全景片分析 | |
|---|---|
| 牙列式 | |
| 缺失 | □ 否　　□ 是 ________ |
| 颌骨内包含物 | □ 否　　□ 是 ________ |
| 额外牙 | □ 否　　□ 是 ________ |
| 移位 | □ 否　　□ 是 ________ |
| 智齿 / 第三磨牙 | □ 缺失　□ 牙囊　□ 阻生　□ 部分阻生　□ 已萌出 |
| 修复体 | □ 否　　□ 是 ________ |
| 种植牙 | □ 否　　□ 是 ________ |
| 牙体病变牙齿 | □ 否　　□ 是 ________ |
| 根尖吸收 | □ 否　　□ 是 ________ |
| 牙根固连 | □ 否　　□ 是 ________ |
| 根尖拥挤（换牙期间） | □ 前牙区　□ 中线　□ 后牙区 |
| 牙根的定位<br>正确<br>近中<br>远中 | 18 17 16 15 14 13 12 11 21 22 23 24 25 26 27 28<br>48 47 46 45 44 43 42 41 31 32 33 34 35 36 37 38 |
| 垂直向骨缺损 | □ 否　　□ 是 ________ |
| 水平向骨缺损 | □ 否　　□ 是 ________ |
| 病理性放射性致密 | □ 否　　□ 是 ________ |
| 病理性透亮 | □ 否　　□ 是 ________ |
| 上颌窦形态 | ________ |
| 下颌髁状突形态 | ________ |
| 下颌不对称 | 口腔全景片分析（mm） |
| 临床评估 ________ | |

B

▲ 图 1-6　正畸学记录：全景 X 线（A）和评估参数（B）

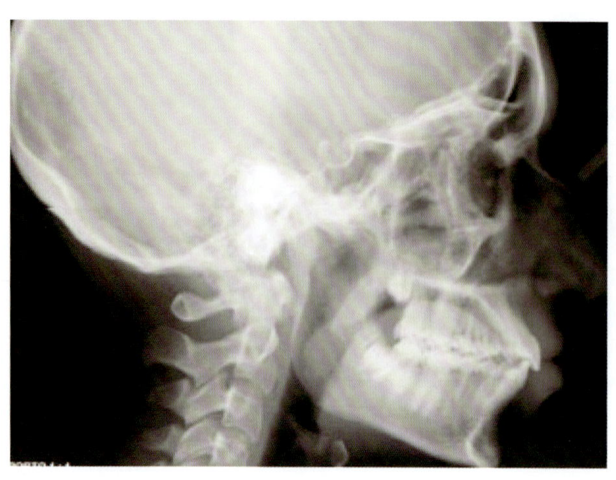

▲ 图 1-7 正畸记录：头颅侧位片

组织、牙齿、咬合、吞咽和呼吸功能、有无不良习惯和功能异常，以及与系带和姿势有关的任何问题。同时，可以开具更详细的仪器检查，最基本的就是全景 X 线和侧位头颅 X 线。

**2. 第二次就诊**

在此次就诊中，收集之前开具的 X 线和照片（口内和口外），并获取患者的牙齿模型。此外，基于颅面区域发现的肌肉功能障碍，通过爱荷华口腔功能测试仪（Iowa oral performance instrument，IOPI）、表面肌电图、肌电图、稳定测量平台进行肌功能评估，并进行姿势和神经肌肉问题的客观和仪器分析 / 检查：①肢体长度测量、脊柱和足部分析；②脊柱侧弯测量、足底压力测试和肌电图；③颞下颌关节的病史和检查。

最后进行言语检查。

在第二次和第三次就诊之间，通过评估所有资料，以及对照片和放射检查文档的细致分析进行临床病例研究。

**3. 第三次就诊**

在这次就诊中，向患者解释治疗计划，详细描述所报告的问题和治疗预期目标。第三次就诊至关重要，因为患者必须准确理解任何问题、目标和治疗，以便能够积极配合并有治疗参与感。从法律角度讲，我们所说的知情同意并不是简单的一纸空文，口头或书面同意必须清晰明了，并且必须解释治疗本身的局限性和个体特征。知情同意之后签署治疗合同，它还必须清楚解释治疗的时长和类型，并合理解释所产生的治疗费用。患者必须成为“治疗师的合作者”；这一表述，受到精神分析的影响，指的是医生和患者之间必须建立感情或情感关系。

## 三、医 – 患关系：治疗的关键

每位医生的目标都是治疗患者。要想获得最佳治疗结果，首先必须正确诊断（事实上这代表治疗成功了一大半），但医务人员仅对此有充分认识是不够的。其余的取决于医务人员与患者建立的关系。治疗成功往往在很大程度上取决于其他决定性因素，如患者的动力、配合意愿，尤其是各方参与者之间的共情关系（Ewles 和 Simnett，1995）。

### （一）动力

正畸和肌功能治疗是长期治疗，在数年内患者需定期复诊；因此，医生和患者能够建立良好的关系至关重要。这不仅因为需要每月就诊一次并持续一段时间，而且因为整个正畸 – 肌功能治疗需要患者及其家庭的通力配合❶［家庭的配合可以给予孩子支持和鼓励，让孩子认为与正畸医生和（或）言语治疗师碰面很重要，以免错失疗程，因为这种情况经常发生］。

良好的配合意味着极大的动力，首先需要治疗提供者有这种动力，相信治疗的有效性，并将这种积极态度潜移默化地不断传递给患者。

一段时间以来，世界卫生组织一直引导医疗保健领域趋向“越来越需要关心人们，而不仅仅是治愈他们的身体”（Lupo，1999）。因此，在当前的医 – 患关系中，对疾病的治疗和对人的治疗（分别从医学科学和医学人类学目的出发）必须与患者被视为整体相一致（框 1-1）。

❶ 正畸矫治器必须按照专家建议的方案使用一定的时间。在语言治疗中，在家练习很重要。

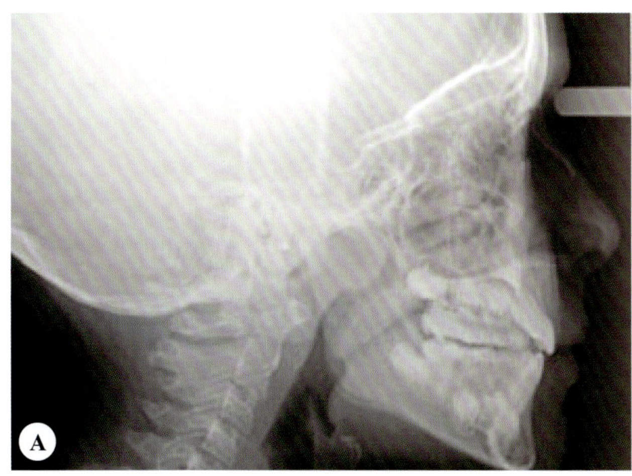

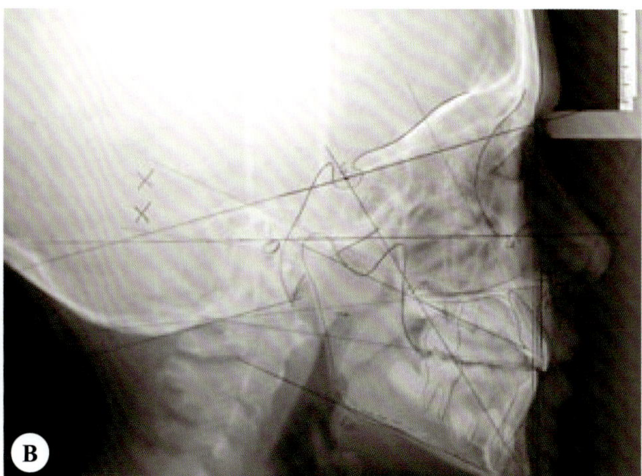

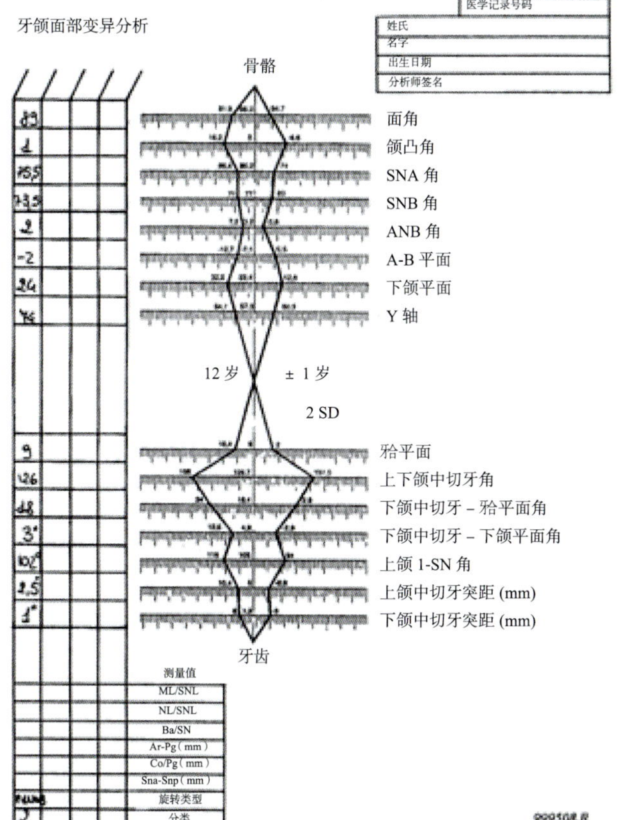

UNIVERSITA' CATTOLICA DEL SACRO CUORE
Policlinico Universitario "A. Gemelli"
Clinica Odontoiatrica
Servizio di Ortognatodonzia

牙颌面部变异分析

医学记录号码
姓氏
名字
出生日期
分析师签名

骨骼

面角
颌凸角
SNA 角
SNB 角
ANB 角
A-B 平面
下颌平面
Y 轴

12 岁　± 1 岁
2 SD

𬌗平面
上下颌中切牙角
下颌中切牙 – 𬌗平面角
下颌中切牙 – 下颌平面角
上颌 1-SN 角
上颌中切牙突距 (mm)
下颌中切牙突距 (mm)

牙齿

测量值
ML/SNL
NL/SNL
Ba/SN
Ar-Pg（mm）
Co/Pg（mm）
Sna-Snp（mm）
旋转类型
分类

999508.B

C

颈椎成熟阶段

临床评估

肌电图分析

步态分析

最终临床评估

D

▲ 图 1-8　头颅测量图

A. 头颅侧位片；B. 头影测量描记图；C. 头影测量数值；D. 评估参数

流程图 1-1　口面部病症的综合疗法

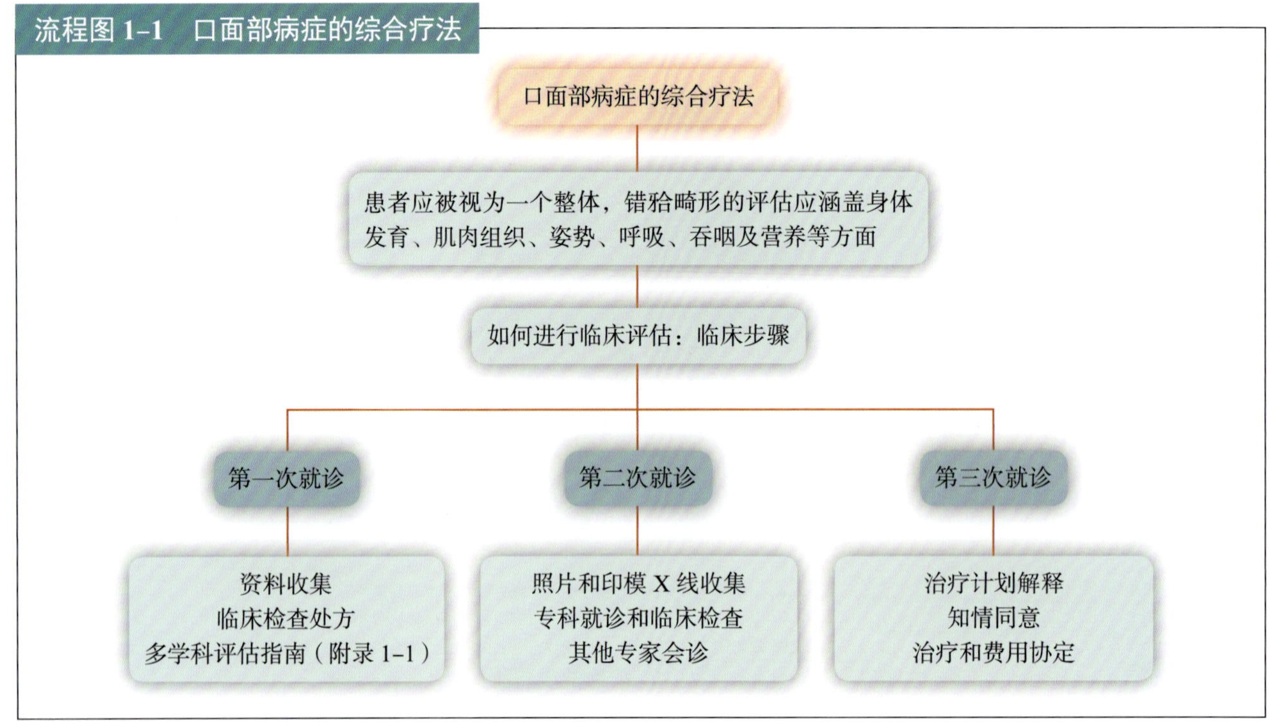


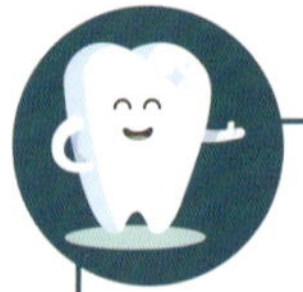

### 框 1-1　综合疗法的重要性

A.L. 带着她 8 岁的女儿前往正畸门诊，因为她担忧女儿扭转的牙齿，尤其是下颌。此外，女孩的母亲称，因女儿腭部狭窄，已被耳鼻咽喉科医生转诊至牙科咨询。

病史显示，与之前相比，该患儿近 1 年几乎没有生长发育，常患感冒，并且有张口呼吸。

此前，医生曾开具鼻喷雾（可的松）来治疗这一问题，并建议在决定进行腺样体切除术之前先行内分泌和牙科评估。

母亲还提到，孩子从 5 岁开始就有便秘和胃食管反流问题，伴随腹部肿胀，以及耳后特应性皮炎。

检查发现女孩腭部呈尖圆形，尽管整体咬合情况正常。其吞咽方式异常，表现为舌前伸，有口呼吸伴舌低位。姿势检查中，观察到背部脊柱侧弯、腰椎过度前凸及颈椎曲线减小。两侧足底支撑呈外翻状态。

随后，整骨医生和理疗师对该儿童进行了评估，决定监测一段时间，每年定期复查，行脊柱 X 线检查。

从口腔科角度出发，决定侧重于功能性治疗，因此孩子开始了肌功能治疗。

同时，母亲称她发现孩子对乳制品不耐受，因此将其从饮食中排除。之后呼吸改善，孩子不再经历胃食管反流。

内分泌学家监测骨骼生长，显示骨骼生长缓慢但持续。耳鼻咽喉检查后，医生决定不进行任何腺样体切除术。

该患儿目前仍接受肌功能口腔治疗，借助软性夜间肌激动器辅助牙齿排列，并在等待牙齿替换的过程中创造牙弓空间，直到目前尚无须使用腭部装置。

这一病例充分证明了正畸医生采用综合疗法的重要性，必须全面评估患者，并积极与其他专家进行协作。

## （二）一个真实的经历

为了凸显治疗师在与患者建立互动中的重要性和作用，有必要分享一个真实的病例（框1–2）：M.F. 现在是一位年轻女孩，但她第一次就诊时只有7岁，因为她仍在使用安抚奶嘴，导致开⿰牙合和上牙弓缩窄。几个月后，奶嘴和开⿰牙合的问题都得到了解决。之后，医生定期对她进行检查，直到12岁时开始了第二阶段的固定矫正治疗。

几个月后，M.F. 停止配合，因为情况发生了一些变化：她患上了厌食症，她最关心的是控制自己对食物的需求。然而，她不想中断治疗，当时她得到了与7岁时相同的选择：如果她表现良好，她将获得奖励。

M.F. 慢慢克服了厌食症，并成功完成了正畸治疗。如今，她是一位快乐而成功的年轻女孩，在她治疗结束时，我收到了她写给我的一封信，信中她以批判的眼光分析了自己的经历，但同时又充满了敏锐的洞察力。

“在那漫长的时期里，没有人能够理解我，我已经到了讨厌白大褂的地步；但只有一个白大褂，那就是每个月检查我的牙套的医生，她成功地帮助了我，多亏了她的敏感和关爱，给了我重新开始生活的力量和勇气。

今天我意识到，对于一个经历那可怕时刻的女孩来说，什么才是真正重要的。共情、爱、敏感和决心对于走出困境至关重要。”

这些话是对我在治疗 M.F. 的牙齿上所投入的关注和时间的肯定，更为重要的是对我与她建立共情的认可。自然而然，人们会想知道为什么在治疗的第一阶段，这位女孩听从了医生的建议而不是母亲的劝告，放弃了她多年来一直无法戒掉的奶嘴；此外，人们可能还会好奇，在治疗的第二阶段，当她陷入许多同龄患者无法摆脱的厌食–贪食症阶段时，她为何依赖她的牙医。

医学文献指出，照顾患者必须特别提到“母子初级互助关系”（Bowlby，1988），其特征包括关注彼此的需求和回应能力、倾听技巧、言语和非言语沟通、共情、存在感和心理支持。

这个故事和来信证实，这些人文价值观（如共情、关注、理解、满足）及患者和治疗提供者相互依赖的关系，对于取得治疗成功发挥了关键作用。如果治疗没有取得成功，几乎总是由于缺乏合作和动机，以及治疗师未能将患者视为一个整体来考虑。

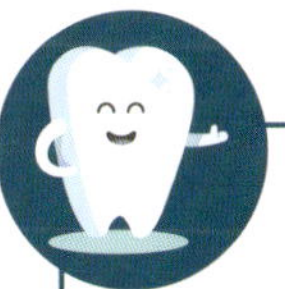

### 框1–2 M.F. 的故事

首次就诊时，M.F. 的母亲立即向我反映了各种无效尝试戒除女儿奶嘴的情况：当时已经7岁的女孩仍不愿意放弃使用奶嘴。

就诊过程中，我直接向女孩解释了奶嘴已经对她的牙齿造成的损害，以及可能会造成的进一步损害。我告诉她，为了让她的牙齿看起来更好，她需要戴上牙矫正器，她兴奋地询问我何时开始。

我解释道，如果她牙齿受损的原因（即奶嘴）不在治疗之前戒除，那么任何治疗都将无济于事：“一切取决于你；你必须扔掉那个奶嘴，否则我无法为你提供治疗。如果你表现好，最终将会有一个美好的惊喜。”

1个月后，我们再次见面。被告知在第一次就诊后，小女孩已将奶嘴交给了她的母亲，而她本人也不再需要。我们开始了活动矫治器治疗（一种带有中央扩弓器和防止舌前伸抑制器的简单矫治器），8个月后，腭部狭窄和开⿰牙合问题均得到解决。

如预期的那样，在治疗结束时，患者收到了她的惊喜，但故事并未就此结束。

M.F. 定期接受检查，从未失约。在12岁时，一旦恒牙完全长齐，必须安装固定的正畸装置。

1年后，我意识到这个女孩已经不再是以前的她：她变得内向、沮丧，具有攻击性，不太配合。某些事情发生了变化：我对她的态度始终如一，而她的态度却有所改变。

我更仔细地观察了她：她明显消瘦了，牙齿上已经能看到磨损。我与母亲交谈，她证实女孩正患上厌食症，因此正在接受一些专业人士的治疗。

我尝试告诉M.F.她必须进食，但这种过于直接的方法并没有奏效。

我改变了策略，告诉M.F.如果她继续少吃并呕吐，我将不得不停止治疗；我将无法再继续为她提供治疗。M.F.不愿中断治疗，因此我提出达成一项协定，就像她7岁时那样：如果她表现好，她将获得“一个美好的惊喜”，并且可以继续进行正畸治疗，每月与我见面一次。

M.F.逐渐克服了厌食症，并成功完成了她的正畸治疗。

### 来自M.F.的信

“妈妈，只是几千克而已”，一切始于这里，始于渴望改变、想要提高，渴望变得和时尚报纸封面上的女孩一样完美。不惜一切代价减肥的愿望，对体重过度关注，对食物的恐惧和痛苦：这一切都超出一个身体所能承受的范畴。

早晨醒来第一个执念是体重秤，它在那里不耐烦地等着你，就像一个法官随时准备赦免或判处你。

2010年3月29日，我和爱我的人都开始遭受这一切痛苦。

我习惯于将一切都记录在日记上，每天如此。早上醒来，我会称体重，并在日记上记录我的胜利，仿佛向某人展示我能够做到，而且正在做到。我已经厌倦了嘲笑和讥讽，我经常回想起小时候被朋友、亲戚和熟人嘲笑的情景。我总是那个在任何地方都找不到自己位置的胖胖小女孩。我希望在购物询问我的尺码时能够不被轻蔑地看待。我记得经过一家商店橱窗前，看到那些又小又紧的牛仔裤，却穿不上它们……所以我做出了改变；我开始减少食物摄入，计算热量，记录我吃了什么及减去的体重。那时，学校开始讨论饮食紊乱，我们被要求阅读一些书，我非常愿意阅读，从中我学到了如何开始我自己的暴食-厌食症计划。我开始撒谎。我在饮食、身体和心理状态上撒谎，我变得越来越咄咄逼人，逐渐封闭自己。我的世界是一个私密的世界，充满了梦想和病态的幻想；我沉迷于此，也沉迷于身边的任何人。我发现自己饥肠辘辘，吃一点就吐一点。

我的家人试图帮助我，但无论他们的帮助是什么，在那个时候都是无效的。

我自己不知道我想要什么，一切都是个矛盾：我希望得到帮助，但又不接受任何帮助。人们的亲近使我没有觉得孤单，但却让我对因我而受煎熬的人感到内疚。

他们把我带到医院，去见心理医生和精神科医生，但他们的“帮助”是冷漠的，没有爱。对他们来说，我只是一个需要治疗的疾病，他们并不关心受疾病影响人的感受。在那漫长的时期里，没有人能够理解我，我已经到了讨厌白大褂的地步；但只有一位医生，那就是我每个月都要去检查矫治器的医生，成功地帮助了我，多亏了她的敏感和爱心，给了我重新开始生活的力量和勇气。今天我意识到，对于一个经历那可怕时刻的女孩来说，什么是真正重要的。共鸣、爱、敏感和决心对于摆脱困境至关重要。

## 四、诊断与治疗，在功能整体性和多学科框架内收集症状和体征：一个临床病例

我们将讲述一个典型病例，强调从出生开始建立正常功能的重要性，以及这将如何影响个体的正常发育。在本书中，我们强调了综合疗法的重要性，但也不要忘记诊断和治疗中的多学科因素。仅仅正确的诊断是不够的，还必须找到正确的治疗方法。在讲述这个病例时，我们的目的是强调不应重复的错误。

我们经常试图通过提出其他问题来找到眼前问题的答案，这正是发生在A.P.身上的情况。在这里，成功要归功于家庭和患者，他们不甘心勉强度日，而是选择茁壮成长，也归功于作为一个团队共同努力的护理伙伴。

让A.P的母亲来讲述她女儿的故事。

### 临床病例1-1（图1-9至图1-11）

#### 病史

A.P.于2008年7月出生，孕32$^{+4}$周早产。出生时体重1.9kg（4.2磅），伴有高胆红素，因此进行了紧急CT扫描，并建议进行囊性纤维化筛查。从生命的最初几天开始，A.P.表现出肌肉张力低下、吮吸和喂养困难等症状，并且对刺激反应弱、不哭，因此被诊断为"新生儿反应低下"。在出生后的第1个月，出现支气管炎、支气管痉挛、鼻炎伴发热，气道被乳汁和黏液阻塞，开始出现呼吸困难，需要使用小儿吸痰器。治疗过程中使用抗组胺药、皮质激素、抗生素和支气管扩张药。为了促进A.P.最初的营养和水分吸收，使用了注射器，在她的第2个月断奶时，使用勺子喂食驴奶和水果，以促进吞咽和体重增加，然而在第1年内她的生长速度始终低于参考百分位。期间进行了多次专家咨询，尽管综合征的情况持续存在，但排除了各种疾病（遗传病、孤独症、川崎病、青光眼等）。同时，婴儿因病毒和细菌感染、发热、呼吸和喂养困难多次住院和急诊就诊。她出现了广泛的发育迟缓，缓慢生长到2岁。她的呼吸状况变得越来越棘手，腹部膨胀。因此，进行了耳鼻咽喉科评估和治疗，但随后又因细菌和病毒感染再次多次住院。此外，她还接受了多导睡眠图检查，结果显示轻至中度的睡眠呼吸暂停。

此时，她的饮食中不含麸质和乳糖，她只吃软食物，因为咀嚼会容易让她感到疲倦，她还患有便秘，大便呈"大理石状"。

在3—4岁，A.P.体重显著增加，呼吸模式也有所改善。然而，她仍然出现腹部膨胀、球形腹部、腭盖高拱，以及持续的面部畸形，因此向儿科内分泌学家、心脏病学家、血液学家和矫形专家进行咨询。神经学系统评估显示神经肌肉和精细运动控制能力持续发育迟缓。她患有慢性腺样体、扁桃体肥大和炎症，需要在4岁时进行手术。此外，她还患有代谢综合征、血脂异常、血小板增多和甲状腺功能减退，尽管她的心脏功能正常。她的膝关节呈现明显的膝外翻（"X型腿"）和姿势性腰椎前凸。她的膈肌位置较高，在呼吸时限制了肺的正常充气，导致多次出现扁桃体/腺样体摘除术（tonsillectomy/adenoidectomy，TA）之前相同的临床症状。

之后A.P.明显表现出听力不佳，其他评估提示认知障碍、注意力不集中和学习障碍，以及视觉空间感觉困难和粗细运动控制障碍。

在接下来的几年里，进行了新的遗传学研究，排除了Prader Willy综合征和Harray综合征。此时，治疗和诊断方法都转向了对个体症状的处理，不再寻找包含所有这些症状的疾病或病症。

5岁时，A.P.被诊断为双侧传导性听力损失，伴双侧鼓室积液。6岁时，A.P.再次接受手术，清除右侧扁桃残余部分，出现颈部淋巴结感染、极高的白细胞计数和术后呼吸危象。术后6个月再

次进行多导睡眠图指标显示散发性80%的氧饱和度、血氧饱和度下降指数在正常范围内。正畸评估结果认为最好拔除所有乳牙，以促进恒牙的生长、进行腭部扩展，并治疗所有龋齿。第一次尝试使用上腭扩张器并没有显著改善她的状况。7岁时，她开始使用助听器。随后她经历了进一步的呼吸危机，治疗只能缓解症状。随着睡眠呼吸暂停的增加，即使在每天摄取1000kcal的饮食下，她的体重也超过同龄人的正常水平。她尝试了1个月的肌功能治疗，但由于呼吸和听觉状况急剧恶化，治疗被暂停，即使在使用雾化器、皮质激素喷雾和支气管扩张药的情况下，呼吸暂停的复发导致睡眠频繁中断。她的听力损失超过60%，而助听器无法保证听力的改善。

A.P.开始经历头痛、疲惫、慢性疲劳，头痛时对光敏感、学业表现不佳、对拥挤或嘈杂场所表现出冷漠和不耐烦。医生建议她参加体育运动或体力活动，她选择了拉丁美洲舞蹈，8岁时开始每2周1次的课程，她非常喜欢。在那之前，由于A.P.的身体状况，她无法进行社交和自理，其家人必须在A.P.脆弱的健康和为她面对世界做准备的“正常”生活之间寻求最大妥协。为此，家人会和她解释她的短处和长处，试图为她营造一种宁静而坚毅的环境。A.P.清楚地了解自己的状况，这从未对她保密，她积极参与父母和医生一直与她分享的决策，倾听他们的解释。

2018年，10岁的她由于再次出现呼吸危象和听力状况，进行了新的CT扫描。报告显示听骨链周围存在低密度组织，占据了整个鼓室，双侧乳突气化减少，双侧喙突密度增高。新的多导睡眠图报告显示中度阻塞性睡眠呼吸暂停。她最新牙齿评估发现存在肥大的前庭系带、异常吞咽、混合牙列的Ⅱ类错𬌗、上颌缩窄和开𬌗。

### 肌功能治疗

2018年，她被明确指派给Sabina Saccomanno医生治疗，于同年9月27日接受了腭部扩张手术，并开展了由Anna Di Tullio医生主导的每2周一次的肌功能治疗。2019年1月进行了多导睡眠图检查，报告显示：“我们观察到一些与阶段性血红蛋白饱和度降低相关的阻塞性呼吸情况（呼吸暂停和低通气），有一些中枢性呼吸暂停，呼吸暂停/低通气指数（apnea/hypopnea index，AHI）4.6次/小时；血氧饱和度下降指数（oxygen desaturation index，ODI）14.0次/小时。”这项治疗的益处逐渐显现：呼吸状况得到改善，睡眠质量提高，腰围迄今减少了17cm。体重减轻了6kg，孩子的身高也显著增长。在学校，她的成绩有所提高，甚至情绪也更好了，做体力活动时精力充沛，呼吸顺畅，在日常生活中也更加平静。血液检查结果明显改善，助听器已被取下，我们正等待进行定期检查，听力明显好转。2019年7月进行了多导睡眠图检查，报告显示：“观察到打鼾阶段和零星的呼吸暂停，但数量并非病理性的。AHI为0.9次/小时；ODI为5.2次/小时。”迄今为止，A.P.坚持跳舞，准备参加2019年意大利锦标赛，表达了与她的舞伴一起参加电视节目“与星共舞”的兴趣并梦想参加“Blackpool”。她渴望成为一名研究员和舞蹈老师，希望在我们的治疗结束时能够完全康复。

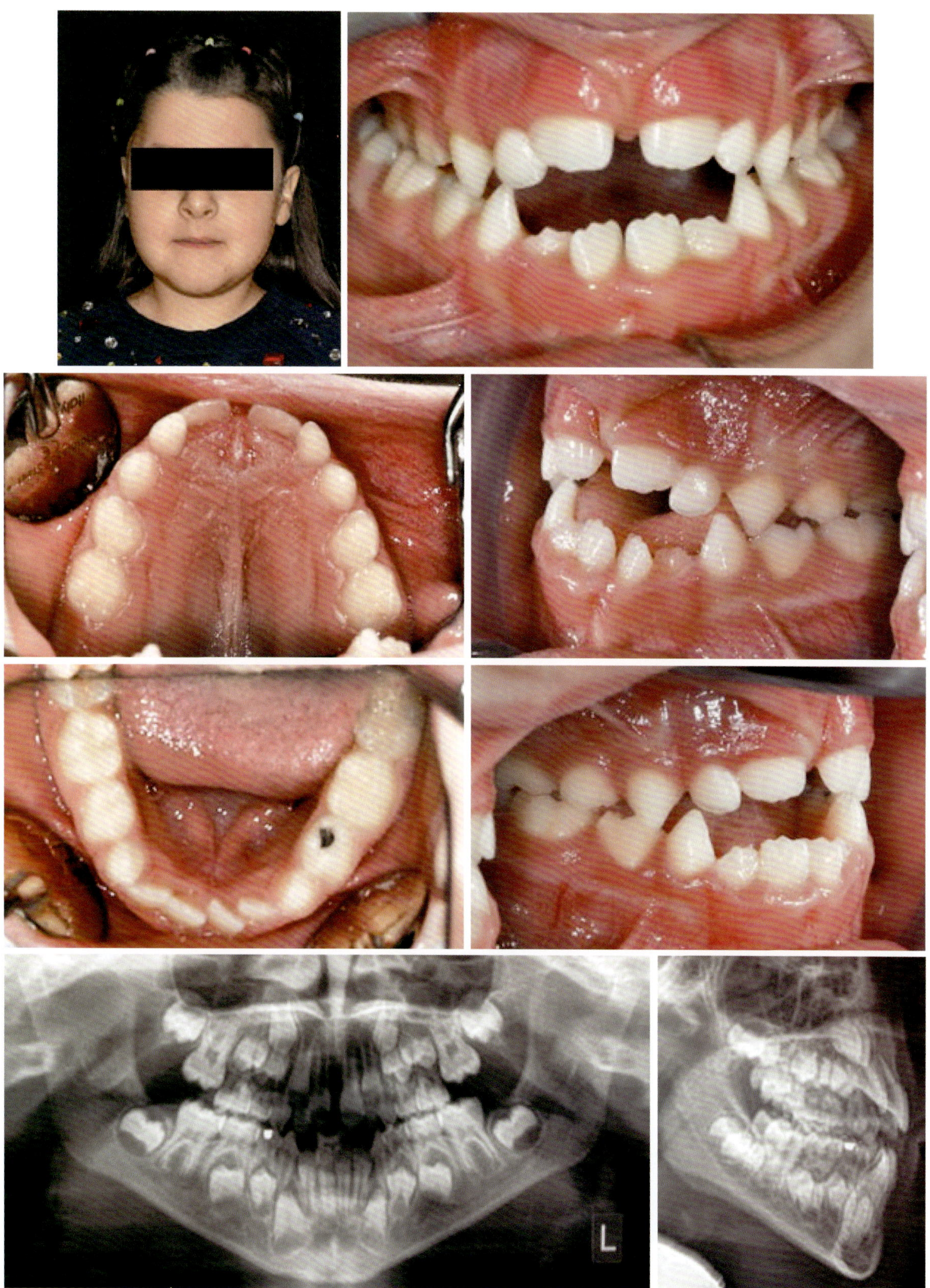


▲ 图 1-9　进行肌功能治疗前（2014 年）

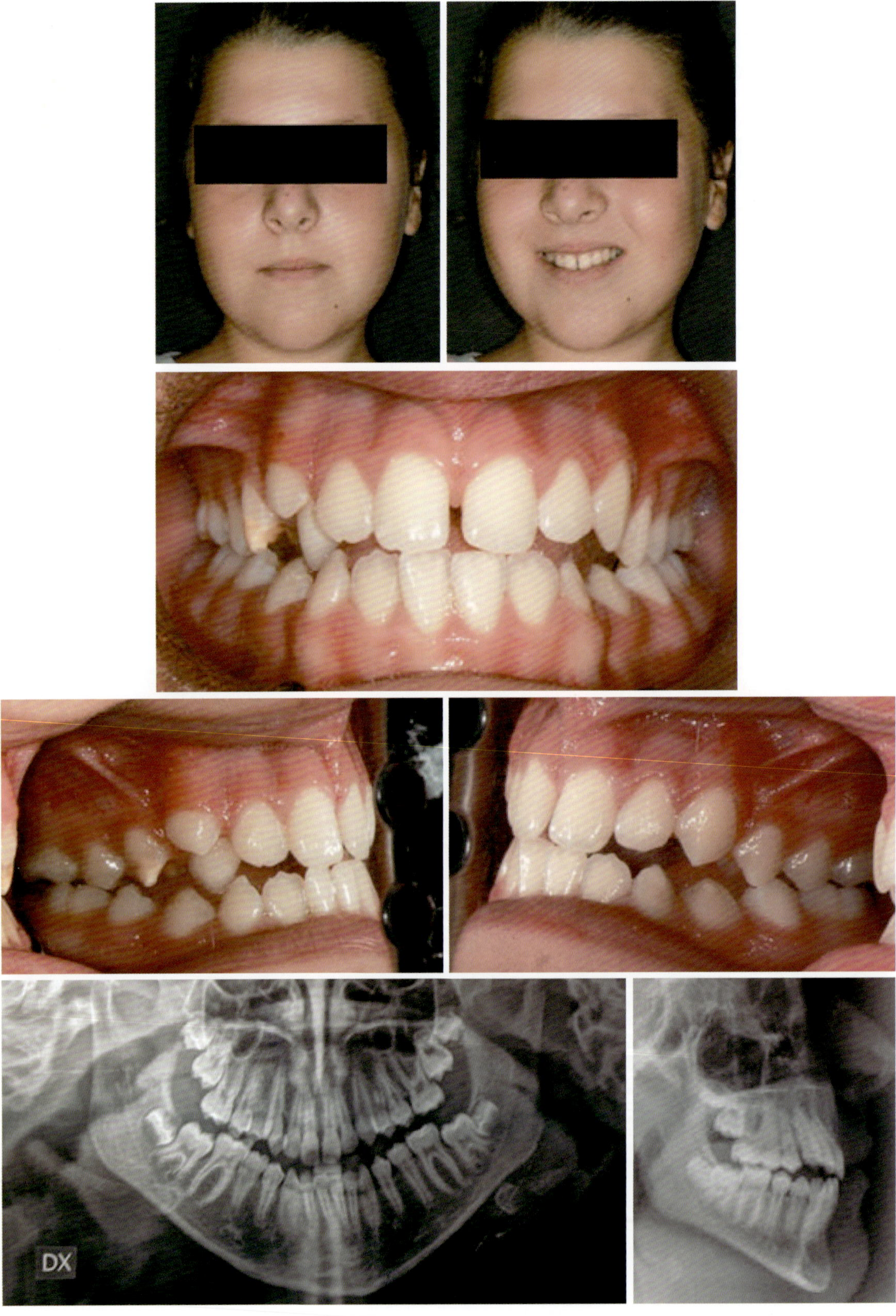


▲ 图 1-10　第一次扩张后（2018 年）

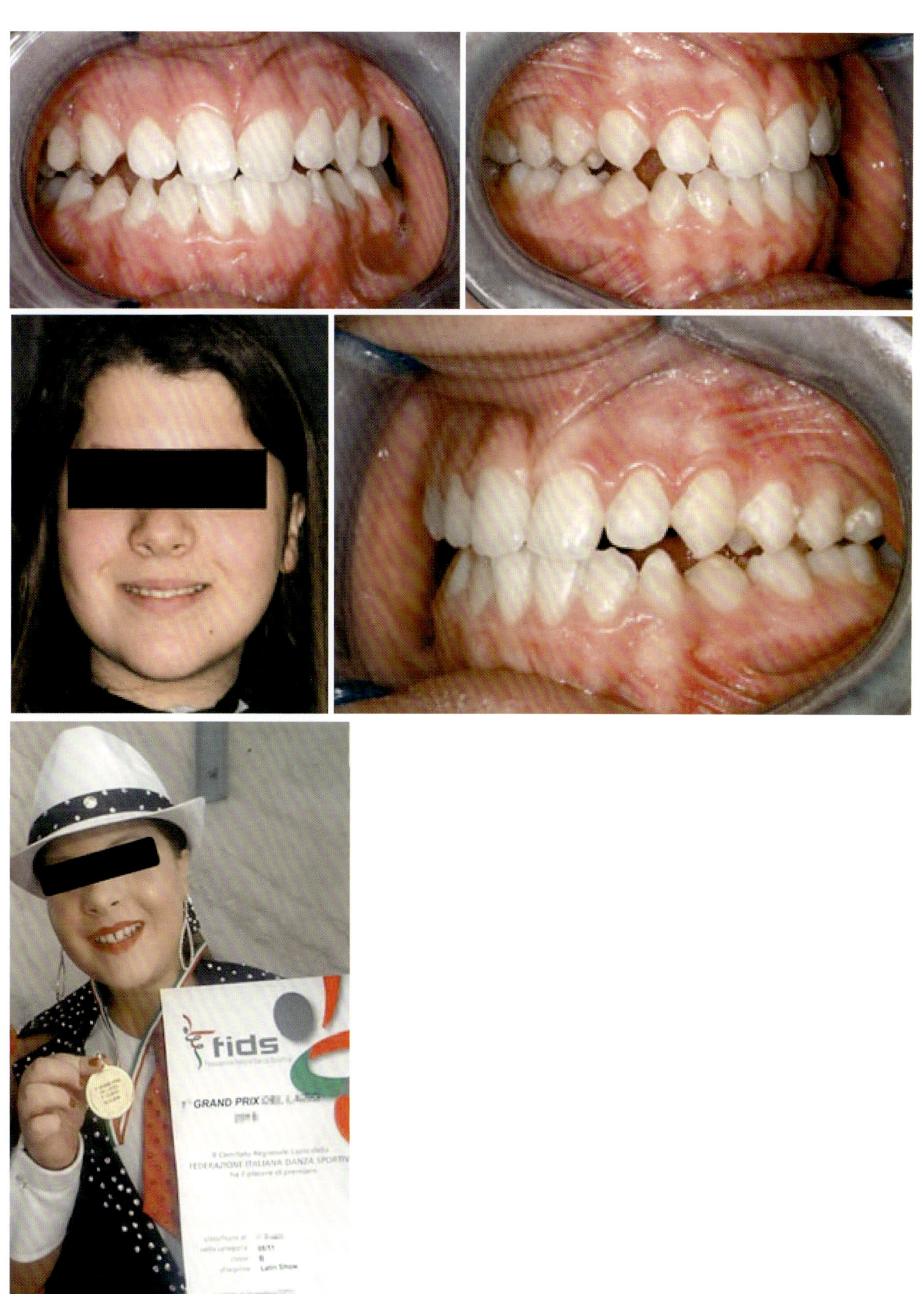


▲ 图 1-11　扩张后（2019 年）

## （一）A.P. 的问题是什么

### 1. 早产和阻塞性睡眠呼吸暂停综合征

阻塞性睡眠呼吸暂停综合征（obstructive sleep apnea syndrome，OSAS）影响1%～4%的儿童（Tapia等，2016），并与一些风险因素相关，如扁桃体和腺样体肥大、肌张力低下、颅面部畸形、肥胖和早产（Lumeng和Chervin，2008）。早产与阻塞性睡眠呼吸暂停有关（Rosen等，2003；Paavonen等，2007；Raynes-Greenow等，2012）。A.P. 是一名早产儿，这与其他因素合并，使她更容易患上阻塞性睡眠呼吸暂停（obstructive sleep apnea，OSA）。

### 2. 肌张力低下、口呼吸和 OSAS

早产儿具有异常的口面部特征，特别是高而窄的硬腭，这与口面部肌肉张力低下、静息时舌姿势改变、白天和夜晚均有口呼吸相关。了解如何诊断、管理和治疗儿童口面部肌张力低下是不可或缺的，因为它会导致未来出现影响颌面部解剖生理学的问题（Page，2003）。在2012年由Huang和Guilleminault进行的研究中，82%被纳入研究的新生儿硬腭高而窄，口呼吸日益明显，有睡眠呼吸暂停/低通气。在这些新生儿中，睡眠期间持续的口呼吸与肌张力低下有关，导致睡眠呼吸障碍（sleep-disordered breathing，SDB）的复发（Guilleminault等，2012a）。这恰恰是A.P. 所经历的：由于早产，她的口面部解剖结构特征性表现为高而窄的硬腭，肌张力明显低下，所有这些因素都导致了口面部功能的不成熟，特别是呼吸和进食等重要的基本功能。颏舌肌是NREM睡眠期间主要的气道扩张肌。A.P. 的颏舌肌张力低下对她的呼吸系统产生负面影响，使她养成了习惯性口呼吸，即一种她在睡眠期间呼吸暂停和低通气时发生的情况。

### 3. 与肌张力低下有关的吸吮和进食困难

研究表明，婴儿吸吮乳头（无论是来自母乳还是奶瓶）的方式对口面部肌肉的正常发育及防止局部张力低下（Davis和Bell，1991；Paunio等，1993；Ogaard等，1994）具有重要意义。母乳喂养是一种复杂的条件反射，涉及相当强的力量。在母乳喂养过程中，早产儿可能会出现与严重氧饱和度下降相关的严重呼吸暂停。由于他们通常无法施加足够的力量进行吸吮，因此早产儿最终可能需要接受人工喂养，因为人工喂养比用舌吮吸需要的能量更少。口面部肌肉活动与支持上呼吸道解剖结构的发育之间存在持续的相互作用。目前尚不清楚这些结构与功能之间的相互作用何时开始。早产导致的胎儿发育中断可能是早产儿频繁出现睡眠相关呼吸问题的原因（Rambaud和Guilleminault，2012）。口面肌张力低下在子宫内即开始发生。对面部表情和动作的研究表明，在妊娠初期，子宫内的胎儿口腔和面部有规律的运动。例如，在妊娠中期，最常见的运动是吸吮（Kurjak等，2005）。早产或病理性妊娠可能会妨碍正常的肌肉活动，A.P 就是这种情况，她无法吸吮到足够的乳汁，也无法保持有效的鼻呼吸，而这是创造生理性母乳喂养的必要先决条件。

### 4. 新陈代谢与 OSAS

血脂异常主要表现为血清总胆固醇（total cholesterol，CT）和低密度脂蛋白胆固醇水平升高。血清低密度脂蛋白胆固醇水平与AHI事件呈正相关（Cao等，2016）。有关血脂异常值比较的研究显示OSAS患者的血脂异常数值有所增加（McArdle等，2007；Roche等，2009）。此外，OSAS与肥胖之间存在统计学显著相关性，AHI值越高，肥胖的患病率越高（Pinto等，2016）。A.P. 确实诊断出与OSAS相关的血脂异常。她的体重增加可能是由于她的呼吸困难、咀嚼困难、阻塞性睡眠呼吸暂停，最终导致血脂异常。

### 5. 口呼吸及相关症状

中耳、鼻咽和鼻腔存在密切的解剖生理关系。鼻腔和鼻咽通道的空气通行不畅导致中耳通气不足。因此，口呼吸被视为可能导致耳鼓管功能障碍的因素之一（Swarts等，2013）。在A.P. 的病例中，鼻呼吸缺失导致吞咽模式发生变化，打开听觉管的肌肉激活不足或不连贯，进而导致中耳通气不足、液体积聚、耳鼓管功能障碍和传导性听力损失，需通过助听器治疗。

#### 6. 缺乏综合疗法

在 A.P. 的临床病例中，缺乏综合疗法，因为每位专家在诊治 A.P. 时都局限于研究自身专业领域的问题，而未全面考虑患者的整体症状。口面部肌肉的功能多种多样，包括呼吸、咀嚼、吞咽、发声、面部表情和头部姿势（Leech，1958；Ricketts，1958；Hawkins，1965；Linder-Aronson，1969，1970；Solow 等，1984；Rubin，1987；Behlfelt 等，1990）。全欧洲的正畸医生主张，口面部肌肉康复疗法是矫治上、下颌骨生长不规则、牙齿排列和咬合问题的重要组成部分。这是因为肌功能治疗对口面部肌肉活动的失衡具有康复作用（Chauvois 等，1991）。在 OSAS 的病例中，采用正畸和肌功能治疗相结合的方法可以改善 AHI（Guimaraes 等，2009）。

### （二）解决方案

尽管先前的评估和治疗有助于排除各种疾病或控制各种症状，但只有多学科的治疗手段才能切实帮助像 A.P. 这样的儿童及其家庭。在 A.P. 的病例中，正畸医生和言语治疗师协同，成功减轻了 A.P. 的症状并改善了她的健康状况，因为多学科综合治疗可以恢复形态和功能之间的生理平衡。综合治疗计划分阶段进行：首先，通过腭部扩张和肌功能治疗，目的是恢复鼻呼吸并改善口面部肌肉协调；随后，在通过腭部扩张创造了最佳解剖条件后，完成异常吞咽的重塑，包括恢复与年龄相适应的咀嚼功能。

及时将正畸和肌功能训练结合起来，会产生比任何单一治疗更长期的效果和成功。在 A.P. 的生活中，她从未真正经历过完全健康的时期，可能会再次出现其他健康问题。然而，恢复身体最基本、最重要的功能，如鼻呼吸、睡眠、咀嚼、吞咽和整体运动，似乎已经使 A.P. 走上了积极的自我康复道路，她的进展情况一定会受到关注。

## 附录 1-1 跨学科口腔颌面部检查方案

**跨科学儿童和青少年口腔颌面部检查方案（适用于耳鼻咽喉科医生、儿科医生、口腔医师和言语治疗师）**

操作者：________________ 专业领域：________________

患者个人信息

姓名：________________ 年龄：______ 日期：________________

性别：______ 体重：______ 身高：______ 记录：________________

概念

跨学科口内、外颌面部的检查方法，包括发现可能的形态变化和（或）功能障碍的检查手段
此建议近似于检查方案，具有两个主要特点：迅速（5～8min）和简便。

1 父母回忆

| 父母回忆 | 是 | 否 | 不知道 |
|---|---|---|---|
| 1. 你的孩子睡觉时是否经常打鼾？ | | | |
| 2. 你是否注意到你的孩子呼吸时是否困难，或者呼吸时是否显得费力？ | | | |
| 3. 你是否在你孩子睡觉时观察到以下情况： | | | |
| 呼吸中断或暂停？ | | | |
| 睡觉时是否不安或焦躁？ | | | |
| 头部姿势是否异常（过度仰头等）？ | | | |
| 是否出现过度出汗？ | | | |
| 4. 你的孩子是否在睡觉时会口水弄湿床单？ | | | |
| 5. 你的孩子在跑步或做锻炼后是否容易感到疲劳？ | | | |
| 6. 你的孩子在看电视或使用电脑时是否保持张着嘴巴的状态？ | | | |
| 7. 你的孩子白天是否流口水？ | | | |
| 8. 你的孩子是否经常患感冒？ | | | |
| 9. 你的孩子是否有过敏症状？ | | | |
| 10. 习惯：吸奶嘴 / 吮拇指 / 咬指甲 / 咬嘴唇 / 其他 | | | |
| 11. 你的孩子是否经常失声？ | | | |
| 12. 你的孩子是否存在发音问题？ | | | |

2 呼吸

☐ 鼻式 ☐ 口腔式 ☐ 混合式

3 侧貌

☐ 正常，Ⅰ类 ☐ 凸面型，Ⅱ类 ☐ 凹面型，Ⅲ类

4 鼻孔构造（用力呼吸时）

☐ 0 级：两侧扩张
☐ 1 级：不坍塌也不扩张
☐ 2 级：单侧部分闭合
☐ 3A 级：双侧部分闭合
☐ 3B 级：单侧完全闭合
☐ 4 级：完全闭合和部分闭合
☐ 5 级：双侧完全闭合

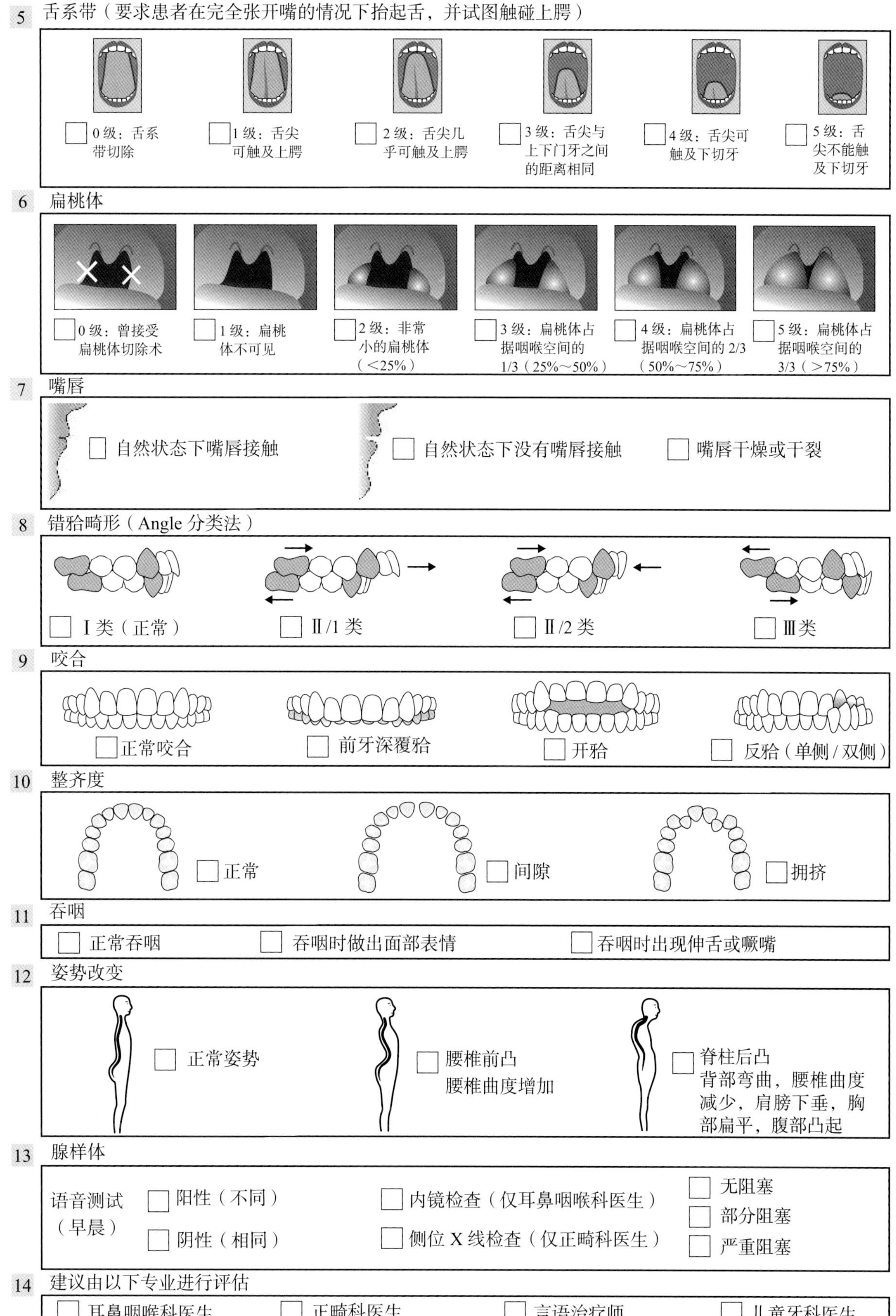

5 舌系带（要求患者在完全张开嘴的情况下抬起舌，并试图触碰上腭）

- □ 0 级：舌系带切除
- □ 1 级：舌尖可触及上腭
- □ 2 级：舌尖几乎可触及上腭
- □ 3 级：舌尖与上下门牙之间的距离相同
- □ 4 级：舌尖可触及下切牙
- □ 5 级：舌尖不能触及下切牙

6 扁桃体

- □ 0 级：曾接受扁桃体切除术
- □ 1 级：扁桃体不可见
- □ 2 级：非常小的扁桃体（＜25%）
- □ 3 级：扁桃体占据咽喉空间的 1/3（25%～50%）
- □ 4 级：扁桃体占据咽喉空间的 2/3（50%～75%）
- □ 5 级：扁桃体占据咽喉空间的 3/3（＞75%）

7 嘴唇

- □ 自然状态下嘴唇接触
- □ 自然状态下没有嘴唇接触
- □ 嘴唇干燥或干裂

8 错殆畸形（Angle 分类法）

- □ Ⅰ类（正常）
- □ Ⅱ/1 类
- □ Ⅱ/2 类
- □ Ⅲ类

9 咬合

- □ 正常咬合
- □ 前牙深覆殆
- □ 开殆
- □ 反殆（单侧 / 双侧）

10 整齐度

- □ 正常
- □ 间隙
- □ 拥挤

11 吞咽

- □ 正常吞咽
- □ 吞咽时做出面部表情
- □ 吞咽时出现伸舌或噘嘴

12 姿势改变

- □ 正常姿势
- □ 腰椎前凸<br>腰椎曲度增加
- □ 脊柱后凸<br>背部弯曲，腰椎曲度减少，肩膀下垂，胸部扁平，腹部凸起

13 腺样体

语音测试（早晨）
- □ 阳性（不同）
- □ 阴性（相同）

- □ 内镜检查（仅耳鼻咽喉科医生）
- □ 侧位 X 线检查（仅正畸科医生）

- □ 无阻塞
- □ 部分阻塞
- □ 严重阻塞

14 建议由以下专业进行评估

- □ 耳鼻咽喉科医生
- □ 正畸科医生
- □ 言语治疗师
- □ 儿童牙科医生

## 跨学科成人口腔颌面部检查方案（适用于言语治疗师、口腔医师、耳鼻咽喉科医生和全科医生）

操作者：________ 专业领域：________

患者个人信息

姓名：________ 年龄：____ 性别：____ 日期：________

体重：______ 身高：______ 职业：______ 记录：________

概念

跨学科口内、外颌面部的检查方法，包括发现可能的形态变化和（或）功能障碍的检查手段

此建议近似于检查方案，包括两个主要特点：迅速（5～8min）和简便

1 回忆

| 回忆 | 是 | 否 | 不知道 |
|---|---|---|---|
| 1. 通常是否通过口呼吸？ | | | |
| 2. 睡觉时是否打呼噜？ | | | |
| 3. 是否有鼻过敏？ | | | |
| 4. 睡觉时是否停止或暂停呼吸？ | | | |
| 5. 白天是否容易疲劳或入睡？ | | | |
| 6. 是否有面部疼痛？ | | | |
| 7. 是否在夜间咬紧牙或磨牙？ | | | |
| 8. 是否在白天咬紧牙或磨牙？ | | | |
| 9. 睡前是否通常饮酒？ | | | |
| 10. 牙龈是否出血？ | | | |
| 11. 是否在张开或闭合嘴巴，或者咀嚼时感到困难？ | | | |
| 12. 是否使用长期的睡眠药物？ | | | |
| 13. 是否患有高血压？ | | | |
| 14. 是否经常进行体育锻炼？ | | | |
| 15. 是否经常嗓音嘶哑？ | | | |

你是否接受过以下治疗？ □ 16. 言语疗法 □ 17. 牙科治疗 □ 18. 正畸治疗 □ 19. 呼吸暂停

你是否使用以下设备？ □ 20. 无托槽矫治器 □ 21. 活动矫治器

22- 是否吸烟？ □ 否 □ -10 □ +10

2 呼吸

□ 鼻式 □ 口腔式 □ 混合式

3 侧貌

□ 正常，Ⅰ类 □ 凸面型，Ⅱ类 □ 凹面型，Ⅲ类

4 鼻孔构造（用力呼吸时）

□ 0级：两侧扩张 □ 1级：不坍塌也不扩张 □ 2级：单侧部分闭合 □ 3A级：双侧部分闭合 □ 3B级：单侧完全闭合 □ 4级：完全闭合和部分闭合 □ 5级：双侧完全闭合

5 舌系带（要求患者在完全张开嘴巴的情况下抬起舌，并试图触碰上腭）

☐ 0级：舌系带切除 ☐ 1级：舌尖可触及上腭 ☐ 2级：舌尖几乎可触及上腭 ☐ 3级：舌尖与上下门牙之间的距离相同 ☐ 4级：舌尖可触及下切牙 ☐ 5级：舌尖不能触及下切牙

6 扁桃体

☐ 0级：曾接受扁桃体切除术 ☐ 1级：扁桃体不可见 ☐ 2级：非常小的扁桃体（<25%） ☐ 3级：扁桃体占据咽喉空间的1/3（25%~50%） ☐ 4级：扁桃体占据咽喉空间的2/3（50%~75%） ☐ 5级：扁桃体占据咽喉空间的3/3（>75%）

7 嘴唇

☐ 自然状态下嘴唇接触 ☐ 自然状态下没有嘴唇接触 ☐ 嘴唇干燥或干裂

8 错殆畸形（Angle 分类法）

☐ Ⅰ类（正常） ☐ Ⅱ/1 类 ☐ Ⅱ/2 类 ☐ Ⅲ类

9 咬合

☐ 正常咬合 ☐ 前牙深覆殆 ☐ 开殆 ☐ 反殆（单侧 / 双侧）

10 整齐度

☐ 正常 ☐ 间隙 ☐ 拥挤

11 吞咽

☐ 正常吞咽 ☐ 吞咽时做出面部表情 ☐ 吞咽时出现伸舌或噘嘴

12 姿势改变

☐ 正常姿势 ☐ 腰椎前凸 腰椎曲度增加 ☐ 脊柱后凸 背部弯曲，腰椎曲度减少，肩膀下垂，胸部扁平，腹部凸起

13 腺样体

语音测试（早晨） ☐ 阳性（不同） ☐ 阴性（相同）

☐ 内镜检查（仅耳鼻咽喉科医生） ☐ 侧位 X 线检查（仅正畸科医生）

☐ 无阻塞 ☐ 部分阻塞 ☐ 严重阻塞

14 建议由以下专业进行评估

☐ 耳鼻咽喉科医生 ☐ 正畸科医生 ☐ 言语治疗师 ☐ 儿童牙科医生

# 第 2 章 错殆畸形的识别

## Identifying a Malocclusion

**目 标**

本章从口面部开始，逐步扩展到其他部位，以整体的视角探讨错殆畸形和面部不协调的表现、分类、诊断、美学影响，以及遗传和表观遗传（环境）学病因。本章将从多角度对这些病理现象进行清晰的概述。

**关键概念**

- 错殆畸形的定义
- 错殆畸形的分类
- 不协调
- 面部异常
- 错殆畸形的美学因素
- 错殆畸形的病因

错殆畸形是指口颌系统解剖功能的改变。

非生理性咬合关系的发生可能伴随着神经、肌肉、骨骼结构的不协调。

这种不协调可分为骨性和牙性两类。

骨性不协调是由上颌骨或下颌骨生长缺陷导致的牙齿关系的改变。

牙性不协调是由牙弓形状或牙弓内牙齿排列缺陷导致的牙齿关系的改变。

这两种错殆畸形在垂直面、横断面和矢状面都可能发生，伴有或不伴有牙 – 牙和牙 – 基骨的不调（图 2–1）。

## 一、错殆畸形的分类

应用最广泛的错殆畸形分类无疑是 Edward Angle（20 世纪初）分类法，该分类法将错殆畸形分为三类（Ⅰ、Ⅱ、Ⅲ类）。

20 世纪 70 年代，Lawrence F. Andrews 基于咬合的 6 个要素提出了一种分类法，至今仍然有效。

20 世纪 70 年代开始出现的另一种基本分类法是 Alexandre G.Petrovich 基于“个性化”的概念提出来的，并首次将各种牙齿不协调细分为 11 种旋转类型、33 个旋转组和 6 个生长学类别（图 2–2）。

### （一）Angle 分类法

虽然 Angle 分类法已被广泛应用了几十年，但不应忽略的是 Angle 最初是以高加索人种的躯体特征作为参考标准，他认为非洲人、亚洲人或南美人的特征与标准不符。

因此，Angle 错殆畸形分类应用于非高加索人种时，应谨慎使用。

这种分类法是以上下第一磨牙接触点关系为基准。

在正常咬合情况下，上颌第一磨牙近中颊尖咬合于下颌第一磨牙近中颊沟（图 2–3A）。

Ⅰ类错殆畸形表现为第一磨牙关系正常，但牙列内有牙齿错位、扭转或其他问题（图 2–3B）。

Ⅱ类错殆畸形为下颌第一磨牙位于上颌第一

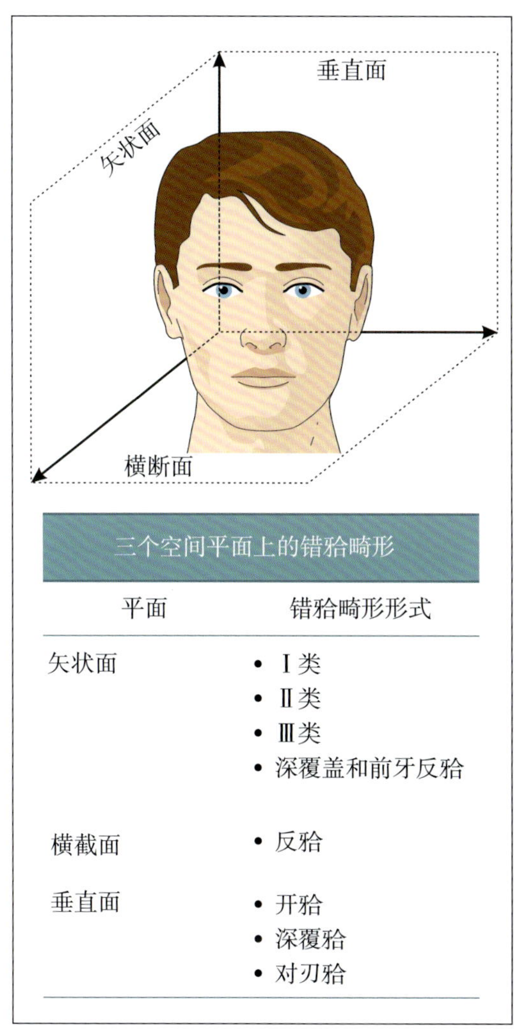


三个空间平面上的错聆畸形

| 平面 | 错聆畸形形式 |
|---|---|
| 矢状面 | • Ⅰ类<br>• Ⅱ类<br>• Ⅲ类<br>• 深覆盖和前牙反聆 |
| 横截面 | • 反聆 |
| 垂直面 | • 开聆<br>• 深覆聆<br>• 对刃聆 |

▲ 图 2-1 错聆畸形可发生在空间的三个平面

磨牙的远中位置（图 2-3C）。

这一类又分为两分类，Ⅱ类 1 分类是上中切牙唇倾，Ⅱ类 2 分类是上中切牙舌倾。

Ⅲ类错聆畸形为下颌第一磨牙位于上颌第一磨牙的近中位置（图 2-3D）。

图 2-4 依据 Angle 分类法对不同分类进行说明。分类考虑到前额最突点、鼻下点和颏尖。

### （二）Andrews 分类法

为了评估咬合的正确性，Andrews 根据 6 个要素提出了一种有效的评估方法。

1. 磨牙关系，下颌第二磨牙近中颊尖的近中边缘嵴咬合于上颌第一磨牙远中颊尖的远中边缘嵴时，将获得最理想的牙尖吻合，这与 Angle 分类相一致。

2. 牙冠轴倾角，单个牙冠应相对于上颌牙弓应有的近远中角。

3. 牙冠倾斜，单个牙冠必须具有一定程度的唇（颊）舌向转矩。

4. 牙冠旋转，正常聆中的牙齿应无旋转，磨牙除外。

5. 接触点，理想咬合的特点是紧密接触，避免不必要的旋转。

6. Wilson 曲线和 Spee 曲线（咬合平面），这两个曲线较为平直，或稍有曲度。

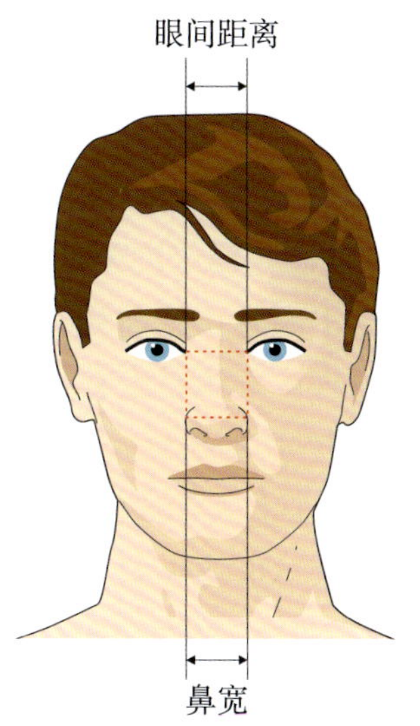


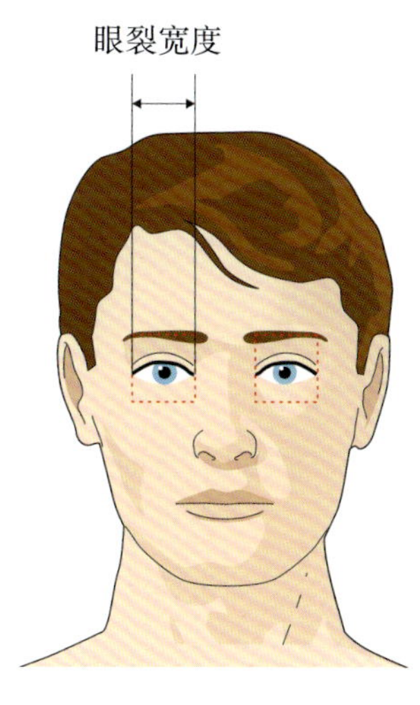


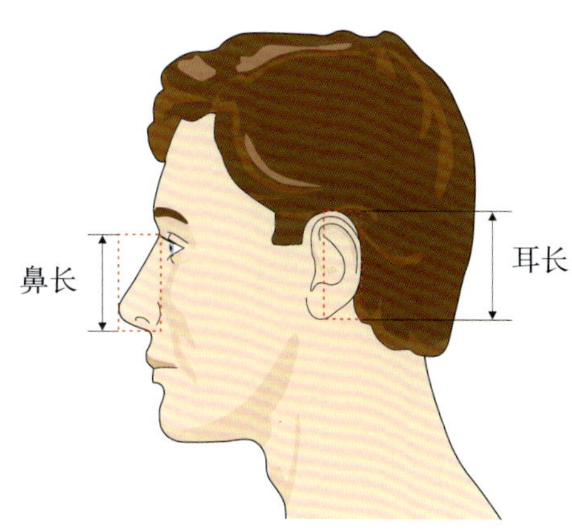


▲ 图 2-2 Leonardo 经典的理想面部比例

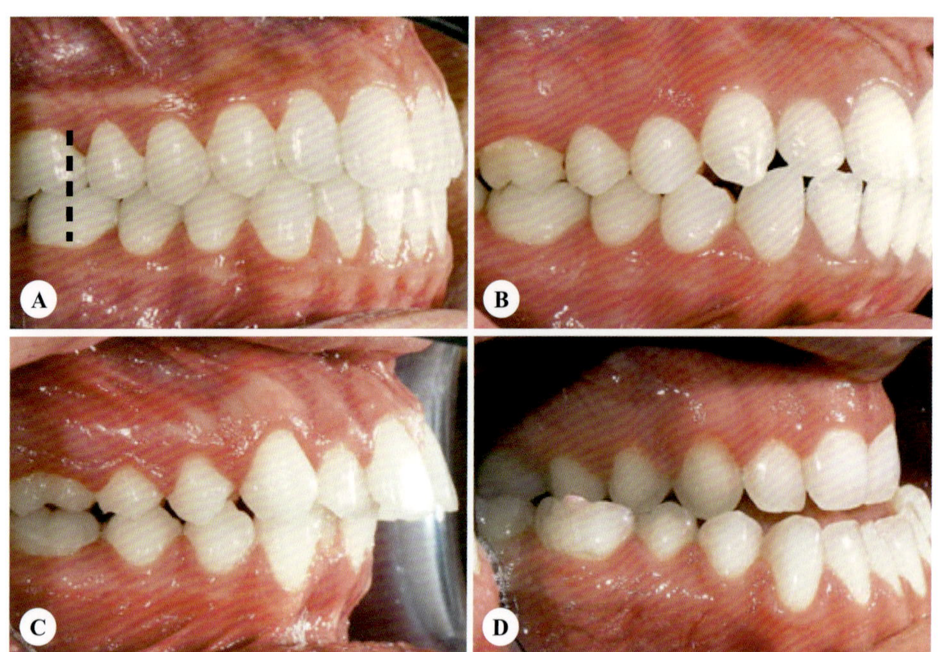

◀ **图 2-3　根据 Angle 错殆畸形分类**

A. 正常；B. Ⅰ类错殆畸形；C. Ⅱ类错殆畸形；D. Ⅲ类错殆畸形

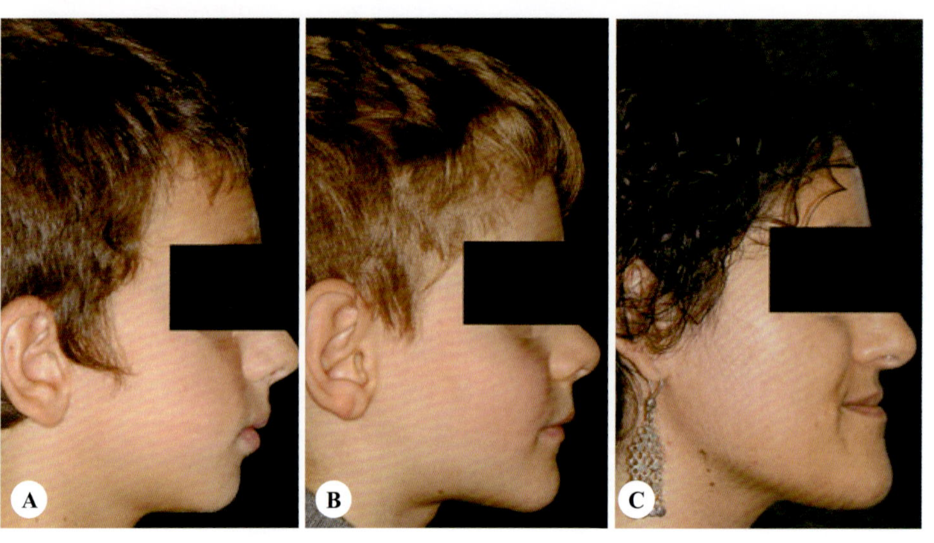

◀ **图 2-4　根据 Angle 对侧貌进行分类**

A. 下颌后缩；B. 上下颌位置正常；C. 下颌前突

## 二、矢状向骨面型异常

与Ⅰ类、Ⅱ类和Ⅲ类错殆畸形相关的颌骨间关系分别被定义为骨性Ⅰ类、Ⅱ类和Ⅲ类关系。

很多时候，通过观察患者面型就足以对骨骼类型做出初步判断，明确诊断则需要通过头颅侧位片（图 2-5）进行头影测量分析。头影测量分析可以使用铅笔、醋酸纤维薄膜片和模板手工进行，也可以使用专门的计算机系统进行数字化分析。一旦确定解剖标志点，可以进行测量，获得相应数值用于头影测量评估。

### 从骨骼角度对矢状向异常进行分类

图 2-6 显示骨骼矢状向异常的不同特征。

骨性Ⅰ类，上颌骨和下颌骨间位置关系正常；骨性Ⅱ类，上颌骨相对于下颌骨位置前移，这种情况可能是上颌骨发育过度或下颌骨发育不良造成的，有时是两种因素共同作用的结果。

骨性Ⅲ类，下颌骨相对于上颌骨的位置前移，这种情况可能是下颌骨发育过度或上颌骨发育不良造成的，有时是两种因素共同作用的结果。

需要注意假性骨性Ⅲ类情况的存在，即下切牙相对于上切牙前倾（下颌移位、前牙反殆），前

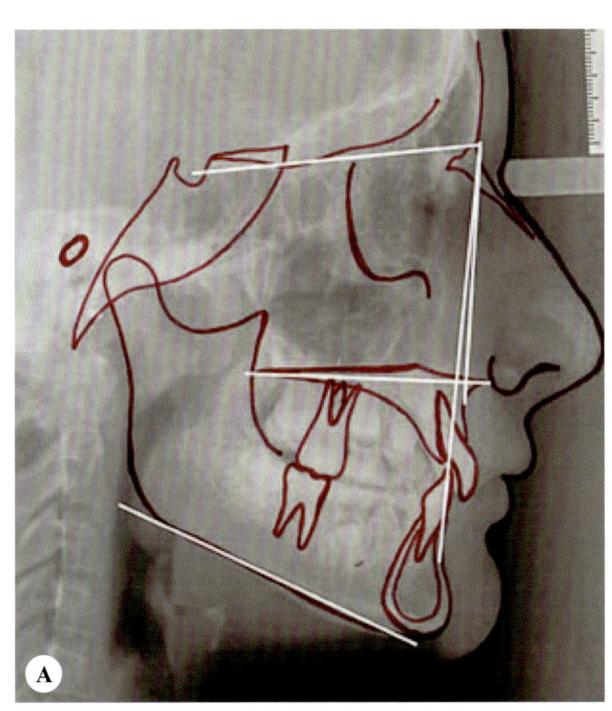


◀ 图 2-5 头颅侧位片（A）及骨性分类：Ⅰ类（B）、Ⅱ类（C）、Ⅲ类（D）

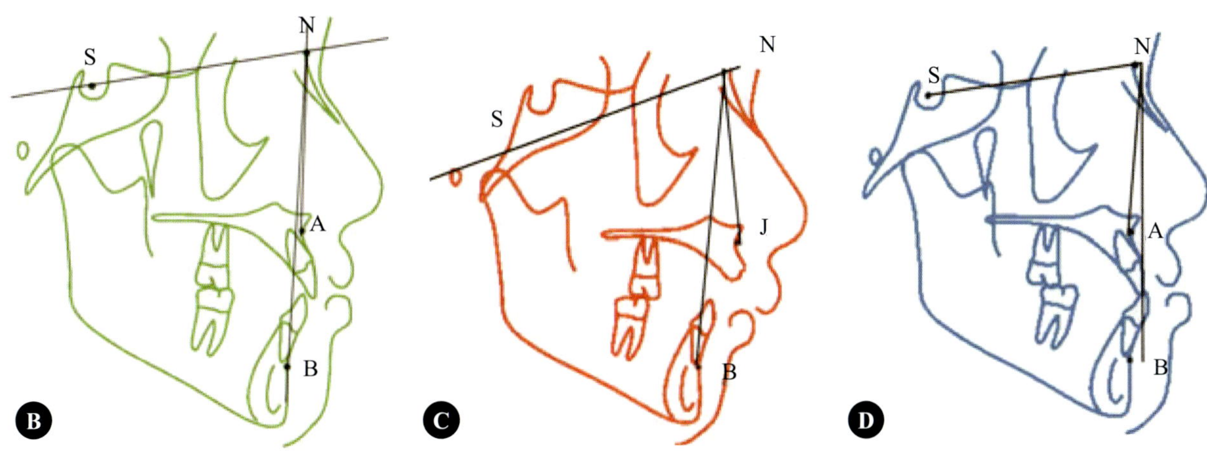


牙区牙齿反殆并不对应于Ⅲ类基底骨关系。

## 三、异常的诊断

横向、矢状向和垂直向异常可能是功能性的，例如，由于舌在横向和矢状向空间维持和自然扩张作用不足，导致腭部发育受限。前牙开殆可能是由上气道慢性部分阻塞引起吐舌所致。

不协调的诊断基于两个要素：正面观和口腔检查。

诊断为Ⅰ类时，正面观面部上、中、下 1/3 比例协调。

有口腔不良习惯时，在前部上下牙弓之间会出现间隙，即“开殆”。

诊断为Ⅱ类时，观察到面部中 1/3 比例增加；如果存在口呼吸或深覆盖，则存在唇闭合不全。

口腔和模型检查显示，上颌第一磨牙和尖牙的位置相较于下颌第一磨牙和尖牙位置前移（远中错殆）。在Ⅱ类 1 分类中，上颌中切牙和侧切牙均唇倾，覆盖增加。在Ⅱ类 2 分类中，上颌中切牙舌倾，侧切牙唇倾，覆殆增加。

诊断为Ⅲ类时，面下 1/3 比例增加。

必须考虑到咬合会随着时间的推移而发生变

化，不仅牙齿须处于最佳关系，上颌和咽腔之间的关系也必须重视，以便随着时间的推移形成稳定且美观的面部轮廓，并为夜间呼吸创造生理和解剖上的支撑。

### （一）横向异常

术语“反𬌗”是指上颌和下颌前牙区、侧方或后牙区牙齿的正常咬合发生反转，可能会影响一颗或多颗牙齿。

横向平面不协调现象普遍存在，尤其在青少年。这些病例最常见的临床表现实际上就是后牙反𬌗。单、双侧后牙反𬌗总发病率预估为8%～16%（Thilander 等，1984）。

高加索人的后牙反𬌗发生率高于亚洲人和非洲人，而日本人的前牙反𬌗发生率更高。

临床上可分为三种主要形式：牙型（图2–7）、骨骼型（上颌或下颌，图2–8）和牙–骨骼型混合（图2–9）。

如表2–1所示，根据解剖位置的不同，牙–骨骼型混合的形态也不同。

这些病例中，口腔检查可识别到以下情况：①拱形腭（腭盖高拱，图2–10）；②牙弓缩窄；③反𬌗（单侧或双侧）；④下颌前突或后缩；⑤下颌侧方偏斜。

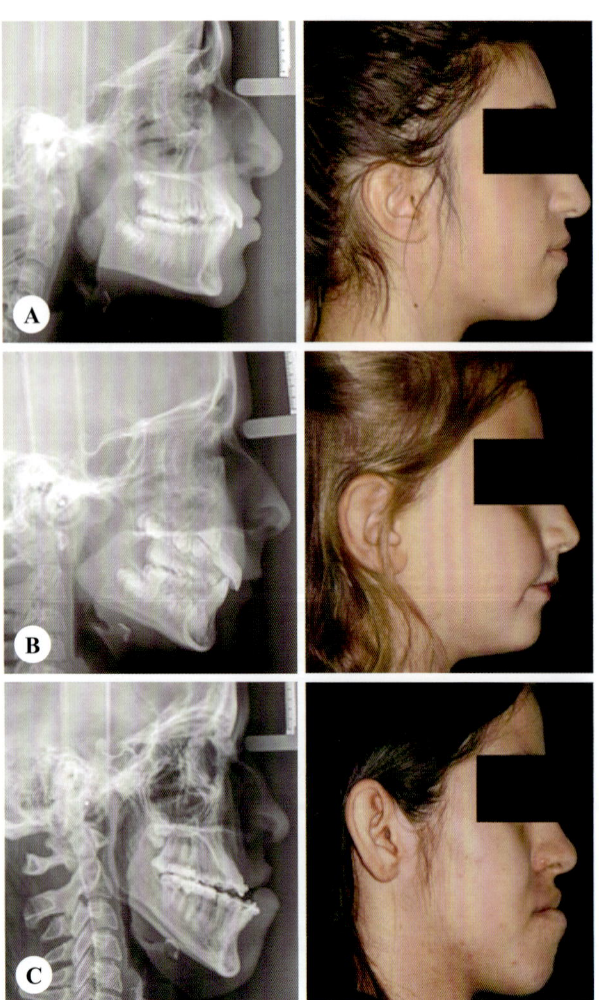


▲图2–6 骨骼角度的矢状向异常：Ⅰ类（A）、Ⅱ类（B）、和Ⅲ类（C）

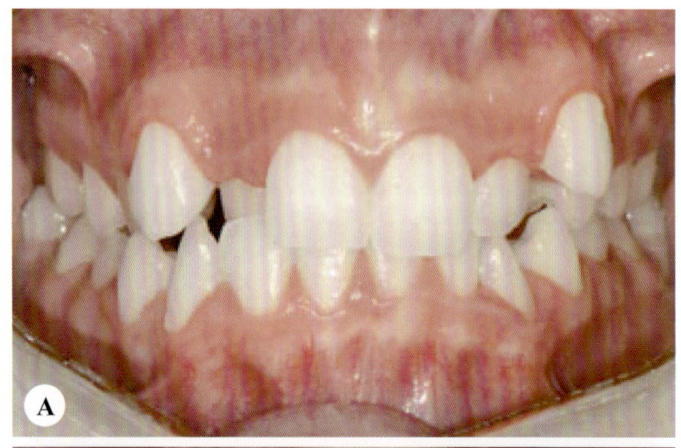

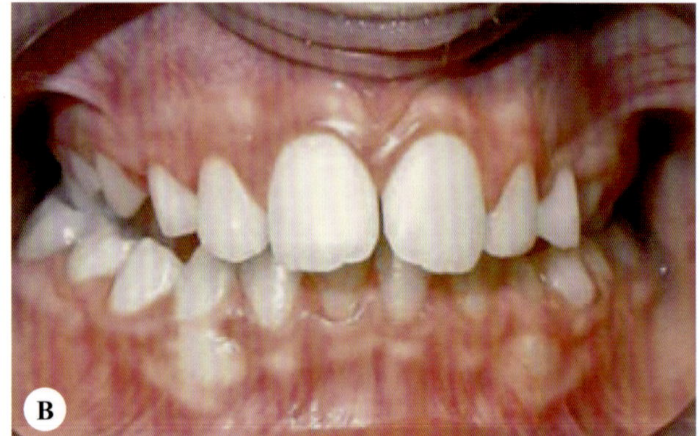

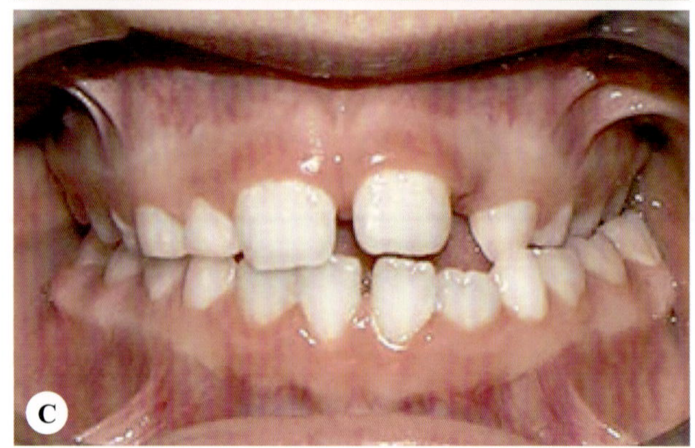


▲图2–7 横向不协调：牙型

A. 单个牙齿；B. 一组牙齿；C. 单个牙弓

这些异常的诊断通过以下方式进行：①测量腭骨宽度（Pont 指数，图 2–11；McNamara 指数，图 2–12）；②评估牙弓对称性（图 2–13）；③咬合分析，该分析基于对错𬌗畸形静态和动态评估，确定畸形是否完全是功能性，或者是否存在骨骼型因素。

横断面异常评估中最重要的参数之一是中线。

正常咬合时，上切牙覆盖下切牙，上下颌中线对齐。当发生错𬌗畸形时，中线可能发生偏离而不对齐（图 2–14）。在诊断评估过程中，了解中线偏离原因非常重要，可能是解剖因素引起的（如因阻生或早失而缺牙、牙齿数目过多、乳牙滞留等），也可能是功能因素引发的（如下颌闭合过程中存在早接触）。

锁𬌗是指在正常咬合时，上下颌后牙垂直向重叠，但彼此咬合面无咬合接触的表现。

需要注意非医源性的锁𬌗是 Brodie 综合征的一个特征。

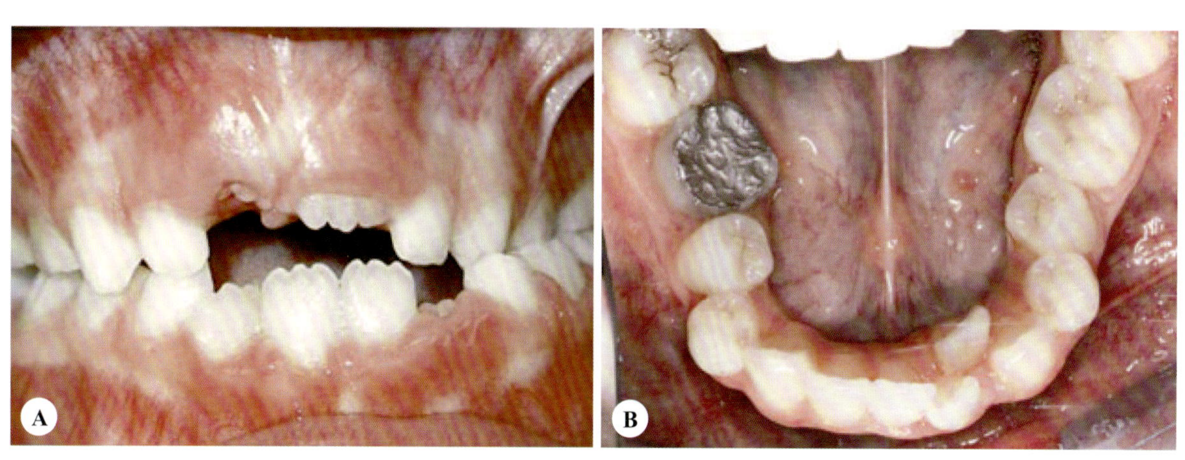

▲ 图 2–8　横向不协调：骨骼型

A. 上颌骨发育不良（单侧）；B. 下颌骨发育不良

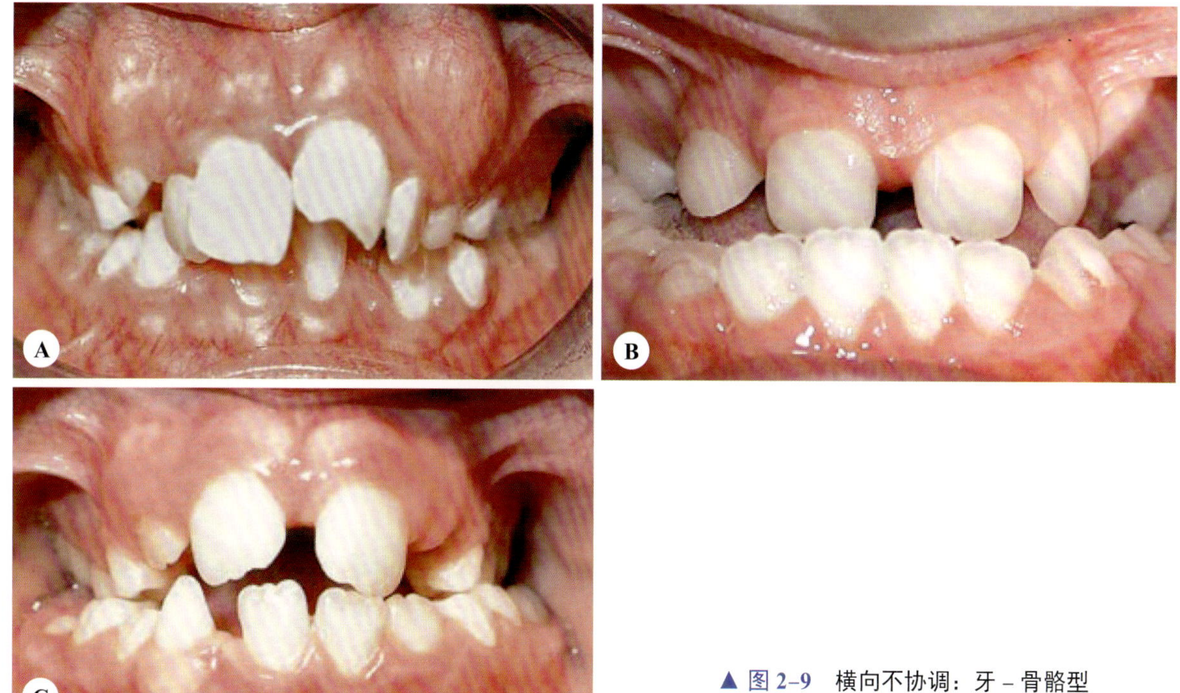

▲ 图 2–9　横向不协调：牙 – 骨骼型

A. 拥挤伴缩窄；B. 反𬌗伴缩窄；C. 开𬌗伴缩窄

表 2-1　反𬌗中的牙 - 骨骼形态：按解剖位置分类

| 位　置 | 特　征 |
|---|---|
| **上颌骨** | |
| 骨骼 | 面中 1/3 横向发育不足 |
| 牙槽骨 | 基底骨发育不足，牙槽复合体未扩展 |
| 牙齿 | 上颌一颗或多颗牙齿舌侧倾斜 |
| **下颌骨** | |
| 牙齿 | 下颌一个或多个牙齿唇倾斜 |
| 牙槽骨 | 下牙槽突横向平面发育过度 |
| 骨骼 | 下颌骨横向发育过度 |
| **混合型** | **各种因素共存或彼此关联** |

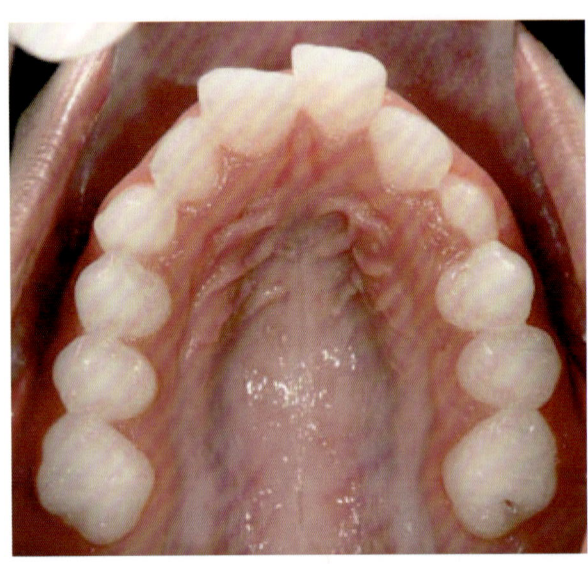

▲ 图 2-10　拱形腭（腭盖高拱）

Pont 指数

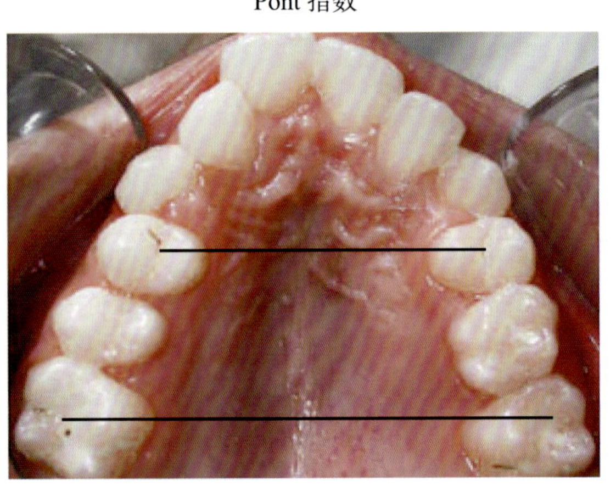

| 切牙宽度之和（mm） | 第一前磨牙间距离（mm） | 第一磨牙间距离（mm） |
|---|---|---|
| 25 | 31 | 39 |
| 25.5 | 32 | 39.8 |
| 26 | 32.5 | 40.9 |
| 26.5 | 33 | 41.5 |
| 27 | 33.5 | 42.5 |
| 27.5 | 34 | 42.96 |
| 28 | 35 | 44 |
| 28.5 | 35.5 | 44.5 |
| 29 | 36 | 45.3 |
| 29.5 | 37 | 46 |
| 30 | 37.5 | 46.87 |
| 30.5 | 38 | 47.6 |
| 31 | 39 | 48.4 |
| 31.5 | 39.5 | 49.2 |
| 32 | 40 | 50 |
| 32.5 | 40.5 | 50.8 |
| 33 | 41 | 51.5 |
| 33.5 | 42 | 52.3 |
| 34 | 43 | 53 |
| 34.5 | 43.5 | 53.5 |
| 35 | 44 | 54.5 |

前磨牙间距离 =（SI × 100）/ 80
磨牙间距离 =（SI × 100）/ 64
SI. 上颌切牙宽度之和

▲ 图 2-11　腭部横向宽度：采用 Pont 指数测量

## （二）矢状向异常

一个重要的水平矢状向异常是深覆盖，通常是由于上颌骨生长速度快于下颌骨造成的。

### 覆盖

覆盖是切牙在水平方向上的重叠，以上下切牙切缘之间水平距离来体现。正常值为 2mm。

如果下切牙超过上切牙，这种缺陷被称为负覆盖、反覆盖或前牙反𬌗（图 2-15）。

## （三）垂直向异常

垂直向的异常主要有开𬌗、深覆𬌗或深咬合、对刃𬌗。

### 1. 开𬌗

开𬌗指咬合时上下牙齿之间的间隙增大。开𬌗可出现在前牙或后牙、单侧或双侧。可能是骨骼来源的，也可能是不良鼻呼吸、吐舌或非营养性吮吸习惯等功能性来源的。

### 2. 覆𬌗

覆𬌗指切牙在垂直方向的重叠。通常上颌切

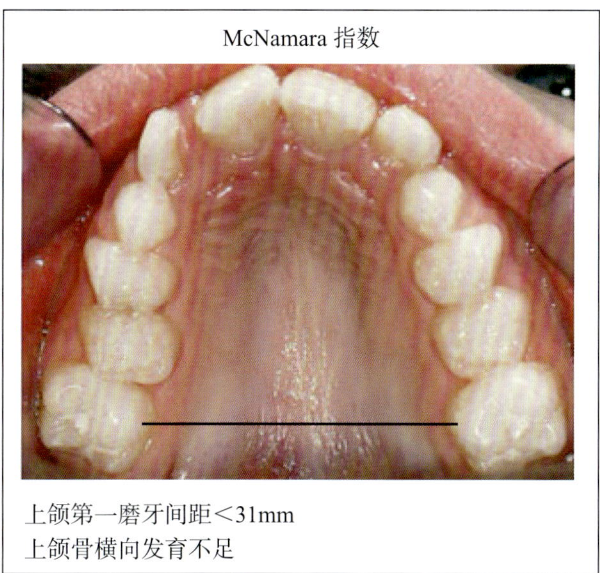


▲ 图 2-12　腭部横向宽度测量：采用 **McNamara** 指数测量

牙“覆盖”下颌切牙 1～2mm。如果该值增大，称为深覆𬌗，该值减小则被称为开𬌗（图 2-16）。

因此，当上下切牙在垂直向不重叠时（图 2-17），可称为开𬌗；上下切牙过度重叠（图 2-18），即牙齿正中咬合时，上切牙牙冠完全覆盖下切牙牙冠，可称为深覆𬌗。

上切牙在垂直方向不应超过下切牙牙冠的 1/2。

深覆𬌗，尤其是由于（前）牙异常萌出引起的深覆𬌗，会导致微笑时牙龈过多显露（露龈笑）。

### 3. 对刃𬌗

定义为零覆𬌗，即前牙切对切咬合。它通常发生在Ⅲ类错𬌗畸形中。对刃𬌗不允许下颌协调的向前滑动，可导致切牙过度磨损。

### 4. 高角和低角生长型

高角生长型和低角生长型与垂直向缺陷有关。

高角生长型患者侧面观，面下 1/3 较长。下颌角大，肌肉组织较弱，下颌骨联合较为紧密（图 2-19）。

低角生长型患者侧面观，面下 1/3 较短，颏唇沟明显（图 2-20）。下颌角几乎成直角，肌肉组织强健，下颌骨联合宽，使下切牙有更多的活动空间。

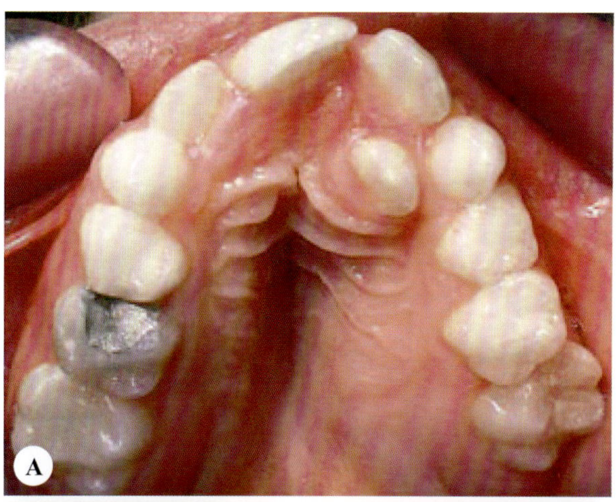


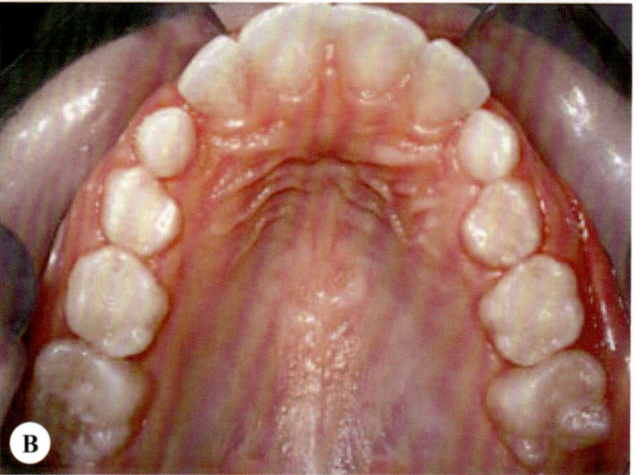


▲ 图 2-13　非对称性牙弓（**A**）和对称性牙弓（**B**）

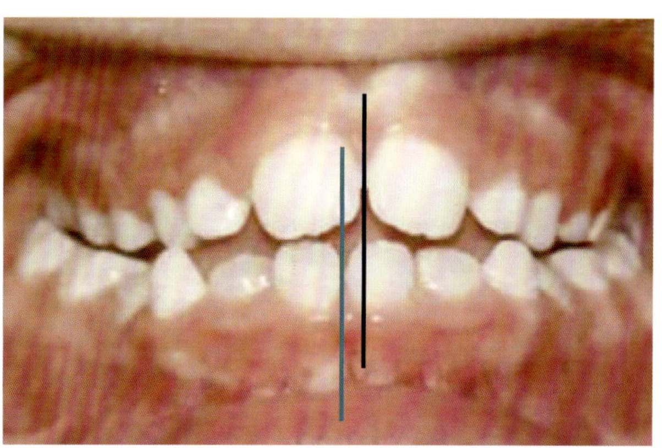

▲ 图 2-14　切牙中线分析：中线不重合

## 四、面部美学

自古以来，从古埃及人开始，神圣比例（或黄金比例）的准则得到相当重视，已成为获得图形和谐尺寸的模式。

从几何学到建筑学，从绘画到音乐，甚至从大自然创造方式中，我们都可以观察到这一比例

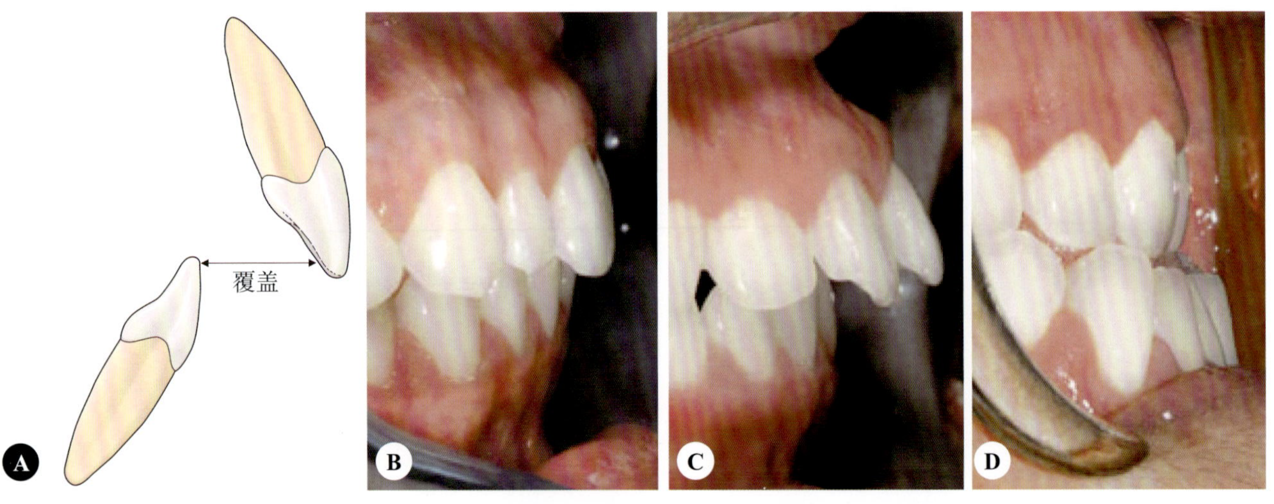


▲ 图 2-15 A. 覆盖；B. 正常覆盖；C. 深覆盖；D. 负覆盖

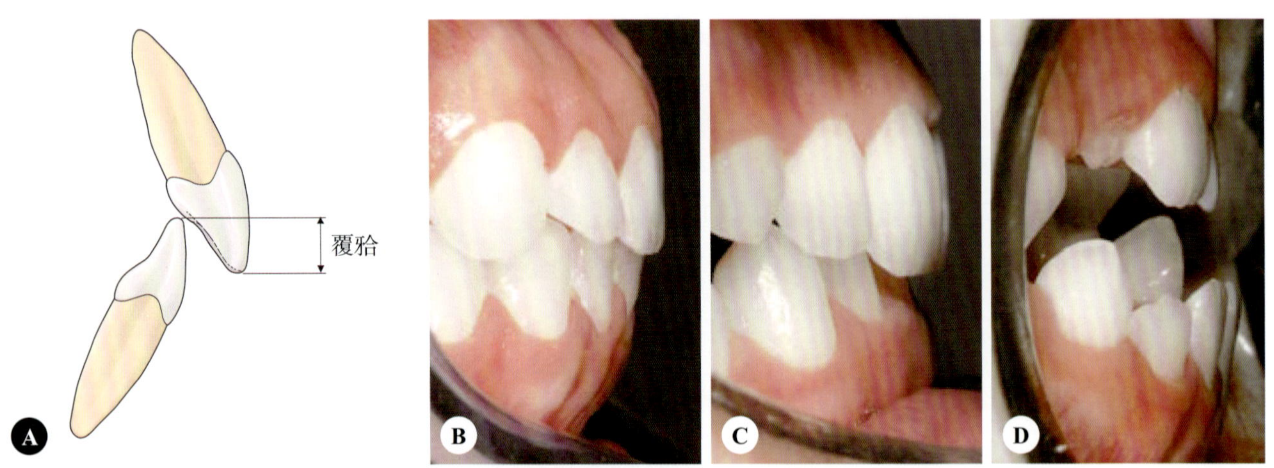


▲ 图 2-16 A. 覆𬌗；B. 正常覆𬌗；C. 深覆𬌗；D. 负覆𬌗

是如何与 1.618（黄金比例）相一致：这一比例表明，在两个不相等的长度之间，较大的长度是较小的长度与两者之和的平均比例值。

黄金比例在美学上令人愉悦，一直被用作创作绘画或建筑艺术品的基础。事实上，各种实验表明，人类的感知对黄金比例有着天然的偏好；因此，艺术家们几乎会无意识地倾向于根据这种关系来安排构图元素。

多年来，定义美的参数似乎始终未变。每个时代风俗习惯都会影响美的观念，但总体而言，不同的模式随着时间的推移变化不大。人类关注点在于获得身体上的美感，这会增加自尊感：一个人的外貌越美，对自我的尊重就越多。

旧石器时代的人有一张健壮的脸庞，齿槽隆起，颏部突出，牙齿咬合良好，与今天欧洲人面部特征相似。

埃及人认为脸圆而宽，前额倾斜，眼睛突出，鼻孔轮廓细长，嘴唇大而明显，颏部圆而突出才具有美感。

非洲人、亚洲人和欧洲人在尼罗河上源源不断地往来，造成了种族特征的混杂，从而导致审美参数的变化。传说中的 Nefertiti 女王正是这种面部轮廓美学变化的代表，均衡的面部特征和高度发达的下颌骨被誉为美的标准。

历史上（从埃及人到希腊人，再到米开朗琪罗的大卫），美的原型是从静态角度来观察面部，而现在美的概念则扩展到面部表情和动作，正如通过微笑展示牙齿。

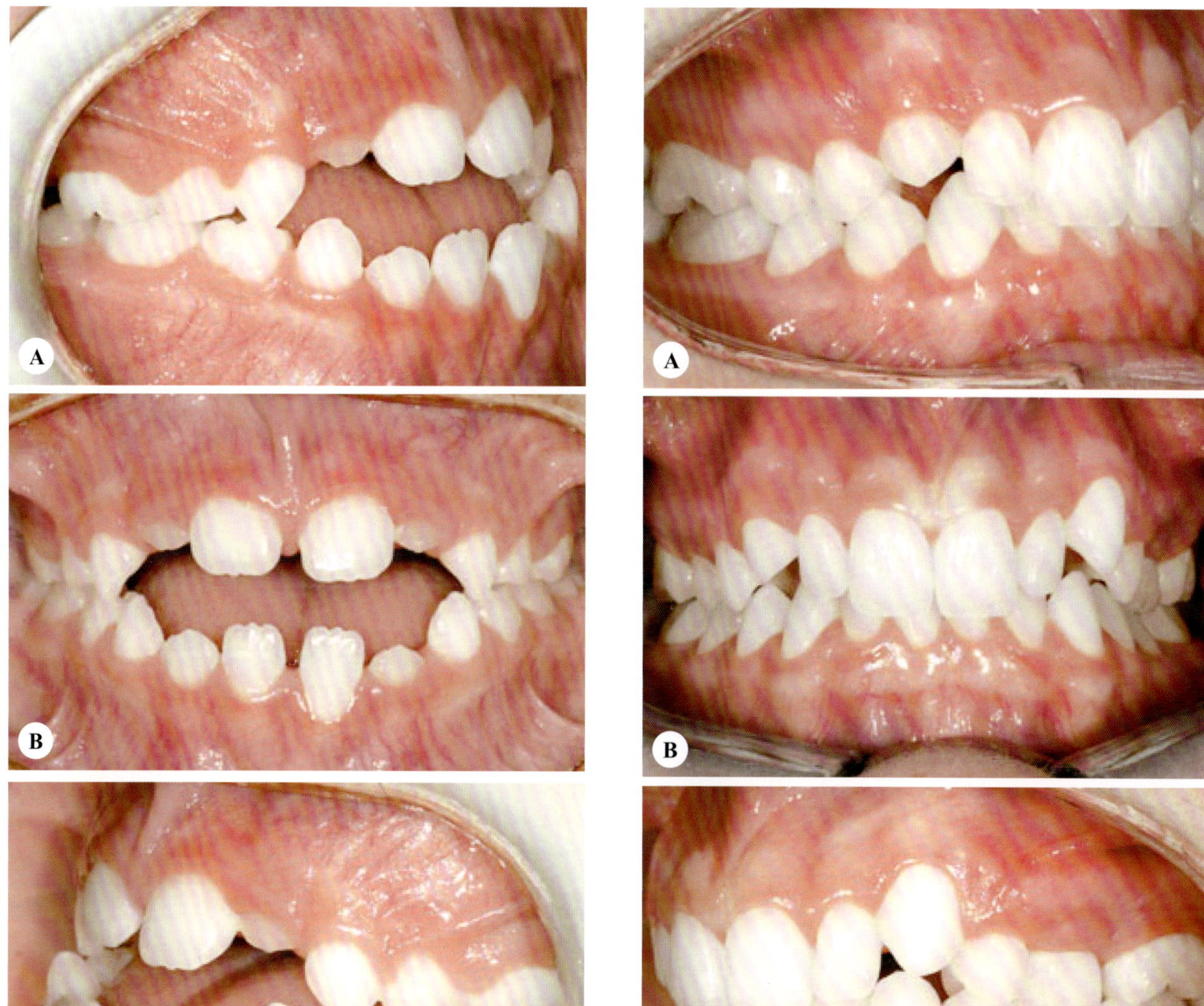

▲ 图 2-17 开骀
A. 右侧观；B. 正面观；C. 左侧观

▲ 图 2-18 深覆骀
A. 右侧观；B. 正面观；C. 左侧观

审视人物形象意味着在考虑面部特征的同时，还考虑个人的一般特征（年龄、性别、职业、运动等）。通过观察这些要素，我们可以思考如何在考虑美学概念和标准的前提下，对面部的各个部分进行干预。Leonardo da Vinci 对解剖学进行深入研究后，确立了定义面部理想比例的几何规则（图 2-2）：①眼睛的宽度和鼻基底的宽度必须相同；②眼睛必须位于头部整体高度（从颏尖到头盖骨最高点）的中间；③耳上部必须与眉毛对齐；④耳下部必须与鼻尖对齐；⑤前额的高度、面下半部和鼻长度必须相等。

## （一）遗传和先天因素

在诊断和设计错骀畸形治疗方案时，评估患者的一些普遍但具有决定性的特征是非常重要的。通常，亚洲人的面型更扁平，下颌角更宽，而且经常有Ⅲ类错骀畸形；而非洲人和非洲裔美国人则更多表现为双颌前突及前牙唇倾。就这两个例子而言，其他与种族相关的情况也使我们不能一

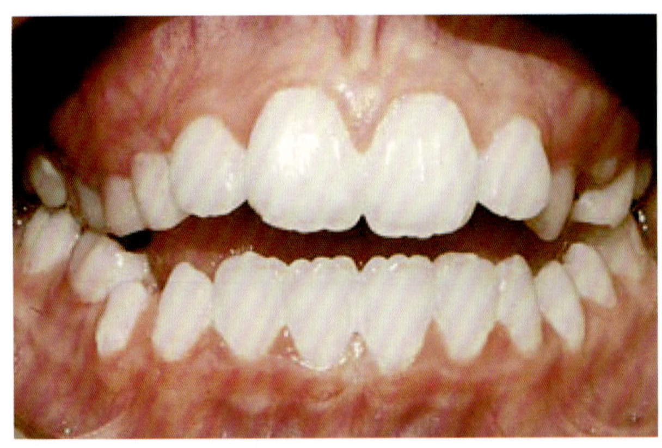

▲ 图 2-19　高角生长型

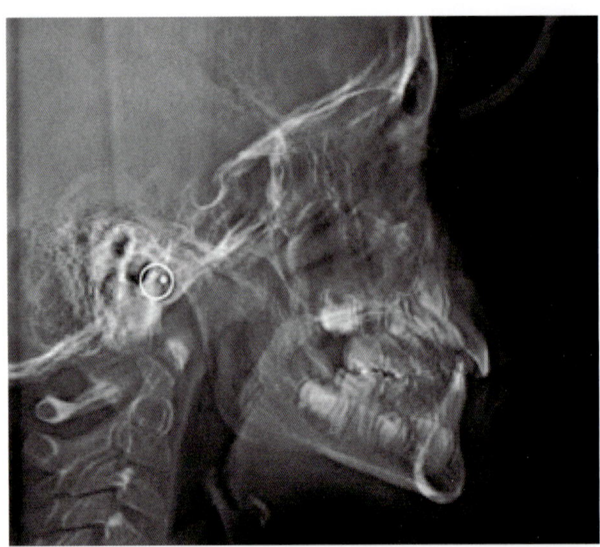

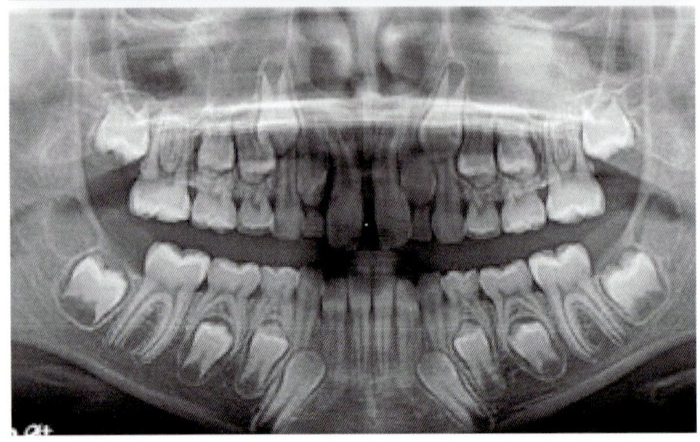

▲ 图 2-20　低角生长型

概而论地把某一特定牙齿或骨骼特征确定为病理性。考虑到男女之间治疗时机及美学预期的差异，性别是另一个评估标准。对生物多样性的尊重促使我们将每位患者视为独立个体，他们在遗传、表观遗传和环境变量方面各不相同。

Alexandre Petrovic 发起的长期研究始于动物实验，随后在人类中进行，通过这项实验我们观察到看似相似的个体却拥有不同的生长发育能力。他提出“生长学类别”，指出有 6 种不同的个体发育速度，可以增殖全能细胞，特别是骨细胞和软骨细胞。这种发育潜能的差异表明，依据患者制订的治疗计划疗效或快或慢。斯特拉斯堡大学进行的其他研究将这些生长学类别与头颅测量分析的某些参数进行了比对。Jean Laverne 和 Nicole Gasson 将上下颌及颅骨的特定角度进行计算机评估，并绘制了一张流程图（图 2-21）。他们将错𬌗畸形分为 11 种类型、6 个类别和 33 个旋转组，即使患者有相似的错𬌗畸形，如今也能将其与其他患者区分开，同时还能将这些人的生物学潜能与不同类别的患者进行比较：考虑到具有相似错𬌗畸形的患者可能因为不同发育潜能（生长学类别）对治疗表现出不同效果（流程图 2-1）。

## （二）功能对错𬌗畸形的影响有多大

当然，个体因素与遗传密切相关：然而，患者习惯，包括牙齿、呼吸及与不正确姿势相关的习惯等，对错𬌗畸形的形成也非常重要（图 2-22）。

现在可以肯定的是，不当功能可干扰咬合。试想饮食习惯的演变：从古罗马人用手吃饭，到意大利文艺复兴时期人们使用餐具吃饭。社会巨大变迁导致Ⅱ类错𬌗畸形的增加。随着进食餐具的问世，食物摄入的类型和方式发生了重大变化，从而导致咬合模式的改变，Ⅱ类错𬌗畸形更为普遍。

错𬌗畸形的发病率也因饮食和生活方式的变化而增加。随着社会的发展和进步，人们从固体食物转向了种类丰富的食物。人类文明的发展和生活方式的改变导致呼吸系统疾病发病率增加，从而导致颅面结构发生变化。

## （三）表观遗传学因素

表观遗传学是指内、外环境对基因表达的影响，它将呼吸、牙齿咬合、肌功能和姿势联系起来。许多对动物模型的研究和对人类的间接研究（Dutch Famine Cohort 研究；Roseboom 等，2006）

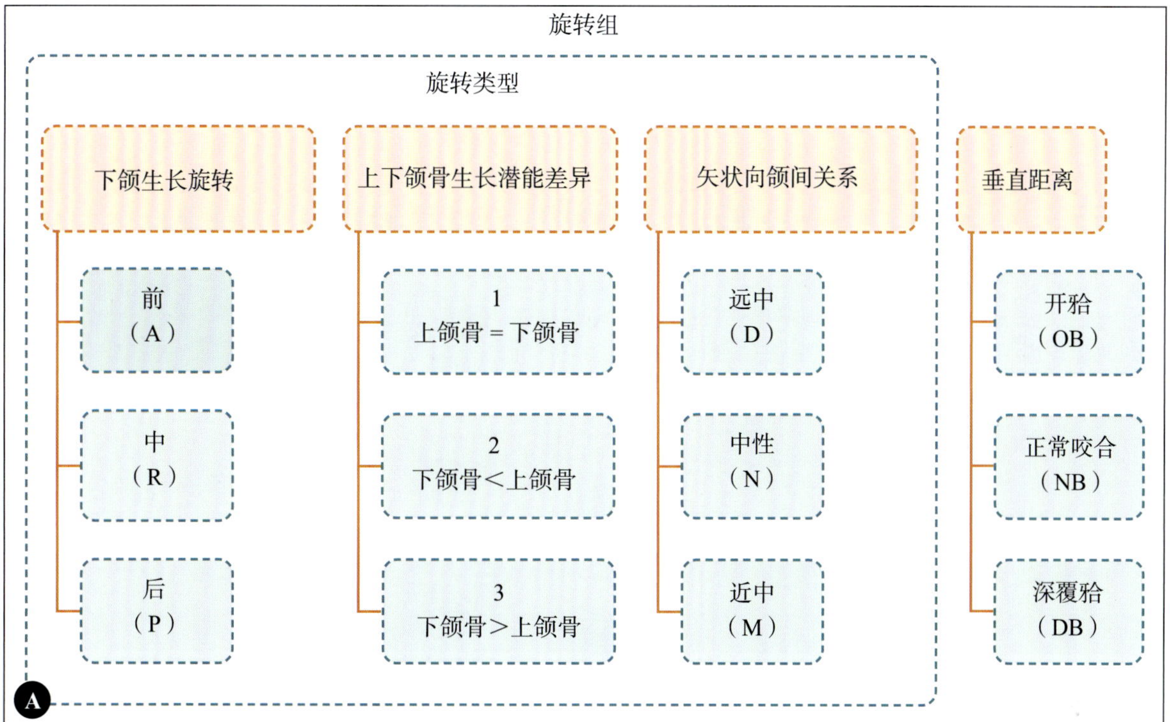

旋转组

旋转类型

下颌生长旋转
前（A）
中（R）
后（P）

上下颌骨生长潜能差异
1 上颌骨 = 下颌骨
2 下颌骨＜上颌骨
3 下颌骨＞上颌骨

矢状向颌间关系
远中（D）
中性（N）
近中（M）

垂直距离
开[illegible]
正常咬合（NB）
深覆殆（DB）

A

| 生长学类别和旋转类型 * | |
|---|---|
| 生长学类别 | 旋转类型 |
| 1 | P2D |
| 2 | A2D、P1N |
| 3 | R2D |
| 4 | R1N |
| 5 | A1D、A1N、P1M、R3M |
| 6 | A3M、P3M |

B　*. Petrovic 于 1987 年绘制的表格

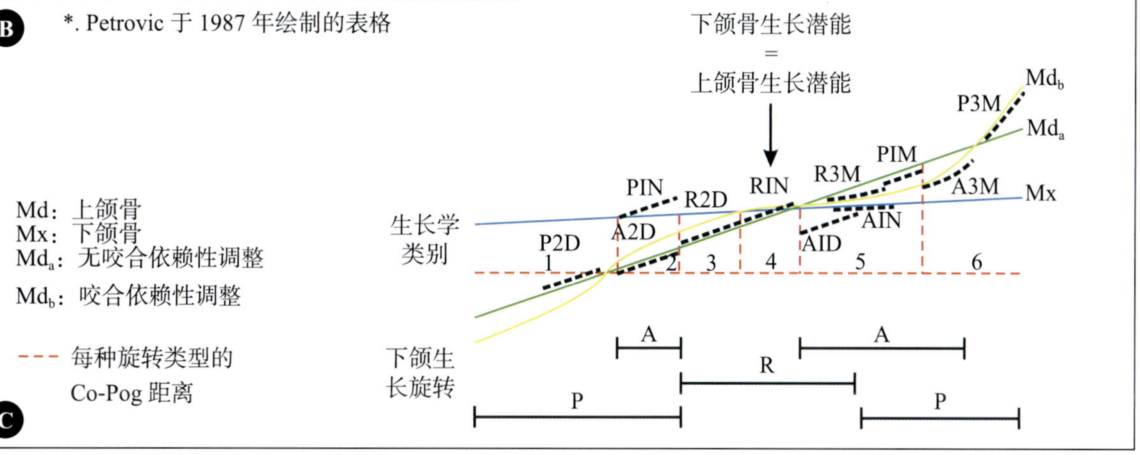

下颌骨生长潜能
=
上颌骨生长潜能

Md：上颌骨
Mx：下颌骨
$Md_a$：无咬合依赖性调整
$Md_b$：咬合依赖性调整
--- 每种旋转类型的 Co-Pog 距离

生长学类别
下颌生长旋转

$Md_b$　P3M　$Md_a$　PIM　R3M　A3M　Mx　PIN　R2D　RIN　AIN　P2D　A2D　AID
1　2　3　4　5　6
A　A　R　P　P

C

▲ 图 2-21　**A.** 组别和旋转类型描述，**11** 种旋转类型用三项式标签表示：下颌生长旋转、上下颌骨生长潜能差异、矢状向颌间关系；每种旋转类型按垂直距离划分。这定义了 **33** 个旋转组。**B.** 通过使用头颅侧位 **X** 线进行头影测量分析，计算出旋转类型后，可以根据 **Petrovic** 绘制的表格推导出生长学类别。**C.** 与上颌骨相比，生长学类别 **1**、**2** 和 **3** 的下颌骨组织生长潜力较低。在第 **4** 类中，下颌的生长与上颌相同。在第 **5** 类和第 **6** 类中，下颌组织的生长潜力高于上颌生长潜力（趋向于Ⅲ类错殆畸形）

改编自 R. Deli, S. Saccomanno. Anatomy radiology and cephalometry, Arachne publisher.

流程图 2-1 错殆畸形分类

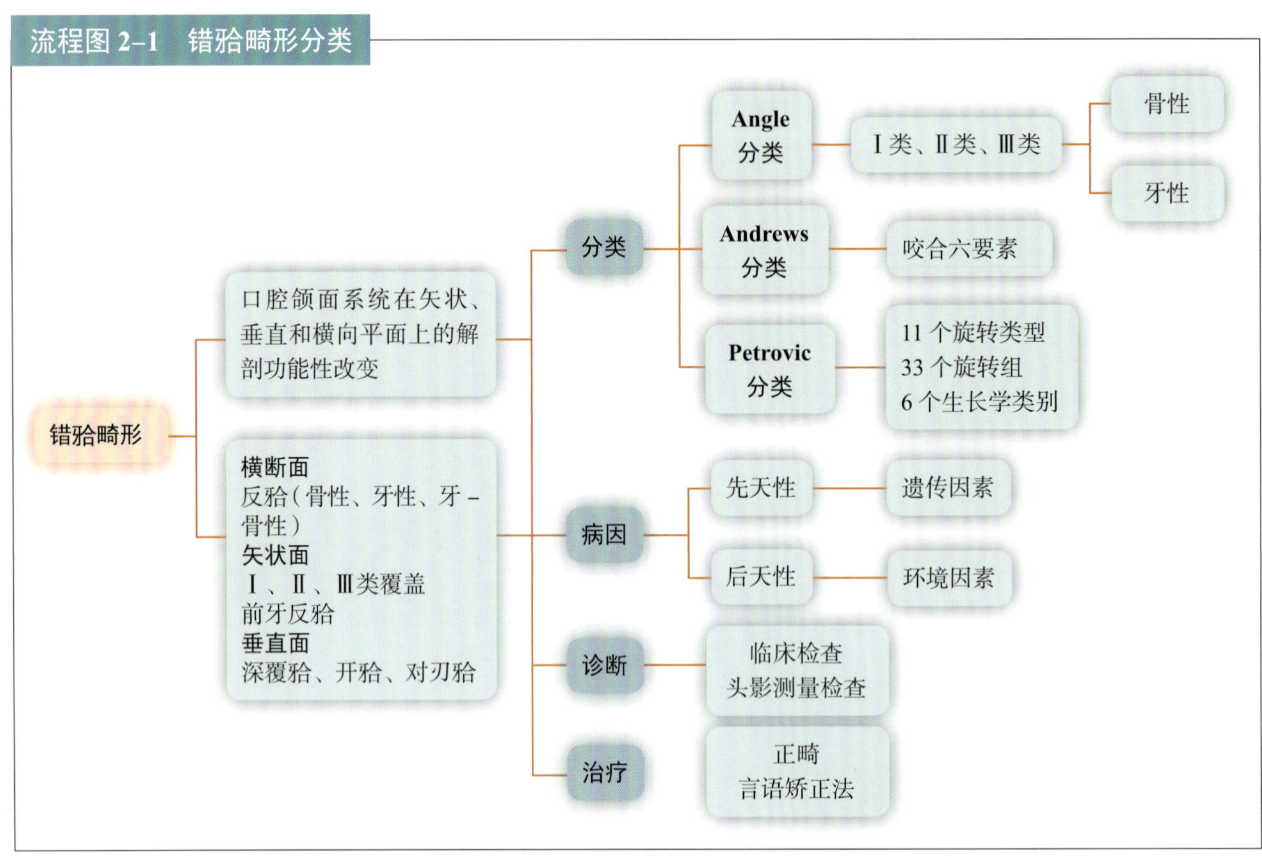


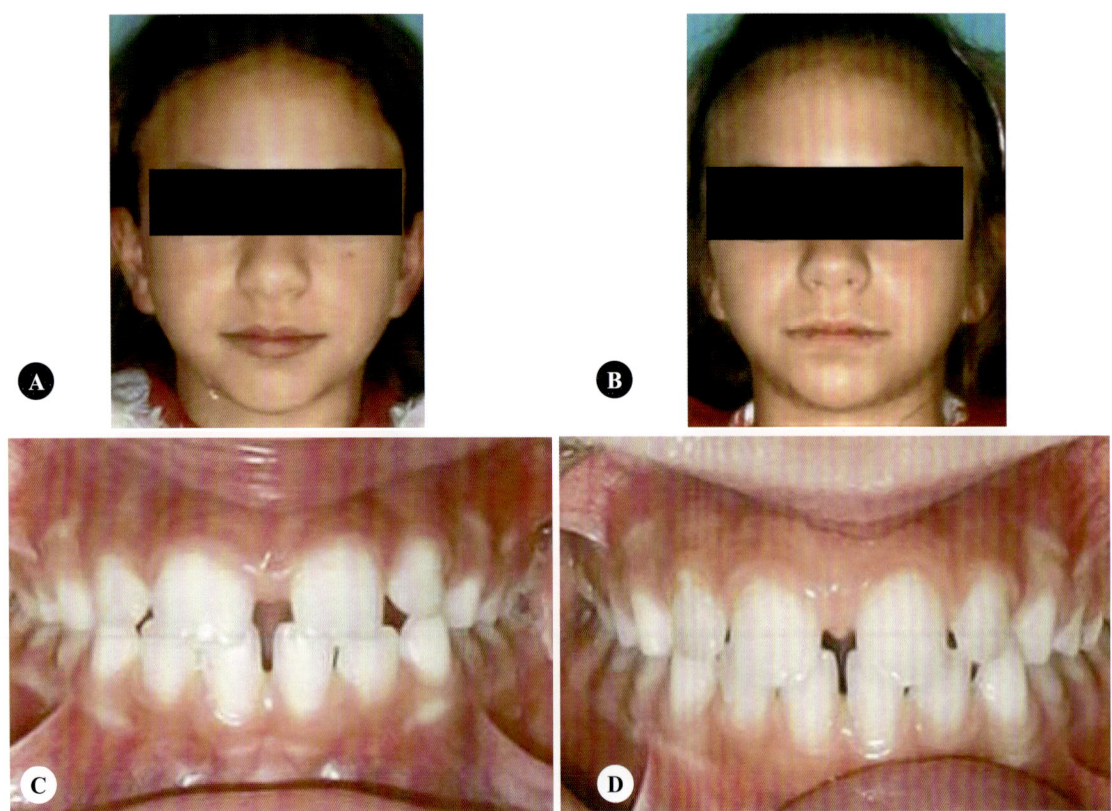


▲ 图 2-22 一个非常有意义的病例：同卵双胞胎（**A** 和 **B**）正面观；注意这对双胞胎拥有相同的上、下切牙间隙；相同的混合牙列和咬合关系（**C** 和 **D**）

表明，生命早期和（或）长期的正常生理障碍会导致全身的各种反应，从而影响基因的表达及其蛋白质的产生，在基因和硬组织之间通过软组织介导双向作用（DNA 甲基化）（Moss，1997）。

这些生理障碍可能包括鼻呼吸不充分（无论出于何种原因）、长时间喂食软质食物、持续偏爱只需最少或无须咀嚼的软质食物、保持非生理姿势（每天懒散或在沙发上坐几个小时）。

需要记住的一点是，人类骨骼周围都有某种软组织，骨骼通过与肌肉相连的软组织（骨膜、肌腱、腱膜等）接收信息。就面部、口腔、鼻腔和牙齿的骨骼和软骨而言，对肌肉的需求从表观遗传上调节它们所附着的骨骼结构、厚度和性能，并影响颌骨结构和牙齿咬合的变化。另一个重要的骨骼调节因素是饮食类型，不仅体现在饮食的质地和其对肌肉需求上，还体现在营养方面。人类学研究表明，负重和营养（两者都是表观遗传影响因素）在调节骨骼生长、发育、维持和健康方面存在联系（Zink 和 Lieberman，2016；Corruccini，1984；Corruccini 等，1990；Boyd，2011；Boyd，2012）。

Melvin Moss 早在 1997 年就发表了四篇颇具影响力的文章，详细描述了功能或功能障碍对软组织及其与骨骼之间的通信（功能基质）的表观遗传学影响。

总结以下要点。

1. 所有颅骨节段的起源和发育，以及任何形状的变化和维持，总是继发于环境需求（内部或外部）。

2. 骨骼和功能所有适应性反应都是由表观遗传力量驱动。

3. 所有生命细胞都具有兴奋性，并通过机械接收和机械传导对各种刺激做出反应。

4. 静态和动态载荷不断作用于骨组织，使细胞外基质和骨细胞发生变形。

5. 骨细胞是唯一能通过三种适应过程对刺激做出反应的细胞：吸收、沉积和维持。

6. 骨细胞之间的交流就像神经元，因为交流发生在细胞之间的间隙，形成了一个以单位运作的骨细胞网络（连接细胞网络或 CCN）。

7. CCN 并非预先编程，而是学习并对表观遗传刺激做出适应性反应。

8. 肌肉和其下的骨骼（骨细胞）共享相同的电频率或语言，这是该单元所特有的。

9. 肌肉需求（或缺乏）会激活其下的骨骼三种反应中的任何一种。

10. 正常的肌肉活动会使骨骼间歇性应变，即使是微小的应变也与形态发生有关。

11. 表观遗传因子通过 DNA 甲基化过程影响基因，使基因能够根据环境信息表达蛋白质。

本文提供了一份支持 Moss 假说及其在动物模型中应用的文章清单（Katsaros 等，2006；Mavropoulos 等，2010；Suzuki 等，2007；Okubo 等，2006；Maejima 等，2005；Elewa 等，2013；Larsson 等，2005）。这些原则是任何正畸、外科手术、肌功能或治疗方法的基础。通过对肌肉或直接对骨骼施加适当的负荷或改变或消除这些负荷，随着时间的推移，可以帮助骨骼结构适当生长、发育或维持。这不仅适用于躯干和四肢，也适用于面部、口腔和鼻腔结构。

# 第3章　口面部功能和功能失调

Orofacial Functions and Dysfunctions

**目　标**

本章内容涵盖整个口颌系统，口颌系统不是各个组织的简单组合，而是一个解剖和功能的复合体。即使在诊断中，也必须始终将解剖结构的客观检查与相关功能评估结合起来，才能准确有效地识别功能障碍、不良习惯和功能障碍。

**关键概念**

- 口颌系统是解剖功能复合体
- 评估肌功能异常的诊断参数
- 仪器诊断
- 功能障碍、不良习惯和功能障碍

口颌系统是一个由器官和组织组成的解剖功能复合体，具有消化功能（分泌唾液、咀嚼、吞咽）、呼吸和相关功能（发音和面部表情）。

由于咀嚼、吞咽和呼吸涉及众多器官和肌肉，因此很难明确划分口颌区的确切范围及其功能。为简化起见，我们将可以抬高和降低下颌骨的肌肉称为咀嚼肌，但是这些术语并不恰当，因为颈部或肩部肌肉也参与了这些功能。事实上，我们现在讨论的是属于口颌区域却涉及远处功能的肌肉链或神经肌肉网络。咀嚼功能在儿童发育过程中会发生变化，吞咽功能也是如此，它们始于母乳喂养，但随着时间的推移，在成人阶段会发展成一种与食物或唾液有关的持续生理行为。

## 一、面部和口颌系统的肌肉

### （一）鼻、眼和耳部肌肉

鼻肌由横向部分（缩小鼻孔）和鼻翼部分（扩大鼻孔）组成（图3-1）。前者压缩鼻侧壁，缩小鼻腔和鼻前庭；后者向外侧移动鼻翼，扩大鼻孔和鼻前庭，更有利于鼻腔吸气和使嗅觉更加灵敏。

当需要增加气流时，所有鼻部和鼻周肌肉都会被激活，它们都受面神经（第Ⅶ对脑神经）的调节，相关神经位于鼻部结构和面部皮肤之间，而鼻部结构和面部皮肤都受第Ⅴ对脑神经（三叉神经）感觉支的调节。辅助鼻功能的其他肌肉包括：提上唇肌，虽然它是口周肌肉的一部分，但它能抬起上唇以更好地嗅闻气味，并在鼻部过敏和表达厌恶的面部表情时被过度激活；降眉间肌，它能压低眉毛并使眉毛内收，从而辅助鼻孔扩张，以及在愤怒、担忧或困惑时皱眉；降鼻中隔肌也参与呼吸功能，通过降低鼻孔皮肤（在其他口周肌肉的辅助下），使鼻腔气流更加通畅。以上这些辅助肌肉的补偿性过度活动（皱眉、用力吸鼻、伸展嘴唇等）可能是鼻呼吸疾病的征兆。

眼球在眼窝内的运动由不同的肌肉支配，每块肌肉都由一对不同的脑神经（第Ⅱ、Ⅲ、Ⅳ、Ⅵ对）支配。不过，左右眼轮匝肌，包括睑部和眶部，都是面部肌肉的一部分，因为它们都由面部神经支配。眼轮匝肌通过眨眼、闭眼和眯眼来保护眼睛，并通过调节眼睑的开合辅助聚焦或远视。眼轮匝肌的拮抗肌是枕额肌（或额肌）的额腹部和上睑提肌，它们在光线非常昏暗的情况下会帮助眼睛睁大并向上看。左右上皱眉肌，作为辅助视力的额外面肌，可将眉毛拉向中线，从而形成一个小的“遮阳篷”，保护眼睛免受阳光照射。在治疗过程中，眼周肌参与面部表情表达，是疼痛、厌恶或惊讶表情的指示器。视力、视线和姿势之间的关系将在本书后续章节进一步分析。

耳部肌肉（耳肌）分为外耳肌和耳内肌，外耳肌（耳上、耳前和耳后）由面神经支配。它们是退化的肌肉，在某些情况下可使耳朵向这些方向移动，不过动物的外耳肌比人类发达。外耳肌可能会因胸锁乳突肌（sternocleidomastoid，SCM）慢性收缩而产生牵涉性痛。另外两块重要的肌肉位于中耳内，它们是鼓膜张肌（第Ⅴ对脑神经支配）和镫骨肌（第Ⅶ对脑神经支配）。前者使鼓膜变硬，后者则限制镫骨运动，从而为听觉系统提供两种重要的保护性反射机制。鼓膜张肌的慢性或急性张力会导致耳鸣，用力闭合眼睑也会导致耳鸣（Rock，1995）。外耳和中耳区域也是牵涉性痛的部位，这些牵涉性痛来源于咀嚼肌、翼外肌和胸锁乳突肌的锁骨部分，它们都是参与下颌骨活动的肌肉。

### （二）口周肌和唇

一般来说，口周肌肉都有骨性起点，但颏肌、颊肌和口轮匝肌除外，它们没有明显的骨性起点（图 3-1）。它们都插入到口轮匝肌中（颏肌除外），像自行车车轮辐条一样排列，从而辅助唇、面下

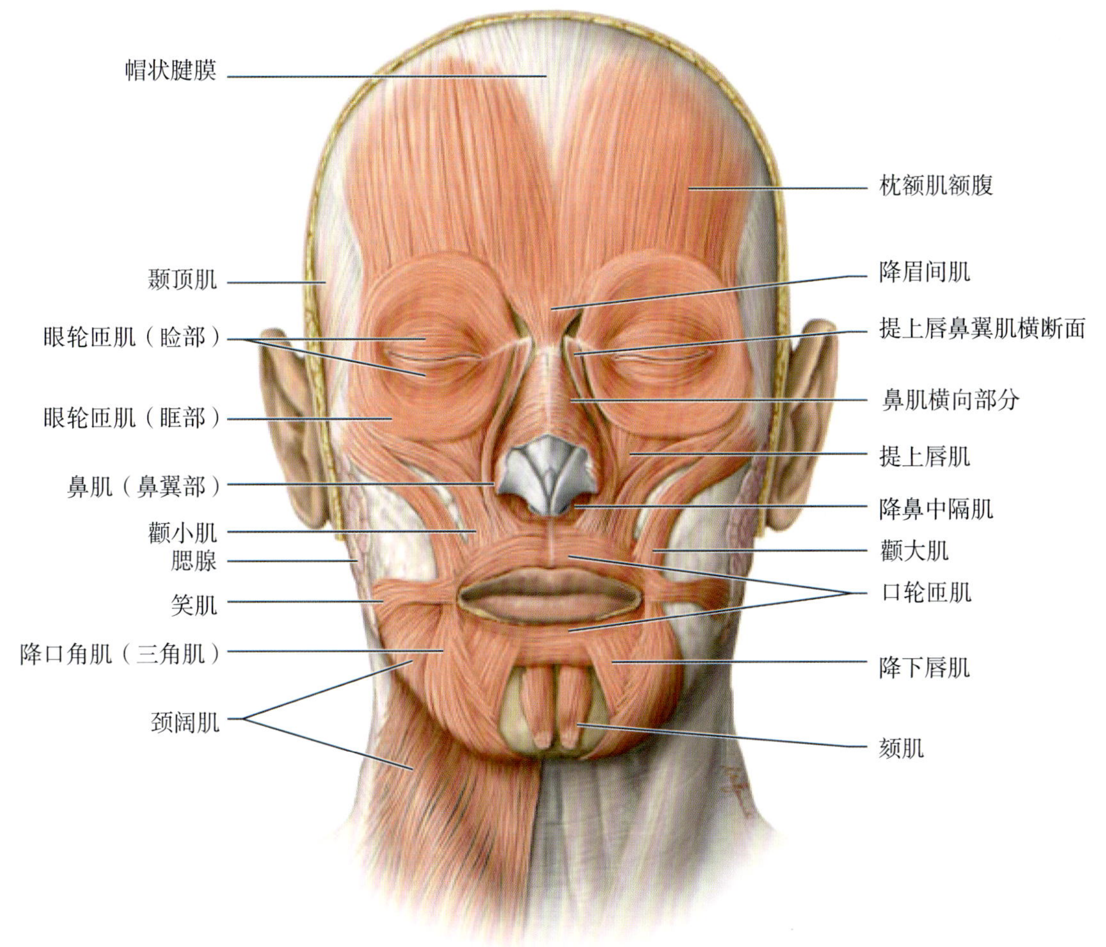


▲ 图 3-1 面部肌肉

部和口腔在空间四个平面上进行运动。然而，正如眼、耳和鼻部的肌肉一样，面部肌肉的排列也遵循一种功能模式。口周面部肌，与所有其他面部肌协同作用，都由面部神经支配，辅助姿势、呼吸、视觉、咀嚼、吞咽、语言、表情和保护机制等基本功能。口周肌的起点决定了肌肉在收缩时的运动方向。与骨骼肌不同，而与舌肌相似，面部肌相互交错，相互协同（从解剖学和神经学角度而言）。

从功能角度来看，位于上唇上方或与其交互的肌肉，即颧大肌、颧小肌、提上唇肌和降鼻中隔肌的纤维，具有提升上唇、凸显嘴唇和增加鼻腔通气量的作用。当患者长期存在鼻腔呼吸困难时，唇可能会长期向外卷曲（外翻），以试图增加气流。此外，颧骨的上部可能成为因睡眠和姿势失调导致的咬肌和胸锁乳突肌过度活跃引起牵涉痛的标示区域。

口腔两侧的肌肉（笑肌和颊肌）可以向后拉动嘴角，有助于鼻孔扩张、微笑，并在吸吮或咀嚼时向牙齿方向挤压脸颊。尤其颊肌，非常有趣：它起源于翼下颌缝后部，翼下颌缝是一条连接部分蝶骨的结缔组织带，而蝶骨与所有其他颅骨和下颌骨相连。颊肌的上部和前部的纤维来源于上颌骨和下颌骨的边缘，其插入部分与口轮匝肌的上部和下部缠绕在一起，因此几乎不可能将每块肌肉的功能分离开来。与奶瓶喂养相比，母乳喂养时颊肌参与度明显降低（张力低下）。奶瓶喂养时，颊肌和颏肌呈高张力状态，但咬肌和颞肌没有得到应有的激活。因而，奶瓶喂养会改变咬肌、颊肌、颞肌和口周肌的张力和作用。

颊肌可以将食物推向牙齿以进行磨碎（粉碎），辅助咀嚼。此外，颊肌还能对舌施压，帮助清除前庭沟或牙齿前庭面的食物颗粒。鼻腔通气不足导致的慢性张口姿势会改变咀嚼机制，从而影响颊肌及其附着的蝶骨的功能。此外，咽后壁（咽上肌）的一部分也起源于翼下颌缝。因此，口轮匝肌、颊肌和咽后壁肌构成了一个功能性肌肉环，对张唇或闭唇的状态十分敏感。

降低嘴唇和嘴角的肌肉，即降下唇肌和降口角肌，收缩时会产生皱眉的表情，并通过舌下肌辅助大张口。颏肌（左侧和右侧）是一组特殊的肌肉，起源于口轮匝肌下部，并插入到颏部皮肤，所以颏肌收缩会提升颏部皮肤，形成凹凸不平的“橘皮”样皮肤外观。颏肌通常在咀嚼过程中被激活，产生短暂的“橘皮”样效果。然而，如果颏部在息止状态出现凹凸不平的外观，则表明其过度激活，如同吞咽功能障碍或垂直高度增加或前牙开聆者闭唇一样。因此，颏肌长期处于慢性激活状态，是存在某种类型功能障碍的一个危险信号。

另一个功能失调的指标是颈阔肌的慢性激活，颈阔肌是大而薄的片状肌肉，包裹着颈部的外表面。颈阔肌起源于锁骨和胸骨，沿着下颌骨下缘呈扇形分布。通常情况下，它会辅助口面部和鼻部功能，参与面部表情。它的过度活跃，以颈阔肌收缩成紧密的垂直肌带为特征，表明可能存在呼吸、咀嚼、头息止姿势、言语、声音和（或）吞咽功能障碍。

口轮匝肌（唇的主要肌肉）非常奇特。它没有骨性起点（一些附着在上颌骨和下颌骨的纤维除外），其附着点与所有其他口腔周围肌肉的纤维交织在一起。位于口腔入口且决定着开、闭口的口轮匝肌（受所有其他口周肌的辅助），首先是一种姿势肌和呼吸肌。当唇静息闭合时，它是一种姿势肌，使得牙齿之间（息止聆间隙）、静息舌和腭部之间有适当的距离。它有助于正常功能平衡，尤其是在身体运动时，能够平衡下颌骨的被动引力。此外，唇在静息时保持闭合可确保在口腔内形成各种负压区，从而提供结构和功能上的稳定性。

口轮匝肌也是一种呼吸肌，因为鼻气道受到任何限制，嘴唇都会立即张开，而且只要有需要，嘴唇就会一直张开着，但此时却失去了嘴唇闭合时的所有其他生理益处。此外，口轮匝肌还能减缓呼气速度，从而帮助调节呼吸过程中的气体交换。

鉴于感觉运动大脑皮质上感受器的投射非常惊人，尤其是与其他更大的结构相比，从感觉运动的角度来看，唇的重要性不容忽视。Penfield-Rasmussen 的感觉 – 运动大脑皮质视图可以说明这一点（图 3–2）。

众所周知，唇的功能如下。

- 在咀嚼和吞咽过程中将食物和液体保持在口腔中。
- 为牙齿移动提供前部屏障。
- 发出唇音和双唇音。
- 改变发声方式。
- 帮助吹气或喷水。
- 对所有保护机制做出反应，如打喷嚏、咳嗽、吞咽、喘气、吐痰、憋气和吞咽。
- 母乳喂养婴儿吮吸，用吸管吮吸液体。
- 接吻。
- 非语言交流，包括吹口哨。

### （三）咀嚼肌

咀嚼肌包括咬肌、颞肌和翼外肌和翼内肌。

下颌骨的运动还涉及颈肌，如舌骨上肌、舌骨下肌和颈后肌（头夹肌、颈夹肌、头半棘肌和颈半棘肌、头最长肌和颈最长肌、枕下肌）。

咬肌（深层和浅层）在组织学上有别于其他面部肌，因为它们与骨骼肌相似：适当使用和过度使用都会增加纤维数量（图 3–3）。因此，嚼口香糖、精神紧张或睡眠障碍时发生的过度咀嚼、紧咬牙关或过度磨牙，都可能会导致咬肌肥大。而咬肌肥大可引起耳、眉弓和上下颌牙列的反射性疼痛。由于咬肌与骨骼肌相似，因此咬肌被认为是下颌骨的姿势肌，并在跳跃、奔跑或行走等活动时确保其最佳姿势。此外，咬肌还参与了攻击性表现和疼痛的控制（通过咬紧牙关）。

颞肌（一种双侧肌）可将处于低位或张开状态下的下颌骨收回。在经常张口或前置下颌骨以促进呼吸的情况下，颞肌会被过度激活。颞肌是评估颞下颌关节功能障碍或下颌骨习惯性位置异

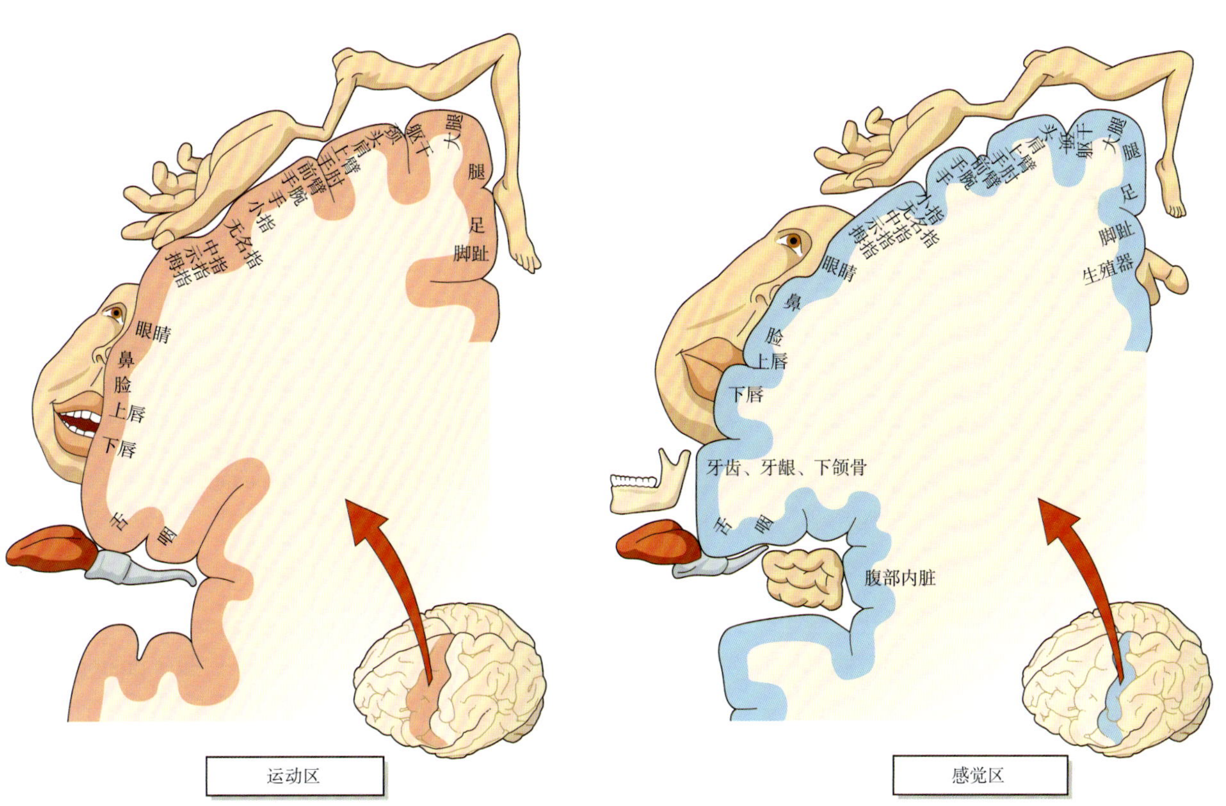


▲ 图 3–2 端脑皮质的运动区和感觉区分别位于额回和顶回，它们是专业细化的，每个点都可以与身体的某个特定部位相关联。呈现出一种漫画式的人形，被称为“小矮人”（运动或感觉），因为大脑皮质为身体每个部位保留的面积与控制它的精度成正比，也就是说，与它的神经支配成正比，而不是与它的扩展程度成正比

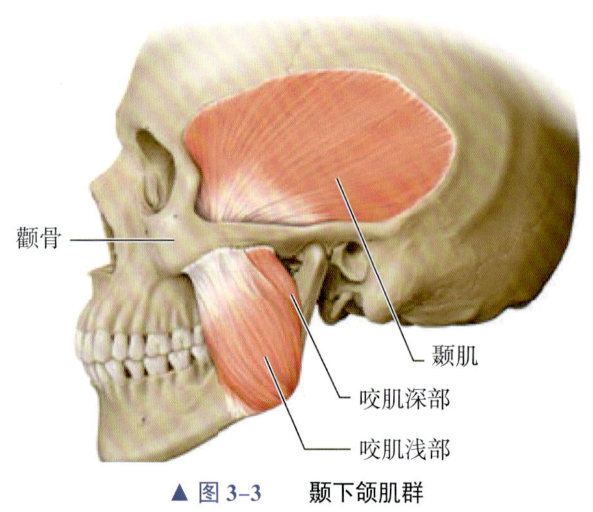


▲ 图 3-3 颞下颌肌群

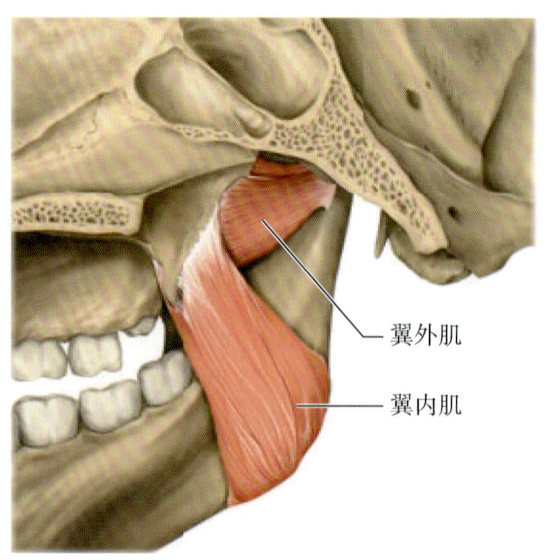


▲ 图 3-4 翼外肌和翼内肌

常的极佳指标，因为这些功能失调表现为颞肌的触诊疼痛或自发疼痛，此外还可表现为放射到上颌牙列、头部和同侧眉弓的疼痛。

翼状肌被认为是咀嚼肌，但它们的功能不同（图 3-4）。翼内肌起源于蝶骨，附着于下颌角的内侧面，其激活后有闭口和前移下颌骨的作用。翼内肌是评估下颌骨姿势障碍的良好指标，因为习惯性张口或下颌骨前伸时（如鼻呼吸不足时），翼内肌会处于持续紧张状态，从而导致翼内肌触诊疼痛。这些肌肉相比翼外肌更易触诊。

翼外肌起源于蝶骨，止于下颌骨的髁突上。导致下颌骨姿势改变的功能异常，如习惯性口呼吸，也会导致这些肌肉紧张。双侧翼外肌收缩可引导张口，而单侧收缩可使下颌骨侧方移动。

所有咀嚼肌都由三叉神经（第Ⅴ对脑神经）支配。这个信息对治疗师来说很重要，因为咀嚼肌收缩和长期张力紧张可能会引发同样由三叉神经支配的其他区域的疼痛，如牙齿、下颌骨、颞下颌关节区域、眼窝或耳朵的牵涉痛。

最后，咀嚼是涉及张、闭口的节律性活动，咀嚼肌的拮抗肌是舌骨上肌和舌骨下肌（由舌下神经或第Ⅻ对脑神经支配）。舌骨下肌更多地参与大张口运动，如大口咬汉堡，或者大喊大叫、大笑和唱歌。舌骨上肌更多地参与日常咀嚼、吞咽，以及鼻呼吸道受阻时息止位的张口。值得注意的是，舌也受到舌下神经的支配，舌肌与舌骨上肌、舌骨下肌协同使得舌在口内各个方向都能获得最大的活动度。

### （四）舌骨上肌和舌骨下肌

舌骨是块浮动的骨，不与其他任何骨骼直接相连，它是两种不同功能配对肌群［舌骨上肌和舌骨下肌（舌骨上方或下方，图 3-5）］间的关键连接。肌肉名称“舌骨上肌和舌骨下肌”中的舌骨表示其止点，另一部分表示其起点。哪些肌肉收缩、牙齿是否咬合，决定了是吞咽时喉部抬高、前移，还是咀嚼时张口或大张口。舌骨上肌包括下颌舌骨肌、颏舌骨肌和二腹肌的前腹，在吞咽过程中，抬高舌骨和附着于舌骨的喉部，使喉移向下颌骨，尤其是在牙齿咬合时。这样，喉部就会受到舌根的保护，就像罩上了一个遮阳篷。此外，舌骨上肌通过向上、向前牵拉喉部，辅助放松状态下食管上括约肌的打开。茎突舌骨肌可向上和向后牵拉喉部（其他舌骨上肌的拮抗肌）。当舌骨被舌骨下肌稳固时，二腹肌前腹（belly of the digastric，ABD）、二腹肌后腹（posterior belly of the digastric，PBD）和茎突舌骨肌可下降下颌骨。此外，二腹肌前腹是舌骨上肌中最表浅的，使其成为表面肌电图（surface electromyography，SEMG）的理想测试肌肉。可用于研究功能性吞咽和功能性吞咽障碍。

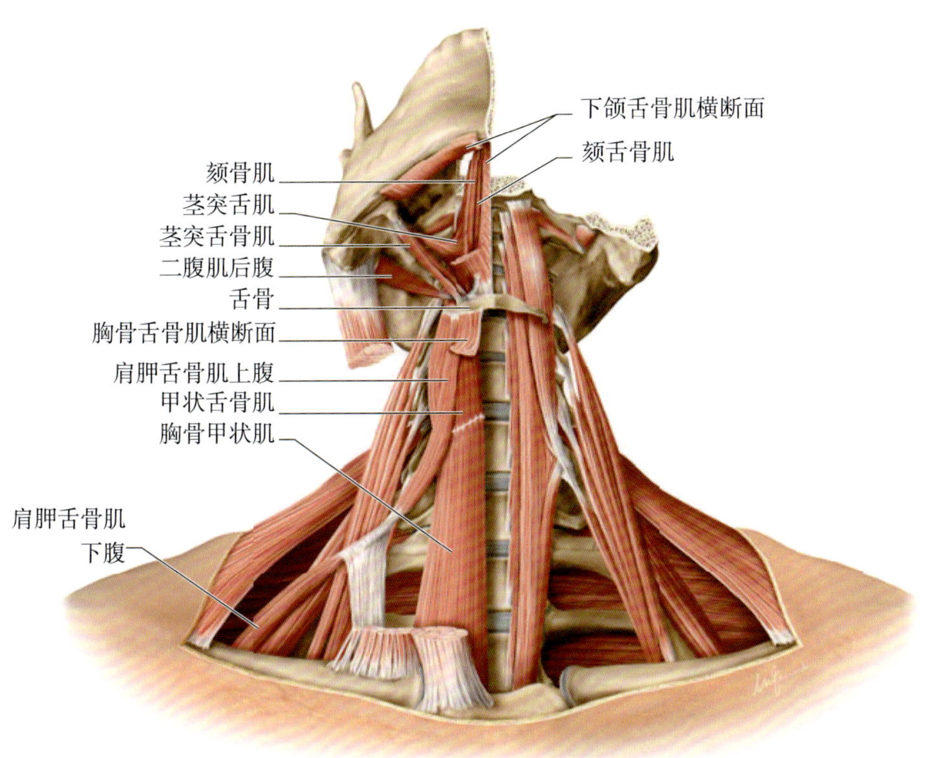


▲ 图 3-5　舌骨上肌和舌骨下肌

舌骨下肌起源于锁骨（肩胛舌骨肌）、胸骨（胸骨舌骨肌和胸骨甲状肌）和喉部（甲状舌骨肌）水平，当它们收缩时可下降下颌骨并辅助舌骨上肌大张口。

## （五）舌肌

舌是一个非常灵活的肌肉器官，通过其基底部和舌体中央部分连接到口底，这是下颌骨和全身姿势所必需的。舌参与口腔的生长发育，参与食物的处理、咀嚼和吞咽，参与语言的表达，并在睡眠中保持上呼吸道的畅通。舌有起点位于骨骼的舌外肌和起止点均位于舌体自身的舌内肌（图 3-6）。这种区分很重要，因为肌肉通过向起点方向收缩来运动，因此了解肌肉的起点有助于在肌功能治疗中确定哪些练习或操作在生理上更合适。

舌内肌和舌外肌一个重要的区别在于，舌外肌主要参与舌在所有四个空间平面上的运动，因此它们在咀嚼和吞咽活动中发挥重要作用，而舌内肌主要作用于舌形态的变化，在说话时发挥重要作用。舌肌不同于骨骼肌（与大多数口面肌相同），不仅因为它们的骨骼起点和止点缺乏一致性，也由于它们的肌纤维不同。骨骼肌纤维可在肌肉体量不增大的情况下，确保肌肉高速运动且可抗疲劳（如肱二头肌）。而舌肌纤维的特性使它们成为“肌肉压力调节器”的一部分，根据需要调节舌体的软硬程度，而它的不可压缩性使舌可以在不改变体积的情况下改变形状。舌不可压缩的概念对于理解在睡眠时和仰卧位时舌在口腔中位置的作用是至关重要的。

颏舌肌（左右两侧）是舌体中非常重要的肌肉，它由调节吞咽和呼吸的神经中枢（吞咽中枢模式发生器和呼吸中枢模式发生器）调控，使得其既是呼吸肌也是吞咽肌。颏舌肌在仰卧位（睡眠时常见）和上呼吸道阻塞时更容易被激活，推舌向前打开气道，说明它是呼吸道的扩张肌。颏舌肌也是参与吐舌的主要肌肉，而吐舌通常表明上呼吸道在日间或夜间存在一些问题。一旦出现吐舌情况，须考虑和评估日间或睡眠期间的呼吸受损。

舌外肌有舌骨舌肌（左右两侧）和茎突舌骨肌（左右两侧），前者起点位于舌骨，收缩时可降

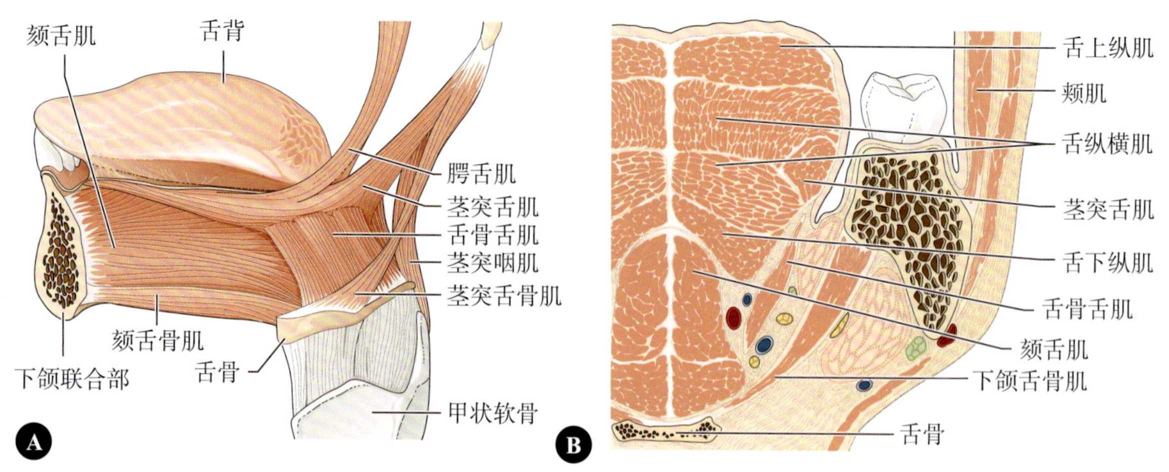


▲ 图 3-6 舌肌

A. 舌外在肌；B. 口腔正面剖面上显示的舌内在肌肉

低舌，后者起点位于茎突，收缩时向后和向上朝着咽壁的方向牵拉舌。

腭舌肌（左右两侧），即使在解剖学上可以被认为是舌外肌（其部分纤维沿着舌两侧延伸），但它通常不被视为舌外肌，因为它是由迷走神经（第Ⅹ对脑神经）支配，并受呼吸神经中枢调节，所以它会根据呼吸需要控制舌运动。它的起点是硬腭和软腭之间的缝隙，部分止于舌的两侧，与茎突舌骨肌的纤维混合。当腭舌肌被激活时可将舌抬向硬腭，并将软腭下拉，从而释放咽部的呼吸空间。腭舌肌，也是气道的扩张肌，在鼻呼吸和仰卧位时被激活。因此，激活腭舌肌保持气道腭咽部区域的开放，促进习惯性鼻呼吸，对睡眠至关重要。

舌内肌没有骨性起、止点，由不易疲劳且运动迅速的肌纤维组成，因此它们能快速改变舌的形状，这对发音至关重要。它们还参与了食物的处理和吞咽过程。舌上纵肌（左右两侧）可抬起舌尖（通常是在颏舌肌的帮助下）和舌缘，形成碗状结构，可以容纳液体和食物，为吞咽做准备。此外，它们还在发音过程中维持舌体稳定。

舌下纵肌可降低舌尖，并与舌横肌一起抬高舌背，从而协助食物团块的推进。它还能使舌回缩，协助腭部语音的生成。

舌横肌（左右两侧）起于舌中缝，止于舌侧缘，而舌中缝是在舌中心纵向延伸的结缔组织鞘。因此，舌横肌的收缩可拉长舌体（在颏舌肌的帮助下），在伸舌和维持上呼吸道的通畅方面非常活跃。

舌体还有一系列被称为垂直肌的舌内肌，它们不仅仅是分布在舌体表面垂直于其他肌肉的肌肉纤维。当垂直肌纤维收缩而拮抗的舌横肌没有收缩的情况下，舌体会变平。

## （六）颈后肌和颈侧肌

这些肌肉负责颈部和头部在休息、行走、跑步、咀嚼、吞咽或说话时的静态和动态姿势，包括屈曲、旋转和倾斜（图 3-7）。通常，在颈部后方我们可以发现斜角肌（或斜角肌群）的后部、中部和前部。它们共同提升前两根肋骨，在单侧收缩时可将头部弯向同侧。

斜方肌的下降部分（双侧）也参与头部姿势的保持，不正确的姿势或补偿导致的斜方肌慢性收缩会引起颈背、肩膀和背部疼痛。

胸锁乳突肌（左右两侧）是强大的姿势肌。双侧胸锁乳突肌激活可让头前倾，单侧胸锁乳突肌激活则会使头部向同侧肩部旋转。胸锁乳突肌对慢性姿势障碍非常敏感，可以发展为“扳机点”，使疼痛放射到前额、头部、眉弓，双耳、颈部、颏部、颊部和太阳穴处。

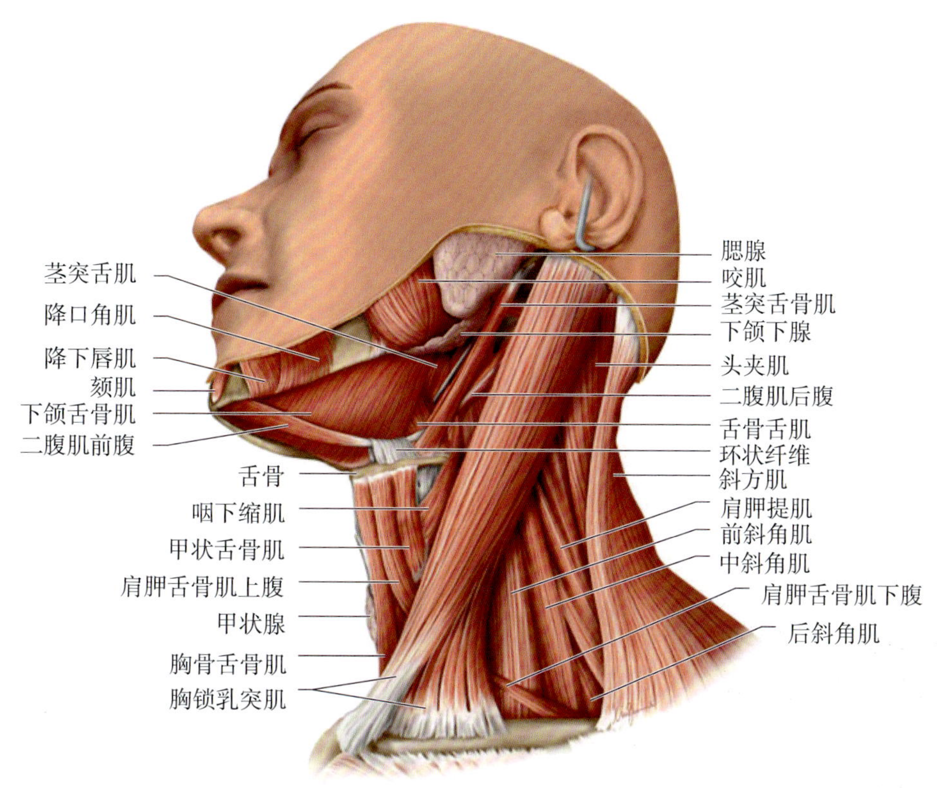


▲ 图 3-7　颈部肌肉

## 二、口咽功能的诊断方法

在此，有必要对口腔功能进行概括，这些都要经过仔细的客观和仪器检查。首先，如前所述，错殆畸形对颅颌面结构（犹如建筑物的支柱）及咀嚼、吞咽、发音和呼吸功能等都有重要影响（见第 2 章）。在咀嚼（铰链运动）时，上下牙弓须匹配，其排列允许下颌骨前伸及侧方移动。咬合异常会导致咀嚼肌的功能障碍和病理性收缩，或造成双侧颞下颌关节的功能障碍。

前述内容清楚地说明，牙齿、上颌骨和下颌骨、双侧颞下颌关节和咀嚼肌之间必须协调良好。咀嚼以吞咽结束，为此口内肌（舌和软腭）和口外肌（颊肌和唇肌）共同发挥作用。这些肌肉的良好协调与生长过程中的咀嚼锻炼有关，但也受咬合和系带生理位置的制约。异常吞咽，除了造成进食障碍外，本身也会改变牙齿的位置，影响骨骼的生长。吞咽还与发音有关联，发音需要所有的面部肌肉、舌及下颌骨升降肌的参与。最后，呼吸在口咽功能中发挥重要作用：在正常情况下，鼻负责吸气和呼气，但在压力状态下（如跑步），为了更多、更快地获得气流，需进行口呼吸。在上呼吸道功能障碍的情况下，呼吸就会一直通过嘴进行，从而造成口周和口内肌损伤，导致咬合和骨骼的结构改变。无论如何，可以得出结论，所有这些功能都是相互关联的，因此，任何一个区域的问题都会影响其他区域。

### （一）每个解剖结构的功能

客观检查应针对解剖结构及其相关功能进行分析，如唇、舌、系带（见第 6 章）、肌肉及其相关的呼吸、咀嚼和吞咽功能。

**1. 唇**

唇的口周肌肉决定了前部封闭性，在上颌骨和牙弓发育中发挥着重要的作用。这些肌肉的弱化与结构和功能异常有关。

对唇进行仔细观察和评估很重要。在静息状态，功能正常的唇，呈轻微接触状，无须任何唇肌用力（图 3-8）。相反，功能不全的（短）唇（图 3-9）只能在唇肌自主收缩后才能相互接触。在牙齿覆盖过大情况下，正常嘴唇也可能闭合不全，就像短、厚、外凸（凸出 / 外翻）的嘴唇一样，这些嘴唇特征与错殆畸形和牙齿拥挤有关。

唇部检查需要评估的另一个参数是唇的长度（肌功能治疗可以帮助延长）。静息状态和微笑时，上唇必须露出上前牙切缘约 2mm。

最后，唇肌力量的评估也很重要，可以使用测力计或 IOPI（框 3-1）来测量。

### 2. 舌

在成年人静息时，舌位于牙弓内，舌尖与硬腭在切牙后方的切牙乳头处接触。

舌位主要取决于日间和夜间的呼吸状况。如前所述，舌有肌肉受调节呼吸的神经中枢模式生成器（central pattern generator，CPG）支配，而不仅仅是由调节吞咽的神经中枢模式生成器调节。因此，在诊断阶段，医师应尽力识别并尽可能消除口面部功能障碍的原因，这些原因通常与呼吸有关。

舌在吞咽中起着决定性作用，通过一系列肌肉受控收缩，在保护呼吸道的同时使食物、液体或唾液进入消化道。

在生命的不同阶段，吞咽机制不尽相同，包括以下几个阶段。

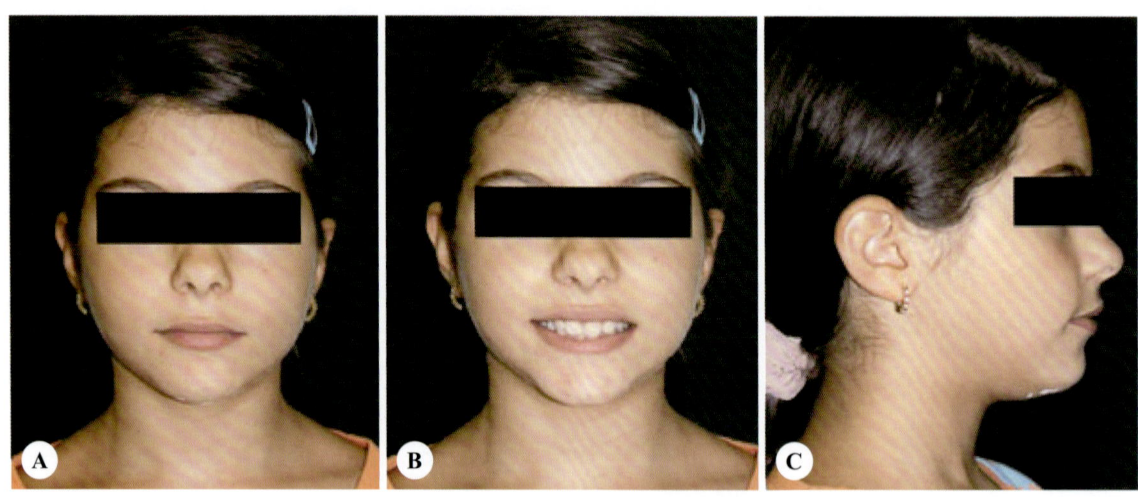

▲ 图 3-8　口外像：正常嘴唇的细节

A. 闭唇正面像；B. 微笑正面像；C. 侧面像

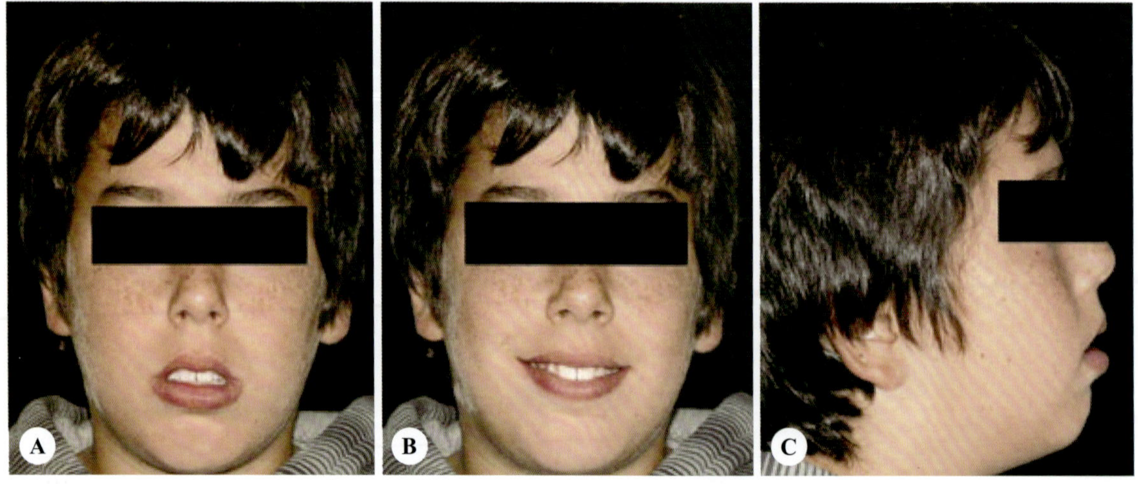

▲ 图 3-9　口外像：唇闭合不全的细节

A. 正面像；B. 微笑正面像；C. 侧面像

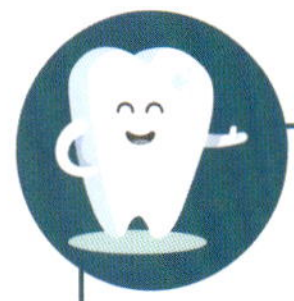

## 框 3-1　客观测量

### 测力计

为了正确地测力，可将一个直径为 20mm 的按钮置入患者唇内牙齿前方。用一根约 20cm 的绳子将按钮与测力计相连（图 3-10）。让患者绷紧嘴唇，操作者通过测力计施加拉力对抗唇力，来测量力值。此操作应重复 3 次。正常参考值为：10 岁以下儿童 1300～1600g，10 岁以上儿童 1600～2200g。

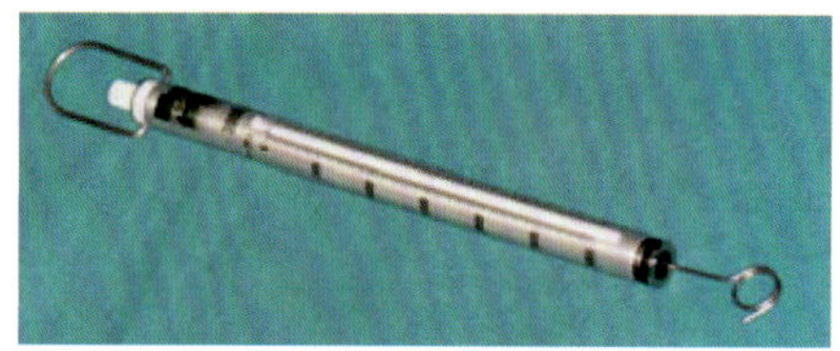

▲ 图 3-10　手动测力计

从功能的角度来看，即使患者嘴唇通常处于未闭合状态，如果患者漱口 1min 而没有水流出口腔，则表明其唇肌的生理力量是足够的。此外，能进行充分和持续的漱口，表明舌体的水泵作用是足够的，舌体和软腭之间的封闭是完整的，并有一定程度的鼻呼吸。

### 爱荷华口腔功能测试仪

爱荷华口腔功能测试仪（图 3-11），可以对舌功能进行客观测试。许多已发表的研究都使用了 IOPI，它可用来测试舌的各种特征，特别是力量和抗疲劳能力，这对训练方案的制订很重要。

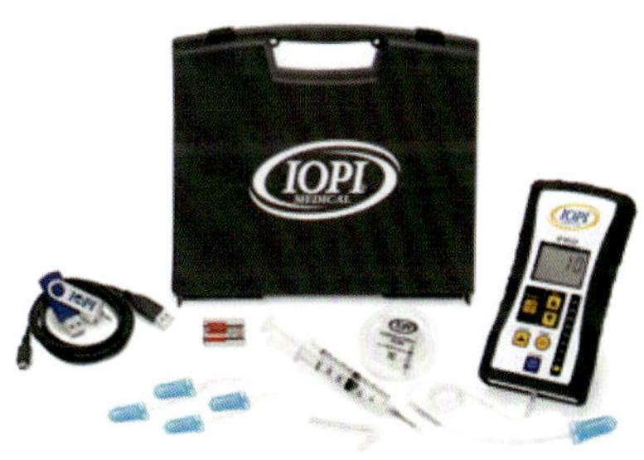


▲ 图 3-11　IOPI® PRO-Deluxe 套件

IOPI 对吞咽、进食或语言障碍患者唇、舌肌力和耐力的评估非常有用（Clark 等，2009；Potter 和 Short，2009；Adams 等，2013）。IOPI 也可以量化舌系带异常对舌肌功能的影响。值得一提的是，用舌将标准大小的充气硅胶球压在硬腭上，用 IOPI 检测舌产生的最大压力，可以衡量舌上抬的力量。至于口轮匝肌的唇部力量，因为口轮匝肌可使上下唇接触，因此可通过放置在嘴角的球来测量。达到的最大峰值压力在液晶显示屏上清晰可见，显示的单位以千帕（kPa）表示，基于国际公认的压力单位帕斯卡（Pa）。

舌和唇的耐力（时间表现的一致性），是通过量化患者能够维持 50% 峰值最大压力的时间来测量的。当疲劳开始时，这一指标会下降，这可能表明运动神经元的放电速率发生了变化，随后运动神经元的放电速率减慢并逐渐停止，达到初始压力（Robin 等，1992）。运动神经元持续放电的能力和抗疲劳肌纤维的比例决定了耐力时间（Solomon 等，2002）。许多研究都报道了力量和耐力的标准值，这些标准值因年龄和性别而异（Adams 等，2013）。使用 IOPI 的生物反馈模式来训练最大强度的收缩，有助于增强肌力和耐力（Robin 等，1992）。

测量舌对腭部的压力是吞咽困难时需要评估的一个重要方面。在功能性系统中，这种压力不仅通过激活舌内肌获得，还会通过形成口底的舌骨上肌和促进这一作用的颌骨肌肉获得。具体来说，压力是由颏舌肌的后部纤维、舌骨肌、二腹肌前腹和翼内侧肌产生的，而软腭对压力的产生没有作用。在吞咽食团期间，对口腔结构的压力一定程度上是通过舌向腭部方向挤压食团产生的，产生的压力平均约 30kPa。

在正常情况下，启动吞咽所需的肌肉会在

舌压力运动过程中被调动起来，而增加的肌肉活动会导致更有力的吞咽。然而，在吞咽能力较弱的情况下，可以通过优化舌压、下颌骨和舌骨上肌的协调来改善吞咽能力。特别是，舌骨上肌力量的加强与喉部上升轨迹更好的延伸有关，从而改善吞咽功能。

IOPI 除了是一种有用的评估工具外，还提供了一种生物反馈模式，可用于增强舌和唇（由下颌支撑）所施加的压力，这也有利于吞咽（Palmer 等，2008）。从长远来看，生物反馈运动会增加肌纤维的收缩力，而在短期内，由于运动神经元的作用更有效，肌肉收缩的强度增加。

私人诊所或小型诊所中，对正确吞咽的判断通常基于喉部上下运动，能张开嘴唇吞咽唾液而不会疲劳（证明唇与舌独立），以及未调用肩、颈部肌肉（在吞咽唾液时不应被激活）。在吞咽食物时，尤其是黏性食物，正确的吞咽方式会利用牙齿的咬合，这样就可以最佳地激活舌骨上肌，并确保下颌的稳定性。

(1) 胎儿吞咽：在宫内生活期间，已经可以观察到吞咽羊水的运动（可以进行宫内回波描记术观察，但通常不进行）。

(2) 婴儿吞咽：新生儿和出生后几个月婴儿的典型特征（可借助奶瓶中的牛奶进行 X 线研究，但即便如此，这些方法也不常用）。

(3) 混合吞咽：代表一个发育阶段，是从婴儿吞咽向成人吞咽的过渡阶段。此过渡取决于许多因素，最主要的有乳牙的萌出、断奶和头部直立位的获得。某些个体不会发生这种转变，即使成年后仍维持儿童式的吞咽（异常吞咽）。

(4) 成熟或成人吞咽：由于切牙和尖牙的正确定位、生长过程中舌骨的下降、神经中枢的发育（在钡餐后对消化系统初始通道进行 X 线的研究）而形成的吞咽。

虽然吞咽困难通常需要在医院进行检查，如 X 线钡剂造影检查，而在医生诊室，通过观察和记录吞咽食物过程中或之后的以下特征，来评估异常吞咽：①喉部在颈内向上、向前移动（正常）；②头部和颈部向前运动（异常）；③舌位于上下唇间或伸出嘴唇（异常）；④嘴唇张开或难以闭合（异常）；⑤面部扭曲（异常）；⑥进食时需要经常喝水（异常）；⑦在嘴角有食物和唾液积聚（异常）；⑧在舌、牙齿和腭上有食物残留（异常）。

### （二）鼻呼吸对身体和疾病预防的重要性

鼻呼吸承担了至少 30 项身体功能（Timmons 和 Ley，1994）。除了提供嗅觉外，鼻也是在空气进入肺部之前进行预处理的自然场所。为确保呼吸系统的健康，鼻发挥着几项重要功能，包括加热、湿润和过滤吸入的空气，向肺部和血液输送一氧化氮，帮助氧气进入血流和打开呼吸道。

在一项针对下颌手术后患者的研究中，这些被迫持续用鼻子呼吸的患者，动脉血中的氧分压增加了近 10%（Bartley 和 Wong，2013）。相比之下，处于鼻手术后恢复期的患者被迫张口呼吸，血氧饱和度降低。

口呼吸一直被证明对呼吸肌和肺的工作有负面影响。口呼吸产生的肌肉失衡导致膈肌激活减少，而上胸部肌肉运动增加（Veron 等，2016）。与口腔相比，鼻孔为空气提供的通道更为狭窄，减缓了空气吸入肺部的速度，并迫使膈肌收缩以抵抗阻力。鼻呼吸甚至可能有助于维持膈肌的力量（Bartley 和 Wong，2013）。

口呼吸时，膈肌不是唯一受到影响的。长时间的口呼吸会导致前伸头位（forward head posture，FHP），因此姿势也会受到负面影响（Sabatucci 等，2015）。这部分可能是由于补偿机制。舌的理想静息位是在腭部，其好处之一是舌不会堵塞气道。

然而，口呼吸时，舌从腭部下降以吸入空气，当舌息止于口底时，它更有可能后坠掉入气道。这反过来又会减少气道直径，导致患者前伸头位，以便将空气吸入肺部。一个人在睡眠时口呼吸，其头部通常会向后倾斜，以便将空气吸入肺部，以弥补上呼吸道的不足。

偏头痛、紧张性头痛和颞下颌关节疼痛的来源也往往与不良的呼吸模式有关（Bartley，2011）。颞下颌关节疼痛，与连接颌骨和颅骨的两个关节有关，会导致面部疼痛并影响咀嚼。习惯性地向肺部吸入过多的空气会导致血液中二氧化碳分压降低。这会使大脑的神经系统进入“战斗或逃跑”模式，从而增加肌肉张力和肌肉痉挛。颞下颌关节疼痛患者的过度通气，可被视为“战斗或逃跑”反应的一部分（Bartley，2011）。在一项调查哮喘和非哮喘儿童颞下颌关节疼痛与颈椎疾病之间关系的研究中，研究人员观察了口呼吸和鼻呼吸的影响。结果显示，与鼻呼吸的儿童相比，哮喘和口呼吸的儿童更易发生颞下颌关节压痛（Chaves 等，2005）。

由于鼻孔比口腔小得多，因此在清醒时，鼻呼吸产生的阻力比口呼吸约多 50%，使得呼吸自然变慢、变深。使用横膈进行慢速呼吸对于良好的睡眠和保持平静的头脑至关重要（Bartley，2005）。早在 16 世纪末，荷兰医生和作家 Levinus Lemnius（1505—1568）就写道，张口呼吸会导致睡眠质量差（Lavie，1987）。2 个世纪后，美国画家 George Catlin（1796—1872）在观察了美国原住民确保婴儿在睡觉时只通过鼻呼吸后出版了一本名为 *Shut Your Mouth and Save Your Life* 的书。

肺部的下呼吸道和鼻部及喉咙的上呼吸道是机械连接的，鼻呼吸的另一个好处就是可增大肺活量（Bartley 和 Wong，2013），因为鼻呼吸相比口呼吸可以更好地激活膈肌（Kolar 等，2009）。肺活量的增加可以加固喉部气道并维持其开放，从而减少睡眠时气道塌陷的风险（Jordan 等，2014）

鼻气道中存在高浓度的一氧化氮。每次鼻呼吸输送到肺部空气中一氧化氮浓度为 50～200ppb，而口呼吸时为 10ppb（Törnberg 等，2002）。口呼吸意味鼻被绕过，鼻部的一氧化氮无法被利用。

一氧化氮可以为上呼吸道提供第一道防线，通过抗病毒和抗微生物活性对抗微生物，是肺部血气平衡不可或缺的组成部分。

一氧化氮还被认为是上呼吸道和下呼吸道之间的空气分泌信使（Selimoglu，2005）。睡眠期间口呼吸时，吸入鼻的一氧化氮减少，这可能是睡眠障碍期间口呼吸造成负面效应的原因（Serrano 等，2004）。

鼻塞也会对儿童的睡眠产生不利影响。经过一整晚的口呼吸后，孩子醒来时会筋疲力尽，导致注意力不集中，在学校感到沮丧。如果这种情况持续一段时间，需要对孩子进行心理评估和对注意缺陷障碍（attention deficit disorder，ADD）或注意缺陷多动障碍（attention deficit hyperactive disorder，ADHD）进行诊断。患有 ADHD 的儿童经常会出现鼻塞和花粉热（Brawley 等，2004）。统计数据显示，40% 的儿童在出现睡眠障碍，包括打鼾或睡眠呼吸暂停之后，会出现 ADD、ADHD 或学习障碍（Goyal，2018）。不幸的是，治疗 ADD 或 ADHD 的医生很少将鼻腔阻塞视为可能的病因，也不知道这种情况在不借助药物治疗或心理治疗的情况下也可大为改善（Catalano 和 Walker，2018）。

James Bartley 是新西兰奥克兰的耳鼻咽喉科医生。Bartley 认为，鼻阻力与呼气末二氧化碳呈负相关（Bartley 和 Wong，2013）。简单来说，当肺部和血液中的二氧化碳减少时，鼻腔会变得更堵塞。研究表明，肺部二氧化碳分压降低，从正常的 40mmHg 降到 35mmHg，相对应的鼻阻力（鼻塞）增加 10%（Mertz 等，1984）。此外，焦虑的人通常表现出较低的呼气末 $CO_2$ 分压水平，因此更容易出现鼻塞（Chaitow 等，2014）。

早在 1923 年，也就是大约 100 年前，*American Journal of Physiology* 文献记载屏住呼吸可以减少鼻塞（Tatum，1923）。几十年后的 1977 年，研究人员发现回吸空气可减轻鼻塞，他们认为二氧化碳是这一过程中的主要刺激物（Lung 和 Wang，1986）。在大多数测试中，受试者发现，即使屏住呼吸仅 30s 也能使呼吸更顺畅（Hasegawa 和 Kern，1978）。

肥大细胞会释放出组胺等化学物质，对鼻炎和哮喘炎症状态的发生和维持发挥着核心作用。在过去的 10 年里，科学家们发现，在鼻腔内注入二氧化碳可以抑制肥大细胞释放组胺。有证据表明，二氧化碳治疗季节性过敏性鼻炎安全、有效，可在 10min 内迅速缓解症状，持续时间超过 24h（Strider 等，2011）。

在整个西方世界，每年都有成千上万的成人和儿童接受鼻手术、扁桃体或腺样体切除术。当儿童或成人去耳鼻咽喉科就诊时，他们持续口呼吸的时间可能超过 6 个月。但鼻部手术并不能自动改善个体的呼吸习惯。2005 年，Bartley 撰写的论文，以 14 名以鼻塞为主诉、在耳鼻咽喉科就诊的患者为研究对象。所有 14 名患者都接受了鼻手术，但当耳鼻咽喉科医生检查时，他们的鼻功能良好，没有鼻内瓣膜区凹陷的证据。换言之，解剖学上没有找到他们持续感到鼻塞的原因。然而，在对这些患者的呼吸模式所存在的紊乱进行评估时，发现他们的呼吸频率很高，超过 18 次 / 分，并且有用上胸部呼吸的习惯。由于鼻孔比口腔的入口更窄，超过 18 次 / 分的呼吸频率会让人感觉通过鼻腔无法获得足够的空气。尽管这项研究中的患者将通气不足与鼻塞联系起来，但事实上，实际原因是持续的口呼吸导致不良的呼吸模式。研究中的每位患者平均接受了 2.5 次鼻部手术。该研究得出的结论是，过度换气综合征应被纳入鼻塞患者的鉴别诊断中，尤其是鼻腔手术失败的患者。

人类的生理呼吸方式是鼻呼吸，与年龄无关。与口呼吸相比，鼻腔呼吸具有许多健康益处，包括增加氧气摄入和输送、呼吸、姿势、睡眠和心理健康。任何阻碍上呼吸道的因素，无论是机械性、过敏或非过敏性炎症性疾病都会导致鼻呼吸被口呼吸所取代。然而，即使在鼻部得到治疗后，由于患者的口呼吸习惯，在大多数情况下，口呼吸也会继续。治疗后进行恢复鼻呼吸的宣教是必要的，以确保良好的治疗效果。

### （三）口面部功能障碍

#### 1. 口呼吸

口呼吸是指呼吸时空气流动仅通过口腔的异常情况。较常见的是混合性呼吸，即呼吸仅部分通过口腔或与鼻交替进行。静息时的生理性呼吸是经鼻进行，嘴唇可以毫不费力地闭合，舌背前部靠在硬腭上（图 3-12）。腺样体或鼻甲肥大可能阻碍正常呼吸。

口腔通常行使的是言语、咀嚼和吞咽等功能；只有在异常情况下，它才作为另外的吸气途径。口呼吸失去了对空气进行净化、加湿和加热等生理过程，这使得鼻腔、鼻旁窦、中耳、咽、喉、气管和支气管等更容易发生炎症。呼吸模式的改变也会导致肺通气减少，从而导致氧气不足，无法满足身体的需要。口呼吸的发生与多因素相关，如鼻咽间隙减少、鼻中隔偏曲、过敏和血管运动性鼻炎、鼻息肉、慢性鼻窦炎、鼻或面部创伤、腺扁桃体肥大、下鼻甲和中鼻甲肥大。继发性因素包括囊肿和肿瘤、鼻咽部纤维瘤、慢性咽炎、异物、牙颌面畸形。

口呼吸可分为两种类型。

(1) 阻塞性：与鼻腔和鼻咽部阻塞有关（淋巴和腺扁桃体肥大、鼻息肉、鼻中隔畸形、后鼻孔狭窄等）。如果有呼吸系统问题，须咨询耳鼻咽喉科医生和言语治疗师以评估阻塞的位置，从而做出正确的诊断和治疗。即使治疗首选是手术，术后仍需要言语治疗师进行后续干预，目的是为了纠正不良习惯（如异常吞咽）的异常临床症状、重建正常的鼻通气、纠正语音障碍（源自阻塞性原因，如术后鼻音）和恢复面部和软腭的肌肉功能。

(2) 习惯性：受试者在静息、鼻腔正常开放时仍通过口腔吸气和呼气。这可能是由反复发作的过敏性疾病和慢性血管运动性鼻炎、慢性非过敏性鼻炎伴嗜酸性粒细胞增多症、萎缩性或自身免疫性鼻炎所致。

### 2. 诊断

对已确定的口呼吸，其临床诊断很简单，但如果不仔细检查，可能会有大量的混合式呼吸被忽视。临床上，“口呼吸”患者有以下面部特征：唇闭合不全、干燥、开裂，上唇短，下唇向下旋转，下颌骨下垂、鼻短、舌低位、鼻－颧骨区扁平、面部狭长、眼神涣散（腺样体面容，图 3–13A 和 B）且经常伴有黑眼圈。表 3–1 总结了对口呼吸患者临床评估的内容。腺样体增生，会引起咽前和咽后分泌浆液黏液性或浆液脓性鼻溢、夜间

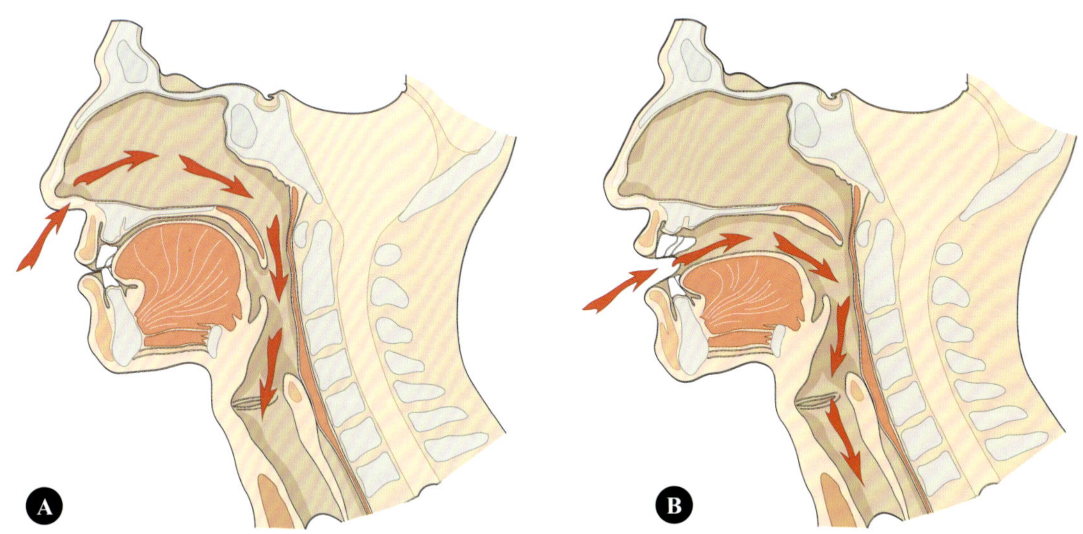

▲ 图 3–12　**A.** 正常呼吸时口腔颌面系统结构（舌和下颌骨）的位置；**B.** 口呼吸机制：口呼吸需要舌和下颌保持低位，头部保持前倾姿态位。其结果是口腔颌面部的发育变化，伴随面部高度的增加，后牙的伸长，下颌后旋，上颌骨的狭窄，前牙开殆和覆盖的增加

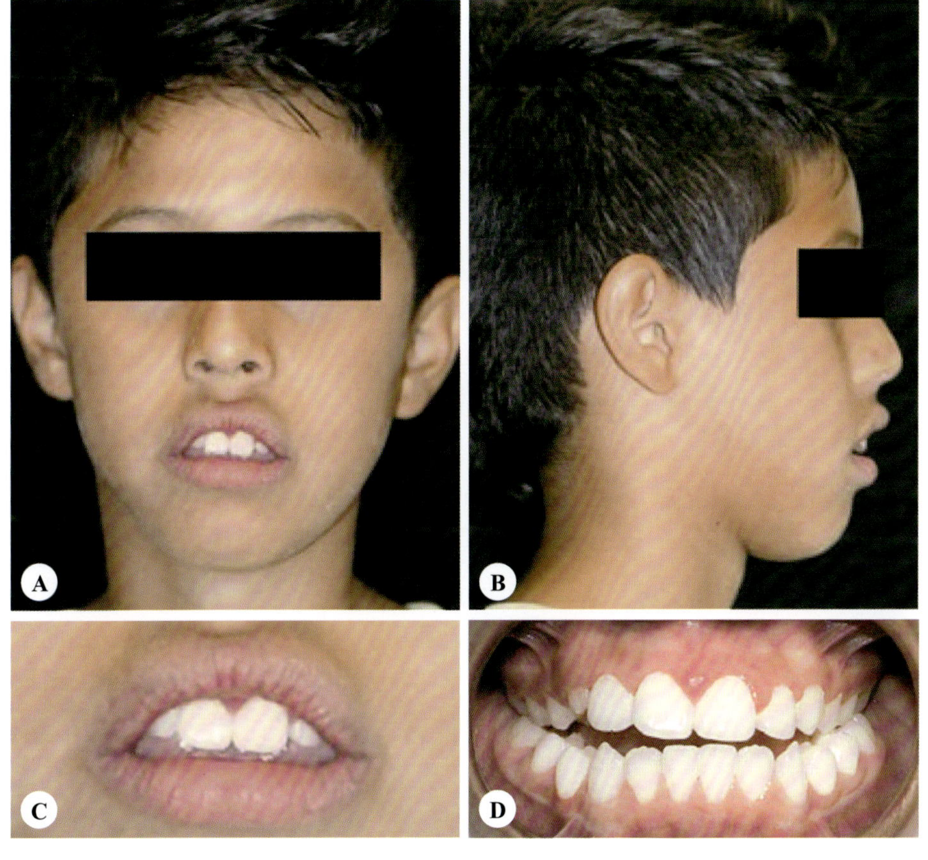

◀ 图 3–13　口呼吸儿童的面部外观（腺样体面容）
面部特征：A. 正面像；B. 侧面像；C. 唇闭合不全，腭部狭窄；D. 开殆

打鼾、口呼吸或口鼻混合呼吸，呼吸暂停和音色改变（机械性阻塞导致的鼻腔闭塞和共鸣腔改变）。咽后分泌物的分泌及其在咽上积滞，可导致严重的慢性肺病和与咽鼓管狭窄相关的耳科并发症，并伴有复发性、分泌性中耳炎和鼓膜疼痛，长期可导致鼓室硬化等并发症，或者罕见的伴有胆脂瘤的婴儿慢性中耳炎。

**表 3-1　口呼吸：临床评价**

- 炎症（充血）和肿胀（肥厚）牙龈
- 龋病高发
- 腺样体面容：面部狭长，上、下颌后缩倾向，鼻孔狭窄，舌低位，唇闭合不全
- 头部姿势改变，呈超过正常范围的过度伸展，伴有颈椎过度前凸
- 唇闭合不全：静息时上、下唇不接触或相距超过3mm

一般检查可以发现：患者肢长无力，胸廓发育不足，由于胸腔上部通气不足导致的胸部扁平或凹陷、鸡胸、翼状肩胛、肩部内收、脊椎后凸和头部过度后仰。后者是一种补偿姿势，是为了增加口咽部的通透性。面部骨骼具有张力不足的鼻腔结构和低通气量的特征，腭部由于失去与舌背的接触呈现“拱形”外观，从而导致牙齿咬合紊乱和面部肌肉组织的改变。

当患者同时用鼻和嘴呼吸时，应进行仔细的耳鼻咽喉科检查。与腺样体面容有关、最常见的颌骨发育异常是 Angle Ⅱ 类 1 分类；然而，在骨性Ⅰ类和Ⅲ类中也可以发现口呼吸者。此外，颅骨的垂直向高度也有所增加，有下颌后缩的趋势，上颌前牙前庭部横向宽度减少，出现开𬌗及相应上颌牙列的拥挤（图 3-13）。

采集病史时，应询问父母孩子睡觉时是闭口还是张口，是否有流涎，看电视、阅读或听音乐时的姿势。当患者同时用鼻和嘴呼吸时，应进行仔细的耳鼻咽喉科检查。

口咽镜检查旨在重点检查口腔黏膜的外观，特别是其营养状况。还可以观察腭扁桃体，腭扁桃体可隐藏在腭帆内或腭帆外，大小可能有萎缩、正常或肥大的。此外，须对软腭和舌的活动度、口面活动和唇闭合能力进行评估。事实上，唇闭合不全可能是口轮匝肌和咀嚼肌自主收缩的结果。一个习惯性张口的人，被要求闭唇时，其口轮匝肌和咀嚼肌的自主收缩会被激活，表现出明显不自然的姿势调整，颏呈现出“高尔夫球”样。

随后进行准确的前鼻镜检查，可能会发现鼻腔中存在黏液或脓性分泌物，伴有鼻中隔偏曲或下鼻甲肥大。在后鼻镜检查中，应重点关注腺样体是否增生。仔细的耳镜检查还可以评估是否有鼓膜内陷或鼓膜内积液，这种病理变化通常与儿童上呼吸道阻塞有关［分泌性中耳炎（otitis media with effusion，OME）］。

因此，为了准确诊断，需对患者进行仔细客观的耳鼻咽喉和语音检查、耳功能检查（听力阻抗测量检查）和咽上部放射线检查，对过敏性鼻炎疑似患者进行过敏原检测和点刺试验，对错𬌗畸形患者进行完善的正畸学检查，并进行语音治疗评估，随后进行肌功能治疗，以纠正患者的口呼吸习惯。

在临床医生诊室内，对患者的呼吸模式、其解剖和生理环境进行全面评估的另一种方式是呼吸语音听觉评估方案及评分（Protocol on Phonoaudiology Assessment of Breaking with Scoring，PROPABS）（Susanibar，2015），这是一项全面的治疗策略，包括病史、临床检查、呼吸功能评估、分析和制订治疗计划（附录 3-1）。功能性临床诊断概述见框 3-2，而框 3-3 和框 3-4 说明了两种特殊仪器的诊断方法。

上呼吸道的放射仪器诊断，是通过常规侧后位（latero-lateral，L-L）X 线摄影，观察鼻咽软组织。使用低剂量辐射来检查上呼吸道气柱的 L-L 检查，可能会受到鼻咽穹窿或腭扁桃体肥大淋巴组织的限制。利用鼻咽 MRI 可以获得更详细的信息，MRI 的多平面性、高对比度和分辨率，可为同一区域提供更具体的形态、大小或病理信息。框 3-5 举例说明了 CT 技术。为了准确回顾口面部肌功能障碍的诊断，绘制了流程图 3-1。

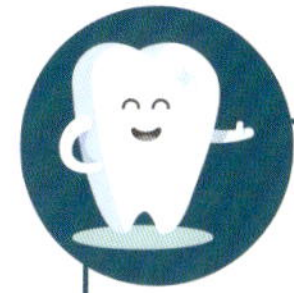

## 框 3-2　呼吸功能障碍：功能性临床诊断

**Rosenthal 测试**

患者先用双侧鼻孔进行 20 次呼吸，然后分别用单侧鼻孔呼吸。

如果是口呼吸患者，在测试结束前会张口，并且呼吸和心率都会增加。

**Gudin 测试**

先压迫一侧鼻翼 1s，然后再压迫另一侧 1s：口呼吸患者鼻根回弹性差。

**Robin 测试**

也称为舌下垂测试，让患者闭嘴呼吸，下颌骨处于推进状态。检测结果阳性表明存在舌后坠。

**镜面测试**

Glatzel 镜是由同心圆弧制成的金属板，用于测量呼气时的冷凝范围。这些同心弧线的中心点位于镜子的边缘，对应于鼻孔下方的上唇上。

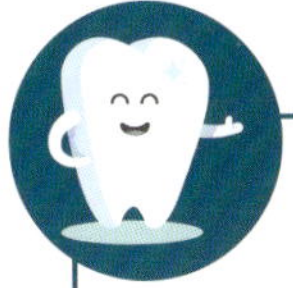

## 框 3-3　鼻腔测压

鼻腔测压是一种用于评估鼻呼吸功能的诊断方法，可定量表达是否存在鼻通气不足的情况，包括全鼻或仅限于单鼻的通气不足；该检测是通过与装有特定软件的计算机相连接的仪器（鼻阻力计）记录呼吸流量来实现的。检测无痛，可在门诊进行，大约需要 10min。

其方法是将一个小探头插入患者的鼻孔，然后让其用戴在脸上的面罩内的另一个鼻孔呼吸。此检查是基于压力 – 流量物理原理，可以通过测量鼻腔内两点之间的流量和压力差来计算阻力。

常用的方法是主动性前鼻测压（active anterior rhinomanometry，AAR），在空调环境下进行，在每次呼吸时同时测量通过 1 个鼻腔的气流和穿过该鼻腔的压力梯度。这是最生理性的方法，可测量呼吸期间的空气阻力，但需要患者的配合。经过约 30min 的环境适应，患者放松并静坐，在面罩内闭口平静呼吸。鼻咽压的检测，是在被检查鼻腔的对侧鼻孔中插入带贴片的硅胶管。

被动前鼻腔测压法（passive anterior rhinomanometry，PAR）适用于年轻患者，向有呼吸暂停的患者输入预设量的空气，评估出口处的压力梯度。

由于鼻腔里的新生物（息肉或肿瘤）、严重的鼻中隔偏曲导致鼻甲与鼻中隔接触、鼻中隔穿孔，造成的完全性鼻阻塞，是实施前鼻测压的禁忌证。在这些情况下，可采用主动后鼻测压（active posterior rhinomanometry，APR），与前鼻测压不同，该测试是将与传感器相连的管道放置在口腔内，直至到达口咽部。

鼻测压计可以获得 S 样轨迹图，图中曲线的横坐标是以 Pa 为单位的电阻值，纵坐标是以 ml/s 为单位的流量值（图 3-14）。曲线斜率的变化表明鼻腔通气量的变化。

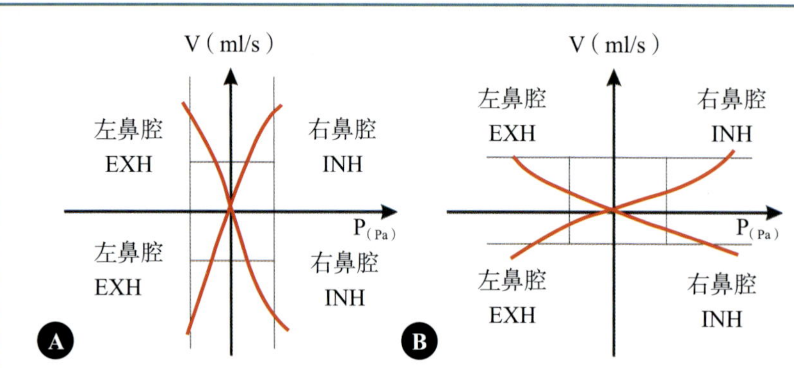


◀ 图 3–14 **正常鼻腔测压（A）和鼻阻力增加时（B）**

EXH. 呼气；INH. 吸气；P. 阻力值，以 P 表示；V. 流量值，以 ml/s 表示

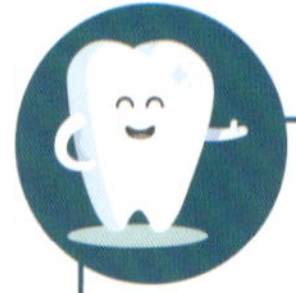

## 框 3–4　肌电图

肌电图（electromyography，EMG）是一种诊断方法，通过对运动表面单元的功能研究，检测肌肉在实际或模拟动作中的电活动（图形表示），以测量电压变化。它可以识别肌肉之间的任何不对称，检测病理过程，表征病情，评估其严重程度，监测病理过程并评估治疗效果。

表面肌电图是一种无痛、无创的肌功能检查方法，对头颈部及下颌疾病诊断非常有帮助。皮肤电极可记录特定时间活动肌纤维的电活动，测量肌肉收缩的程度、时间和方式，确定肌张力和代谢性肌疲劳的程度（图 3–15A）。

肌电图主要由两个部分组成：①静息状态下的肌电活动；②肌肉收缩各个阶段的自主肌肉活动。

肌电图可以检测众多参与咀嚼、吞咽和头部姿势的肌肉（代表性的有咬肌、颞肌前束、二腹肌前腹和胸锁乳突肌，图 3–15B）。正常情况下，在静息状态、发声、吞咽和最大牙尖交错位时，肌电图可检测到对称性的肌肉活动，其表达的神经肌肉平衡是口腔颌面系统结构正常的保证。在功能障碍的情况下，将观察到不对称的肌肉收缩。对称性和不同肌肉激活模式的评估对检测到的 EMG 电位数据进行了补充。

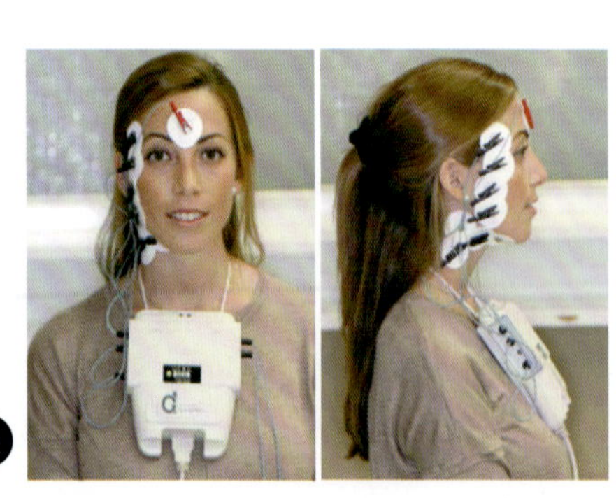


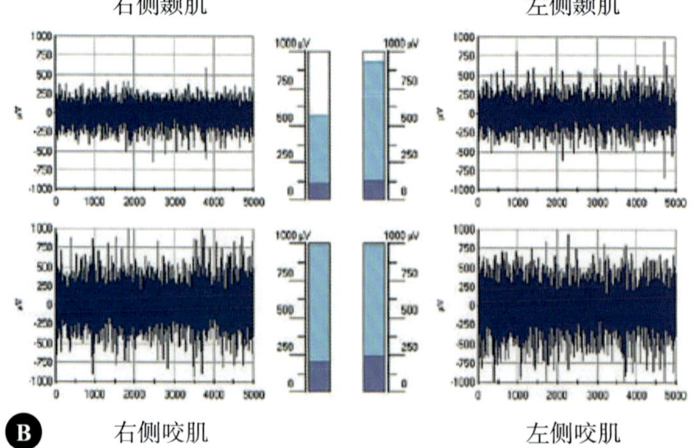


▲ 图 3–15　**A. 使用表面电极记录细胞外动作电位的技术（pgc Barbara Isaia）；B. 在最大限度自主收缩过程中记录咬肌和颞肌的肌电图电位**

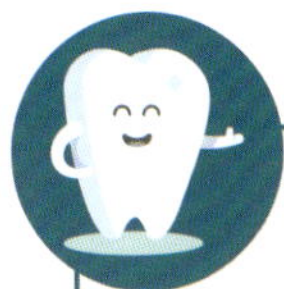

## 框 3-5 锥形线束计算机体层扫描的三维可视化 *

近年来，技术创新为颅颌面研究领域带来了诸多进展，特别是与形态（软、硬组织）及功能信息（与运动、咬合力、言语、吞咽等有关）有关的解剖区域的虚拟三维可视化方面。

锥形束 CT（cone beam CT，CBCT）不同于进行多个轴向扫描（如 CT），而在围绕患者的单次旋转过程中产生“脉冲”辐射，持续时间为 20～40s（图 3-16）。CBCT 设备使用高千伏电压（90～110kV）发出脉冲辐射以减少软组织中的吸收。在 20s 的扫描中，总辐射暴露时间限定在 3.5s，估计放射剂量仅为 0.035～0.10ms。该剂量大约相当于 2～8 次传统 PR，远远低于螺旋 CT，后者剂量高出 200～300 倍。

与传统的多层 CT 扫描仪相比，CBCT 系统体积小、价格低，而且它们发射的电离辐射剂量低。一些研究表明，CBCT 检查中电离辐射吸收剂量仅是 PR 的 10 倍。此外，CBCT 图像体素小，可提供极好的分辨率，以至于一些学者发现 CBCT 设备在线性测量中的误差程度比传统设备要低（Honey 等，2007），即使在 TMJ 的研究中也是如此。

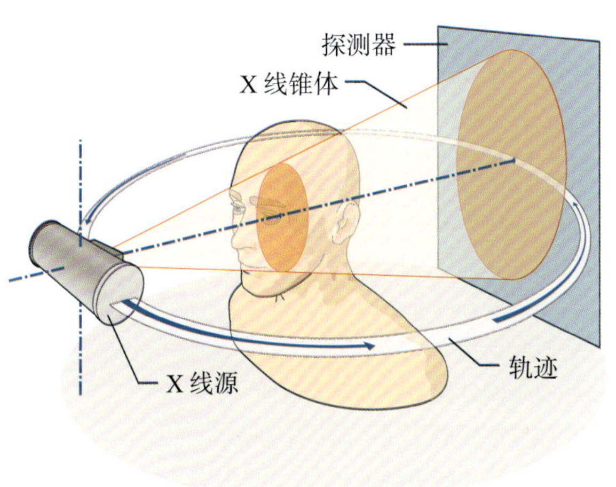


▲ 图 3-16 采用锥形线束 CT（CBCT）技术的获取方法

由于数据采集是在一个立体空间内进行的，而不是连续扫描，因此可以在所有所需平面（横断面、冠状面、矢状面和倾斜面）上、以完美的角度获得所需厚度的截面。此外，得益于图像处理软件的情境演化，所有这些都是实时发生的。

所使用的 X 线束具有锥形几何形状，可以覆盖需检查的整个区域，并可以根据被检查区域的范围选择不同的视野（fields of view，FOV）。

所获得的数据由计算机进行处理，将其量化为构成基本信息的称为体素的小“立方体”。在 CBCT 检测中，体素每边尺寸小于 0.15mm（明显小于 CT 机用于普通用途而非专用用途的体素），为初级重建。

计算机软件能够自由选择一系列体素，并通过光标的简单移动改变其空间分布，从而在三个正交平面（轴向、冠状面和矢状面）上产生截面图，称为二级或多平面重建。多平面重建反过来可以在许多其他平面上重新分布体素，使其曲率达到获得下颌骨或其他感兴趣结构的全景样图像及三维重建的程度。

CBCT 为 TMJ 的研究带来了诸多便利，尽管在这一领域与 NMR 存在竞争，而 NMR 在关节盘病变评估中几乎不可或缺。

CBCT 技术更明显的优势是：①辐射剂量低；②扫描时间短；③设备成本低；④可进行二维和三维研究、植入前评估和头影测量研究的软件（Moshiri 等，2007）；⑤可实时进行实际“虚拟内镜检查”的可能性（Huntjens 等，2008）。

*. 引自 Farronato G, Nanda R.Orthodontics.Milan: Edi.Ermes; 2018.

流程图 3–1　口面部肌功能障碍的诊断

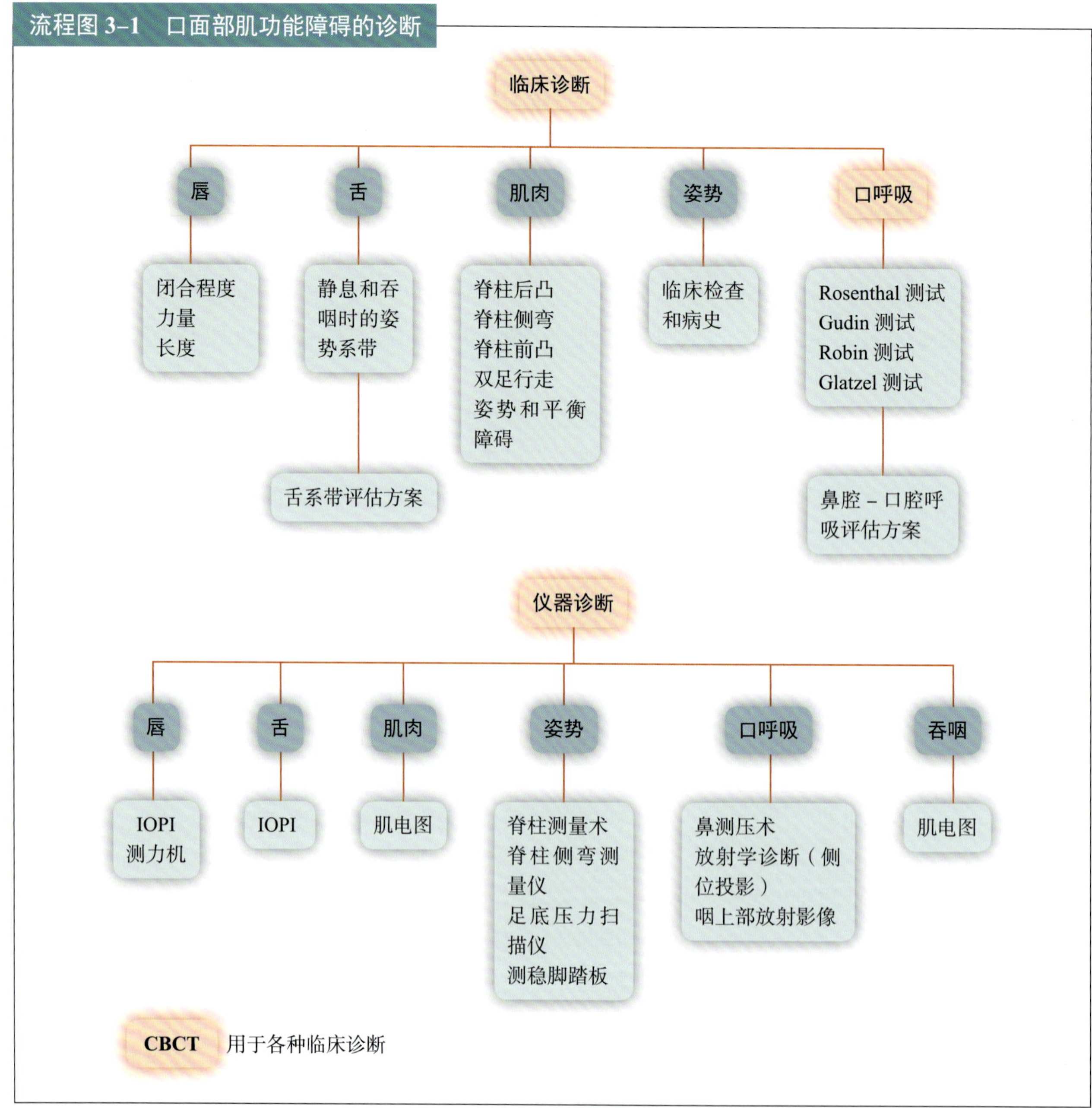


### 3. 习惯

习惯是一种后天养成的行为，通常始于某种生理需求（鼻呼吸、压力或对解剖限制的适应），经过无数次的重复后成为一种默认机制。任何习惯都是通过刺激的频率、持续时间和强度形成的，因此是神经可塑性的产物（表 3–2）。

习惯是错殆畸形发生的病因之一，它们改变了口颌系统的正常发育，造成口、口周肌力异常。但如果及时纠正这些持续存在的习惯，上颌骨的生长模式和牙弓的发育很有可能发生改变而正常化。

| 表 3–2　不良习惯 |
| --- |
| • 非强制性口呼吸 |
| • 使用安抚奶嘴（图 3–17） |
| • 吮吸拇指 |
| • 非强制性异常吞咽伴舌前伸 |
| • 咬唇或吸唇 |
| • 咬指甲（咬甲癖） |
| • 咬铅笔 |
| • 不良姿势 |
| • 舌的功能障碍（咬合时舌对牙弓施加压力 / 等长推力） |

多个习惯性因素会引发错𬌗畸形：吮吸过程中拇指或手指的位置、颏肌的收缩、下颌骨长期位置异常、口呼吸、静息和吞咽过程中的异常舌位、面部骨骼的形态，当然还有习惯的持续时间、频率和强度。

(1) 非强制性口呼吸：如前所述。

(2) 使用奶嘴：正如我们所知，使用安抚奶嘴是相对新颖的用于安抚和抚慰婴儿的方法。当婴儿有可能未被满足的解剖或神经需求时，他们会试图进行非营养性吮吸来补偿，此时奶嘴的使用就成为一种习惯。在乳牙期间持续使用奶嘴可能导致错𬌗畸形。

可能发生的咬合变化如下：①前牙开𬌗；②后牙反𬌗；③上牙弓狭窄；④口呼吸；⑤频繁使用非解剖学安抚奶嘴造成反复创伤，导致上腭后 1/3 处出现口腔溃疡；⑥发生念珠菌病的可能性。

(3) 吮吸拇指和手指：吮吸反射是由口腔区域的刺激产生的，如果有东西接触到脸颊或嘴唇，孩子就会朝着刺激来源的方向做动作，并试图把它放进嘴里。这种情况在 3 岁之前是正常的，3 岁后由于乳牙的出现，这种反射会逐渐被咀嚼所取代。如果乳牙萌出后仍存在持续吮吸，则被认为是一种不良习惯（图 3–18）。习惯性吸吮拇指对口内的影响如下：①后牙区牙弓变窄，腭盖高拱；②上前牙前突；③下切牙舌倾；④上颌前突；⑤前牙开𬌗；⑥后牙反𬌗；⑦𬌗平面顺时针旋转；⑧下颌顺时针旋转；⑨唇闭合不全；⑩伸舌吞咽以维持前部封闭。

(4) 异常吞咽：婴儿式吞咽是儿童在牙萌出前典型的吞咽方式，其特征是上下颌骨被放置于上下牙龈间的舌体分开，下颌前突。牙齿萌出后，大约在 5 岁，成人式吞咽开始出现，舌尖置于硬腭上，上下牙弓接触，唇肌没有收缩。如果先前的吞咽模式在前牙萌出后仍然存在，这种情况被称为异常吞咽。

呼吸问题、扁桃体肥大、慢性扁桃体炎、哺乳期间仅使用奶瓶、睡眠呼吸暂停、吮吸拇指和舌系带短缩等，可能是一些诱发因素。

异常吞咽对口内的影响包括前牙开𬌗、上牙弓狭窄、上前牙突出、正中间隙、唇闭合不全、牙槽突垂直向生长受限、口周肌（尤其是颏肌）收缩。

(5) 咬唇或吸唇：通常，这是一种继发于吮吸拇指的行为，或者是由明显的矢状向骨骼和（或）牙性不调（唇楔入）而助长的不良习惯。咬唇（或吸唇）患者通常有明显的深覆盖，因此下唇被置于上切牙舌侧，从而维持或加重了这种情况（图 3–19）。

口腔颌面部影响包括：①上前牙及上牙槽前突；②下切牙舌倾；③唇闭合不全；④深覆𬌗；⑤下颌后缩；⑥下切牙咬至腭部黏膜；⑦吞咽时颏肌肌张力增加，颏部皮肤形成许多浅窝状结构（“高尔夫球样颏”）。

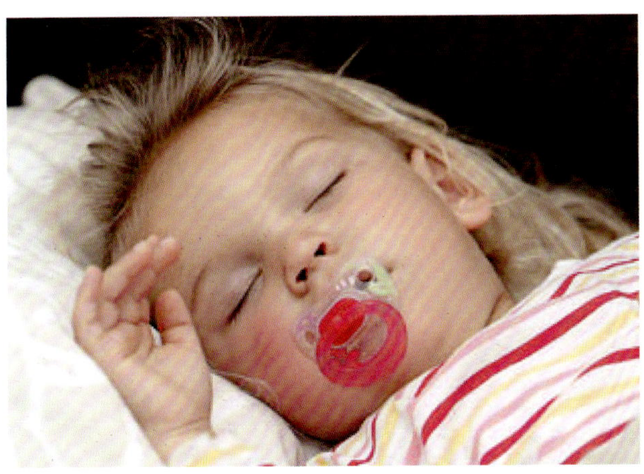
▲ 图 3–17 使用安抚奶嘴

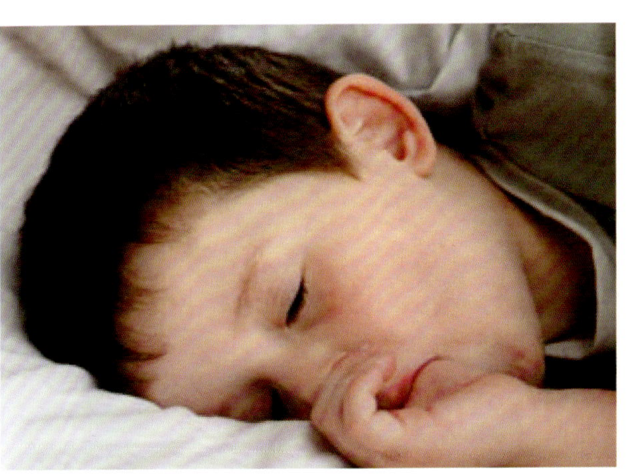
▲ 图 3–18 吸吮拇指

(6) 咬指甲（咬甲癖）：一种常见的为了缓解压力或自我安慰而形成的不良习惯（图 3–20）。一些学者担心这种不良习惯会干扰面部正常发育，导致颞下颌关节紊乱和面部垂直向高度增加，同时还会导致牙齿折裂、牙釉质崩裂、腐蚀和磨损。此外，就像吮吸拇指和手指一样，咬指甲或皮肤角质层的儿童和成年人更容易感染疾病。

(7) 咬铅笔：咬铅笔是一种不良习惯（图 3–21），除了将咀嚼负荷转移到前牙区外，还可能导致：①改变正确的骨骼生长；②齿槽性开船；③齿槽性错殆畸形；④牙齿磨损；⑤牙龈损伤。

(8) 不良姿势：牙弓也可能由于特定姿势造成的异常压力而变形（图 3–22）。

发生在夜间的错误姿势可能包括将脸靠在手上或前臂上睡觉。头部抵靠在手或手臂上的重量会压迫上颌区域的组织，上颌牙齿可能受压向腭部倾斜，导致单侧后牙反殆。在诊断阶段，应区分这仅仅是一种习惯还是由于睡眠期间呼吸障碍引起的习惯性代偿姿势。这需要进行更详细的多学科分析，包括睡眠专家和耳鼻咽喉科医生的建议。某些乐器（如小提琴或中提琴）的演奏者出现的头部和颈部的不自然和强迫姿势也可以被视为不良姿势。演奏乐器另一侧的颞下颌关节受力过大，再加上牙关紧闭和肌张力亢进会导致面部不对称。另一方面，在吹奏乐器的情况下，牙齿可能会出现深覆盖、深覆殆，下颌骨会被推向后上方向。

另一种不正确的姿势是舌抵住牙齿，这可能源于对鼻呼吸不畅的补偿，但仍然可能导致前牙开殆或深覆盖。

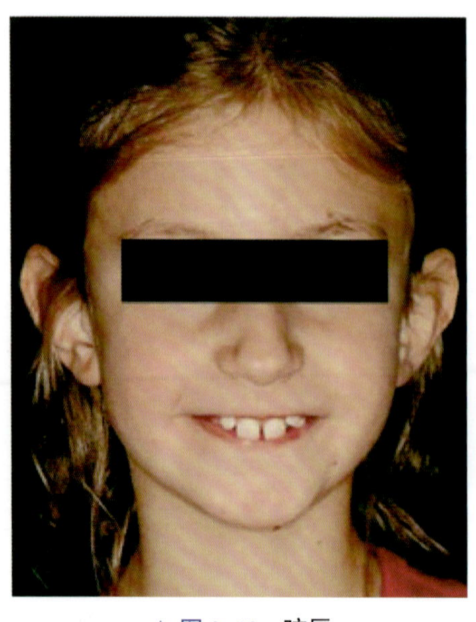

▲ 图 3–19　咬唇

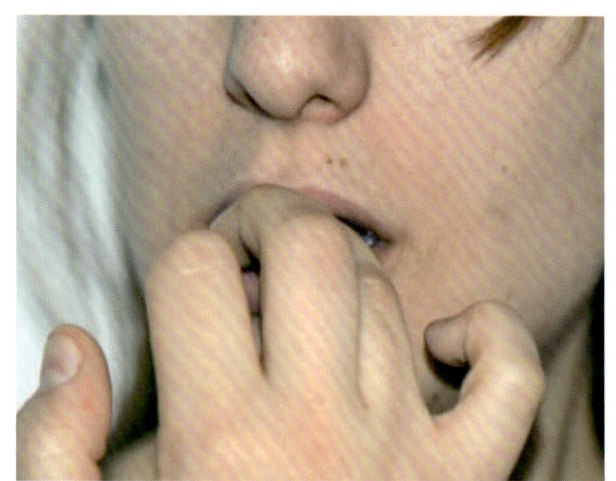

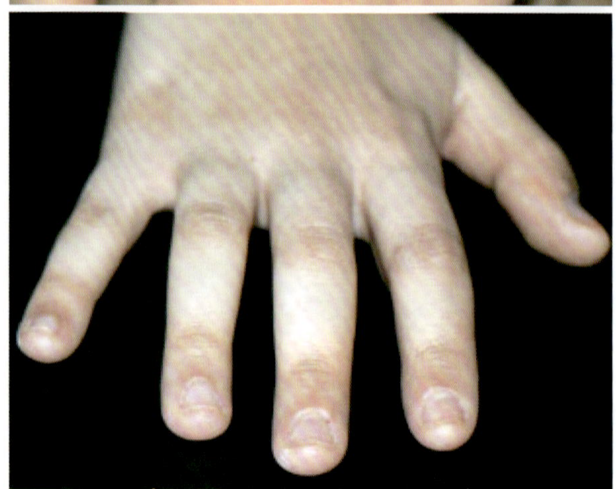

▲ 图 3–20　咬甲癖：通常涉及所有的指甲

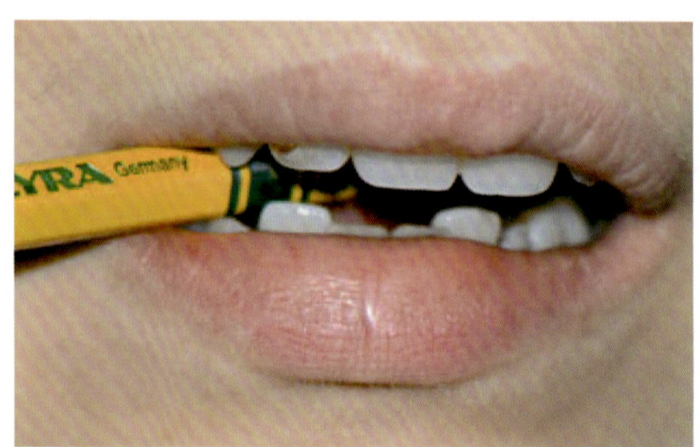


▲ 图 3–21　咬铅笔

然而，不良姿势还可能与其他因素有关：休息、玩耍或工作时不符合人体工程学，喜欢和长时间使用摇篮式家具（如沙发、汽车座椅、婴儿车、懒人沙发、豆袋坐垫等），过度使用手持通信设备和电子游戏机等（图 3–23）。

不良习惯的总体概述见流程图 3–2。

(9) 姿势与技术：儿童在电脑、平板电脑和智能手机等科技设备上花费过多时间所出现的问题也属于不良习惯。已知其对心理、行为会产生影响，这种影响被称为"电子疲劳"，表现为注意力下降、睡眠障碍、抑郁症状、因压力和疲劳导致的表现低迷（Thomée 等，2012）和头痛（Szucs 等，2018）。其他明显的症状还包括上肢肌肉骨骼疼痛（Toh 等，2017）；颈椎和骶骨疼痛，打字引起手腕和拇指疼痛（Young 等，2013），累积性创伤失调（cumulative trauma disorders，CTD）和因长时间接触屏幕导致的视力障碍（Jomoah，2014）。过度使用数码产品还会影响身体姿势（Szucs 等，2018），因为在使用数码设备时会采用非中性姿势（图 3–23）。此外，会导致其他活动和个人需求被忽视，如睡眠、社交和体育活动等（Thomée 等，2012），使得久坐不动的生活方式增多，肥胖症也随之增加（Biddle 等，2017）。

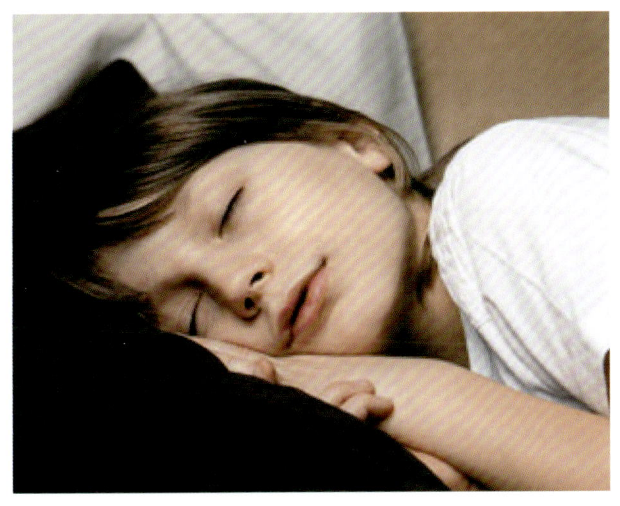

▲ 图 3–22　错误姿势示例：睡觉时脸靠在手上

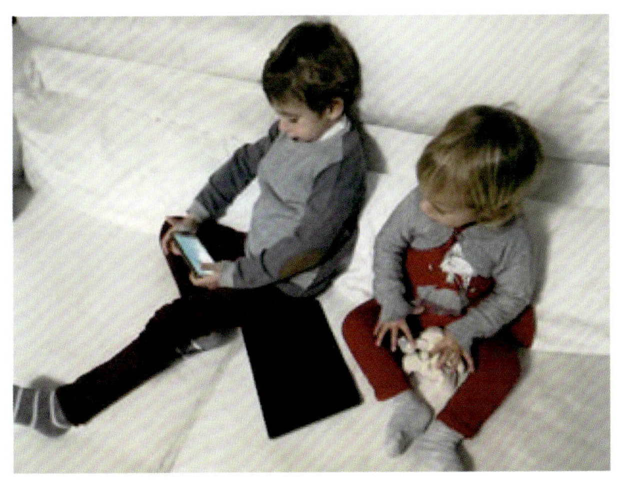

▲ 图 3–23　错误姿势示例：观看平板电脑或手机

(10) 功能障碍：功能障碍被定义为自主肌肉的异常激活，这会导致口颌系统轴外咬合力的过载，久而久之，就会引起牙齿、肌肉、关节和牙周疾及肌肉疼痛。然而，最近许多基于动物模型的研究表明，磨牙症、咬紧牙和磨牙等功能障碍本质上是一种补偿机制，常在白天或晚上被激活，以应对与睡眠呼吸暂停 / 低通气、压力、疼痛和其他情况。

就夜磨牙而言，与紧咬牙和磨牙症不同，患者可能没有意识到功能障碍的存在，因为它是在睡眠中发生的，因此，可以通过牙釉质磨损面、肌肉酸痛、患者可见或报告的头痛或卧室同伴报告的睡眠噪声来确诊。牙医可能会识别出咬合创伤综合征的症状。

有关功能障碍的总体概述，见流程图 3–3。

(11) 紧咬牙：紧咬牙是一种对压力、疼痛和重体力活动（如举重）的生理反应。只有在长时间咬紧牙关的情况下才会产生危害。在评估紧咬牙和治疗结果时，患者和治疗师可以使用 Likert 量表（总是、经常、有时、很少，从不）来评估频率，可以使用分钟或小时为单位来评估持续时间，并且可以使用 1～5 的等级来评估动作的强度。

紧咬牙是由持续激活肌肉的等长功能亢进所决定的。这种情况发生在上下牙弓经常被强行闭合时，导致咬合力过载。咬合力沿着牙轴释放，可能会对牙齿结构（例如，后牙牙折，尤其是在存在牙充填体的情况下）和口腔的骨结构（可能会出现骨质增生，即"Tori"）造成损害。

流程图 3-2 习惯

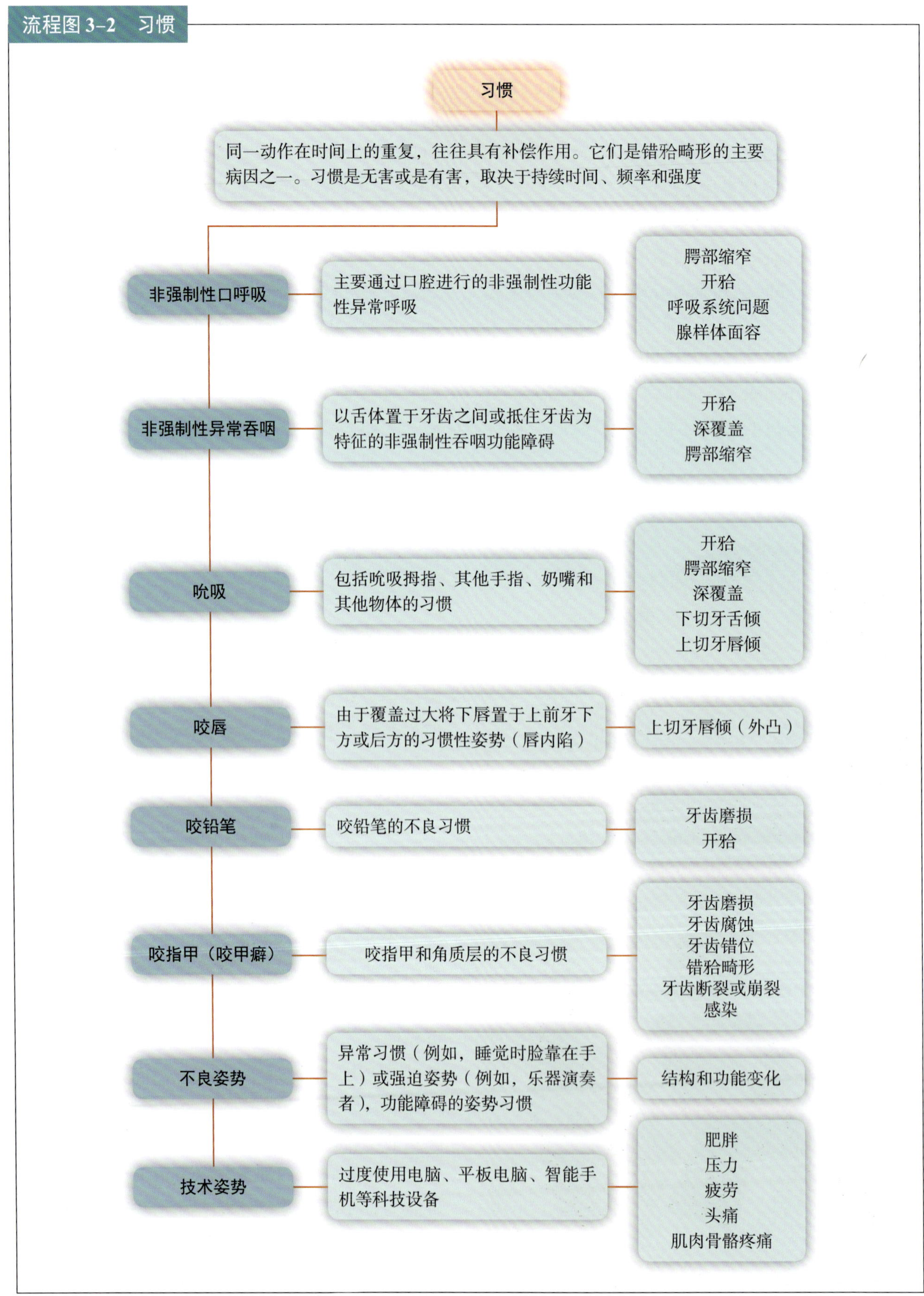

习惯
同一动作在时间上的重复，往往具有补偿作用。它们是错殆畸形的主要病因之一。习惯是无害或是有害，取决于持续时间、频率和强度
非强制性口呼吸
主要通过口腔进行的非强制性功能性异常呼吸
腭部缩窄
开殆
呼吸系统问题
腺样体面容
非强制性异常吞咽
以舌体置于牙齿之间或抵住牙齿为特征的非强制性吞咽功能障碍
开殆
深覆盖
腭部缩窄
吮吸
包括吮吸拇指、其他手指、奶嘴和其他物体的习惯
开殆
腭部缩窄
深覆盖
下切牙舌倾
上切牙唇倾
咬唇
由于覆盖过大将下唇置于上前牙下方或后方的习惯性姿势（唇内陷）
上切牙唇倾（外凸）
咬铅笔
咬铅笔的不良习惯
牙齿磨损
开殆
咬指甲（咬甲癖）
咬指甲和角质层的不良习惯
牙齿磨损
牙齿腐蚀
牙齿错位
错殆畸形
牙齿断裂或崩裂
感染
不良姿势
异常习惯（例如，睡觉时脸靠在手上）或强迫姿势（例如，乐器演奏者），功能障碍的姿势习惯
结构和功能变化
技术姿势
过度使用电脑、平板电脑、智能手机等科技设备
肥胖
压力
疲劳
头痛
肌肉骨骼疼痛

流程图3-3　功能障碍

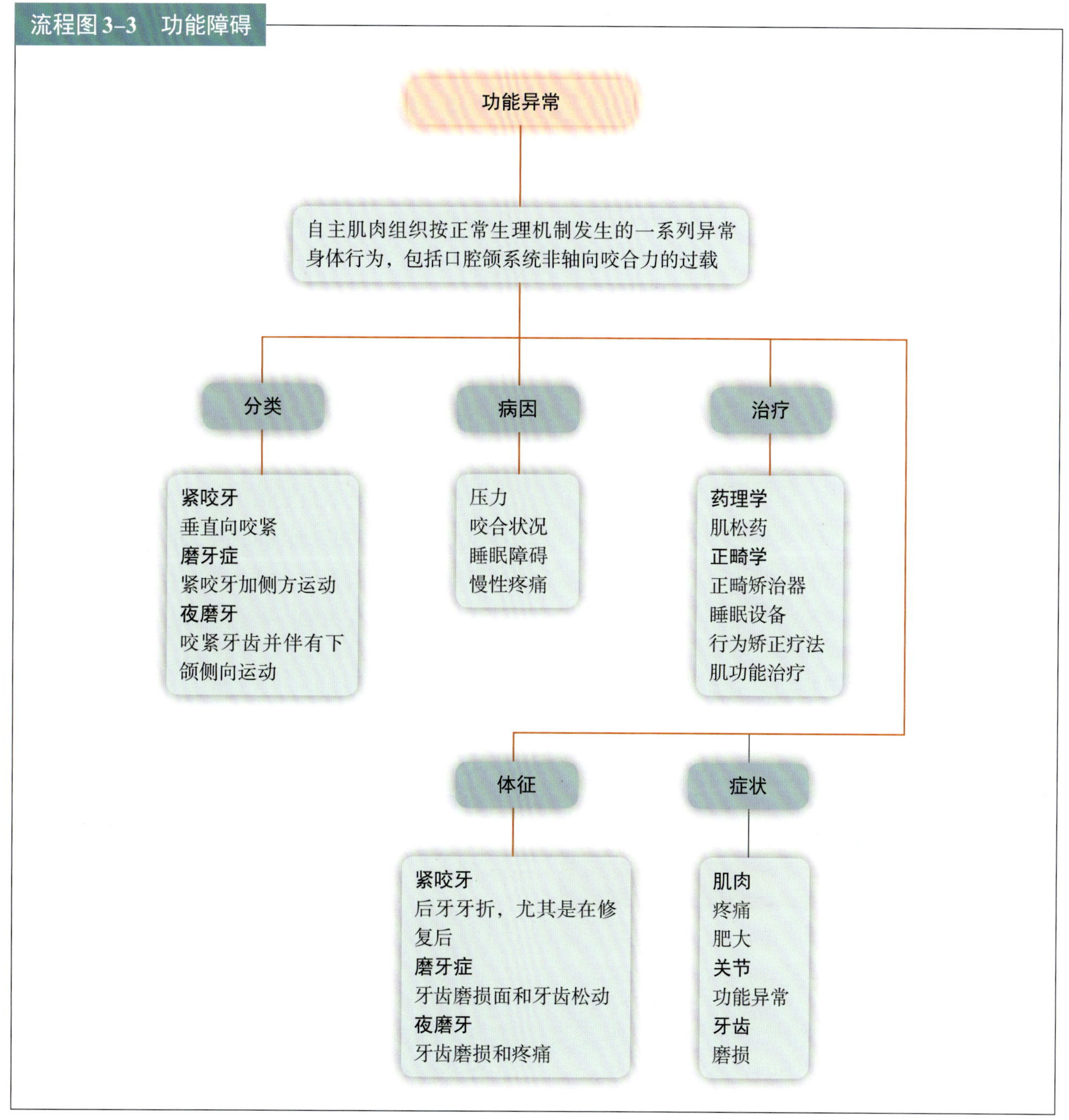


(12) 磨牙症：磨牙症通常出现在长期感受慢性压力的人群中，其特点是侧方移动幅度减少的下颌剧烈运动。牙齿的磨损面非常小，但受累牙齿可出现明显松动，这是由于闭合类型的影响，咬合力只能作为扭转力释放作用到深层牙周组织。

(13) 夜磨牙：夜磨牙是一种以下颌侧向运动为主的功能异常，会对咀嚼系统的牙和牙周结构、颞下颌关节和肌肉造成损害，伴或不伴有疼痛。症状的严重程度与下颌运动的频率和持续时间成正比。这种行为在成人中很普遍，在儿童和青少年中尤为常见。一种解释是，夜磨牙为睡眠障碍的一个主要症状，而睡眠障碍取决于夜间呼吸模式，在中年人、肥胖症或严重过敏症患者中更常见。由于儿童和青少年患者更容易发生过敏和扁桃体、腺样体肥大等上呼吸道疾病，因此更容易出现夜磨牙。牙面的磨损位于牙冠的主要摩擦点，表现为小的方形、光滑的网状边缘区域，随着时间的推移，会导致咬合面磨损增加。当咬合面磨损非常严重时，可达牙根[1]。唇舌面最大凸度水平，使得牙根唇舌面最大凸度处不再位于牙根表面。到这个阶段，由于咬合力不再完全被牙根表面吸收，而是以扭转力的形式传递到深层牙周组织，会产生更大的创伤效应。

在进展期，累及的牙齿可出现明显松动，而且通常显著大于咬合创伤的影像学征象（牙周间隙增宽和牙槽骨垂直吸收）。

可以将夜磨牙分为原发性（较少见）和继发性，前者发生在没有特定病理疾病的情况下，后者发生在病理模式的背景下，如医学疾病（如睡眠呼吸暂停）、神经系统或精神障碍（如 Rhett 综合征）或因服用某些药物导致的运动障碍。

最常见的体征和症状是渐进性牙齿磨损，可能伴有牙折、面部形态变化、咀嚼肌张力过高和咀嚼肌疼痛、面部关节疼痛、头晕、头痛、牙齿移位导致的错𬌗畸形，以及在更晚期出现的牙槽骨吸收和牙齿松动。

表 3-3 显示了夜磨牙的一些治疗选项。

| 表 3-3　夜磨牙：治疗 |
| --- |
| • 睡眠障碍和睡眠呼吸暂停的管理<br>• 减少或管理压力<br>• 谨慎使用肌松药<br>• 推荐使用口腔矫治器或咬合装置用于：<br>- 前导下颌骨（睡眠口腔矫治器）<br>- 保护牙齿免受磨损<br>- 保持关节内间隙的完整性<br>- 消除𬌗干扰 |

## 三、神经可塑性与口腔 - 鼻腔 - 面部功能

肌功能治疗（以及需要患者积极参与的其他任何类型的疗法，如物理治疗、职业治疗、认知疗法或呼吸治疗）不仅依赖于改变肌肉效率来恢复功能，而在很大程度上依赖于有能力改变神经回路（神经可塑性）的学习过程，这种神经可塑性有时是暂时的，有时是长期的。神经可塑性是学习的核心，既有积极的意义，也有消极的意义：它可以帮助人们学习演奏音乐、绘画或行走；相反，通过反复回忆创伤事件，可能会导致创伤后应激障碍（post traumatic stress disorder，PTSD）。神经可塑性在日常生活中的应用数不胜数，其原理是一样的。大脑和环境（内部和外部）通过反馈和前馈回路进行交流，从而不断告知大脑正在发生的事情，以及如何对刺激做出反应（Iacoboni 和 Mazziotta，2007；Molenberghs 等，2009；Hacker 等，1998）。

这些内容绝不是全面的，因为我们不会讨论神经可塑性 / 认知方面的问题，如注意力、记忆或执行功能。我们将更多地关注与生理、神经心理学和神经肌肉有关的一些内容，以建立对治疗有用的习惯和行为。

### （一）动机

在任何类型的长期治疗中，无论是过敏控制、疼痛管理、肌功能治疗还是物理治疗，患者的动机都至关重要。“动机是指促使一个人朝着特定目标前进的心理力量或能量”（Silva 等，2008）。因此，成功的治疗师必须清楚短期和长期激励患者的因素。

“动机深深植根于自我决定、自我调节和个人自主”（Ryan 和 Deci，2006，2000）。即使是孩子也应该对自己的计划有发言权。动机是促使患者采取健康生活方式（包括尽可能多的鼻呼吸、适当咀嚼健康食物、遵守睡眠卫生规范以保证良好夜间睡眠、全身体育锻炼，以及通过人体工程学和意识来控制和管理姿势）的必要条件。

一旦明确了动机，依赖于调节神经可塑性的各种机制，治疗师就会帮助患者改变其身体行为（无论是姿势、鼻呼吸、咀嚼、吞咽还是休息姿势），原则如后所述（Robbins 等，2008）。

[1] 译者注：原文为牙冠，有误，已更正。

### （二）应用神经可塑性的10项原则

- 用进废退：肌肉被废用，就会失去质量、力量和灵活性。
- 越用越好：比较日常、运动员或繁重工作中的肌肉使用情况。
- 针对性运动：弹钢琴或吹口哨的肌肉。
- 重复很重要：练习国际象棋、拉小提琴或踢踏舞可以提高表现。
- 强度很重要：咀嚼质地柔软与坚硬的食物时肌肉激活程度不同。
- 环境很重要：如果患者处于痛苦、分心或生病状态，治疗可能无效。
- 显著性很重要：人们会对自己重要的事情做出反应，无论是身体上还是情感上。
- 年龄很重要：学习骑车、游泳、咀嚼、阅读或说话越早越好。
- 可转移：母乳喂养有助于建立咀嚼肌功能，鼻呼吸有助于建立正确的颅内静息位。
- 补偿和干扰：可能是任何破坏生长发育的事件，也可能是任何中断功能障碍，从而恢复正常功能的治疗。

就肌功能治疗而言，最终目标是实现新模式功能的泛化和习惯化，如正确的鼻呼吸、静息时正确的唇和舌姿势，以及正确的说话、吞咽、咀嚼和头部姿势。

#### 1. 泛化

泛化是一种空间变化（在这里，在那里，无处不在）。

在治疗中，它代表了内化模式从一种环境转移到另一种环境（如办公室－家），以及从一种食物质地转移到另一种食物质地（如饼干－肉类）。

#### 2. 习惯化

习惯化是一种时间变化（现在、以后、将来）。

在治疗中，当额叶不再参与运动的规划，而由大脑的其他区域如小脑、基底神经节和丘脑接管时，就会发生习惯化。弱刺激或中等强度刺激重复得越多，它被习惯化的速度就越快，然后就变成自动化。没有人会对剧烈的牙痛或巨大的噪声等强刺激习惯化。大脑有忽略重复性刺激的生物学倾向，如交通噪声或静态图像。然而，如果运动（动作）学习在习惯化之前就被中断，那么行为就不会发生或减少。但反过来，如果过去已经进行的运动学习尚未形成习惯（如暑假期间孩子忘记了他们在学校学到的知识），重新学习所需的时间就会减少（Yin 等，2009；Uehara 等，2011；Matlin，2003；Jueptner 等，1997）

我们刚刚讨论的所有神经可塑性原则都适用于人类，也适用于肌功能治疗，以帮助患者消除“有害习惯”，或从长期来看可导致咬合、骨骼生长发育、肌肉活动和TMJ功能永久变化的习惯。

### （三）习惯控制

并不是每个功能/动作都会成为消极习惯。它必须依赖于三个变量。

- 频率：多久一次？每天1～2次，多达5次，5～10次，10次以上。
- 持续时间：持续多久？分钟、小时、天等。
- 强度有多大？使用1～10或1～5来评估强度，1代表较弱的力，5或10代表最大的力量。

偶尔吮吸拇指、咀嚼口香糖或吐舌，持续几秒钟，即使是中等强度也不属于不良习惯，也不会对骨骼和牙齿造成永久性的结构损伤。然而，以更高的强度和频率、更长的持续时间重复这种行为，可能会导致永久性的问题。然而，口腔－鼻腔－面部习惯是一种应对/补偿机制，可能是由以下原因引起的：吐舌可能是咽部气道变窄的结果，拇指吮吸可能刺激腭部和蝶骨的必要运动，咀嚼口香糖可能会减轻压力，增加注意力和专注力，或者嗅闻可能提示鼻腔过敏、有难以清除的黏液。

最后，肌功能治疗在很大程度上依赖于认知，因为大脑能够通过产生新的活动场来创建新的运动记忆，可以通过神经成像检测到（Svensson 等，2003），而且大脑会不断尝试平衡整个身体以适应任何活动，通常仅通过思考就能实现（Yue 和 Cole，1992）。

## 附录 3-1　呼吸语音听觉评估方案及评分（PROPABS）

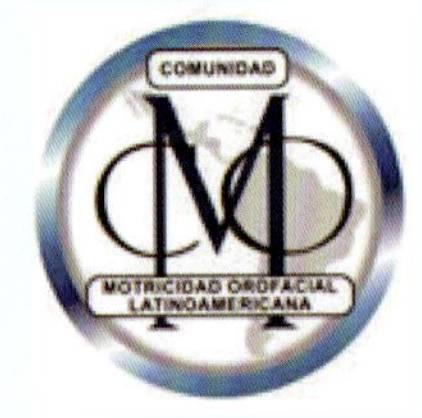


呼吸语音听觉评估方案及评分（**PROPABS**）

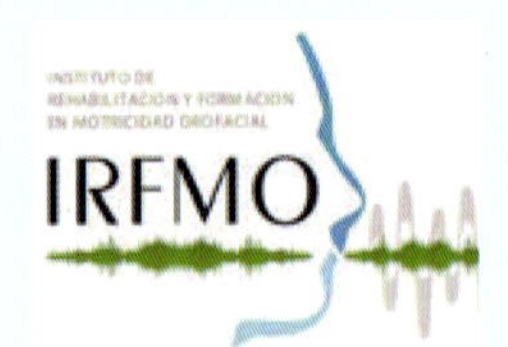


Susanibar F.

1° 日期___/___/___　2° 日期___/___/___　其他___/___/___

| 个人信息 | | |
|---|---|---|
| 姓名 | | |
| 出生日期 | 年龄 | 病史 |
| 教育水平 | 学校 | |
| 职业 | 工作地点 | |
| 祖籍 | | |
| 信息提供者（如果是未成年人） | | |
| 转介者 | | |

### 一、既往史

| 咨询原因：描述患者或信息提供者对呼吸的担忧 |
|---|
| |

### 现病史

| 睡眠信息 | | | | | |
|---|---|---|---|---|---|
| 你什么时候睡觉? | 你什么时候起床? | * 睡眠时间 | | | |
| 你的睡眠时间是否与你的年龄相符，但醒来时却疲惫不堪? | 是 | 有时候 | 经常 | 没有 | 不详 |
| 睡眠是否平静? | 是 | 有时候 | 经常 | 没有 | 不详 |
| 睡眠是否不安稳? | 是 | 有时候 | 经常 | 没有 | 不详 |
| 你是否经常醒来? | 是 | 有时候 | 经常 | 没有 | 不详 |
| 你打鼾吗? | 是 | 有时候 | 经常 | 没有 | 不详 |
| 你会张着嘴睡觉吗? | 是 | 有时候 | 经常 | 没有 | 不详 |
| 是否流口水? | 是 | 有时候 | 经常 | 没有 | 不详 |
| 你醒来时口干舌燥吗? | 是 | 有时候 | 经常 | 没有 | 不详 |
| 你醒来时口渴吗? | 是 | 有时候 | 经常 | 没有 | 不详 |

其他困难：________________________________

| 有关呼吸健康的信息 | | | | | |
|---|---|---|---|---|---|
| * 你经常感冒吗? | 是 | 多频繁 | | 没有 | 不详 |
| 扁桃体炎还是腺样体炎? | 是 | 有时候 | 经常 | 没有 | 不详 |
| 鼻塞? | 是 | 有时候 | 经常 | 没有 | 不详 |
| 口臭? | 是 | 有时候 | 经常 | 没有 | 不详 |
| 过敏? | 是 | 有时候 | 经常 | 没有 | 不详 |
| 鼻炎? | 是 | 有时候 | 经常 | 没有 | 不详 |
| 鼻窦炎? | 是 | 有时候 | 经常 | 没有 | 不详 |
| 支气管炎? | 是 | 有时候 | 经常 | 没有 | 不详 |
| 肺炎? | 是 | 有时候 | 经常 | 没有 | 不详 |

其他困难：________________________________

________________________________

| 关于白天常见情况的信息 | | | | | |
|---|---|---|---|---|---|
| 嗜睡 / 困倦？ | 是 | 有时候 | 经常 | 没有 | 不详 |
| 你是否一直张着嘴？ | 是 | 有时候 | 经常 | 没有 | 不详 |
| 嘴唇干燥或干裂？ | 是 | 有时候 | 经常 | 没有 | 不详 |
| 呼吸急促或嘈杂？ | 是 | 有时候 | 经常 | 没有 | 不详 |
| 鼻子发痒？ | 是 | 有时候 | 经常 | 没有 | 不详 |
| 经常擤鼻涕？ | 是 | 有时候 | 经常 | 没有 | 不详 |
| 白天疲劳？ | 是 | 有时候 | 经常 | 没有 | 不详 |
| 黑眼圈？ | 是 | 有时候 | 经常 | 没有 | 不详 |

其他困难：

如果有年幼儿童，要询问

| 口腔习惯 | | | |
|---|---|---|---|
| 吸吮手指 | 多长时间 | 频率 | 没有 |
| | 持续时间 | 强度 | |
| 吸吮奶嘴 | 多长时间 | 频率 | 没有 |
| | 持续时间 | 强度 | |

其他困难：

| 先前进行的评估和（或）治疗 | | | | | |
|---|---|---|---|---|---|
| 肌功能治疗 | 是 | 什么时间 | 为什么 | 诊断 | 没有 |
| | | 多长时间 | 治疗类型： | | |
| 耳鼻咽喉科治疗 | 是 | 什么时间： | 为什么 | 诊断 | 没有 |
| | | 多长时间 | 治疗类型： | | |
| 过敏治疗 | 是 | 什么时间 | 为什么 | 诊断 | 没有 |
| | | 多长时间 | 治疗类型： | | |
| 顺势疗法 | 是 | 什么时间 | 为什么 | 诊断 | 没有 |
| | | 多长时间 | 治疗类型： | | |
| 其他 | | | | | |

## 二、临床检查

| （一）身体姿势 | | | | | | | |
|---|---|---|---|---|---|---|---|
| 1. 正视图 | | | | | | | |
| • 头 | 合适 | 倾斜 | 右 | 左 | 倾斜 | 右 | 左 |
| • 肩部 | 同高 | | | | 升高 | 右 | 左 |
| 2. 后视图 | | | | | | | |
| • 头 | 合适 | 倾斜 | 右 | 左 | 倾斜 | 右 | 左 |
| • 肩部 | 同高 | | | | 升高 | 右 | 左 |
| 3. 侧视图（矢状面） | | | | | | | |
| • 头部姿势 | 合适 | 前倾姿势 | | | 后退姿势 | | |
| • 肩部姿势 | 合适 | 向前 | | | 向后 | | |
| • 胸椎后凸 | 合适 | 凸出 | | | | | |
| • 腰椎前凸 | 合适 | 凸出 | | | | | |

| （二）口腔形态评估（最佳结果0，最差结果62） | | | | |
|---|---|---|---|---|
| 1. 面诊或口外检查（最佳结果0，最差结果51） | | | | |
| （1）脸型（最佳结果0，最差结果3） | | | | |
| 垂直面 | 面部三分法测量 | 上 （mm） | 中 （mm） | 下 （mm） |
| | 生长趋势 | 短脸型（0） | 中等脸型（0） | 长脸型（2） |
| 矢状面 | 侧貌 | Ⅰ类面型（0） | Ⅱ类面型（1） | Ⅲ类面型（1） |

评论：________________________________________

________________________________________

| （2）眼眶区（最佳结果0，最差结果3） | | | | |
|---|---|---|---|---|
| ◆ 方面 | | | | |
| 外观 | 清醒（0） | | 困倦（1） | |
| 黑眼圈 | 没有（0） | 有 | 轻（1） | 重（2） |

评论：________________________________________

________________________________________

| （3）鼻部区域（最佳结果0，最差结果9） | | | | | |
|---|---|---|---|---|---|
| ◆ 鼻 | | | | | |
| 尺寸 | 适当，相对于脸部 | 较小，相对于脸部 | | 较大，相对于脸部 | |
| * 外观 | 合适（0） | 有瘢痕（1） | 变形（2） | | 其他（2） |
| | | 描述 | | | |
| * 鼻中隔 | 合适（0） | 可能偏斜（1） | 右 | | 左 |
| 鼻孔 | 对称性 | 是（0） | 不是（2） | 右侧大一些 | 左侧大一些 |
| | 形状 | 发育正常（0） | | 过窄（2） | |
| 鼻唇角 | 直角：90°（0） | 锐角：<90°（1） | | 钝角：>90°（2） | |

* 主要观察鼻孔的外观
* 正面观察，位于患者身后，沿头尾方向观察

评论：________________________________________

________________________________________

| （4）口腔区（最佳结果0，最差结果36） | | | | | | |
|---|---|---|---|---|---|---|
| ◆ 嘴唇（最佳结果0，最差结果23） | | | | | | |
| 习惯性姿势 | | 闭合（0） | | 闭合，有唇齿接触 | | （1） |
| | | 有时打开有时关闭（1） | | 半张（2） | 张开 | （3） |
| 颜色 | | 饱满（0） | | 苍白（1） | | |
| 上唇 | 朱红色 | 厚度 | 适中（0） | 增厚（0） | 薄 | （1） |
| | | 外观 | 适中（0） | 干燥（1） | 皲裂 | （2） |
| | 覆盖上切牙 | | 全覆盖（0） | 2/3（1） | 1/2（2） 无覆盖 | （3） |
| | 高度 | 适中（0） | | 短（1） | 测量单位：mm | |
| 下唇 | 朱红色 | 厚度 | 适中（0） | 增厚（0） | 薄 | （1） |
| | | 外观 | 适中（0） | 干燥（1） | 皲裂 | （2） |
| | | 有外翻 | 轻度（1） | 中度（2） | 重度 | （3） |
| | 高度 | 适中（0） | 短（1） | 测量单位：mm | | |
| 张力 | 足够（0） | 减弱（3） | | | | |
| ◆ 颏肌（最佳结果0，最差结果10） | | | | | | |
| 功能性 | 正常的功能（0） | 功能减退（1） | 功能亢进（说明原因） | 唇部闭合不全（嘴唇张开）<br>上唇无法不覆盖上颌牙齿<br>上下颌骨不调<br>面下1/3高度增加 | | （1）<br>（2）<br>（3）<br>（4） |
| ◆ 下颌骨（最佳结果0，最差结果3） | | | | | | |
| 习惯性下颌姿势 | 抬高（闭口）（0） | 下降（张口）（2） | 偏斜（1） | 右 | 左 | |

评论：________________________________________

________________________________________

| 2. 口腔或口内探查（最佳结果 0，最差结果 11） | | | |
|---|---|---|---|
| （1）经 SAMSOOM&YOUNG 修改的 MALLAMPATI 评分（最佳结果 0，最差结果 3） | | | |
| Ⅰ类（0） | Ⅱ类（1） | Ⅲ类（2） | Ⅳ类（3） |

| （2）腭扁桃体（最佳结果 0，最差结果 5） | | | | | |
|---|---|---|---|---|---|
| 存在 | 是 | | 没有 | | |
| Brodsky 尺寸 | 等级 0（0） | Ⅰ级（1） | Ⅱ级（2） | Ⅲ级（3） | Ⅳ级（4） |
| 颜色 | 适中（0） | 充血（红色）（1） | | 右 | 左 |

| （3）硬腭（最佳结果 0，最差结果 3） | | | |
|---|---|---|---|
| 宽度 | 适当（0） | 窄（1） | |
| 高度 | 适当（0） | 高（1） | 尖拱形（2） |

评论：________________________________________

________________________________________

| （三）功能评估（最佳结果 0，最差结果 17） | | | |
|---|---|---|---|
| 1. 呼吸（最佳结果 0，最差结果 15） | | | |
| （1）* 呼吸模式（最佳结果 0，最差结果 13） | | | |
| 主观检查（最佳结果 0，最差结果 3） | | | |
| * 感知呼吸时空气流入的听觉特征：静音或有噪声 | | | |
| 形式 | 鼻腔（0） | 口鼻（1） | 口腔（2） |

评论：________________________________________

________________________________________

| 半客观检查：<br>由 SUSANIBAR 改编的用口鼻板进行的鼻呼吸通透性测试 |
|---|

1° 日期

*2° 日期

| 第一项小测试：鼻腔未消毒，口腔未闭合（最佳结果 0，最差结果 4） | | | | |
|---|---|---|---|---|
| 鼻呼气量记录 | 对称（0） | 右侧较大（1） | 左侧较大（1） | 无流出（2） |
| 口腔呼气量记录 | 没有流出（0） | | 有流出 | （2） |
| 第二项小测试：鼻腔未消毒，口腔关闭（最佳结果 0，最差结果 1） | | | | |
| 鼻腔呼气记录 | 对称（0） | 右侧较大（1） | 左侧较大 | （1） |
| 第三项小测验：鼻腔未消毒，口腔开放（最佳结果 0，最差结果 4） | | | | |
| 鼻呼气量记录 | 对称（0） | 右侧较大（1） | 左侧较大（1） | 无流出（2） |
| 口腔呼气量记录 | 没有流出（0） | | 有流出 | （2） |
| 第四项小测验：鼻腔消毒，口腔封闭（最佳结果 0，最差结果 1） | | | | |
| 鼻腔呼气记录 | 对称（0） | 右侧较大（1） | 左侧较大 | （1） |

* 仅对成人进行测试时，必须分两次进行，以避免因鼻腔周期而产生错误数据

| 3.1.2* 呼吸类型（最佳结果 0，最差结果 2） | | | | |
|---|---|---|---|---|
| 在整个检查过程中感知呼吸运动，如在安静呼吸或安静说话时的腹部、胸部和肩胛带运动 | | | | |
| 中胸式（0） | 低腹式（0） | 肋膈式（0） | 高锁骨式（1） | 倒置（2） |

* 在安静吸气时，观察肋骨、腹部和肩部的扩张运动：中胸式和低腹式的类型在成年人中很典型；低腹式是儿童的典型特征；肋膈式是嗓音专业人员的典型特征；高锁骨式呼吸对任何个体都不合适

评论：________________________________________

________________________________________

| （四）声音（最佳结果 0，最差结果 2） | | | |
|---|---|---|---|
| 共鸣质量 | 充足（0） | 鼻音过重（1） | 鼻音过轻（2） |

## 结果分析

| 个人信息 | | |
|---|---|---|
| 姓名 | | |
| 出生日期 | 年龄 | 病史 |

| 得分总计 | | | |
|---|---|---|---|
| 评估特征 | 评估得分 | | |
| | 日期 | | |
| | 1° | 2° | |
| 1. 口腔颌面部形态评估（最佳结果 0，最差结果 62） | | | |
| 面部或口腔外探查（最佳结果 0，最差结果 51） | | | |
| 脸型（最佳结果 0，最差结果 3） | | | |
| 垂直向（最佳结果 0，最差结果 2） | | | |
| 矢状向（最佳结果 0，最差结果 1） | | | |
| 眼眶 – 眼睛（最佳结果 0，最差结果 3） | | | |
| 外观（最佳结果 0，最差结果 3） | | | |
| 鼻部区域（最佳结果 0，最差结果 9） | | | |
| 外观（最佳结果 0，最差结果 2） | | | |
| 鼻中隔（最佳结果 0，最差结果 1） | | | |
| 鼻孔（最佳结果 0，最差结果 4） | | | |
| 鼻唇角（最佳结果 0，最差结果 2） | | | |
| 口腔区域（最佳结果 0，最差结果 36） | | | |
| 嘴唇（最佳结果 0，最差结果 23） | | | |
| 颏肌（最佳结果 0，最差结果 10） | | | |
| 下颌骨（最佳结果 0，最差结果 3） | | | |
| 口内探查（最佳结果 0，最差结果 11） | | | |
| Mallampati 评分（最佳结果 0，最差结果 3） | | | |
| 腭扁桃体（最佳结果 0，最差结果 5） | | | |
| 上腭（最佳结果 0，最差结果 3） | | | |
| 评估结构的总计：充足（0～12） | | | |
| 评估结构的总计：轻度改变（13～29） | | | |
| 评估结构的总计：中度改变（30～46） | | | |
| 评估结构的总计：严重改变（47～62） | | | |

| 2. 功能评估（最佳结果 0，最差结果 17） | | | |
|---|---|---|---|
| 呼吸（最佳结果 0，最差结果 15） | | | |
| 呼吸模式（最佳结果 0，最差结果 13） | | | |
| 主观检查（最佳结果 0，最差结果 3） | | | |
| 用口鼻板进行半客观检查（由 SUSANIBAR 改编）（所有测试的最佳结果 0，最差结果 10） | | | |
| 呼吸模式总计：鼻腔呼吸（0～4） | | | |
| 呼吸模式总计：口鼻呼吸 轻微（5～7） | | | |
| 呼吸模式总计：口鼻呼吸 中度（8～11） | | | |
| 呼吸模式总计：口腔呼吸 严重（12～13） | | | |
| 呼吸类型（最佳结果 0，最差结果 2） | | | |
| 声音（最佳结果 0，最差结果 2） | | | |
| 共振质量（最佳结果 0，最差结果 2） | | | |

<table>
<tr><th colspan="7">补充性检查</th></tr>
<tr><td colspan="7">图片</td></tr>
<tr><td>身体</td><td colspan="3">正面图</td><td colspan="3">侧面图</td></tr>
<tr><td rowspan="2">面部</td><td rowspan="2">正面观</td><td colspan="5">习惯性姿势</td></tr>
<tr><td colspan="5">嘴唇闭合</td></tr>
<tr><td rowspan="2">面下 1/3</td><td rowspan="2">正面观</td><td colspan="2">习惯性姿势</td><td rowspan="2" colspan="2">面部侧面</td><td>右侧</td></tr>
<tr><td colspan="2">嘴唇闭合</td><td>左侧</td></tr>
<tr><td>嘴唇</td><td colspan="2">外观</td><td colspan="2">习惯性姿势</td><td colspan="2">唇系带</td></tr>
<tr><td>鼻</td><td colspan="2">外观</td><td colspan="2">鼻孔</td><td colspan="2">鼻唇角</td></tr>
<tr><td colspan="7">其他</td></tr>
<tr><td colspan="7">记录</td></tr>
<tr><td colspan="7">发音</td></tr>
</table>

**结论和护理计划**

<table>
<tr><td colspan="4">语音听觉诊断缺陷</td></tr>
<tr><td rowspan="4" colspan="2">指出呼吸模式改变的可能来源</td><td colspan="2">解剖学</td></tr>
<tr><td colspan="2">炎症</td></tr>
<tr><td colspan="2">传染性</td></tr>
<tr><td colspan="2">习惯</td></tr>
<tr><td colspan="4"></td></tr>
<tr><td colspan="4">预后</td></tr>
<tr><td colspan="4">患者转诊</td></tr>
<tr><td>耳鼻咽喉科医生</td><td colspan="2">过敏症专科医师</td><td>理疗师</td></tr>
<tr><td>正畸医生</td><td colspan="2">神经学家</td><td>心理学家</td></tr>
<tr><td colspan="4">其他</td></tr>
<tr><td colspan="4">建议的干预频率</td></tr>
<tr><td colspan="4">建议</td></tr>
</table>

评估员签字____________

# 第4章 肌功能治疗训练
# Myofunctional Therapy Exercises

## 目 标

研究了错𬌗畸形的分类和诊断后，本章将讨论错𬌗畸形的治疗，评估肌功能治疗在改善神经肌肉协调方面的效果。为了明确地理解该方法的原理，本章将一步一步地阐明如何通过肌功能训练纠正异常吞咽。

## 关 键 概 念

- 言语治疗
- 肌功能治疗训练

肌功能和言语治疗一直是许多学术讨论的主题，既有关于口咽部肌肉功能在面部正常形态形成中的作用，也有关于这些治疗效果的不一致，尤其是在用于改变骨骼参数方面。

然而，在理解这个问题时，应考虑到个体之间在机械和肌肉反应方面存在的生物差异性。这就是为什么在使用特定设备、依赖患者依从性来正确地进行指定训练时，通常很难将治疗技术标准化。基于这些，肌功能和言语治疗的首要目标是改善神经肌肉间的协调，这本身是一个积极的事件，也有助于正畸治疗，即使后者使用的是活动或固定矫治器。例如，颌面外科手术前后对患者进行肌功能治疗，可以在功能愈合和长期稳定性方面取得更好的效果。

## 一、生理静息位

虽然肌功能治疗侧重于去除口腔习惯和治疗异常吞咽，但重要的是要首先确立舌、唇和下颌的静息位。口腔具有基于负压原理的解剖和生理学内在休息机制，这在其他系统（如呼吸、吞咽、心跳等）也很常见。唇闭合时，为口内负压区的形成创造了合适的环境，负压环境与下颌位置协同，促成了舌姿势位的第二个关键机制：舌与上腭的黏附。硬腭和舌接触形成一个小负压空间，类似于吸盘，允许舌在静息时被动支撑，保持唇生理性闭合和下颌中立位置。人在休息或进行步行、上楼、伏案工作等轻度活动时，稳定的口内静息位可以维持理想的下颌位置、上下牙间的息止间隙和正确的鼻呼吸。生理情况下，吞咽时舌与硬腭的接触产生负压。治疗中，让患者有意识地保持这种位置，直到成为一种自发性行为。口腔后部，软腭与舌的黏附维持口内负压，有利于鼻呼吸（Engelke、Jung 和 Knösel，2011）。这种负压系统能有效平衡施加在下颌骨上的重力，使气道扩张肌在睡眠期间发挥生理功能。正确的静息位以生理性鼻呼吸为前提：无声、平静、缓慢且不费力。

实现舒适且稳定的口面部位置应该是肌功能治疗的首要目标，因为静息位既是吞咽也是说话时的起始位置。正如 Gick 等（2016 年）通过使用腭位仪所阐述的那样，说话时，舌的侧背部与磨牙和上腭保持持续轻微而安全的接触。重建正常舌和唇静息位的治疗方法依赖于神经可塑性的原理，需要频繁重复新的行为以增加新行为时间，并且需要自我意愿和动力，直到新的行为（正确的静息位）建立起来，成为新的“默认模式”。

## 二、肌功能治疗原理

肌功能治疗是指使用一系列的治疗装置（正畸矫治器），进行旨在消除异常运动模式并建立新的神经肌肉模式（记忆痕迹）的训练。

被动肌功能治疗旨在通过设计用于阻止或定位吞咽时舌位的装置来改变舌的行为和口腔颌面部肌肉的压力。主动肌功能治疗包括一系列加强肌张力（唇、舌、咀嚼肌）的训练，获得生理性无意识自主吞咽行为为（图 4–1）。

唇和舌是人体单位神经感觉运动投射密度最高的两个结构（图 3–2）。它们在进行呼吸（白天和夜间）、咀嚼、吞咽或说话等不同功能运动中，表现有所不同。它们间相互作用的有或无会引发功能的正常与异常，因此口腔运动治疗（oral motor treatment，OMT）训练的基本原理是利用唇和舌的力量，改善它们相互间、它们与其他口面部和鼻咽部结构间的协调性。虽然减轻或消除功能障碍的症状很重要，但如果不确定其原因，治疗效果（如果有）将是暂时的。了解代偿行为与不再发挥作用的习惯间的差异，也会对治疗产生影响。

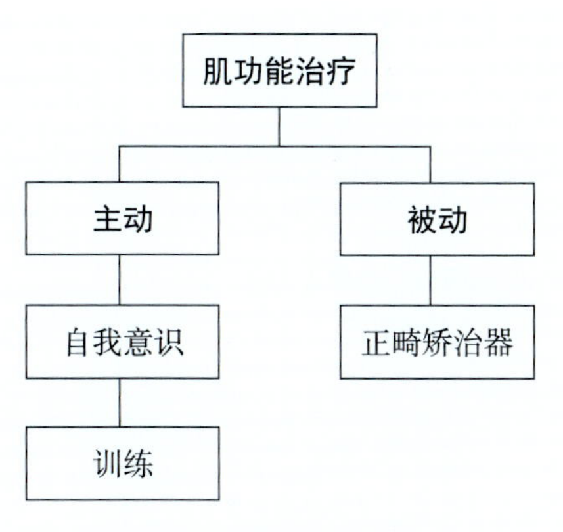


▲ 图 4–1　肌功能治疗手段

哪些患者需要肌功能或言语治疗？综上所述，可以说所有错𬌗畸形患者都需要，正如人们会从更多的健身活动中受益。偏好软食和口呼吸是指导治疗师进行必要的神经肌肉刺激训练的指标，可以使用图 4–2 所示的概述进行评估。

患者的意愿及其家庭的支持是肌功能治疗成功的基本条件，也是不可或缺的先决条件。特别是在最初的几周内，患者必须付出相当大的努力，以正常生理行为取代不正常但舒适的习惯（如异常吞咽）。为获得良好的合作，临床医生必须能够用简单的语言解释正常和异常吞咽（或呼吸、咀嚼）间的差异，强调功能障碍随时间推移的影响和后果，以此向患者传达信息并使患者相信治疗结果是积极有效的（图 4–3）。临床医生需要详细说明要实现的目标，提供大量的机会进行正常功能的训练，并为患者营造乐于参与的支持环境。

### （一）咀嚼

婴儿的母乳喂养是颅面生长发育和口面部机能发展的理想训练，而咀嚼是儿童和成人正确吞咽的先决条件。通常，吞咽障碍与咀嚼效率低下直接相关。患者进食的食物种类和进食方式必须成为诊断和治疗的一部分。液体[1]摄入有不同的生理机制，因为液体在重力作用下落入食管，而食物需要经过切割、碾碎和唾液混合后才能进入食管。缺乏咀嚼会导致口面部肌张力丧失，随后导致骨骼结构重塑的丧失。

可以使用食物本身作为治疗工具，我们以此来阐明治疗中的咀嚼机制。从薄脆饼干或普通饼干等易于与唾液混合的食物开始，逐渐引入质地越来越复杂的食物，如米饭、意大利面、蒸蔬菜和一些水果。这些食物需要更多的咀嚼才能形成更黏稠但仍呈糊状的团块。然后，引入质地更硬

[1] 译者注：以及食物。

患者姓名：____________________ 年龄：______ 日期 ______/______/______

**家族史**

父母和（或）兄弟姐妹的口腔颌面部畸形　是□　否□
错殆畸形相似度　是□　否□

个人病史

出生　自然分娩□　剖宫产　□　早产　□
窒息和（或）新生儿黄疸　是□　否□
新生儿喂养方式　母乳喂养□　人工喂养□　混合喂养□
喂养困难　是□　否□　说明____________
断奶困难　是□　否□
目前饮食习惯　____________________
牙齿发育　正常□　早期□　晚期□
习惯　是□　持续到什么年龄？　否□　说明____________
呼吸道过敏　是□　否□
腺样体扁桃体切除术　是□　年龄　否□
其他疾病　____________________

**临床检查**

咬合　深覆殆　□　反殆　□（前牙区□/后牙区□）
开殆　□（上前牙区□/后牙区□）对刃殆　□
深覆殆　□
分类　Ⅰ□　Ⅱ□　Ⅲ□
缩窄　是□　否□
横向缩窄　是□　否□
不对称　是□　否□
畸形　是□　否□
磨牙症　是□　否□
习惯性牙关紧闭　是□　否□
习惯性磨牙　是□　否□
颞下颌关节弹响　是□　否□
呼吸　鼻腔□　口腔□　混合□
异常吞咽　是□　否□　伴吐舌：前面□/侧面□
嘴唇　功能正常□　闭合不全□　下唇位置□
颏肌收缩　是□　否□
吮指　是□　否□
系带
舌系带　短□　正常□　肥厚□
上唇系带　短□　正常□　肥厚□

▲ 图 4-2　临床体征收集方案

**姿势检查**

☐ 正常
☐ 脊柱后凸
☐ 脊柱前凸

正常 a=b　　脊柱后凸 c=a-b　　脊柱前凸 c=b-a

**语音筛查**

语音失真
/s/（如 soap）→ 齿间音如 /th/（清辅音，如 think）→ thoap
/z/（如 zebra）→ 齿间音如 /th/（浊辅音，如 this）→ thebra
/n/（如 nose）→ de-nasalized → dose
/r/（如 rose）→ 浊音化→ wose

易发错音：
/l/ 如 lime → 齿间音
/p/（如 post）和 /b/（如 baby）→ 爆破音，上牙夹住下唇

额外能感受到的语音失真（圈出所有适用选项）
/f/ /v/ /th/（清辅音，如 think）/th/（浊辅音，如 this）
/t/ /d/ /m/
/sh/（如 shoe）/ch/（如 chop）/gh/（如 joy）
/k/ /g/
元音

**所需检查**

☐ 全景片　　☐ 头颅侧位片　　☐ 头颅正位片　　☐ 左侧 X 线片

☐ 踏板：数值________________
☐ 肌电图：数值________________
☐ 口轮匝肌收缩：________________

| | | | |
|---|---|---|---|
| ☐ 手动测力计测量 | 病理值 | 是 ☐ | 否 ☐ |
| ☐ IOPI 测量 | 病理值 | 是 ☐ | 否 ☐ |
| ☐ 其他指定检查 | 病理值 | 是 ☐ | 否 ☐ |

▲ 图 4-2（续）　临床体征收集方案

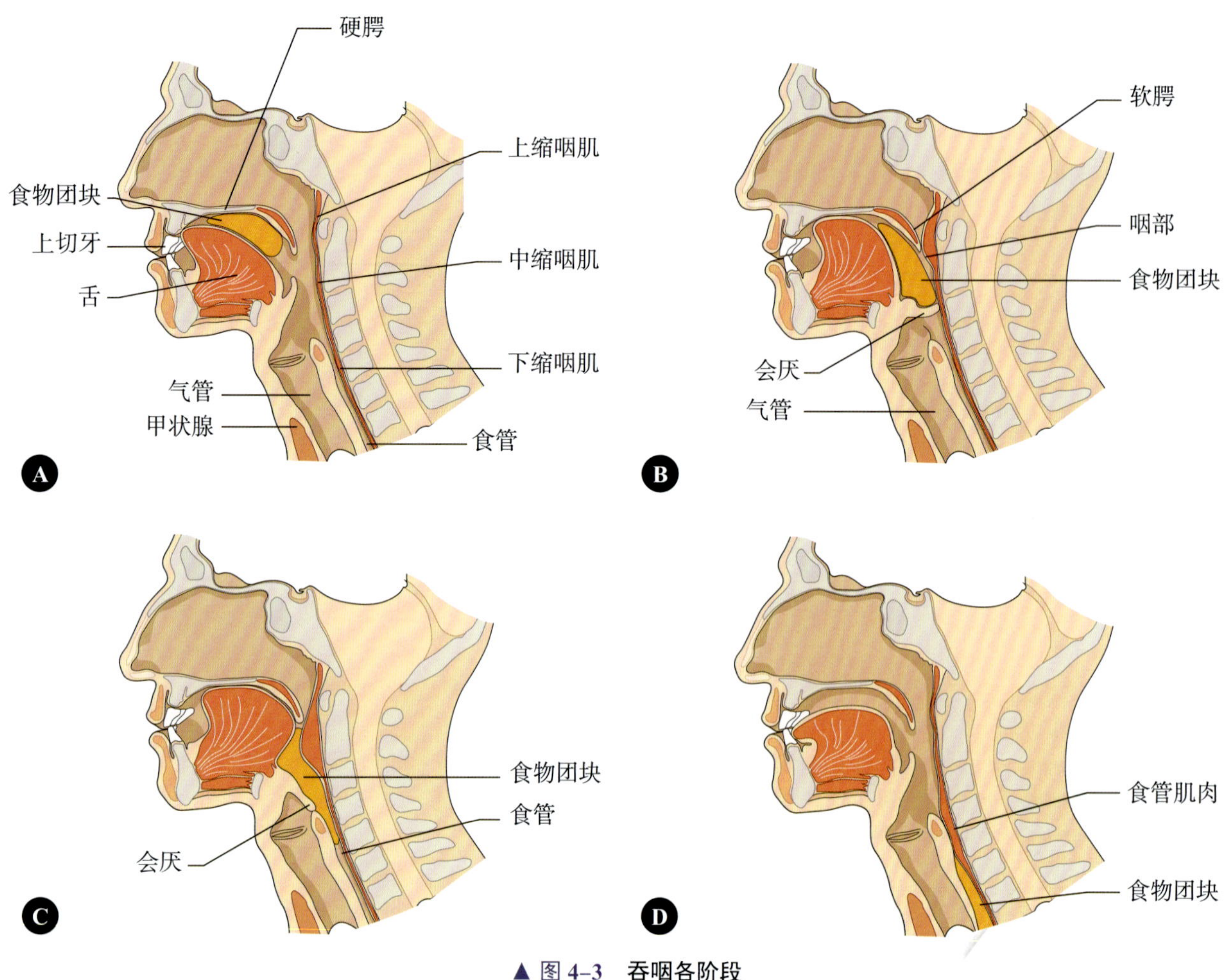


▲ 图 4-3 吞咽各阶段

A. 口腔阶段，舌从切牙乳头后开始压迫硬腭，食物团块被舌从前向后的波浪式动作推向口腔后部并进入咽部；B. 咽部吞咽阶段始于气道保护机制，如抬起软腭隔离鼻腔、关闭声带隔离下气道、提升喉部同时打开食管上括约肌；C. 舌的蠕动将食团挤压到会厌上，既保护气道，又促进食物团块进入食管；D. 当食物团进入食管时，声带和鼻道再次打开，食物团块通过蠕动移向胃部

或更复杂的食物，如生蔬菜、果皮较软的水果和一些肉类，在吞咽前它们需要进行更充分的口内处理、唾液分泌和咀嚼（图 4-4）。最后，引入坚果、种子、纤维果蔬、较硬的果皮和牛肉，因为它们在吞咽前需要最充分的口内处理、有力的咀嚼和精细研磨（粉碎）。显然，咀嚼这类食物需要有良好的牙齿咬合、健康的颞下颌关节、正常的姿势位、充足的唾液分泌和鼻呼吸。

在无法咀嚼食物的情况下（如严重的吞咽困难，严重的口干综合征，牙齿错殆或管饲），已有证据显示模拟咀嚼（或虚假咀嚼）有助于改善胃动力，并激活咬肌和颞肌。可以使用硅薄片或管、MyoMunchee（一种小型硅胶咀嚼装置）或口香糖模拟咀嚼（图 4-5）（Kimura 等，2006；Lunding 等，2008）。

### （二）吞咽

吞咽机制是通过一系列受控肌肉的收缩，在保护呼吸道的同时将食物、液体或唾液推进消化道。

在生命的不同时期，吞咽机制会发生变化，并经历不同的阶段。从宫内生命中已经存在的胎儿吞咽，到新生儿和婴儿出生后最初几个月所特有的婴儿式吞咽。而重要变化是混合式吞咽，它代表着一个成熟阶段，从儿童吞咽向成人吞咽的过渡。这种转变是由多种因素促成的：牙齿萌出、断奶、获得直立的头部姿势和正确的鼻呼吸。然

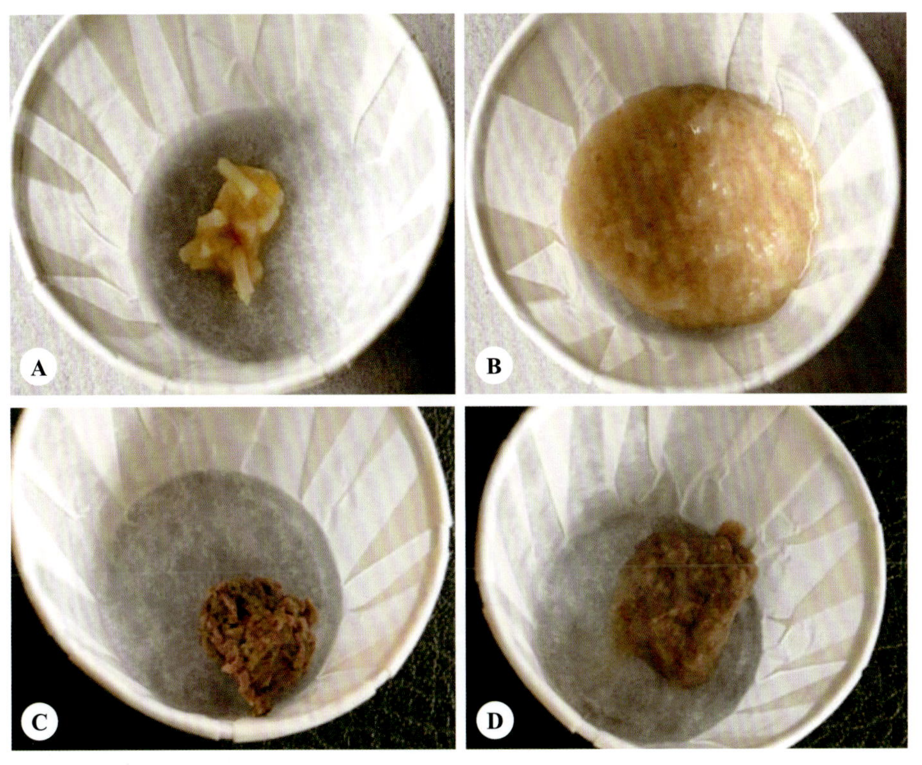


◀ 图 4-4　意大利面（A 和 B）和肉（C 和 D）：错误（A 和 C）和正确（B 和 D）的咀嚼

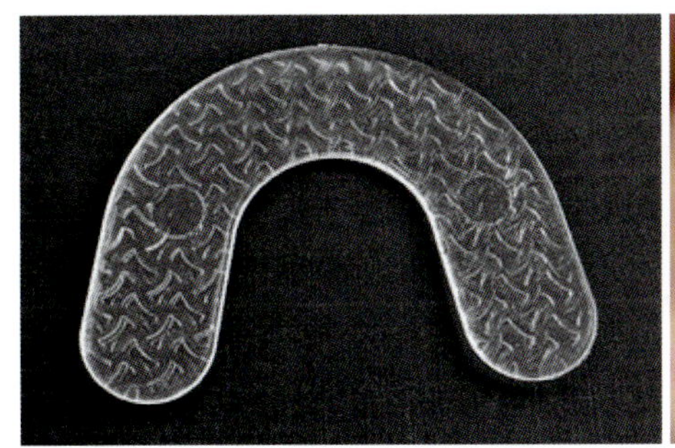
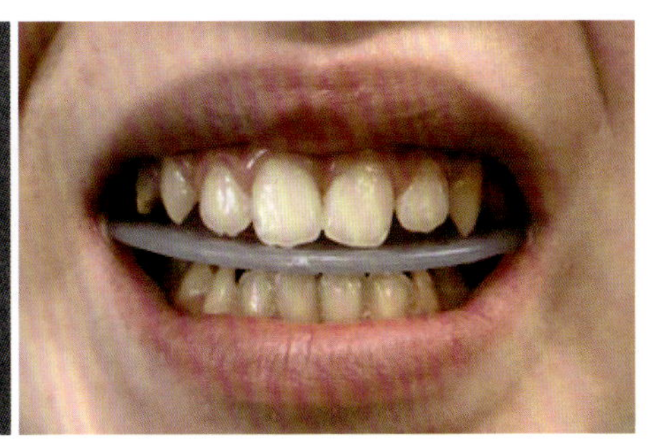

◀ 图 4-5　硅胶片

而，这种转变在某些个体中并未发生，即使在成年也保持着异常吞咽。异常吞咽加上舌静息低位，导致一系列牙齿和骨骼的改变，几乎所有这样的病例都需要进行一些治疗。

## （三）言语

多项研究探讨了肌功能治疗在言语方面的应用（Ray，2001，2002，2003，2006），除失语症外，几乎所有发音错误都可以从 OMT 中有不同程度的获益。尽管非言语口腔训练（non-speech oral motor exercises，NSOME）或非言语口腔运动治疗（non-speech oral motor treatments，NSOMT）的概念仍存在争议，但将 OMT 应用于言语治疗的理论基础是，言语是生理需求金字塔的顶端，呼吸是生理需求金字塔的基础。在呼吸的基本需求之上，是吮吸（婴儿时期）和吞咽，然后是咀嚼，之后才是言语。言语对于社交是至关重要的，但在生理上与身体无关。因此，在针对言语问题之前，需要先解决其他功能，尤其是鼻呼吸（白天和夜间），口呼吸会导致所有其他影响言语的口腔功能发生剧烈变化并逐渐适应。

# 第5章 家庭自主肌功能治疗和日志

## Home-based Myofunctional Therapy and Diary

**目 标**

为了促进并最大限度地提高肌功能治疗的效果，我们会用到一些特定的工具。在本章中，我们将提出并讲解一些治疗性训练，同时介绍相关家庭作业的日志。

**关键概念**

- 患者配合
- 训练说明
- 肌功能训练治疗日志

主动肌功能治疗包括舌位的重塑（图5–1），口面肌功能失调的再平衡及呼吸变化和相关习惯的纠正。这是一系列基于神经可塑性原理的功能重塑训练，涉及呼吸、咀嚼和吞咽。在肌功能治疗中，当新矫正的功能没有经过足够时间的重复而形成习惯、功能障碍和不良习惯的根源没有得到妥善解决、治疗没有被纳入多学科治疗计划中、患者缺乏动力或由于疾病、休假或家庭问题而中断治疗的次数过多时，都可能会复发。

为了成功达成治疗目标并消除复发的风险，治疗师和患者（及家属）之间的良好互动是非常必要的。此外，还需要对所有的肌功能训练进行文字及视频描述，以确保患者在家里或日常生活中，在无监督的情况下能够准确地重复这些训练。有必要在治疗师的诊所中让患者正确演示所有的训练。如果这些训练对于患者来说过于困难，则需要对其进行简化，直到患者能够成功重复为止。神经可塑性和学习的原理告诉我们，关键是不要让患者有机会练习错误的功能或动作，否则我们可能会产生额外的功能障碍。这就是视频和家庭日志非常有用的原因。

## 一、训练工具

本书中有一份针对治疗师的指南，通过文字和照片对训练进行了说明，有部分治疗师直接演示训练的视频录像，并附有两本适用于年幼患者的日志。治疗师方案卡上列有所有训练的两种名

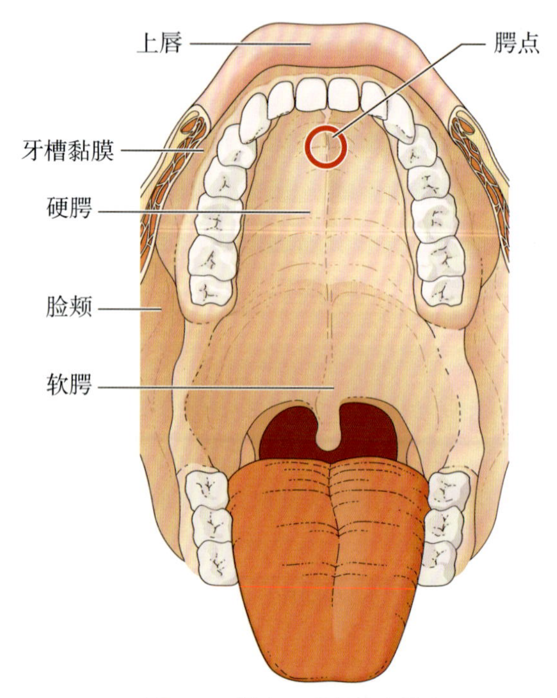


▲ 图5–1 腭点：舌尖的支撑点

称（一个适用于儿童，另一个适用于青少年或成人），以便治疗师更容易地在日志中找到正确的对应性的练习。

为了获得儿童最佳配合意愿，我们想到了编撰两本家庭版训练日志。其中一本是关于陆栖生物的，用于吞咽和呼吸重塑；另一本是关于水生动物的，用于舌系带短缩的情况，可以在手术前后或替代手术使用。我们的经验提示，将训练与一种已知的动物联系起来后，治疗会变得更加有趣，配合程度会更高：患儿更容易进行训练，使其变成了一种游戏，而不是一件苦差事。

## 二、口鼻功能重塑

由于呼吸是身体最重要的功能，肌功能治疗始于促进鼻腔通畅、恢复及维持鼻呼吸，必要时经耳鼻咽喉科医生评估和治疗后进行。接下来是恢复和保持口面部肌肉组织的张力、力量和精确性，为正常咀嚼和吞咽做好准备。该系列的训练有 7 个目标，如下所述。

### 第一个目标：促进鼻呼吸而不是口呼吸（农场动物）

鼻部卫生不容忽视，非常重要。呼吸练习要聚焦于鼻吸气和呼气，可以使用一个鼻孔或两个鼻孔；用力或缓慢进行。其目的是刺激来自鼻部区域的反射，训练鼻部周围肌肉和鼻孔扩张肌，这些肌肉可能在这些患者中是低张力的。

每项练习都有双重标题：一个针对儿童（参考动物世界），另一个针对青少年和成人。

**练习 5-1：马喷鼻吸 / 愤怒的公牛**

经鼻深吸气，尽可能扩张鼻孔；然后缓慢呼气。

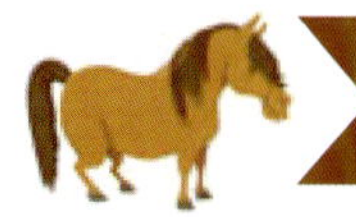

经鼻深吸气 → 尽量扩张鼻孔 → 缓慢呼气

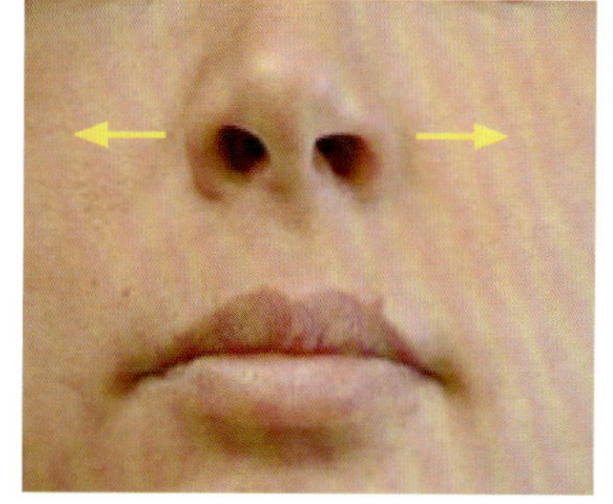

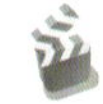

**练习 5-2：小鸭子和跷跷板 / 鼻对鼻**

将示指放在前额，用同一只手的拇指堵住一个鼻孔。用没有被堵住的另一个鼻孔吸气，然后移动拇指堵住旁边的鼻孔，用没有被堵住的鼻孔呼气。

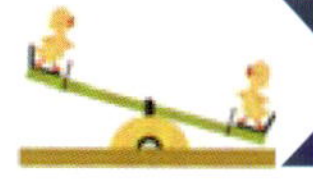

用拇指堵住一个鼻孔 → 用没有被堵住的另一个鼻孔吸气 → 堵住另一个鼻孔，经通畅的鼻孔呼气

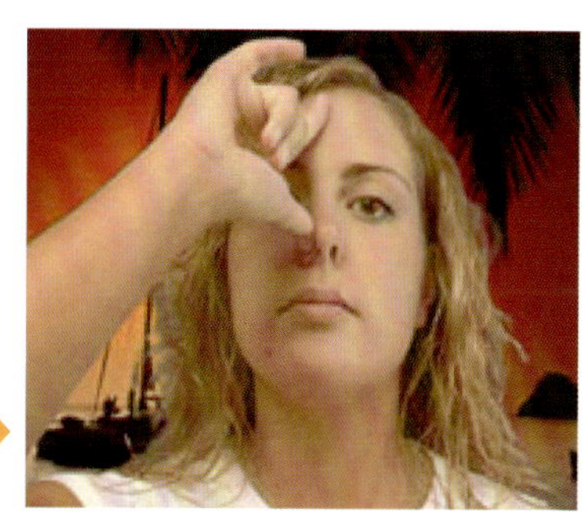

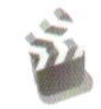

### 练习 5-3：猪的大肚子 / 鼓肚子

经鼻吸气，鼓起腹部；屏住呼吸，保持 3s，然后用鼻呼气。

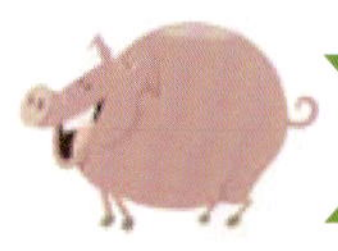

经鼻吸气，鼓起腹部 → 屏住呼吸，保持 3s → 经鼻呼气

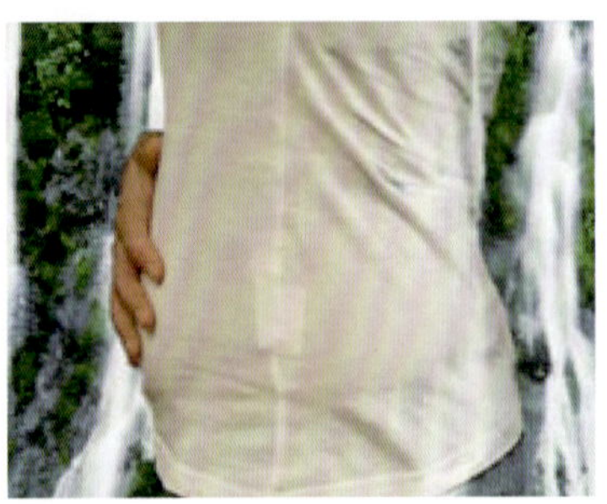

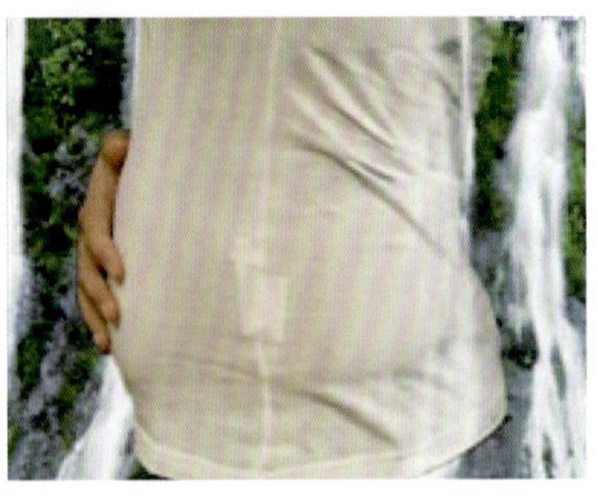

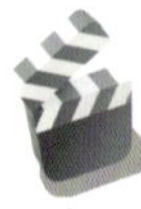

有关这些练习的在线视频，请访问 *www.learningoncloud.eu/en.*

### 练习 5-4：奶牛的铃铛 1/ 叮 – 咚

用鼻吸气，充满腹部；屏住呼吸 2s，然后用鼻进行 2 次快速的呼气。

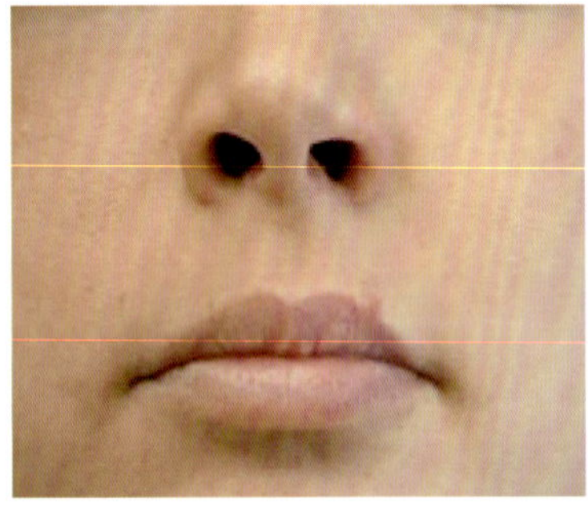

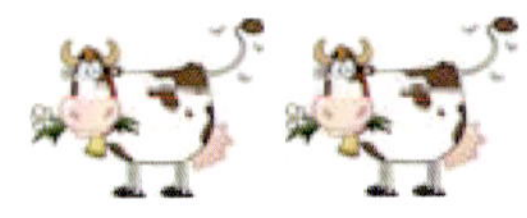

用鼻吸气，屏住呼吸数到 2 → 分 2 次从鼻腔呼气：叮 – 咚

### 练习 5-5：奶牛的铃铛 2/ 叮 – 咚 – 当

用鼻吸气，充满腹部；屏住呼吸 3s，然后用鼻进行 3 次快速的呼气。

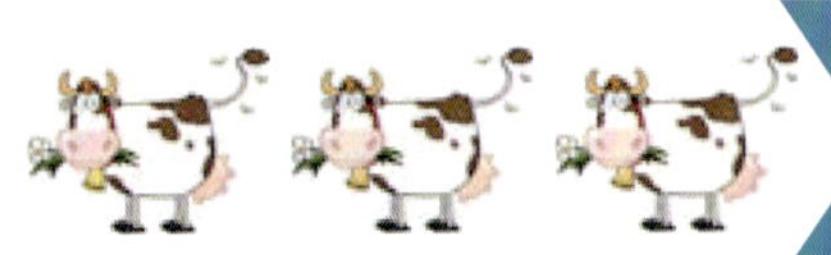

用鼻吸气，屏住呼吸数到 3 → 分 3 次从鼻腔呼气：叮 – 咚 – 当

### 第二个目标：静息位置

在习惯性张口的情况下，在垂直平面和水平平面上的舌腭界面都会缺失。以下练习是为了促进舌与上腭在垂直平面上静息位置时的接触。这个位置是矫正吞咽和发音、优化下颌骨和头颈部的位置、促进上腭自然扩张的起点。

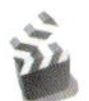

#### 练习 5-6：母鸡孵蛋 / 抬舌

将舌背抵住上腭。产生吸力（就像吸盘一样）。保持舌在那个位置，闭唇，面部肌肉放松。用鼻呼吸。不要咬牙。在吞咽唾液时保持这个姿势。

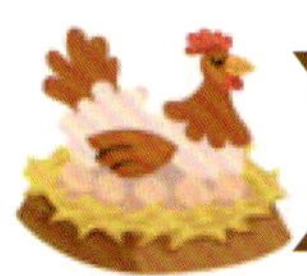

抬舌抵住上腭 → 舌不要触碰牙齿 → 轻轻咬合，闭上嘴唇

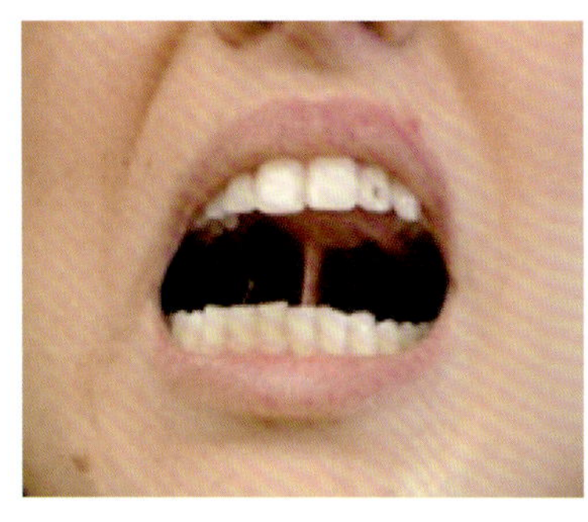

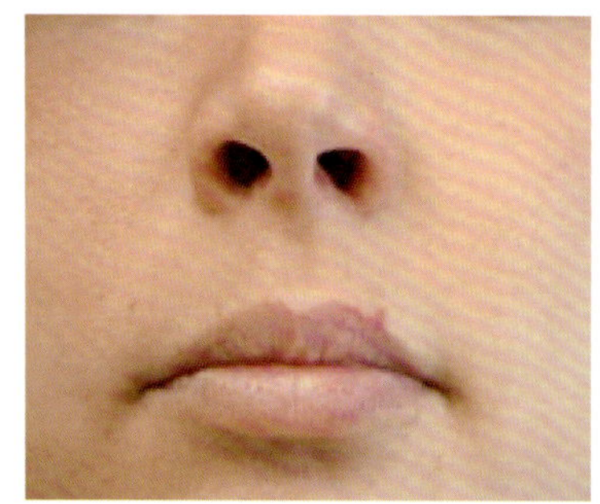

### 第三个目标：通过本体感觉训练识别切牙后乳头

以下练习通过刺激舌尖与切牙后乳头的接触，促进舌体在水平面上的姿势稳定。这些练习适用于影响咀嚼、吞咽和发音的前牙开骀和吐舌病例。

#### 练习 5-7：健忘的驴 / 手指 – 舌

将拇指放在腭点上，移开拇指并将舌放在腭点上。

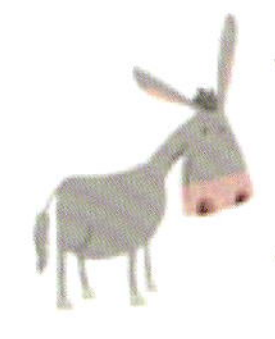

将拇指放在腭点上 → 移开拇指 → 将舌抵到腭点上

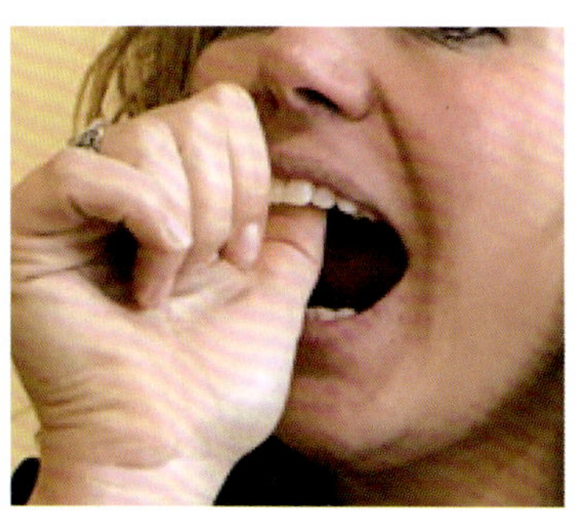

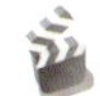

#### 练习 5-8：小老鼠 / 挠痒痒

把舌放在腭点上，然后向右、向前、向后在腭点上移动舌挠痒痒，保持颏部不动。

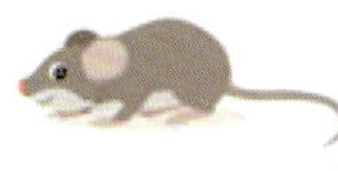

把舌放在腭点上 → 在腭点上挠痒痒 → 保持颏部不动

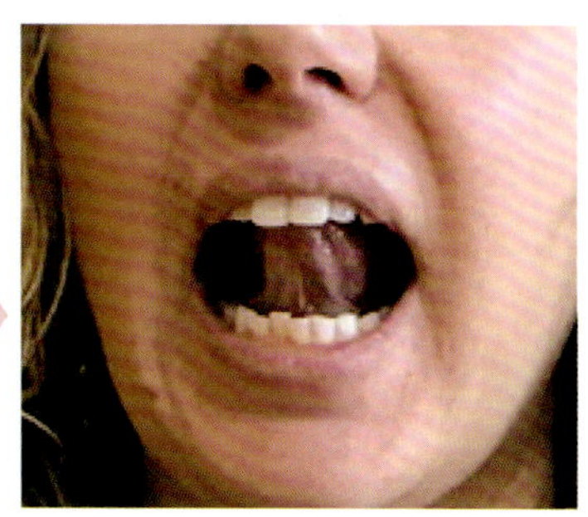

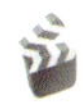

### 练习 5-9：鸟儿振翅 / 摇摆

在口腔内，快速将舌从右侧向左侧移动；挡住舌并将其放在腭点上。

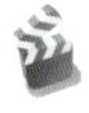

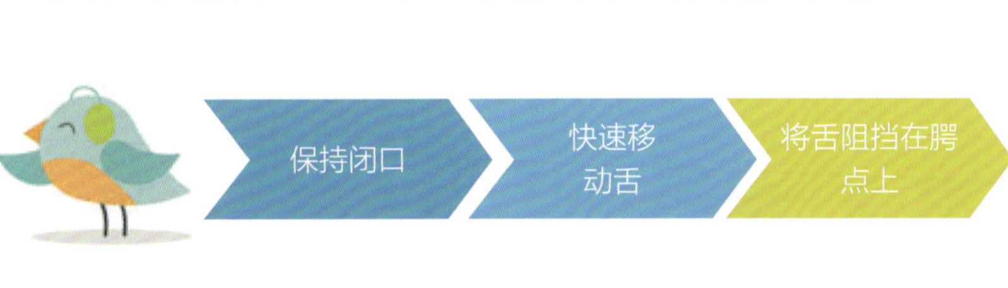


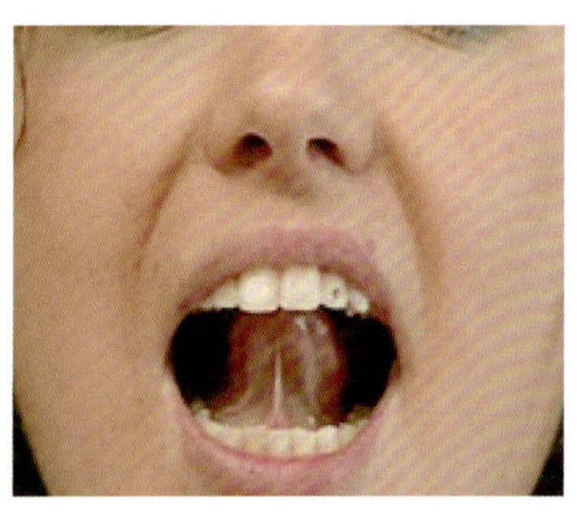

### 练习 5-10：山羊躲猫猫 / 捉迷藏

将舌尖放在腭点上，做张-闭口动作，同时保持舌尖位置不动。

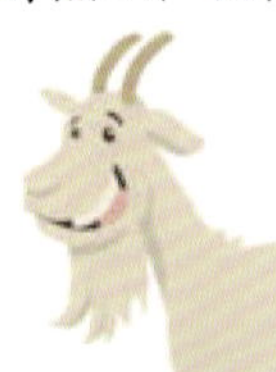


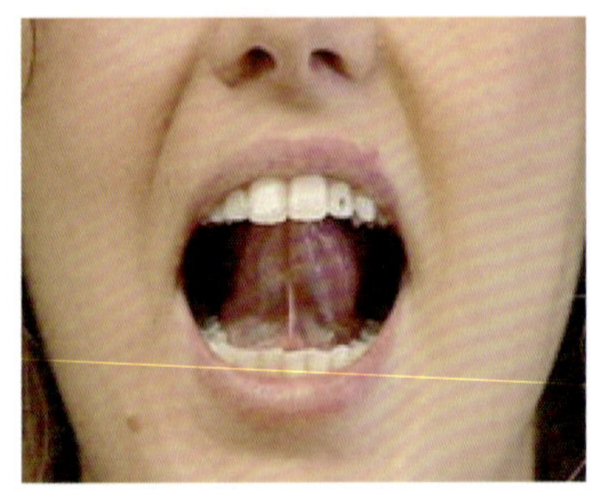

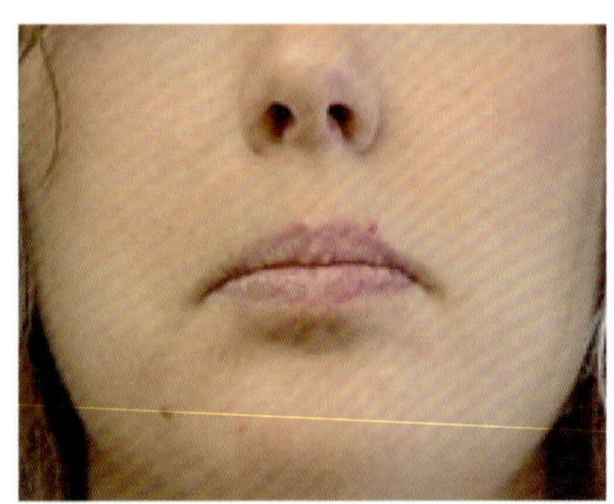

## 第四个目标：纠正静息位时舌的姿势

以下练习借助一些小工具来促进静息位时舌和嘴唇的位置，以增强本体感觉。

### 练习 5-11：小鸡和谷物 / 小橡皮筋

在舌尖上放一根橡皮筋，然后将舌抵于腭点上。尽可能长时间保持这个姿势。

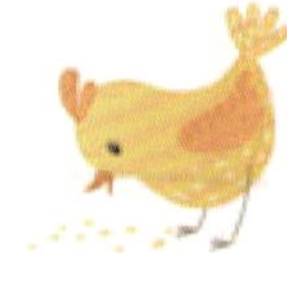


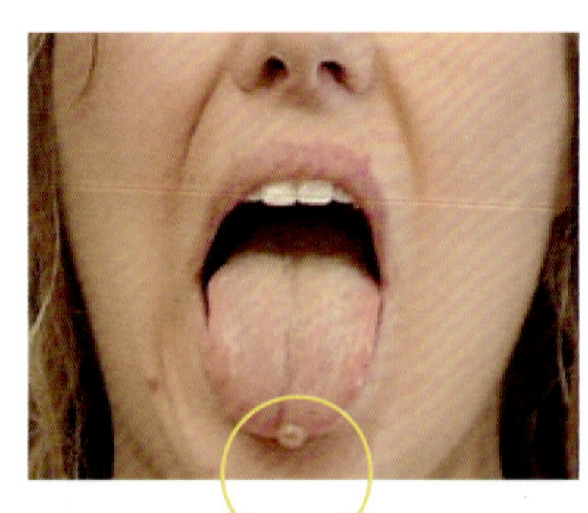

### 练习 5-12：兔妈妈 / 闭口

在双唇之间放一片锡纸，闭唇，不要太紧。不要过度用力。将舌尖抵于腭点上、闭合上下牙列，保持这一姿势。

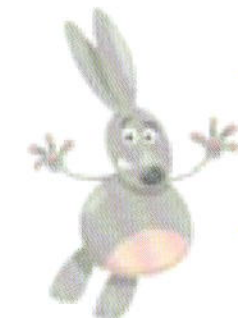

将舌尖抵于腭点上，闭合上下牙列 → 在双唇之间放一片锡纸 → 轻轻闭唇

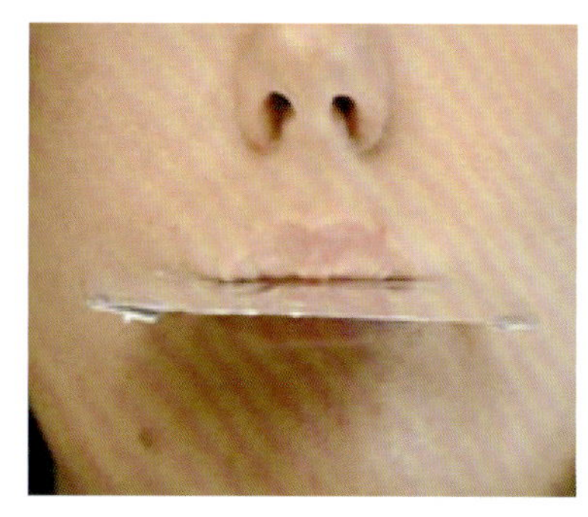

### 第五个目标：口面肌的重塑

在这一阶段，最重要的是要增加用于吞咽的肌肉的活动，试图消除口周面部肌肉的收缩。首先要重新训练舌前部。随后，进行训练来控制舌背中部并加强咀嚼肌力量。然后，我们继续对舌背后 1/3 的肌肉进行重塑，并加强唇肌的力量。

| 对于舌前部的功能性重塑（森林动物） |
|---|

### 练习 5-13：刺猬挠痒 / 牙刷

保持舌在口内，用牙刷按摩舌尖、舌中部和舌侧缘。

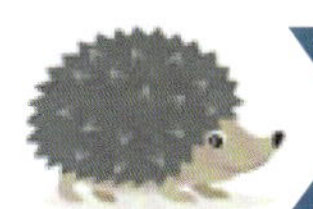

张口 → 保持舌在口内 → 刷舌尖部、舌中部和舌侧缘

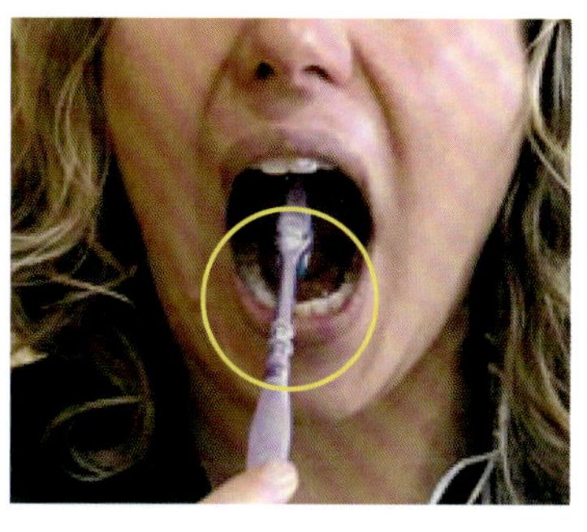

### 练习 5-14：贪吃的熊 / 巧克力

在唇和口周涂上巧克力。用舌反复从上到下、从右到左舔舐巧克力。

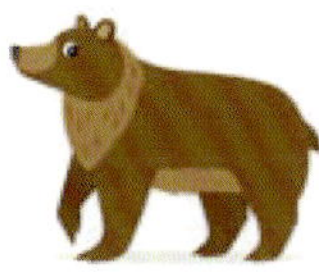

在唇上涂抹巧克力 → 从上到下舔舐 → 从右到左舔舐

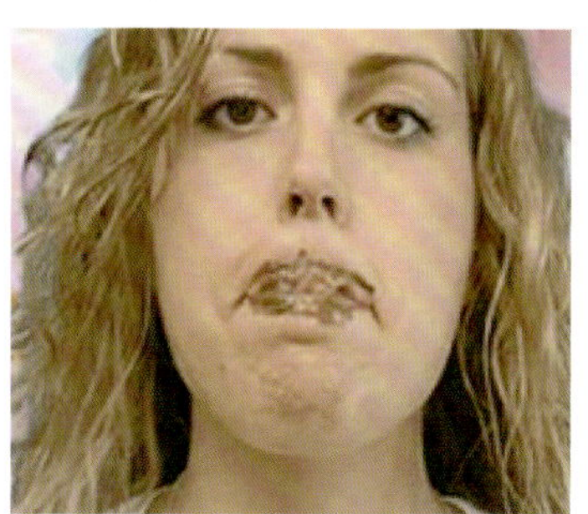

### 练习 5-15：蛇舌 / 剑

将舌伸出口外，使其变窄，使舌尖像剑一样尖。

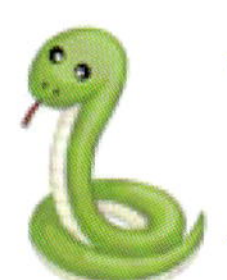

张口 → 伸舌，使其变窄如同一条蛇 → 舌收回并闭口

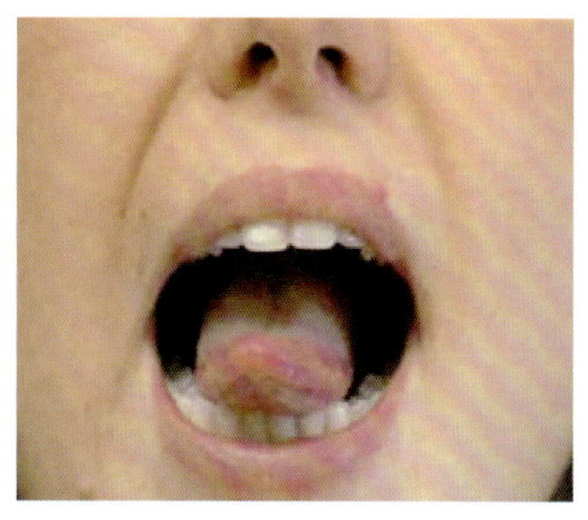

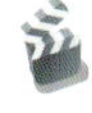

### 练习 5-16：困倦的狼 / 打哈欠

假装打哈欠，然后用声带发出声音。

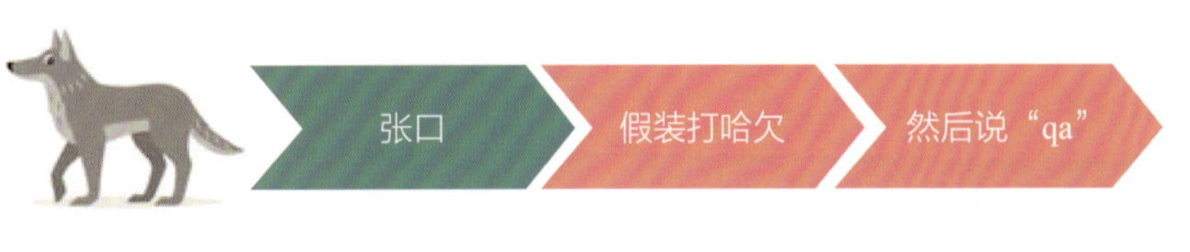


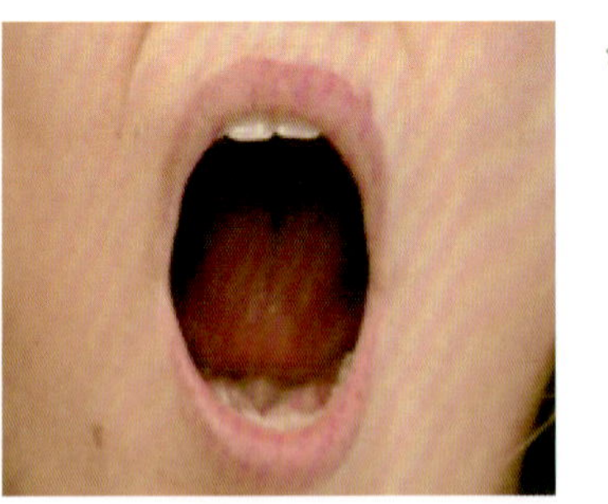

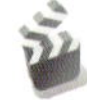

### 练习 5-17：蜗牛的家 / 唇膏

假装用舌尖涂唇膏。

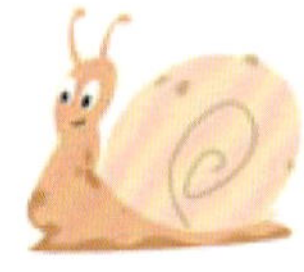

张口 → 将舌放在上唇 → 围着嘴唇画圆圈

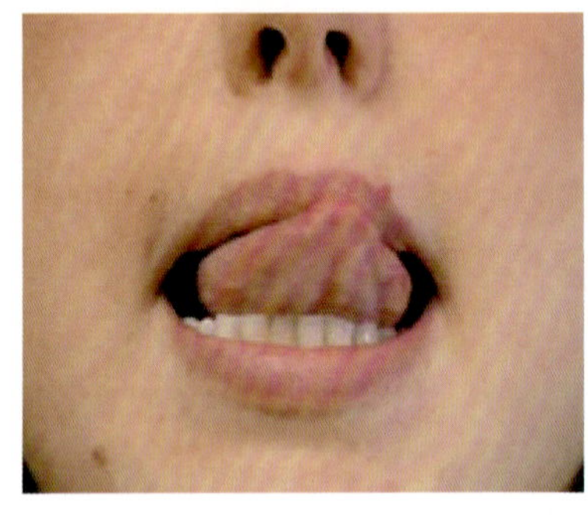

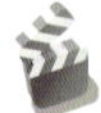

### 练习 5-18：松鼠的按摩 / 按摩

用舌尖在上腭来回滑动。

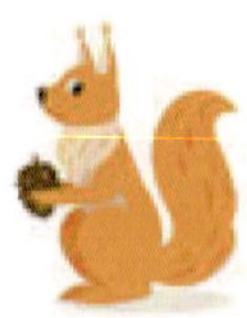

张口，将舌放在腭点上 → 将舌尖向后卷曲，如同一个波浪 → 卷起舌尖向前滑动，回到腭点上

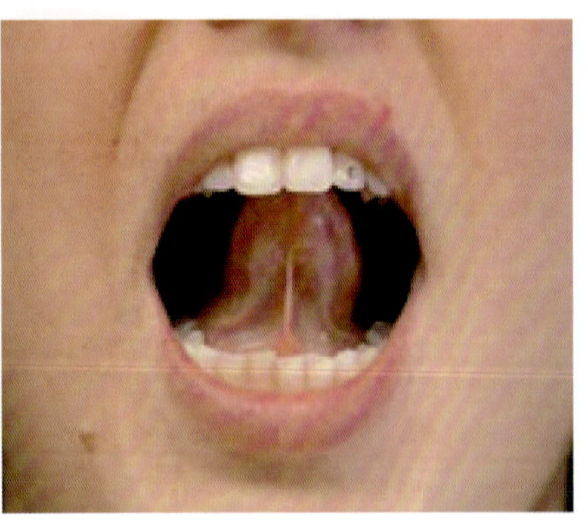

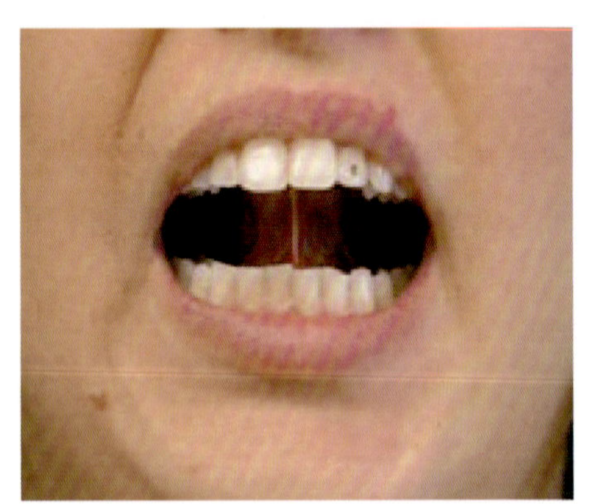

### 练习 5-19：孔雀开屏 / 绕圈

用舌尖沿着牙弓移动。

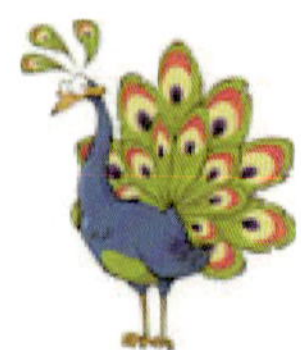

保持闭口 → 将舌放在牙和上唇之间 → 用舌画圆圈

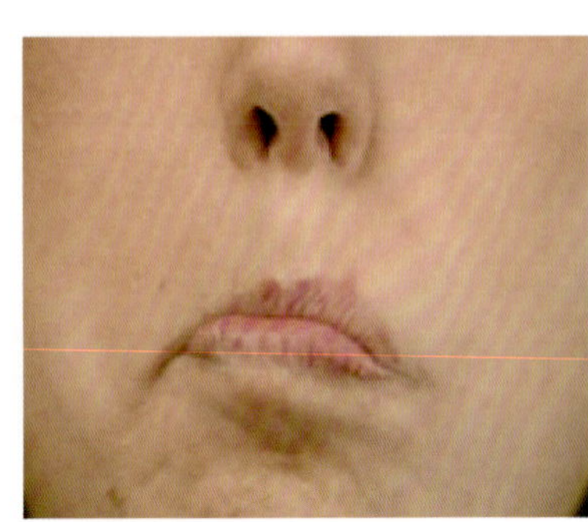

### 练习 5-20：蜻蜓飞行 /TTTTT

舌抵在上腭前部震动，尽可能快地发出字母“T”的音。

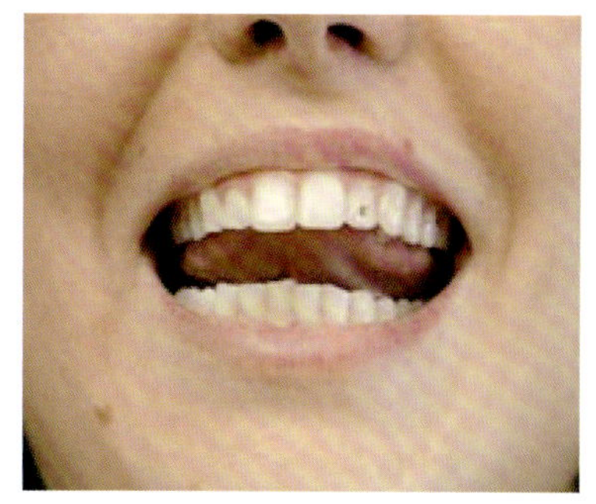

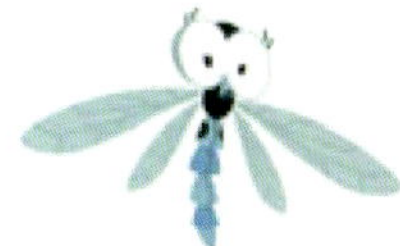

发字母“T”的音 → 尽可能快地发“T”的音 → 让蜻蜓飞得更高！

### 练习 5-21：鼹鼠挖洞 / 脸颊打钻

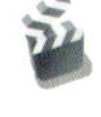

左右交替在脸颊上用舌推挤。

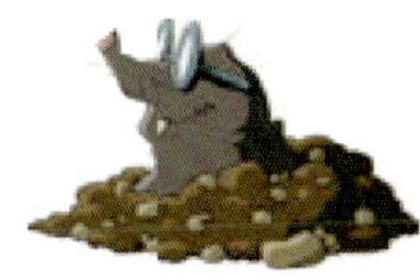

保持闭口 → 用舌推挤左侧脸颊 → 用舌推挤右侧脸颊

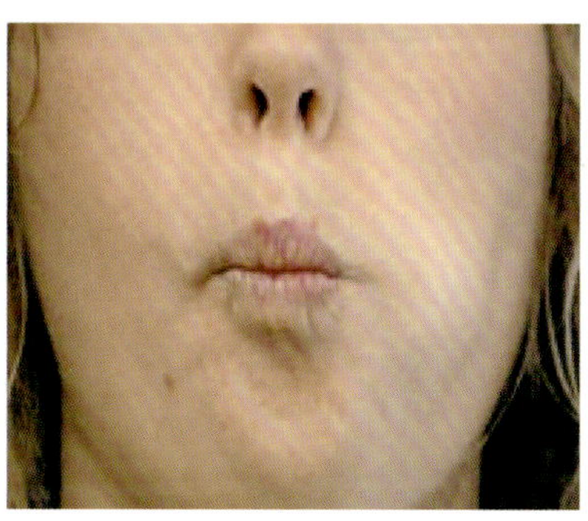

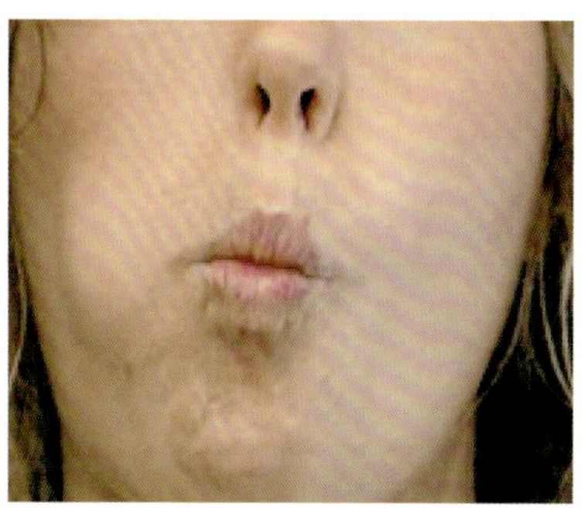

## 舌中部的功能性重塑

### 练习 5-22：海狸的吞咽 1/ 良好的吞咽功能

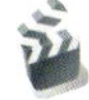

保持张口。在舌尖上放置一个小的橡皮筋或米粒。慢慢抬起并将其放在腭点上。注意不要将舌顶到牙齿上。依旧保持张口，用舌尖在腭点上施加强大的压力，深吸气和深呼气。慢慢闭合牙弓，双唇张开，用力吸气，然后在保持舌尖紧紧按压腭点的情况下进行吞咽。每次吞咽后张口，检查橡皮筋是否保持原位。

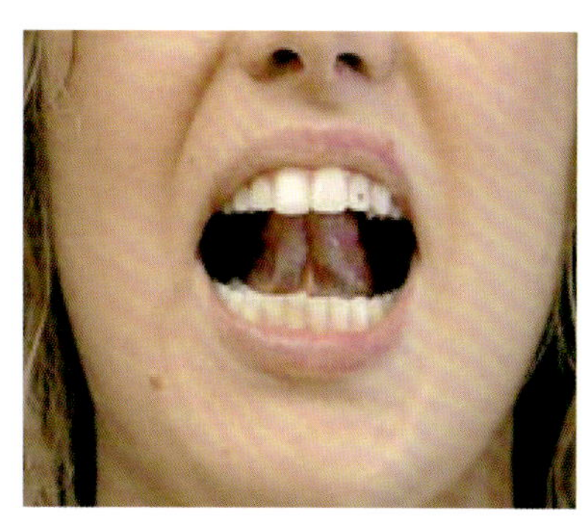

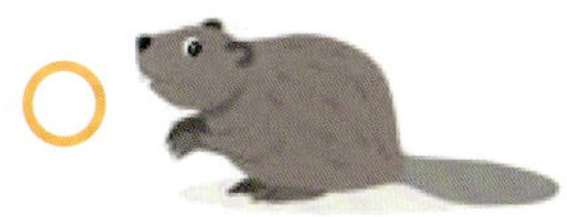

在舌尖放置一个小橡皮筋 → 抬起舌尖到腭点上，闭合上下牙列 → 保持双唇分开；呼吸、吞咽；检查橡皮筋是否在原位

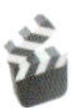

### 练习 5-23：陆龟蛋 / “马”的练习

将舌尖抬起并放在腭皱襞上，确保舌背紧贴腭部，吸气以增加黏附力；尽量降低下颌并在舌系带上施加压力，将舌从上腭弹出，发出快照声（类似于“CHUCK”的声音）。

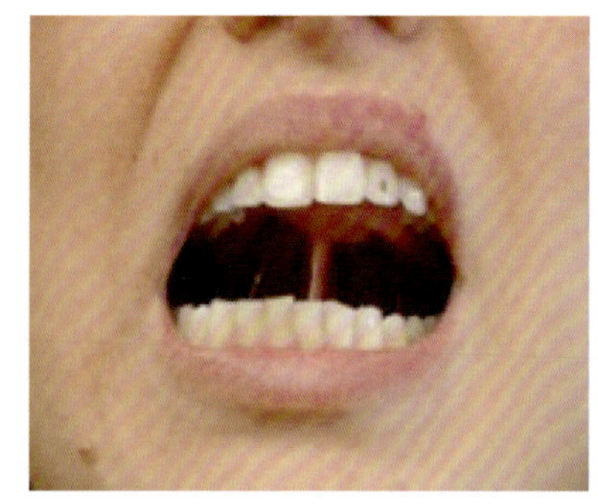

张口，将舌放在腭点上，吸气 → 缓慢张口并数到 5 → 将舌从上腭弹出“CHUCK”！

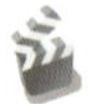

### 练习 5-24：海狸的吞咽 2/ 两个小橡皮筋

把第 1 个橡皮筋带放在舌背上，第 2 个小橡皮筋放在舌尖。抬起舌尖，将前面的橡皮筋紧紧地按在腭点上。闭合上下牙列保持双唇与牙龈分离，然后用力吞咽。检查橡皮筋是否还在原位。

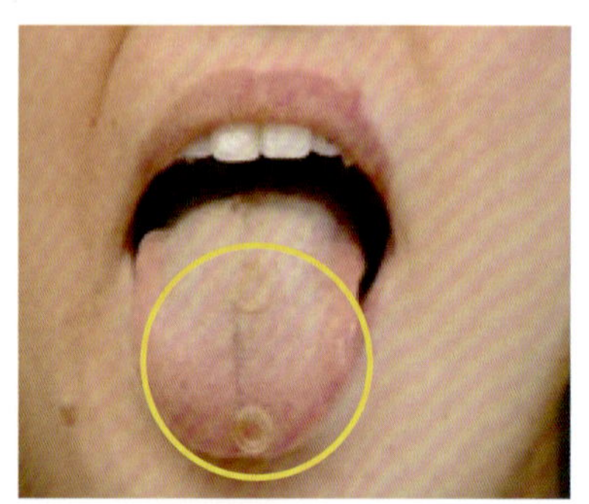

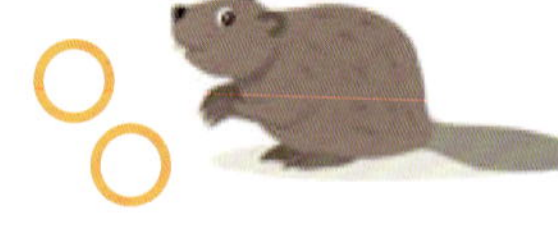

将第 1 个橡皮筋放在舌背上 → 第 2 个橡皮筋放在舌尖，抬起舌尖抵于腭点上 → 闭合上下牙列，双唇分离并吞咽，最后检查！

## 舌后部的功能性重塑

### 练习 5-25：狐狸与浆果 /MASAKO 技术

喝一小口水然后咽下去，同时轻轻地咬住舌尖。在镜前做这个动作。确保吞咽过程中脸部肌肉不动，头颈也不前倾。

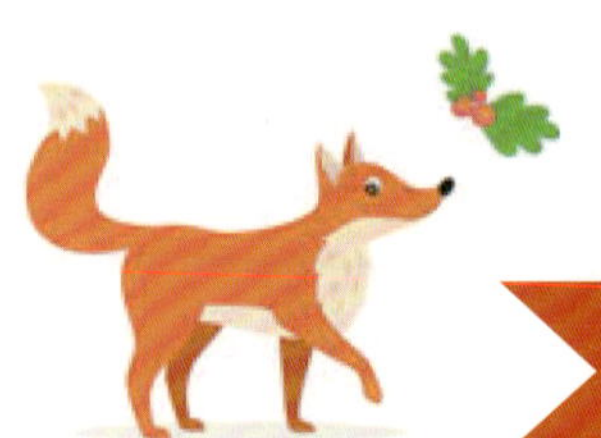

张口 → 伸舌来摘浆果 → 舌尖被卡在牙齿间啦！

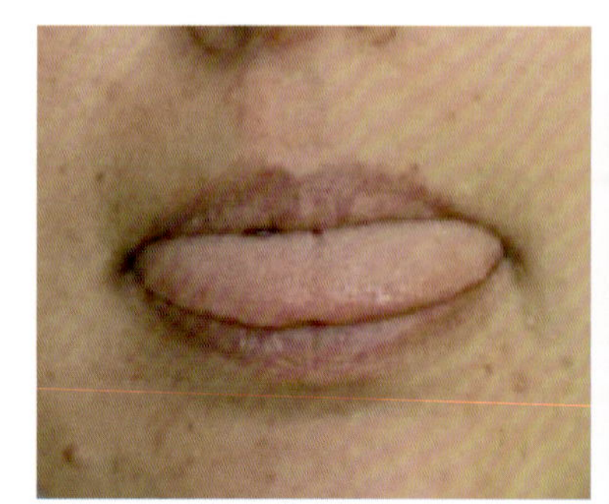

### 练习 5-26：啄木鸟与树皮 /KIK 练习

保持张口，大声地说“*KIK*” 3～4 次。保持舌在“*KIK*”发音的位置，快速用力吞咽。

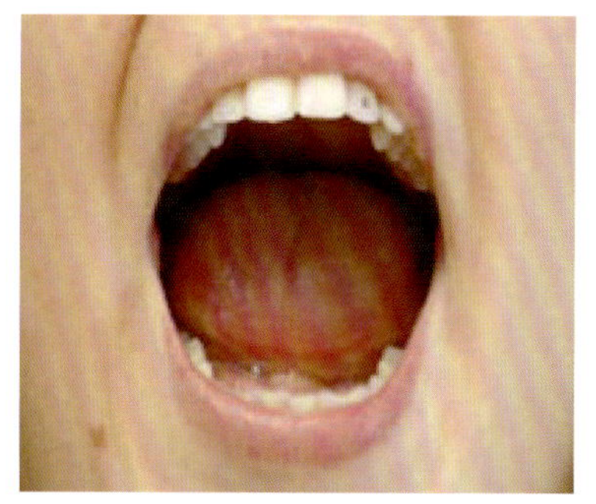

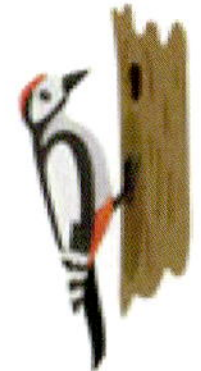

张口 → 说 KIK! KIK! KIK！ → 不要移动舌，快速吞咽

**唇部强化训练（热带雨林动物）**

口呼吸患者的特征也包括唇闭合不全，导致口轮匝肌的张力低下。

### 练习 5-27：巨嘴鸟的芒果 / 包唇训练

用力包住嘴唇。

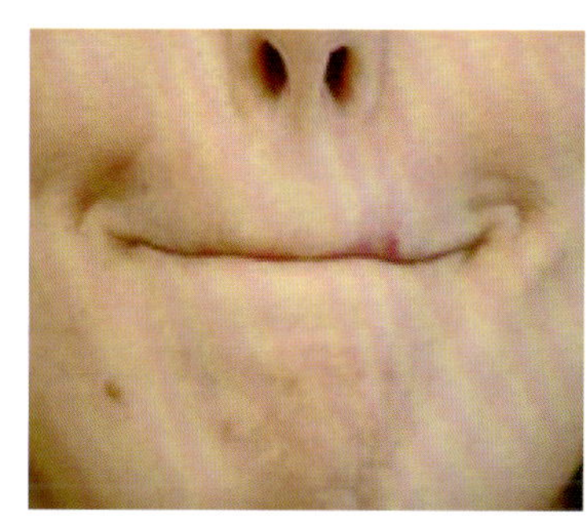

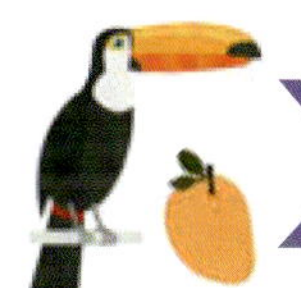

保持闭口 → 用力闭唇 → 坚持几秒钟

### 练习 5-28：蜂鸟的喙 / 拉唇训练

仅用唇的力量夹住压舌板。如果有必要，增加额外的重量（如衣夹）。

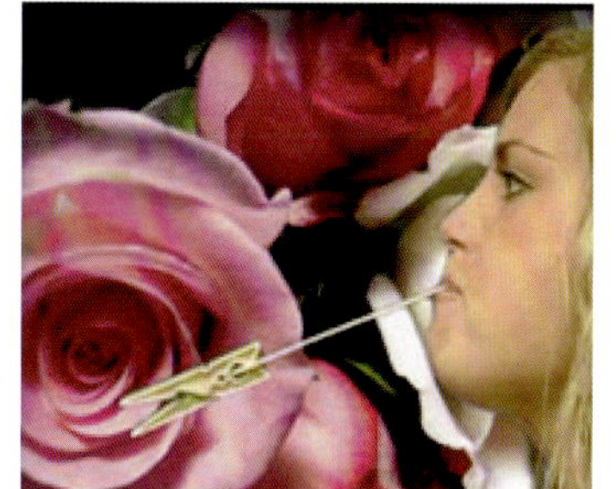

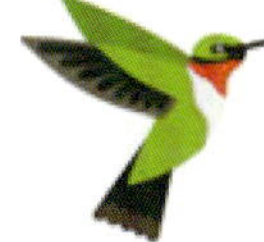

拿一个压舌板 → 放在唇间并保持住 → 在压舌板上增加额外的重量！

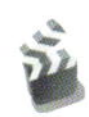

### 练习 5-29：平衡的火烈鸟 / 铅笔

拿起一支铅笔，把它放在上唇和鼻之间。

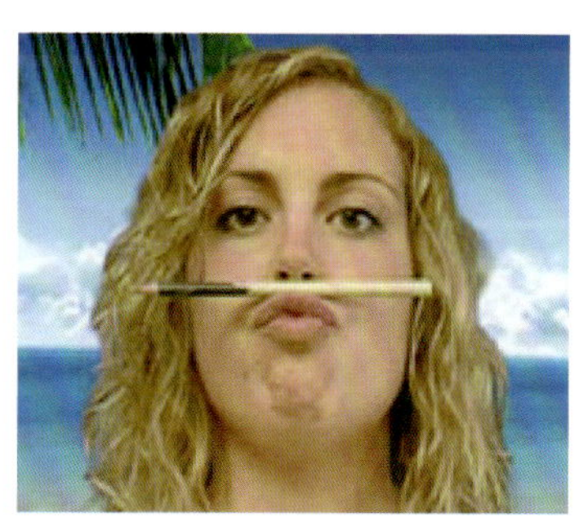

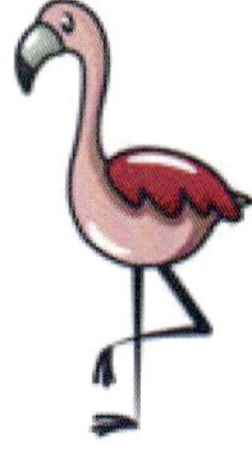

拿一支铅笔 → 放在上唇和鼻之间 → 保持住，尽量不让它离开嘴唇

### 练习 5-30：小袋鼠，快出来！/ 纽扣

在口腔前庭，牙弓和唇之间放置一个直径约 2.5cm 的光滑纽扣，系在一根约 20cm 的线上。拉线并用唇抵抗，把纽扣从唇间拉出。

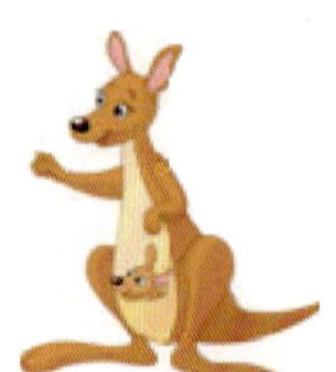

保持牙齿闭合，在牙齿和唇中间放一个纽扣

闭紧嘴唇然后拉线

像袋鼠从母袋中跳出一样把纽扣从唇间取出

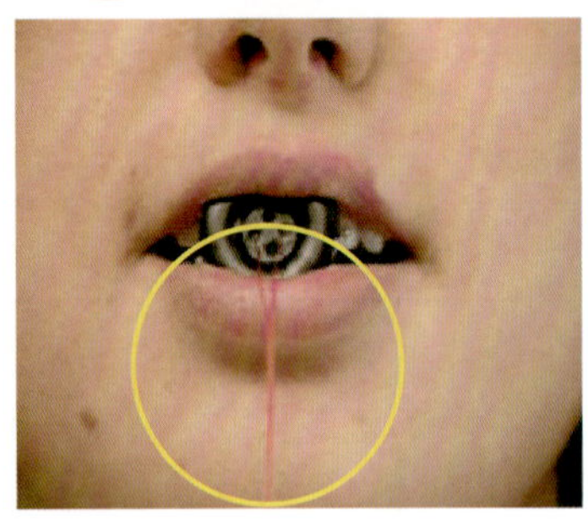

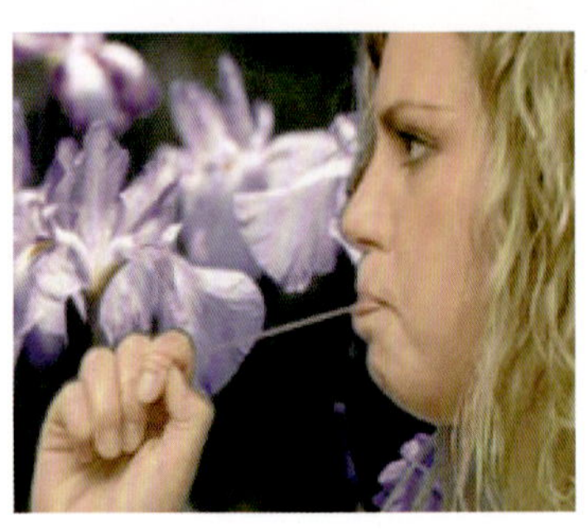

### 练习 5-31：凶猛的豹 / 亲吻

尽可能地张开嘴巴，发出“啪”的一声送出亲吻（尽可能发出最大的声音）。

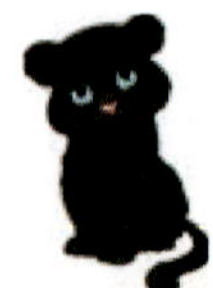

送上一个吻

发出响亮的“啪”一声

然后像豹一样张大口！

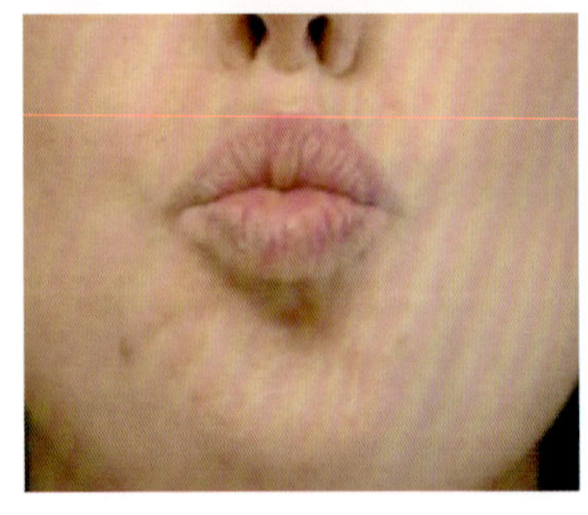

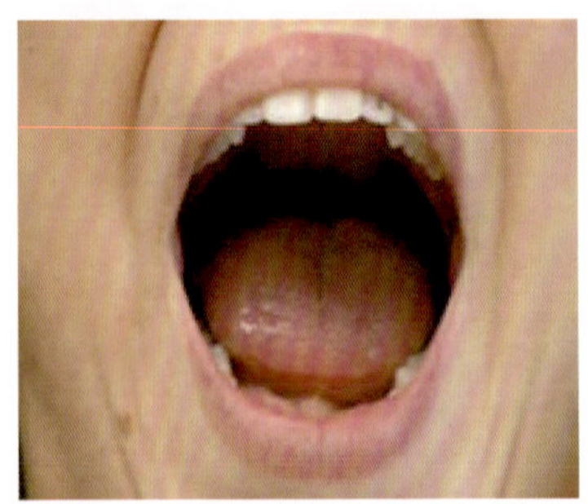

### 练习 5-32：深情的考拉 / 亲吻 - 微笑

嘟起嘴唇，好像要亲吻一样，然后像大笑一样伸展嘴唇。两者交替进行。

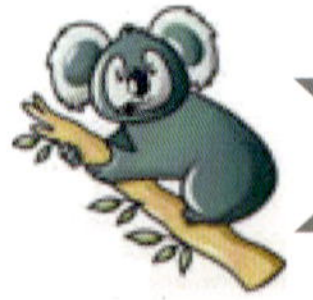

像亲吻一样嘟嘴

不要让唇发出“啪”的声音

绽放笑容！

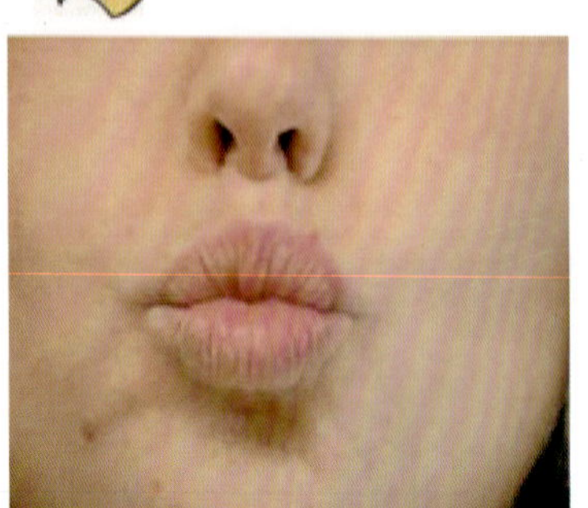

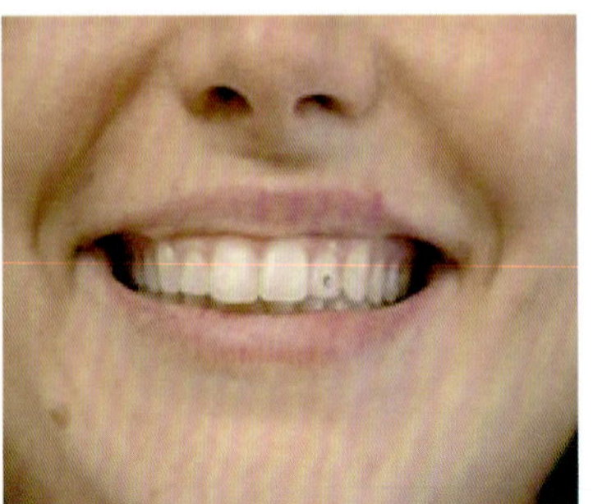

### 练习 5-33：做鬼脸的猴子 / 大嘴巴

把手指或用两个压舌板插入口角处，适度向外牵拉。收缩唇肌以抵抗拉伸。

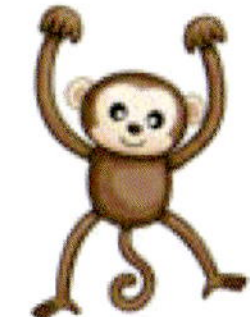

将手指插入口角处 → 向外施加轻柔的牵引力 → 尝试保持嘴唇闭合！

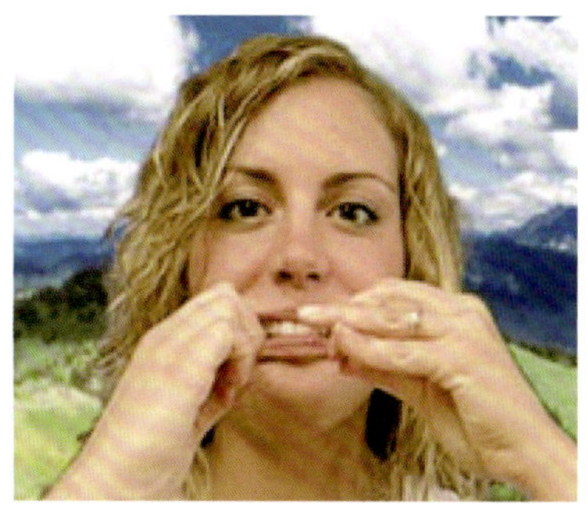

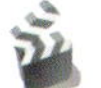

### 练习 5-34：喋喋不休的鹦鹉 / 胶带

在唇上贴一块胶带，就像要把唇封住一样。用唇的力量将胶带去掉。

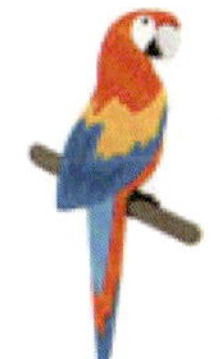

保持闭口 → 在唇上贴一块胶带 → 仅使用唇的力量去除胶带

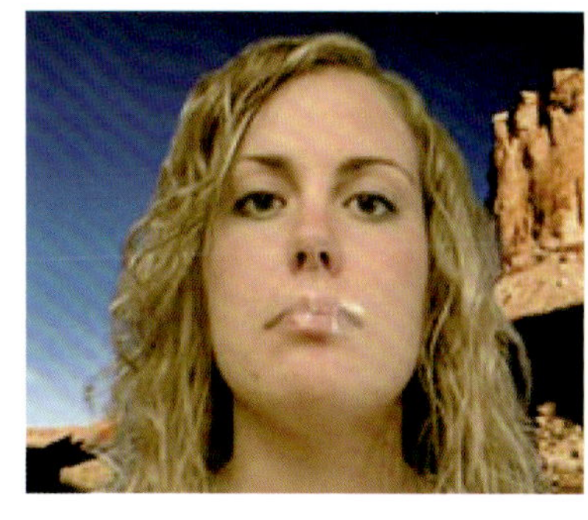

### 练习 5-35：变色龙的微笑 / 半笑半不笑

每次只用半侧脸微笑。

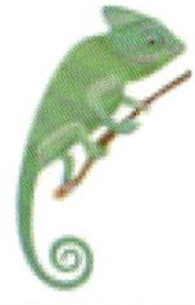

保持闭口 → 仅用右侧脸微笑 → 仅用左侧脸微笑

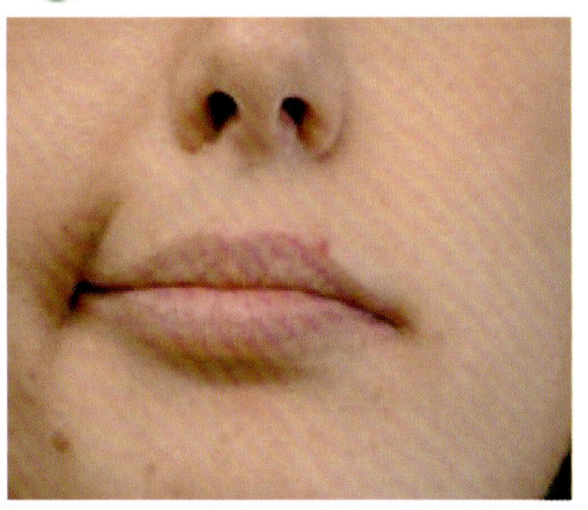

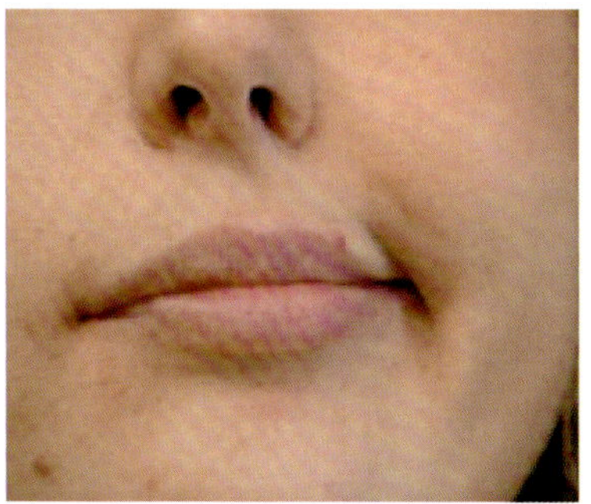

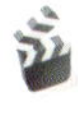

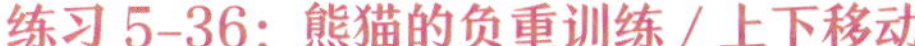

### 练习 5-36：熊猫的负重训练 / 上下移动

用唇夹住舌压板的一端，仅靠唇的力量，垂直向分别朝鼻部和颏部方向使其上下移动。必要时可增加额外的重量。

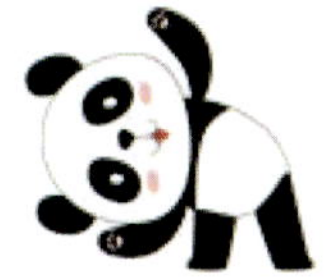

用唇夹住压舌板 → 将它朝鼻的方向移动 → 将它朝颏部方向移动

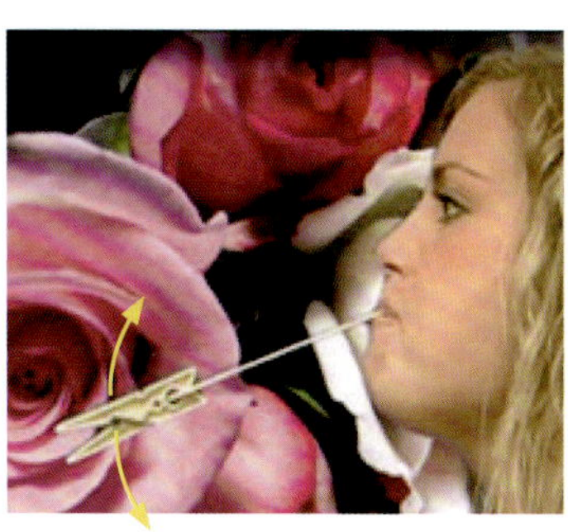

**增强咀嚼肌和延长上唇的练习（热带草原动物）**

在口呼吸者中，低下颌姿势位、宽颌间间隙、静息时舌位低或舌牙间位，均伴有咀嚼肌张力低下。咀嚼口香糖可有助于增强咀嚼肌，儿童也乐于接受。以下练习可以用来通过缓慢的等长收缩来增强咀嚼肌。

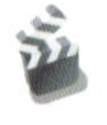

### 练习 5-37：数学家鳄鱼 / 计数

*慢慢地开闭口 2～3 次，然后将两根手指放在颞下颌关节的咬肌上。牙齿咬紧，同时保持嘴唇与牙龈分离，以此抑制颏肌收缩。感受手指下的肌肉膨胀。保持这个位置，大声数到 10。*

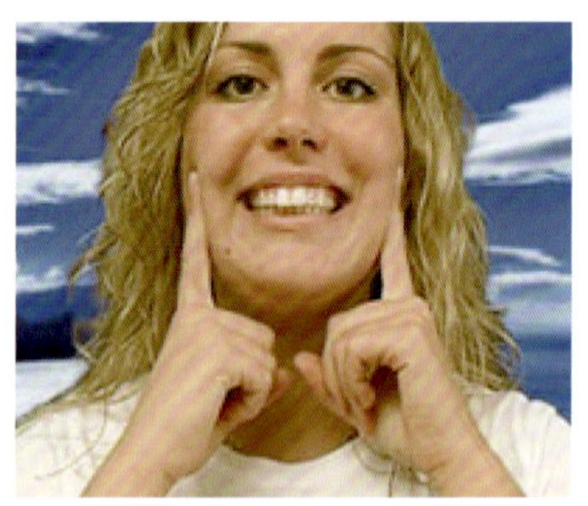

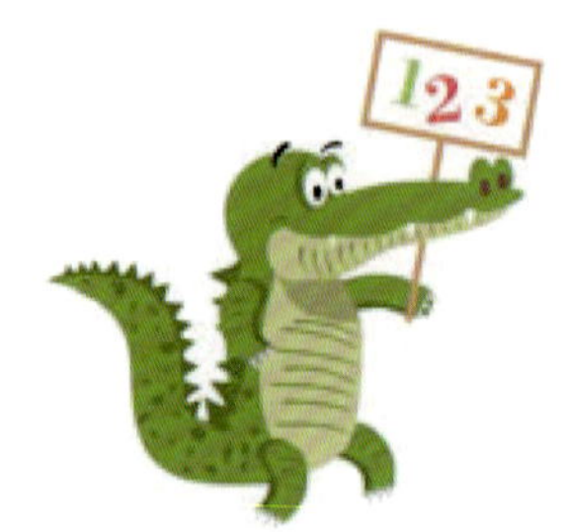


缓慢地开闭口 → 咬紧牙齿并触摸脸颊 → 大声地数到 10

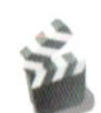

### 练习 5-38：小斑马 /TEE-CHOO

*露出牙齿，分别说 TEE（Tea）和 CHOO（Chew），每个位置大约保持 3s。根据治疗师的指示重复练习。*

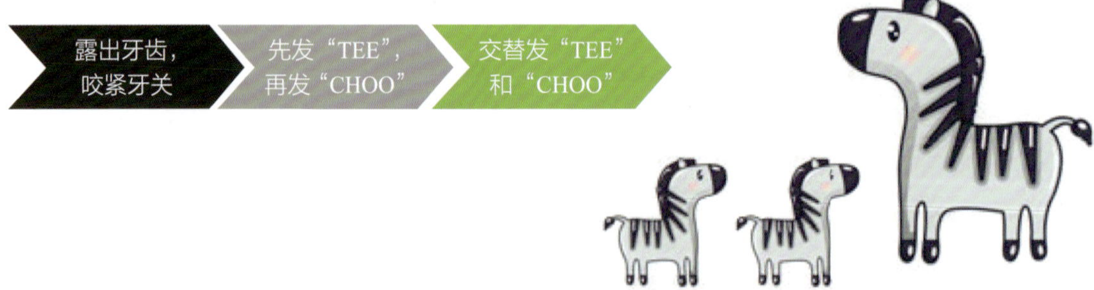


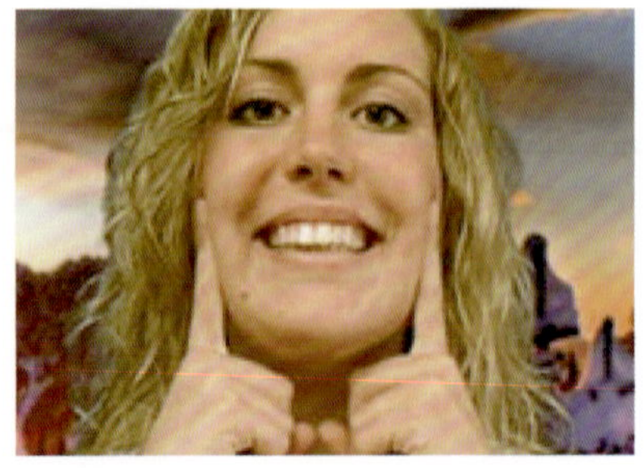

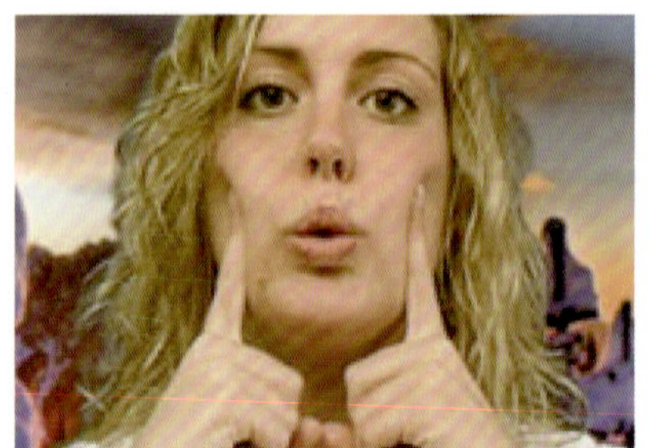

### 练习 5-39：大象的獠牙 / 吸血鬼德古拉

将两根手指放在下切牙上并施加向下的压力。尝试克服手指施加的压力闭口。

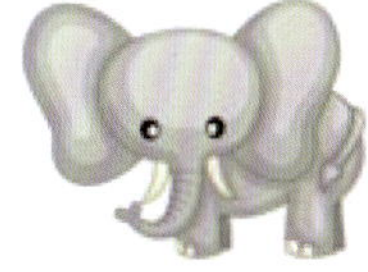

张口 → 将两根手指放在下切牙上 → 尝试闭口

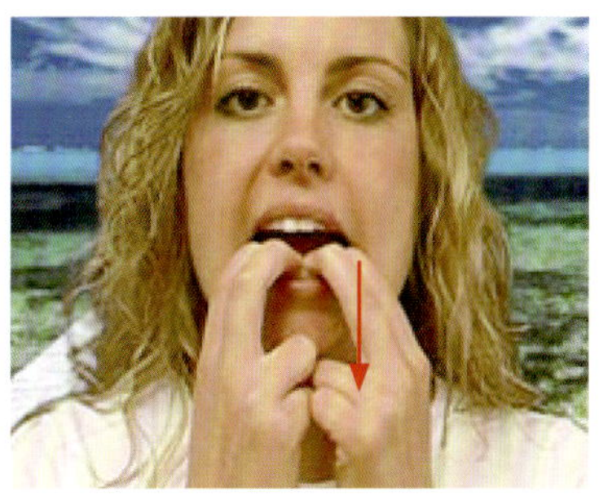

### 练习 5-40：翻滚的犰狳 / 熨烫（滚动）

闭上嘴唇，将示指放在鼻底然后向下按摩上唇。

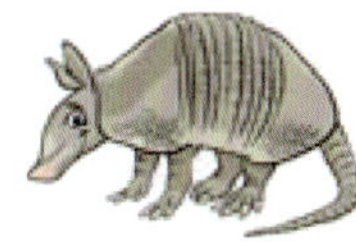

保持闭口 → 将示指放在鼻下 → 像犰狳一样滚动示指！

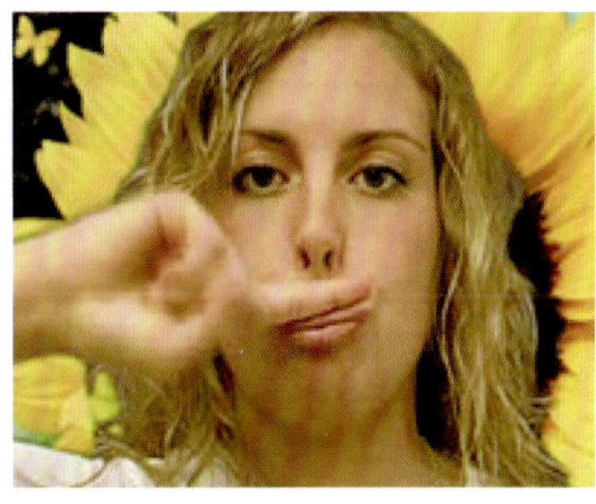

### 练习 5-41：河马的脸颊 / 大脸颊

吸气并尽量鼓起脸颊。

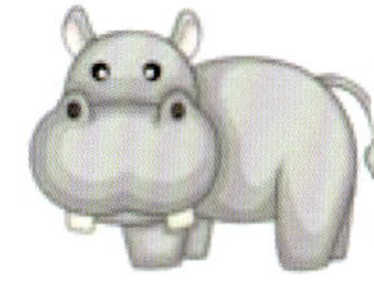

吸气 → 像河马一样鼓起脸颊 → 保持用鼻呼吸

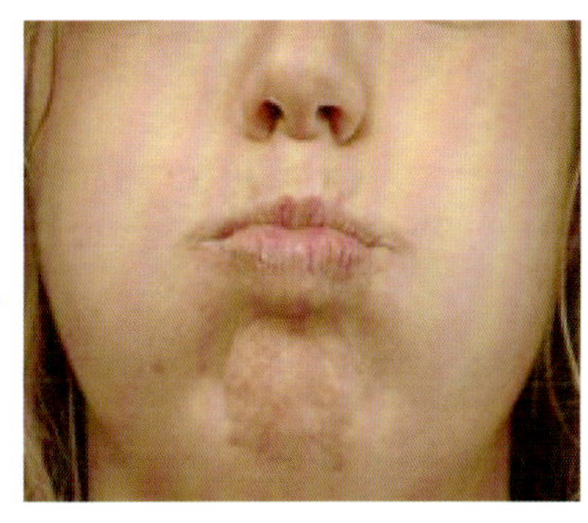

### 练习 5-42：强壮的犀牛 / 拳头

将握紧拳头的手背放在颏部上并施加压力。用力张口来对抗拳头的阻力。在脸颊左右两侧都要做同样的动作。

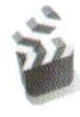

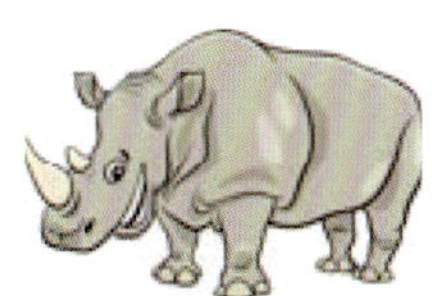

保持张口 → 将拳头放在颏部下面 → 分别在左右两侧用拳头抵住脸颊

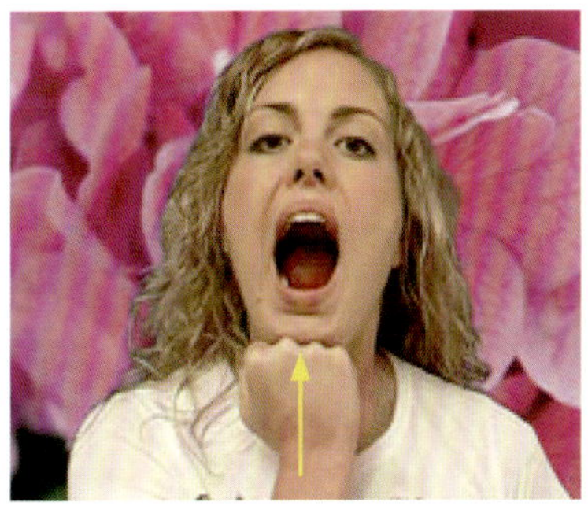

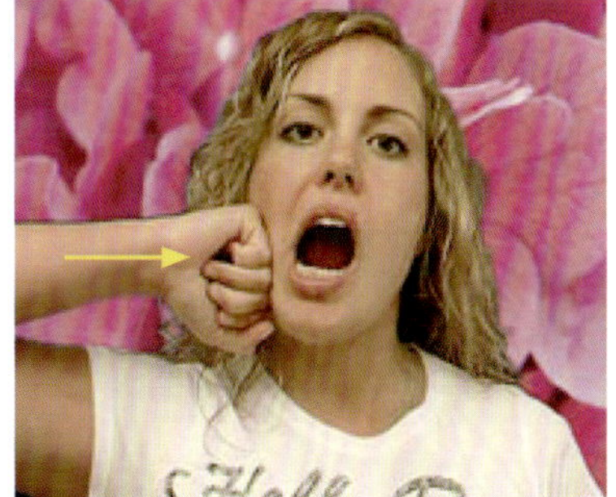

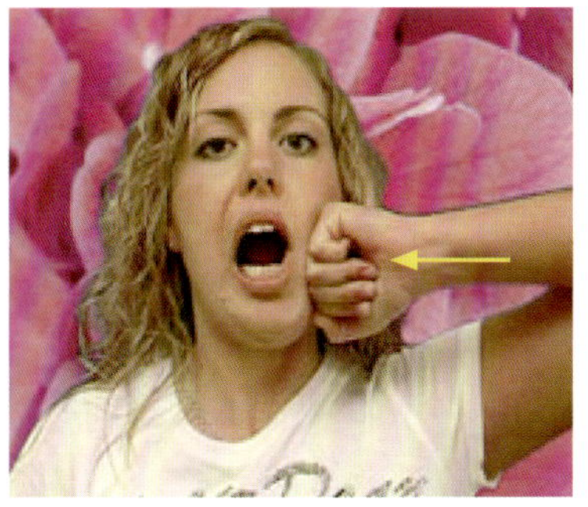

### 练习 5-43：豪猪的刺 / 牙刷

用牙刷按摩下唇然后向下移至颏部。

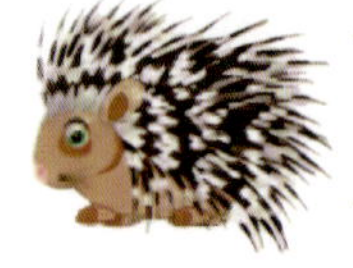

拿一把牙刷 → 按摩下唇 → 按摩颏部

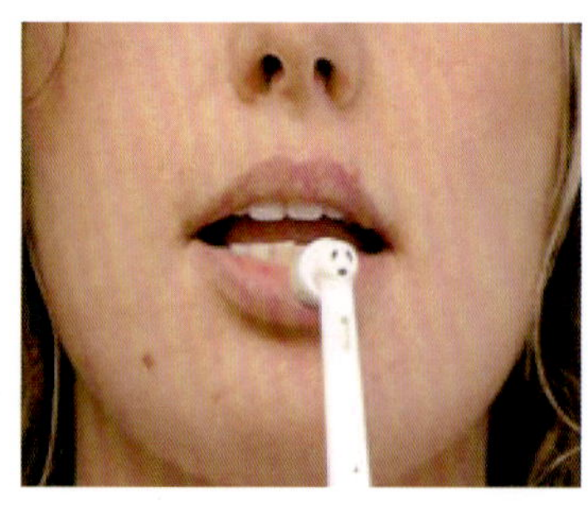

**咀嚼和吞咽练习（北极动物）**

### 练习 5-44：海象咀嚼 / 一起咀嚼

先用右边的磨牙再用左边的磨牙咀嚼固体和黏稠食物，保持嘴唇紧闭。

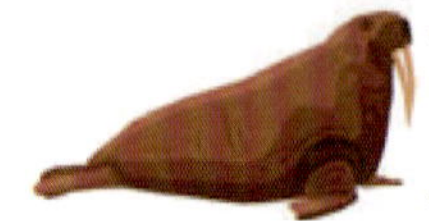

选择固体和黏稠的食物 → 用左右磨牙咀嚼 → 保持嘴唇紧闭

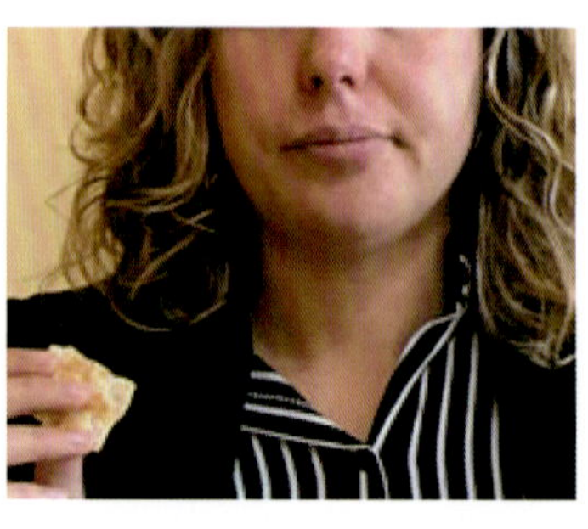

### 练习 5-45：雪鸮的音乐会 / 抬高和降低软腭

保持开口，漱口，有力地发出 /k/、/g/ 和各个元音。

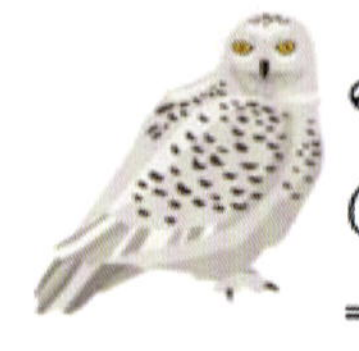

保持开口 → 漱口 → 用力发 /k/、/g/ 和元音

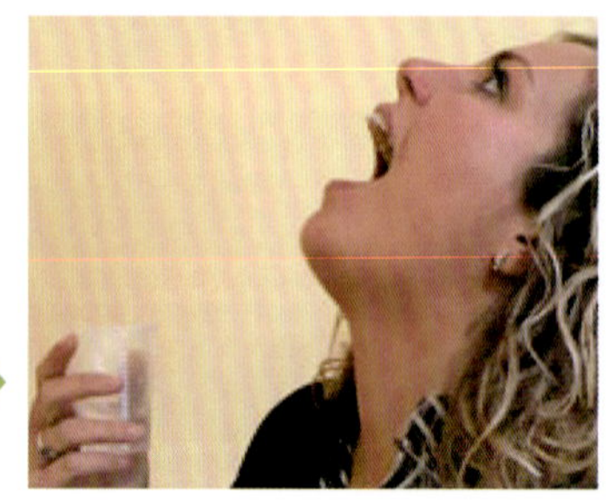

## 第六个目标：将吞咽行为整体组织起来

这一目标涉及将前面章节中分别描述的不同练习联系起来。在这一阶段，向患者传授正确的吞咽方法，患者会根据要求有意识地进行吞咽。该阶段从重塑吞咽流质动作开始，然后增加食团、半流质，最后是固体。患儿必须能够正确地吞咽所有类型的食物。

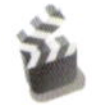

### 练习 5-46：已经开吃的白狐 / 吞咽唾液

继续之前舌静息位的练习同时吞咽唾液。

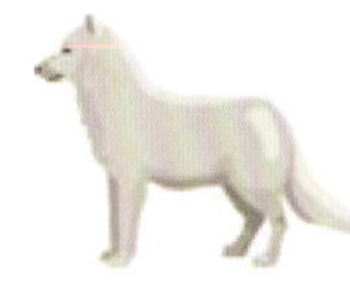

保持闭口 → 把舌放在腭点上 → 吞咽唾液

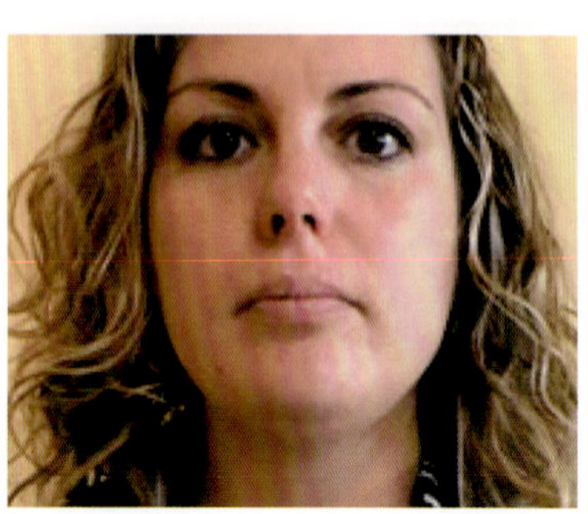

### 练习 5-47：口渴的海豹 / 小口喝水

在吞咽时保持正确的舌位。用一根橡胶管连接到装满水的注射器上，橡胶管另一活动端用舌尖顶在腭点上，牙齿闭合而嘴唇张开。通过缓慢注入水到口腔内，患者被迫吞咽。该练习每天应重复12次。

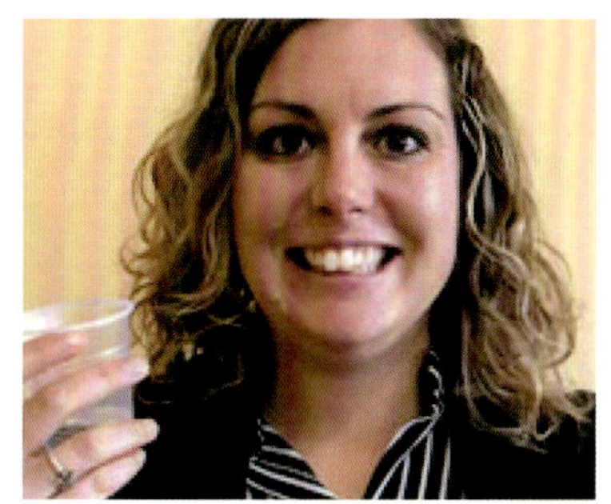

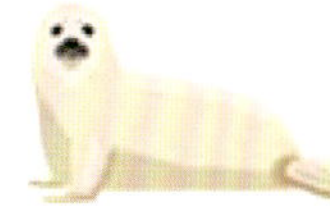

用舌尖把橡胶管抵在腭点上 → 牙齿咬紧嘴唇分开 → 吞咽水

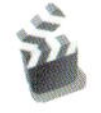

### 练习 5-48：新生的企鹅 / 正确吞咽半固体食物

正确地吞咽半固体食物，如酸奶、布丁等。

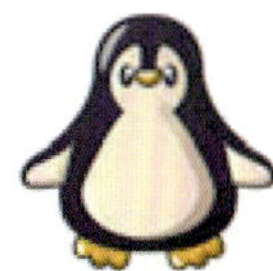

选择半固体食物 → 保持舌在腭点上 → 正确吞咽

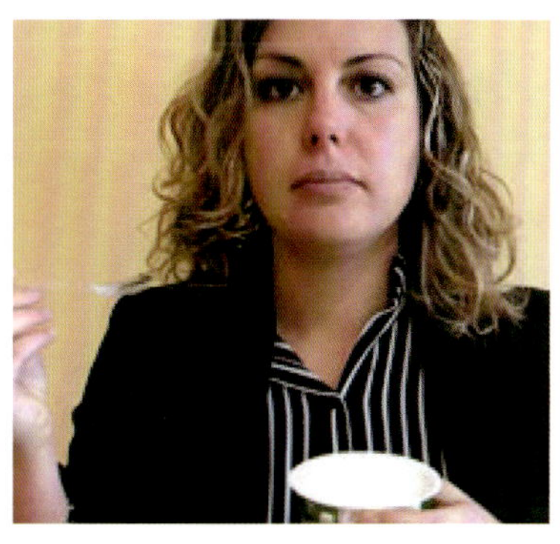

### 练习 5-49：饥饿的北极熊 / 咀嚼并吞咽固体食物

正确地咀嚼并吞咽固体食物，如饼干、薄脆饼干等。

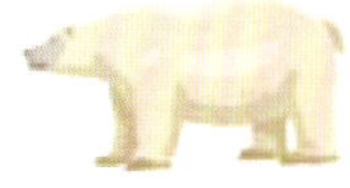

选择固体食物 → 保持舌在腭点上 → 正确吞咽

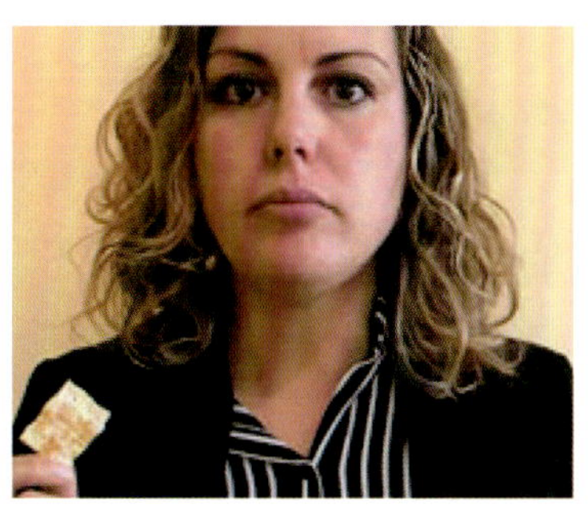

### 第七个目标：将吞咽变成习惯和自然

将有意识的重复转变为一种自主的习惯需要时间（神经可塑性的过程）。患者必须从有意识训练逐渐转向自然的鼻呼吸、咀嚼食物、吞咽固体和液体，以及用他们自己的语言进行发音。成年人可以使用提醒功能来自我监控新功能，而孩子则需要成年人在他们分心时随机检查他们的功能。

**从有意识的和自愿的吞咽行为过渡到习惯性的功能**

**提示：**准备一些视觉辅助工具和提醒物，必须将它们放置在孩子出现的每个地方，以便提醒其保持正确的舌位并正确吞咽。重要的是，在进餐时要清楚地看到便条。

**练习 5-50：雪驼鹿分心了 / 自律性**

在阅读或看电视时，小口小口地喝水或吃东西。第一次吞咽动作必须是有意识的，但之后就无须这样做了，因为吞咽动作必须是自然无意识进行。

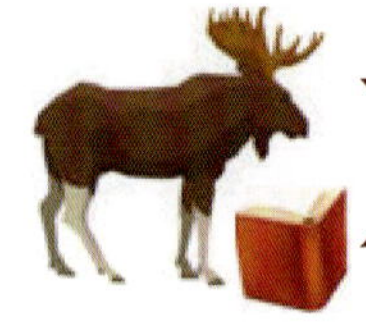

在看电视或看书时 → 喝水和吃东西 → 吞咽

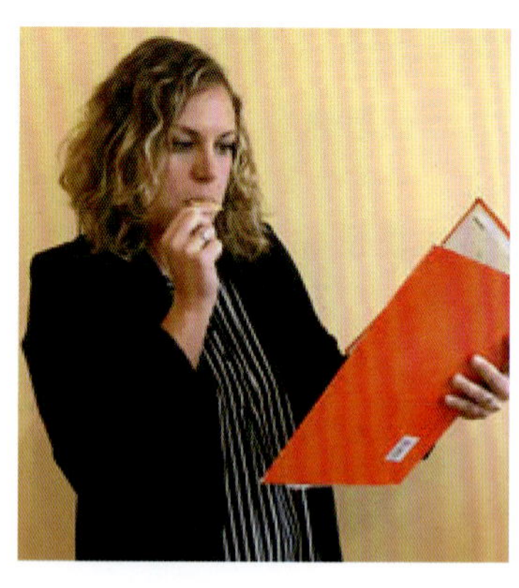

### 正常的咀嚼：咀嚼训练前后

在咀嚼评估、重建正常咀嚼后就诊时，我们会向患者提供各种质地的食物。在评估期间，我们鼓励患者自带食物，从而更清楚地了解他们每天的饮食效率，同时临床医生可以提供一些干性食物，质地从较软（薄脆饼或干饼干）到最硬（杏仁）。首先可吞咽一些含水分较多的中间质地的食物（如芹菜或苹果），或者将多种质地食物混合在一起（如意大利面、蒸粗麦粉或米饭与肉、蔬菜或玉米），或是纤维质地的食物（如肉类或一些干果），以此进行咀嚼能力评估。此后，医生会指导患者咬一小口所选的食物，进行咀嚼，在吞咽之前吐入一个小的一次性杯中。对所有质地食物重复这一过程。

大多数患有咀嚼功能障碍的患者吐出的往往是干燥、咀嚼不充分（碎片化）和聚合性差的食物团块。经过咀嚼重塑与训练后，食物团块应变为稠糊状、湿润、聚合度好的食物团块，而且食物颗粒非常小（表 5-1）。显然，正常的咬合、充分的唾液分泌和良好的咀嚼功能在形成适当的食物团块方面发挥着重要作用。

有意识地、正常地咀嚼可以防止食物噎住，并有助于消化，这要归功于唾液中含有的酶，这些酶可以“预消化”食物并缓冲胃中的酸度，从而最大限度地提高肠道对营养的吸收。

## 三、肌功能训练治疗日志

在肌功能训练治疗日志中，言语治疗师会写下患者在家需要进行的训练；反过来，患者也可以记录每天完成的任务，然后由照护者进行检查，通过这种方式持续监控患者在家完成的训练（图 5-2）。

为了便于学习和巩固这些训练，我们已经制作了 52 个视频教程展示并讲解了如何正确地执行训练及具体做法（表 5-2）。如此，你可以将所看到的内容付诸实践，并在有疑问时多次回看。

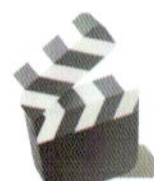

在线视频

与这些练习相关的在线视频请访问：

www.learningoncloud.eu

**表 5-1 咀嚼训练前后食物的质地**

| | 训练前 | 训练后 |
|---|---|---|
| 薄脆饼干 | 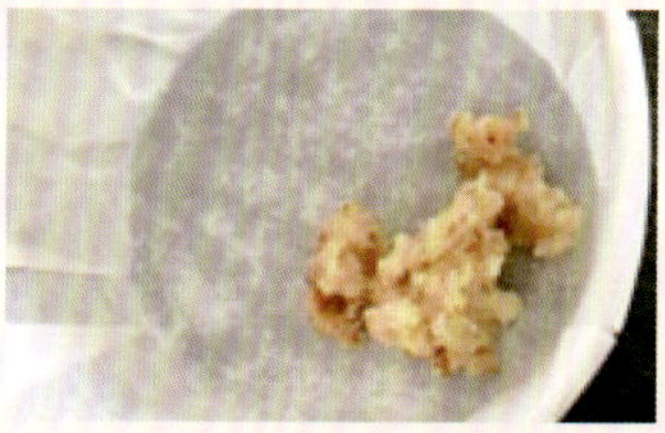 | 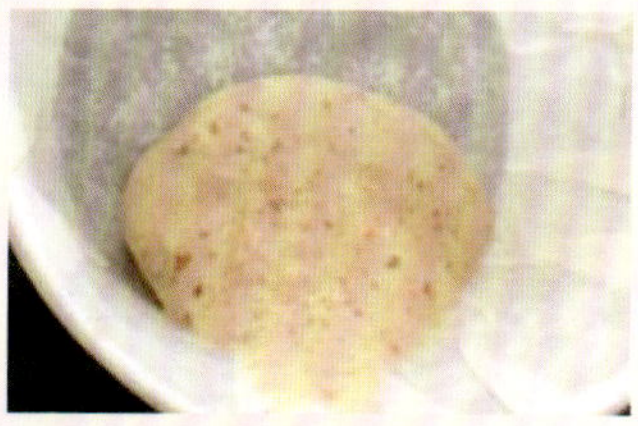 |
| 蒸粗麦粉和玉米 | 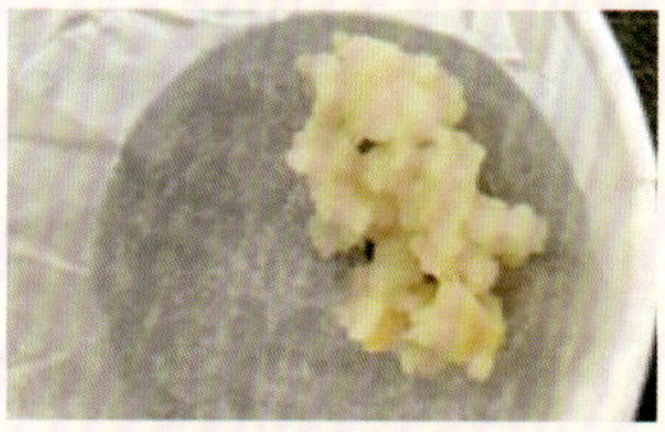 | 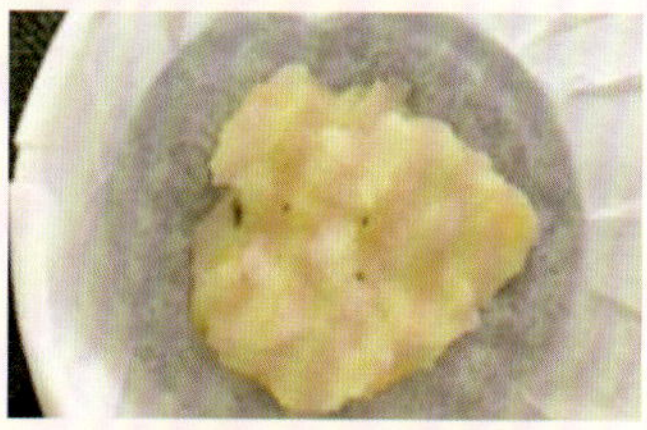 |
| 巴西坚果 | 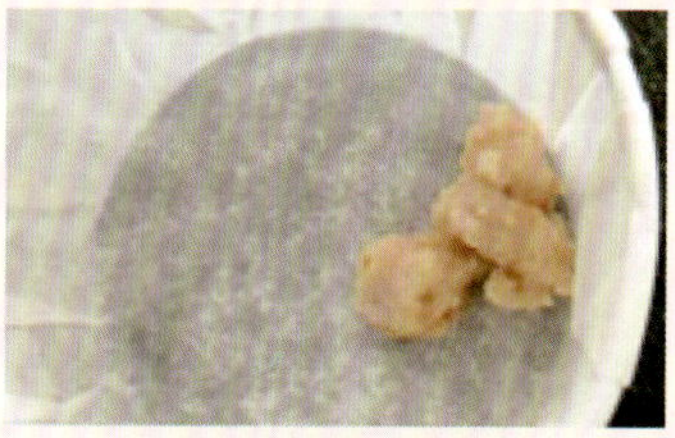 | 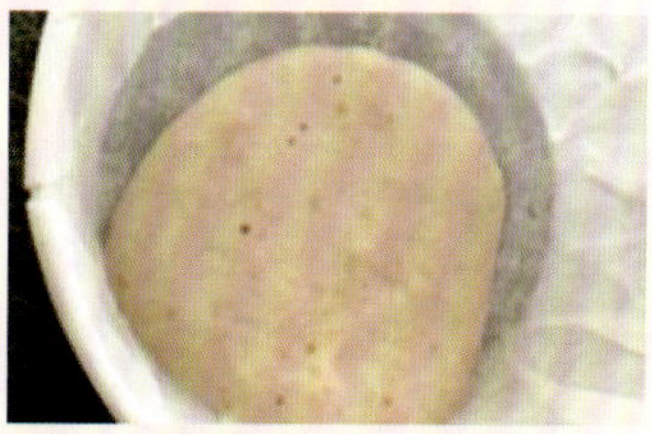 |
| 芹菜 | 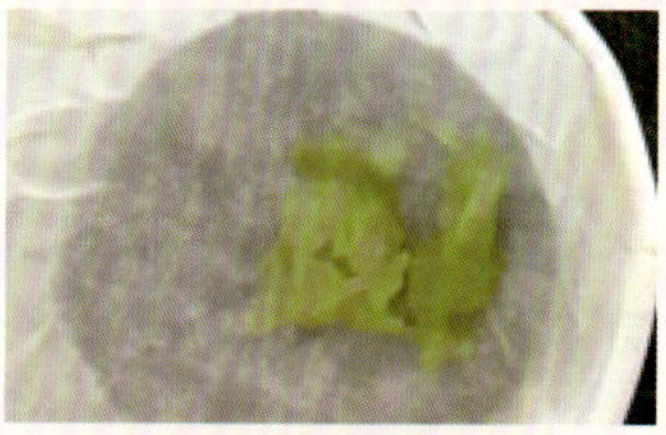 | 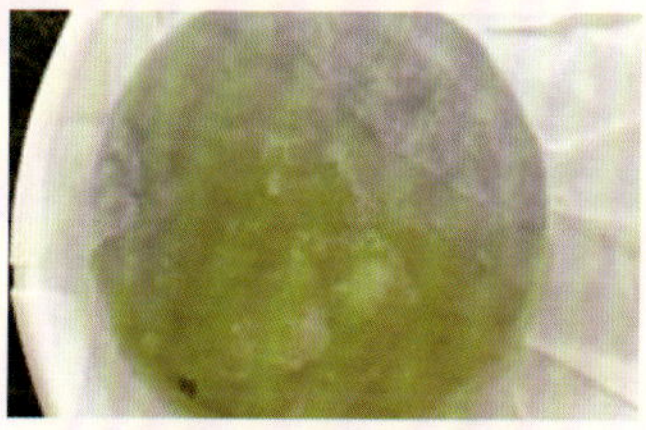 |
| 胡萝卜 | 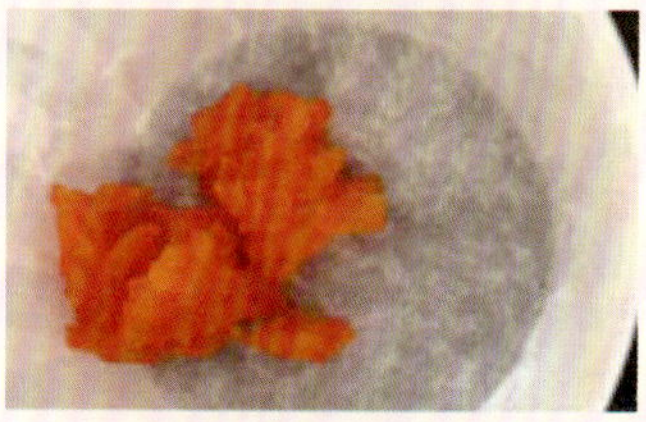 | 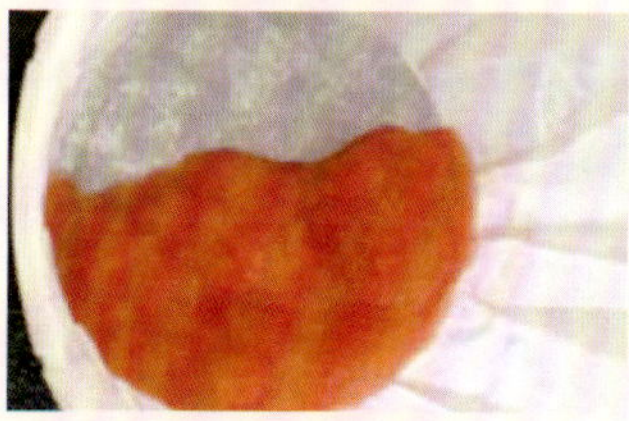 |
| 杏仁 | 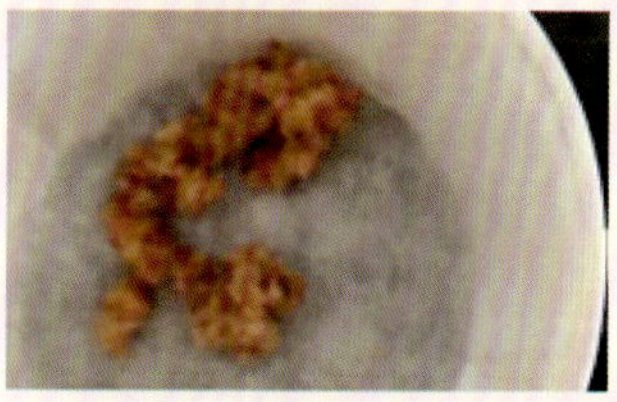 | 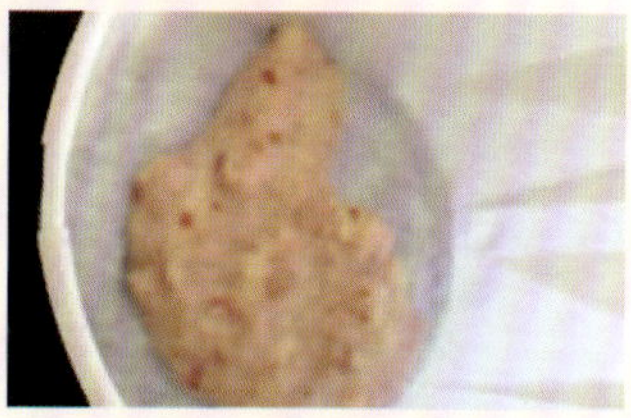 |
| 肉 | 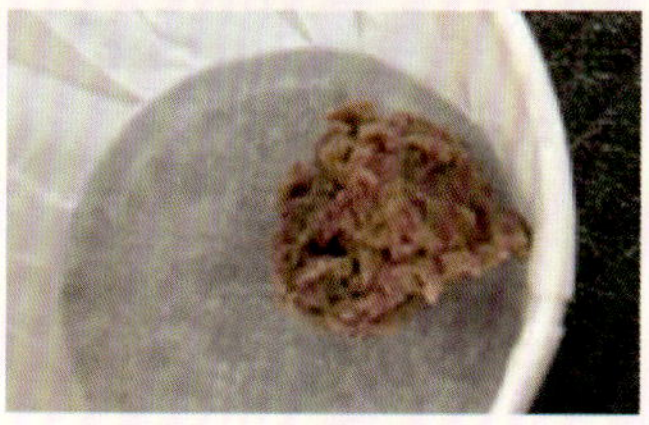 | 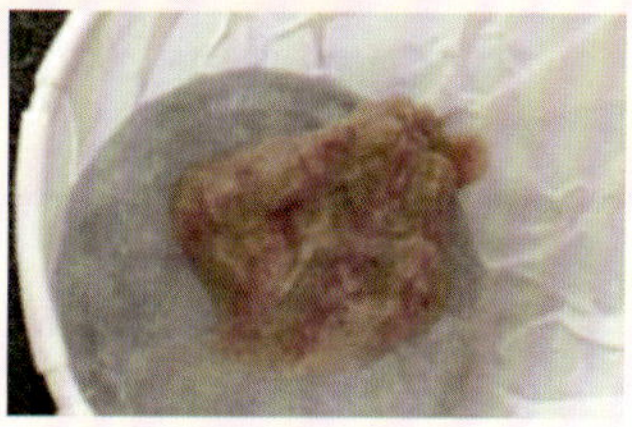 |

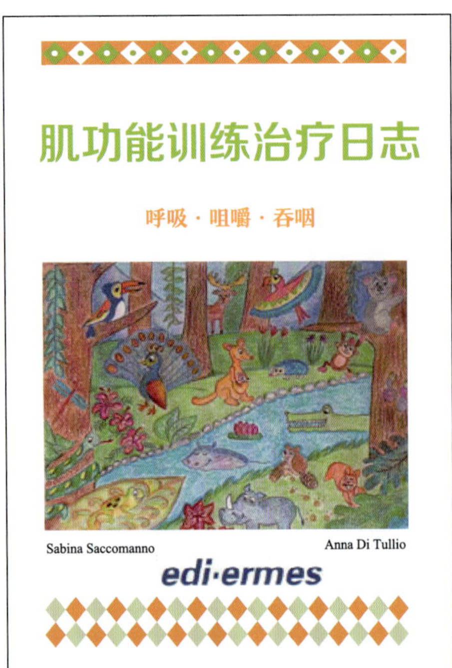


◀ 图 5-2　肌功能训练治疗日志首页

表 5-2　鼻腔和口腔功能性重塑练习：与在线视频中的训练相对应

| 目　标 | 视频部分 | 训练名称（适用于儿童 / 适用于成人） |
|---|---|---|
| 利用本体感觉练习识别切牙后乳头 | 更好地了解彼此 | • 健忘的驴 / 手指 – 舌<br>• 小老鼠 / 挠痒痒<br>• 鸟儿振翅 / 摇摆<br>• 山羊躲猫猫 / 捉迷藏 |
| 静息舌位的矫正 | 舌就位 | • 母鸡孵蛋 / 抬舌<br>• 小鸡和谷物 / 小橡皮筋<br>• 兔妈妈 / 闭口 |
| 鼓励鼻呼吸而非口呼吸 | 让我们更好地呼吸 | • 马喷鼻吸 / 愤怒的公牛<br>• 小鸭子和跷跷板 / 鼻对鼻<br>• 猪肚子 / 鼓肚子<br>• 奶牛的铃铛 1/ 叮 – 咚<br>• 奶牛的铃铛 2/ 叮 – 咚 – 哨 |
| 口腔颌面部肌肉的重塑 | 强壮的舌体 | |
| | 前部：舌前部的功能性重塑 | • 刺猬挠痒 / 牙刷<br>• 贪吃的熊 / 巧克力<br>• 蛇舌 / 剑<br>• 困倦的狼 / 打哈欠<br>• 蜗牛的家 / 唇膏<br>• 松鼠的按摩 / 按摩<br>• 孔雀开屏 / 绕圈<br>• 蜻蜓飞行 /TTTTT<br>• 鼹鼠挖洞 / 脸颊打钻 |

（续表）

| 目　标 | 视频部分 | 训练名称（适用于儿童 / 适用于成人） |
| --- | --- | --- |
| | 舌中部：舌中部的功能性重塑 | • 海狸的吞咽 1/ 良好的吞咽功能<br>• 词汇表<br>• 陆龟蛋 / “马” 的练习<br>• 海狸的吞咽 2/ 两个小橡皮筋 |
| | 舌后部：舌后部的功能性重塑 | • 狐狸和浆果 /MASAKO 技术<br>• 啄木鸟和树皮 /KIK 练习<br>• 词汇表 |
| 唇部强化 | 强壮的嘴唇 | • 巨嘴鸟的芒果 / 包唇训练<br>• 蜂鸟的喙 / 拉唇训练<br>• 平衡的火烈鸟 / 铅笔<br>• 小袋鼠，快出来！/ 纽扣<br>• 凶猛的豹 / 亲吻<br>• 深情的考拉 / 亲吻 – 微笑<br>• 做鬼脸的猴子 / 大嘴巴<br>• 喋喋不休的鹦鹉 / 胶带<br>• 变色龙的微笑 / 半笑半不笑<br>• 熊猫的负重训练 / 上下移动 |
| 为增强咀嚼肌和延长上唇 | 强壮的脸颊 | • 数学家鳄鱼 / 计数<br>• 小斑马 /TEE-CHOO<br>• 大象的獠牙 / 吸血鬼德古拉<br>• 翻滚的犰狳 / 熨烫（滚动）<br>• 河马的脸颊 / 大脸颊<br>• 强壮的犀牛 / 拳头<br>• 豪猪的刺 / 牙刷 |
| 咀嚼和吞咽练习 | 咀嚼和吞咽 | • 海象咀嚼 / 一起咀嚼<br>• 雪鹗的音乐会 / 抬高和降低软腭<br>• 已经开吃的白狐 / 吞咽唾液<br>• 口渴的海豹 / 小口喝水<br>• 新生的企鹅 / 正确吞咽半固体食物<br>• 饥饿的北极熊 / 咀嚼并吞咽固体食物<br>• 雪驼鹿分心了 / 自律性 |

# 第6章 口腔系带

# Frenula of the Oral Cavity

**目 标**

口腔系带可能会导致口腔功能或解剖结构的异常。本章描述了口腔系带的异常变化，并提出了肌功能治疗方案，包括旨在提高舌运动准确性和协调性及舌功能的特定训练。

**关键概念**

- 舌系带及其异常
- 肌功能治疗方案
- 训练说明

系带通常是指有口腔黏膜覆盖的纤维组织薄带（图6-1A）。文献中关于舌系带相关内容的阐述，使用的术语略有不同，如系带（frenum-frenulum, frena-frenula）、系带修整术（frenectomy-frenulectomy，frenotomy-frenulotomy）。

口腔内有多种系带（流程图6-1），而我们主要关注其中两种：舌系带和上唇系带。系带异常会造成功能或解剖异常：舌系带短缩会减少舌的活动范围（图6-1B），而上唇系带异常可能会导致上中切牙间隙、上唇活动受限（图6-2），上唇显“短”。此外，舌系带周围存在下颌下腺导管的开口，因此在进行舌系带手术时需要格外小心。

完善的口内检查决不能忽视这些重要结构，必要时需要考虑进行舌系带修整术，更多细节见流程图3-1。

## 一、舌系带异常

当舌系带异常时，舌肌功能减弱，其运动范围缩小。此时会建立功能失调的舌运动模式，以代偿这一功能异常，如舌运动时代偿性使用其他口周肌；这对口颌系统的发育和功能会产生负面影响（Messner等，2000；Ballard等，2002；Srinivasan和Chitharanjan，2013）。最近，舌系带受限已被确定为儿童阻塞性睡眠呼吸暂停的常见表型（Guilleminault等，2016）。对这种先天异常进行早期干预，对于防止口腔功能异常的发生至关重要。通过临床观察舌的外观和活动度，医务人员可对舌系带进行评估，以判断其是否正常。然而，除了需要了解口腔和舌系带解剖特征外，还必须对那些可能受到舌系带异常影响的口腔功能进行评估，如吞咽、咀嚼、昼夜呼吸情况、语音及非语言功能（Bhattad等，2013；Pompéiaa等，2017；Yoon等，2017a，2017b）。言语治疗师或肌功能治疗师的任务是通过临床观察和利用标准化工具对患儿进行全面的功能评估，客观、定性地记录存在的异常，以了解对多学科康复治疗的需要。

### （一）舌系带短缩诊治规范

舌系带短缩的诊断很复杂，因为检查者必须了解舌的解剖结构，包括舌系带及其相邻解剖区域不同结构的特征，以及可能被这些结构异常影

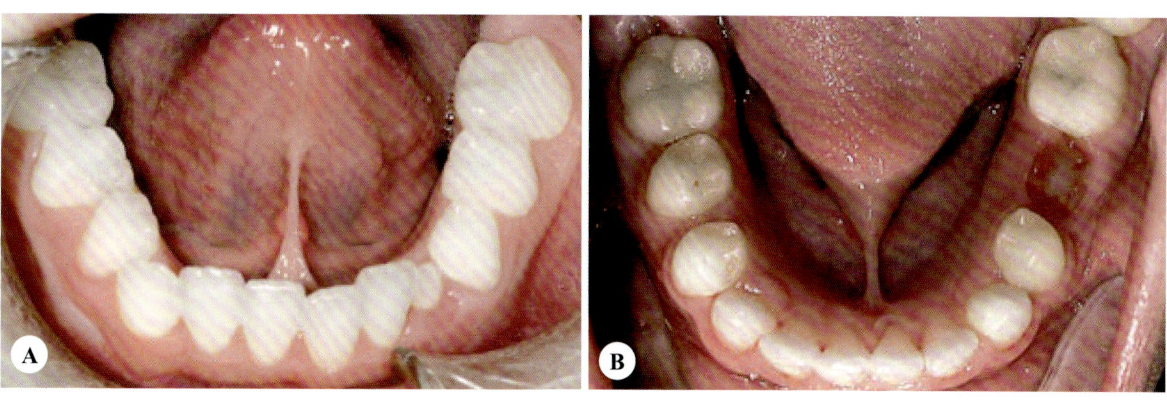

▲ 图 6-1 A. 舌系带；B. 舌系带短缩

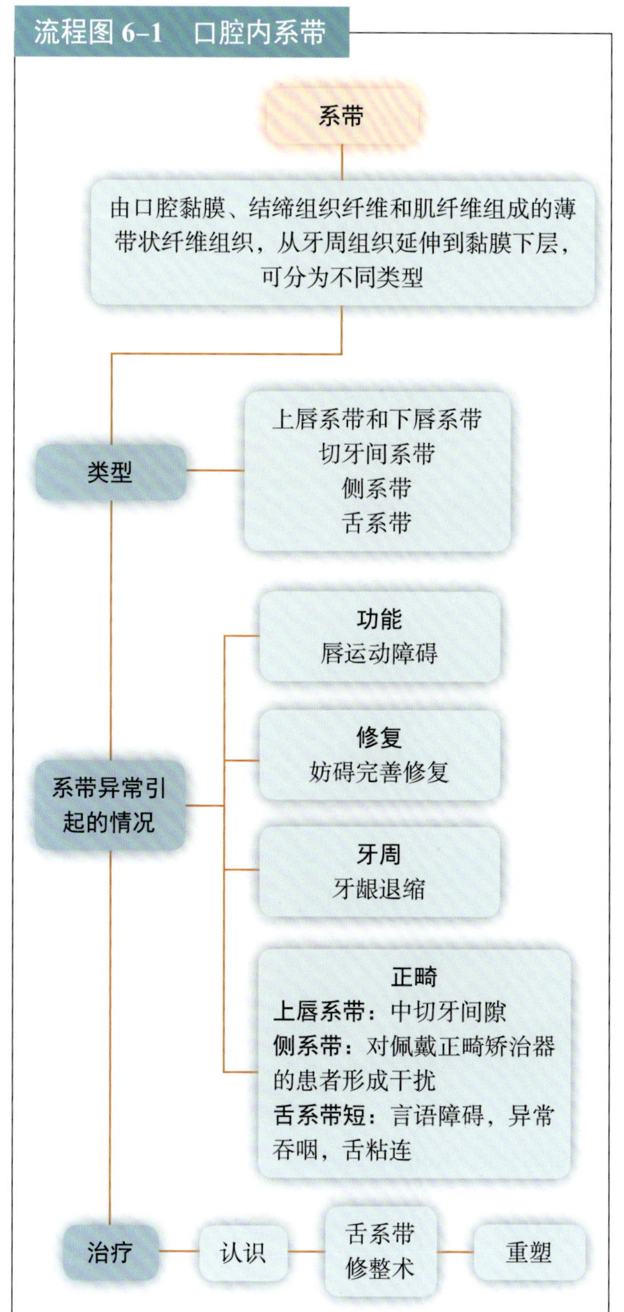


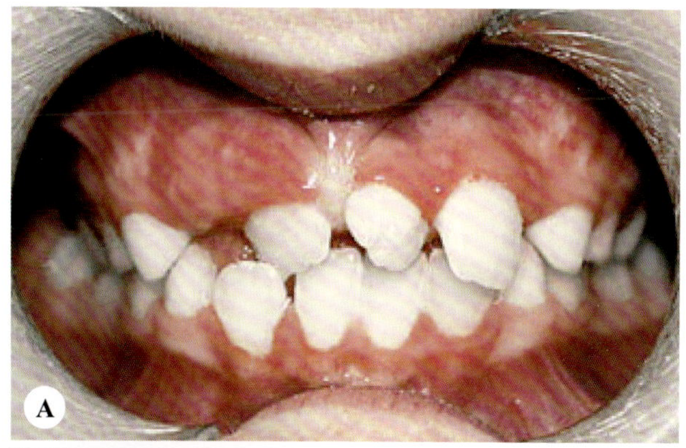

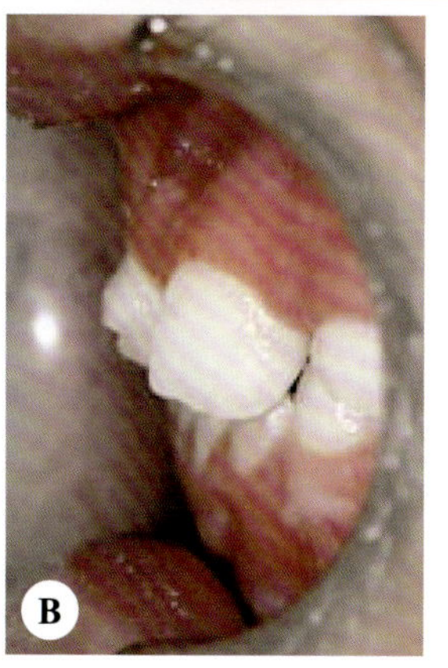

◀ 图 6-2 上唇系带短伴切牙间牙龈乳头缺血

响的舌功能（Marchesan，2012）。Kotlow 提出的舌系带解剖测量分类，评估舌从舌系带附着点至舌尖的活动度，以此将舌系带短缩分为四种类型，该分类法可帮助检查者进行诊断（Kotlow，1999）（图 6-3）。

舌系带短缩诊治规范（Marchesan，2012）是一种用于诊断舌系带异常的标准化工具。该规范包括一份病史文件，用于收集患者的基本信息、现有症状、家族史、母乳喂养、喂养方式、口腔不良习惯、语音异常及由此产生的社交障碍和任何既往系带手术信息（附录6–1至附录6–3）。

临床检查分为两个部分：第一部分检查舌系带和舌的一般情况，第二部分检查舌在口腔中的位置和活动度、被检查者发音和使用的代偿模式。根据得分，判断舌系带是否异常。当测试总分≥3，即可认为舌系带异常。当测试分数≥25时，可认为异常舌系带对口腔功能产生了干扰。即使所有测试结果表明存在舌系带异常，但只有在功能测试有异常的情况下才建议手术干预。附录6–1列出了舌系带短缩诊治规范中的病史和临床检查。附录6–2列出了带有用于语音评估的图片表格，以及用于记录患者发音的表格。附录6–3展示了正常舌系带及评估中可能诊断的不同类型舌系带异常的照片（Marchesan，2012）。

目前，也有适用于婴儿的舌系带短缩标准化诊治规范（Martinelli等，2012，2014）。在巴西，该规范已作为新生儿解剖和功能异常筛查的一部分，是世界上第一个在国家层面采用的规范（附录6–1至附录6–3）。

## （二）爱荷华口腔功能测试仪

爱荷华口腔功能测试仪是一种用于测量吞咽、进食或语音表达障碍患者舌和唇肌力和耐力的工具（Clark等，2009；Potter和Short，2009；Adams等，2013）。IOPI可量化舌系带对舌肌功能的影响。有关更多详细信息见框3–1。

## （三）呼吸和吞咽

舌系带异常与口呼吸、阻塞性睡眠呼吸暂停（Yoon等，2017a，2017b）及吞咽功能异常呈正相

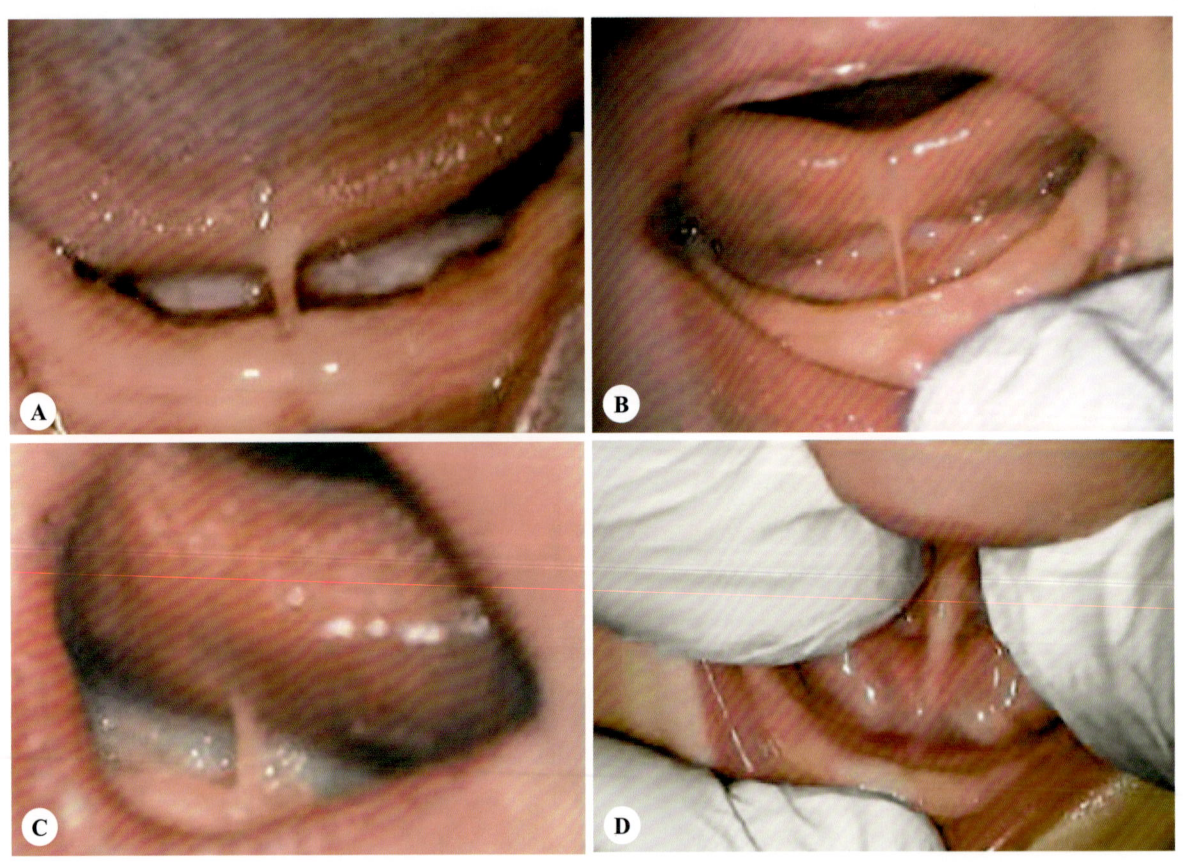

▲ 图6–3 **Lawrence Kotlow婴儿舌系带的分类（Kotlow，1999）**

A. Ⅳ类，舌系带附着于舌尖，延伸到舌下腺导管口和下牙槽嵴[1]当中；B. Ⅲ类，舌系带位于舌下腺导管口后方至舌尖当中；C. Ⅱ类，舌系带位于舌下腺导口后方到舌腹部当中；D. Ⅰ类，舌系带位于舌腹部到舌下腺导管口当中

[1] 译者注：原文为舌尖，有误，已更正。

关（Saccomanno 等，2012；Ferrés-Amat 等，2016）。言语治疗师应对患者呼吸和吞咽功能进行定性检查。呼吸语音听觉评估方案 ProPABS（Susanibar 和 Dacillo，2014）由形态学检查和功能评估组成，包括 Franklin Susanibar 采用的使用口鼻板进行鼻呼吸渗透性测试（图 6–4）；它是进行多中心呼吸功能研究的重要工具。吞咽评估属于临床检查。言语治疗师会观察是否存在吞咽功能障碍的典型体征，如咀嚼肌收缩减少、下颌稳定性降低；静息时舌姿势位异常和异常吐舌，吞咽时在非咬合状态食物团块从口腔和牙弓处到达口咽部；口轮匝肌强烈收缩与颏肌功能亢进；可能伴有头部辅助运动，累及肩部肌肉（SI-DO，2015）。

### （四）综合康复治疗

舌系带的组织结构以 I 型胶原纤维为主，该纤维也存在于韧带和肌腱中，具有很高的抗拉强度。因此舌系带本身无法通过伸展运动来后退、撕拉或伸长（Martinelli 等，2014）。舌系带异常有效管理临床指南表明，需要将肌功能治疗和外科治疗相结合（Manfro 等，2010；de la Teja-Angeles 等，2011；Bhattad 等，2013）。在要进行舌系带松解手术前 1 个月，有必要进行肌功能治疗，以提高患者对肌功能训练的熟悉程度，从而实现更好的肌肉协调，并刺激最佳神经－运动印迹的形成。手术后需要继续进行肌功能康复训练，以确保实现更快速、有效的功能恢复，防止术后组织瘢痕形成，瘢痕会进一步限制舌的活动能力，导致不得不进行修复手术（Moeller，2012）。为了确保手术的成功，言语治疗师必须了解和重视伤口愈合的时间及愈合阶段，并据此制定治疗计划（图 6–5）。

术后的前 3 天，处于止血、炎症反应和细胞增殖阶段，患者不可进行肌功能训练，但应该鼓励患者说话和进行轻缓的舌运动，并用盐水冲洗伤口。术后第 3 天，言语治疗师应观察患者以确定伤口炎症的状态，确保伤口没有过度疼痛、出血、发热或渗出。有必要在接下来的一周内安排言语治疗师随访，这一周是伤口成熟和改建阶段，

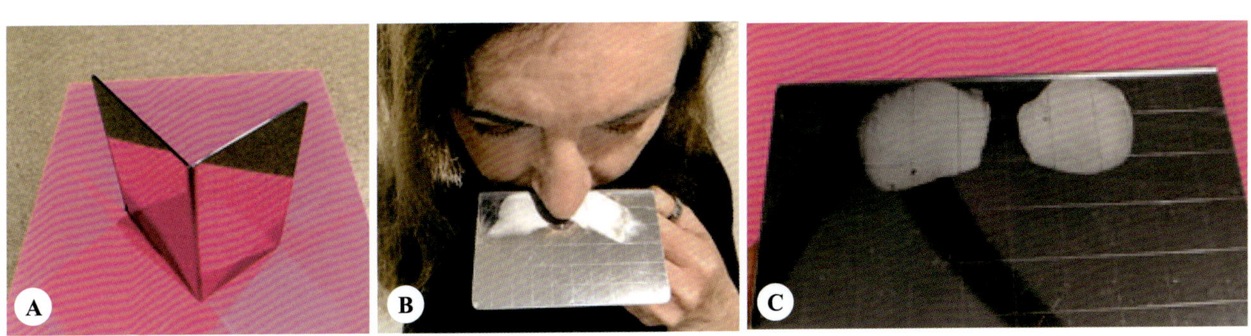


▲ 图 6–4　**Susanibar 采用的口鼻板（A）；正确定位（B）和待测鼻蒸汽（C）**

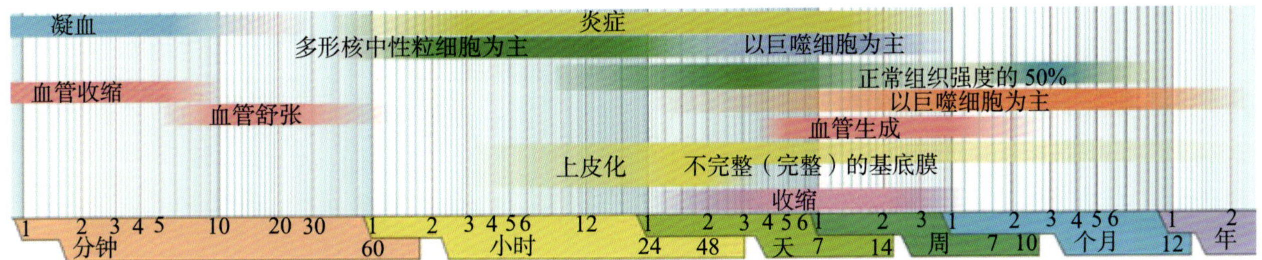


▲ 图 6–5　**伤口愈合不同阶段的大致时间，浅色间隔代表显著差异，主要取决于伤口大小和愈合条件，但该图不包括导致慢性伤口的主要损伤**

引自 Häggström, Mikael (2014). “Medical gallery of Mikael Häggström 2014”. WikiJournal of Medicine 1 (2). DOI:10.15347/wjm/2014.008. ISSN 2002–4436. Public Domain

在这一阶段，应确定肌功能治疗方案，以便长期有效、稳定地进行术后治疗。

## 二、言语治疗卡：针对舌系带异常的肌功能治疗

舌系带异常会对口面部复合体的正常功能和发育产生严重影响，导致口面部肌功能紊乱。在这种情况下，当舌活动范围有限时，需要进行舌系带修整术和功能康复协同治疗。

如果患者在术后立即接受肌功能康复计划，可以保证最佳疗效和更快速有效的功能恢复。由于有术后瘢痕限制舌活动、需再次手术的风险，因此有必要在术前和术后都进行康复治疗。建议专门从事肌功能治疗的专业人士进行随访，以确保手术的成功。

肌功能治疗方案包括8项训练，旨在提高人们对舌正确姿势的认识，优化舌运动幅度、准确性和协调性，增强肌力、提升功能，使舌以最理想状态参与所有功能，如鼻呼吸、吞咽、咀嚼和非语言功能。最重要的是，通过不断重复使这些过程自主化，这是神经运动康复过程中神经可塑性和大脑皮质重组的原理之一。这种自主化是最难实现的目标（泛化和习惯化），因为它需要时间，所以提供一个维持方案以保持长期的稳定性非常重要。

- 术前1个月按肌功能治疗方案进行训练很重要。由于愈合过程中的疼痛或不适、愈合阶段组织的自然受限及舌系带手术引发的感觉和运动变化，在系带修整术后立即教授特定的动作可能会造成困难。
- 患者的动力对于获取积极的肌功能治疗方法及坚持进行言语治疗师建议的康复训练至关重要。由于动力是决定治疗成功与否的因素之一，因此最好以寓教于乐的方式为患者提供锻炼。
- 对于年幼患者，照护者参与治疗至关重要：通过监督和确保患者每天例行训练，有助于治疗的成功。
- 加强口腔清洁，这对于系带修整术的患者而言，可能会因疼痛和害怕接触伤口而变得复杂。在手术后的前5天，建议患者每天用盐水漱口数次。应该好好刷牙，尤其是在进食面包、面条或米饭等黏性食物后。
- 在开始治疗之前，应告知患者舌的正确位置：为了简单起见，将切牙乳头命名为腭点。
- 提醒患者在镜子前进行训练，以获得视觉反馈，从而更清晰、直观地突出正确的动作，提高肌肉协调性。

### （一）肌功能治疗方案

术前1个月和术后3个月应重复以下训练，每天3次，每次15次。

- 记住对着镜子训练。
- 你知道切牙乳头在哪里吗？它在腭皱褶上，就在你门牙后面，从现在起，我们称其为腭点（图5-1）。
- 清洁口腔非常重要：术后前5天，记得用特制的像海水一样的低浓度盐水漱口！

每项训练都有双重标题，适用于儿童（参考动物世界）和青少年及成人。

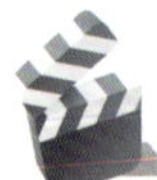

在线视频
有关这些训练的信息请访问www.learningoncloud.eu/en.

### 练习 6-1：海豚高空跳跃 / 舌抵于腭点

将舌抬起来，抵到腭点上，就像是海浪中的跳高冠军海豚一样。保持这个姿势 10s。

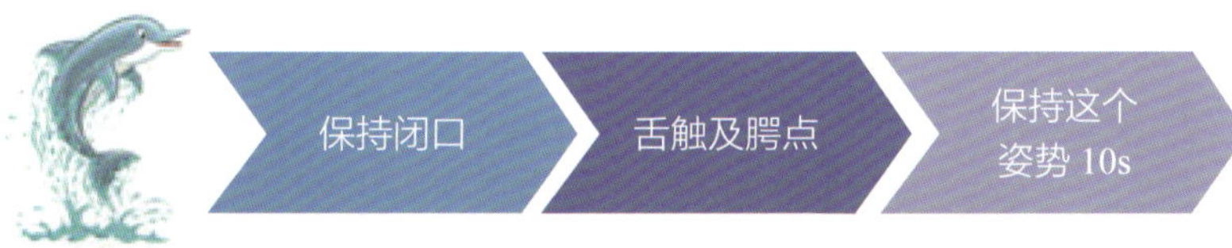


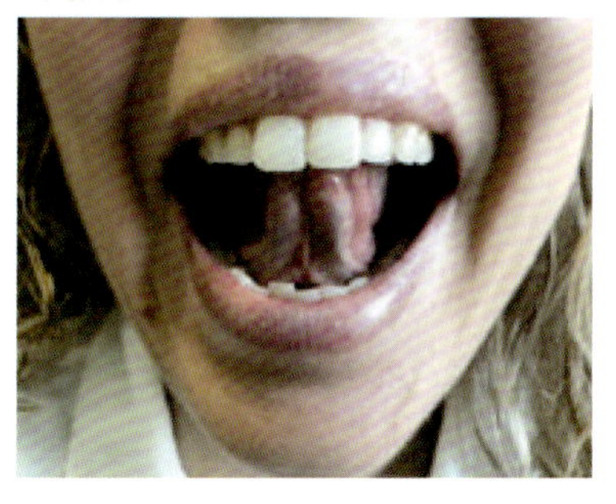

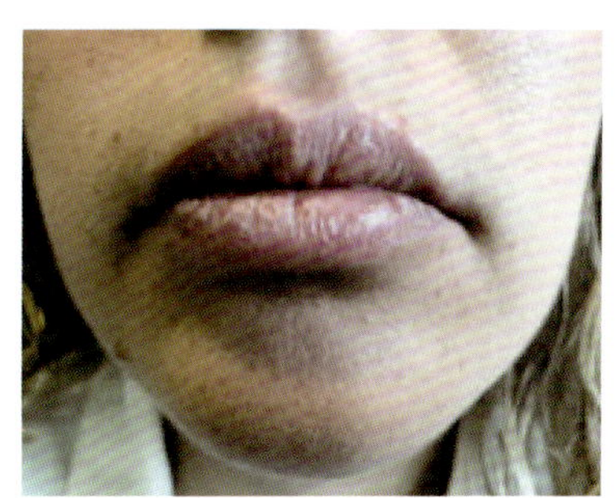

- 练习 6-1 是等长训练，目的是让患者习惯将舌放在上腭上。它要求患者尽可能抬舌，使舌缘与上腭接触，施加轻微的吸力。
- 舌尖与切牙乳头的接触，通过腭神经末梢（三叉神经）发送感觉信号。这种本体感觉有助于患者了解口腔的形态，尤其是腭部。
- 充分训练腭舌肌，可以增加鼻咽气道的空间，并抬高舌体后部。

### 练习 6-2：海龟蛋 / 吸盘

抬起舌尖，放在腭点后面。将舌后部抬至上腭。在舌和上腭之间吸入空气，形成真空，这样舌就像吸盘一样。慢慢张口，拉长舌系带。保持这个姿势 5s，然后将舌离开上腭分开，发出类似于“CHUCK”的爆破声，就像小海龟破壳时发出的声音一样。

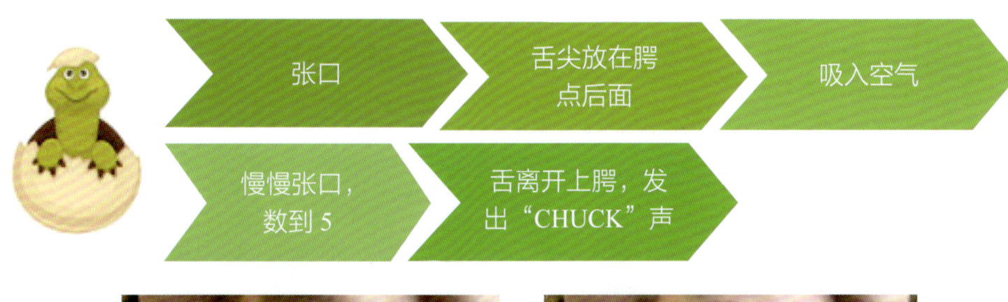


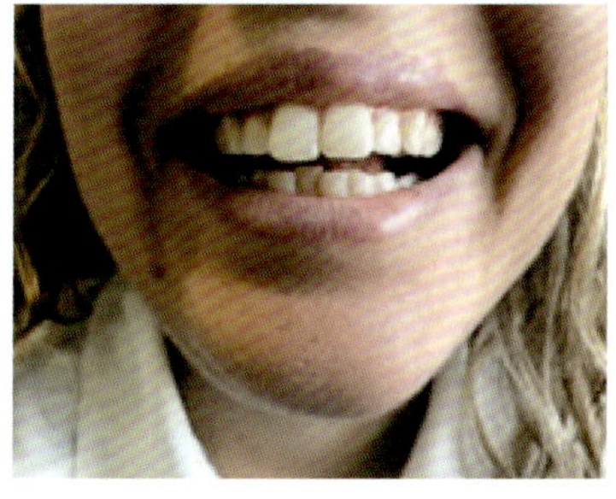

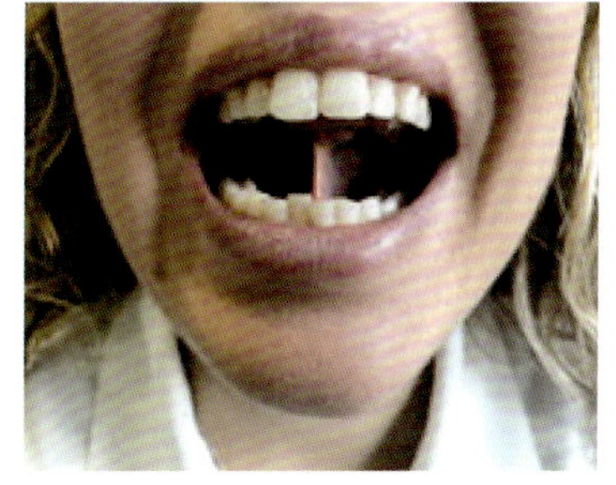

- 练习 6-2 是康复的基石，因为它可以拉伸瘢痕区域，保持术后新获得的舌活动度。这是一种本体感觉训练，模仿吞咽时咽部阶段和发出一些后部语音时舌的运动。它还激活口腔底部的肌肉，即舌骨下肌、颏舌骨肌和二腹肌前腹。

### 练习 6-3：大虾散步 / 上腭按摩

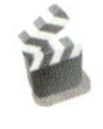

将舌尖放在腭点，舌尽可能地向腭后滑动，就像虾在上腭散步一样。再次将舌向前滑动，使舌尖重新回到腭点。就这样来回运动舌。

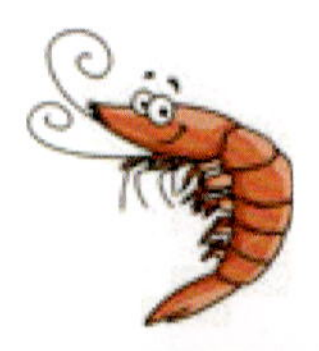

舌尖放在腭点上

舌尖像波浪一样滚动

舌尖向前卷至腭点

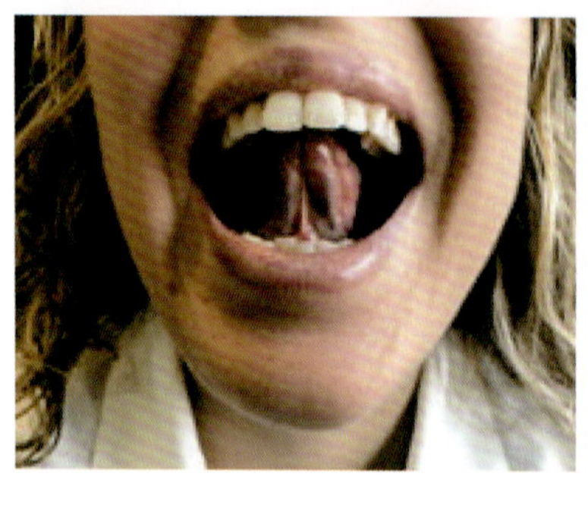

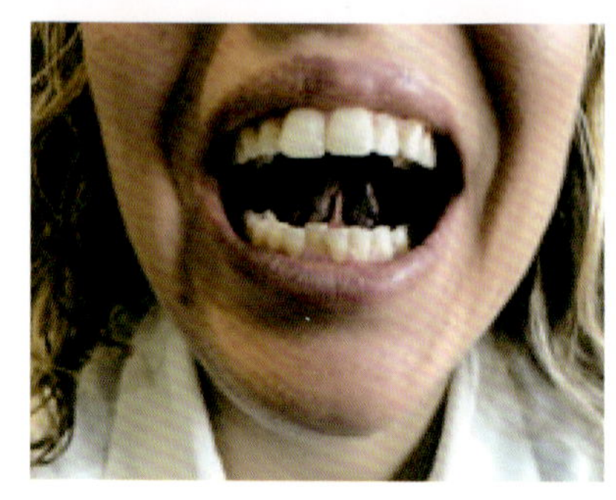

• 为了最有效地完成练习 6-3，请让患者尽量将舌向后滑动。并非所有患者都能将舌后卷到腭后位置。

• 训练舌、腭部的本体感觉，训练舌的活动能力，特别是激活腭舌肌和茎突舌肌，在口底肌肉的协助下进行抬舌和缩舌训练。

### 练习 6-4：鲨鱼饿了！/ 张大口

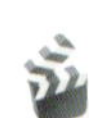

用舌尖触碰腭点，然后尽量大地张口，就像饥饿的鲨鱼一样。

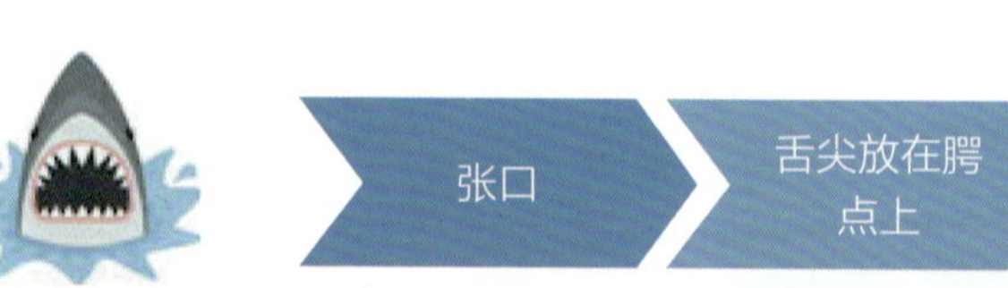


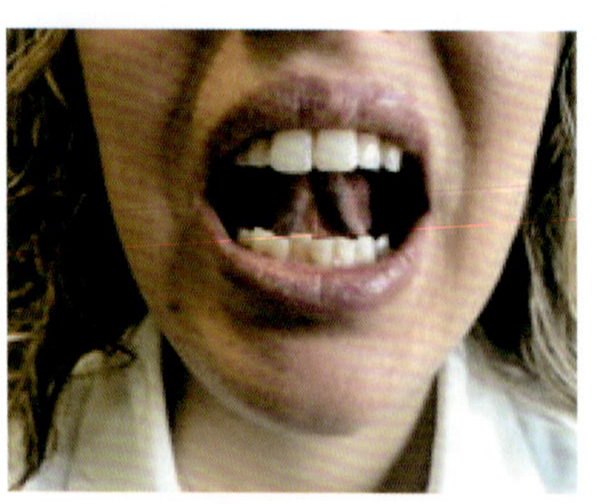

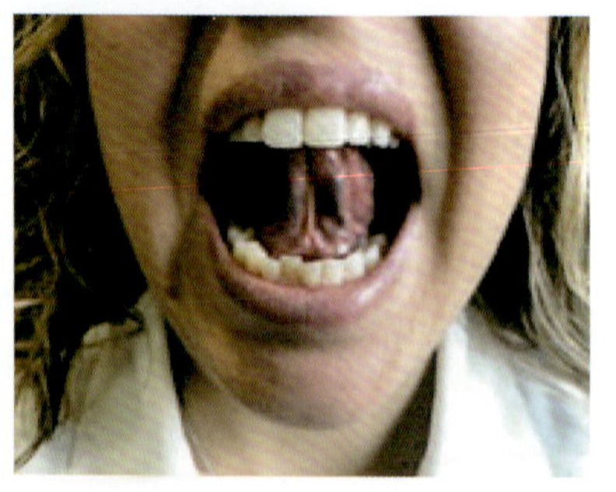

• 练习 6-4 有助于拉长舌系带下方的肌肉，改善舌和上腭的本体感觉敏感性。

• 当舌尖位于切牙乳头上时，舌侧缘也必须附着在上腭。该姿势位可对上纵肌和横肌产生协同刺激，引发吞咽过程中与硬腭有效耦合所需的收缩，因此其被推荐用于肌功能治疗方案的多项训练中。

### 练习 6-5：章鱼和龙利鱼 / 宽而尖

伸出舌，先让它看起来像龙利鱼一样宽，然后让它看起来像章鱼触角一样尖。

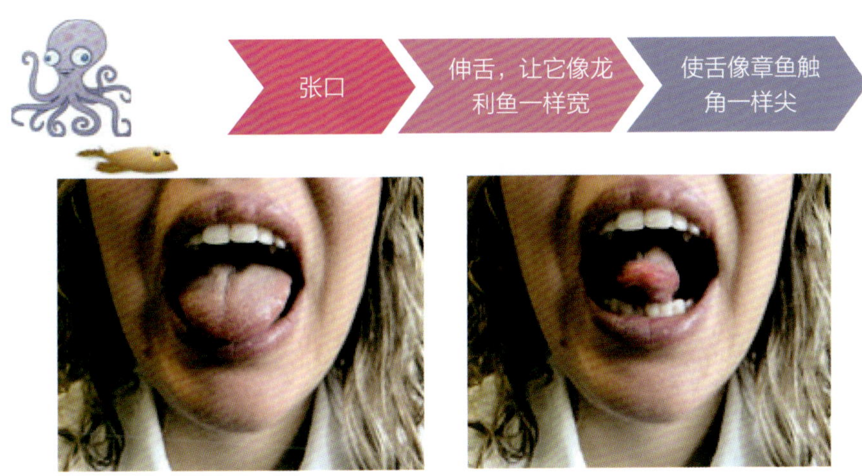


- 练习 6-5 是等张运动，其目的是通过刺激拉长和限制舌运动的横向肌和使舌变平的垂直肌的收缩来控制舌的横向运动。
- 要求患者保持张口，这样舌肌和唇轮匝肌可以更加用力地工作。
- 如果患者在进行此项训练时遇到困难，言语治疗师可以提供一些辅助方法，例如，建议患者使用嘴唇协助舌形成更尖的形状，通过与切牙乳头（即腭点）接触缩窄舌或舔嘴角。

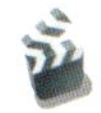

### 练习 6-6：河豚玩旋转木马 / 画圈运动

河豚想玩！先向右，然后向左，在牙齿的外表面上做舌的圆周运动。

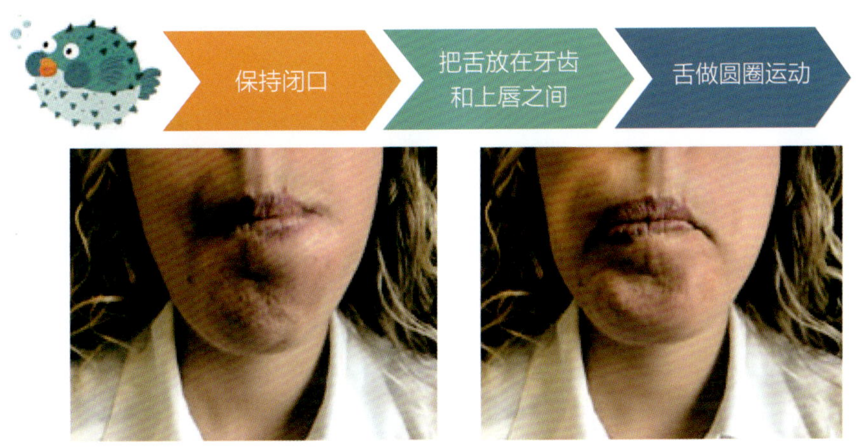


- 练习 6-6 有助于提高舌的灵活性。通常情况下，对于那些舌系带异常的患者，他们在运动舌和控制这些运动时会遇到明显的困难，舌运动看起来缓慢、不精确且不流畅。
- 可使用示指在患者的口周区域进行触觉 - 本体感觉刺激，以示范正确的动作。通过使用触觉 - 本体感觉，患者会用舌尖移动，模仿治疗师做出的动作。

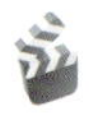

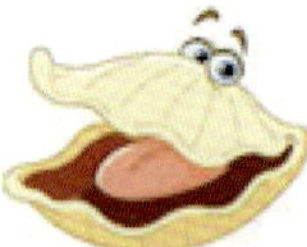

张口 → 舌放在腭点上 → 像小牡蛎一样张口和闭口

### 练习 6-7：小小的牡蛎 / 开闭口

将舌放在腭点上。保持这个姿势，像小牡蛎一样张口和闭口，不要用舌顶住牙齿。

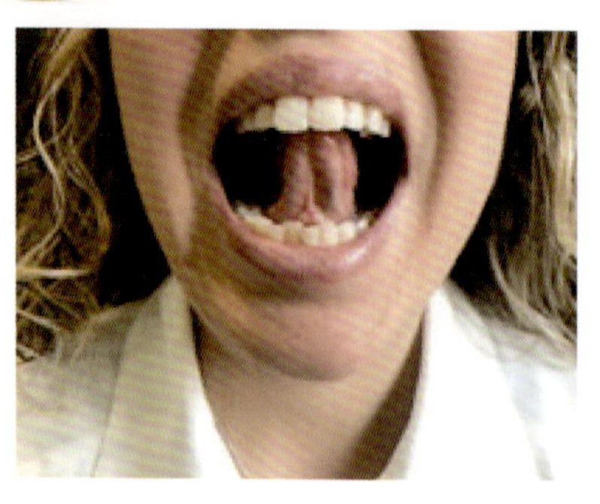

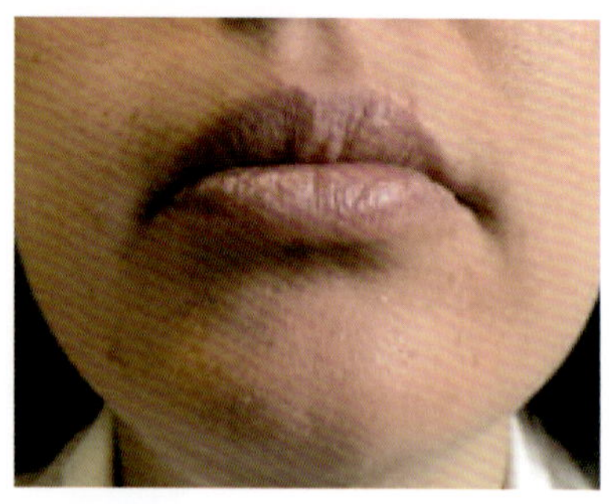

- 练习 6-7 有助于刺激本体感觉及舌尖（保持在切牙乳头上）与下颌降低运动之间的协调。同时，它有助于口底肌肉的适当收缩。

- 可以在切牙乳头上放置一个正畸橡皮筋，为舌提供一个上腭位置的参考，方便触觉和本体感受的训练。

### 练习 6-8：青蛙跳！ / 方位点

将舌尖向上移动，尽量靠近鼻，然后向下移动至颏部，再向两侧至嘴角，先向一侧移动，然后向另一侧移动，就像试图触碰到耳朵一样。

青蛙上下跳跃：

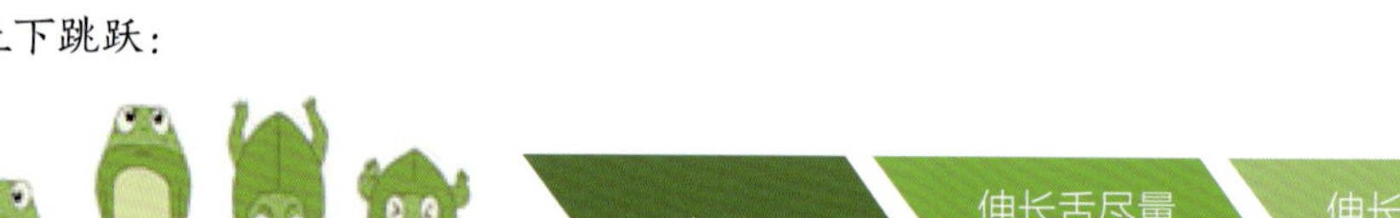


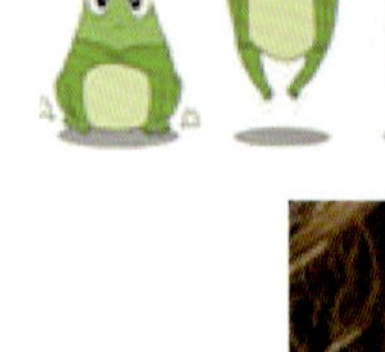

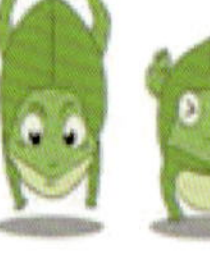

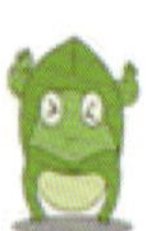

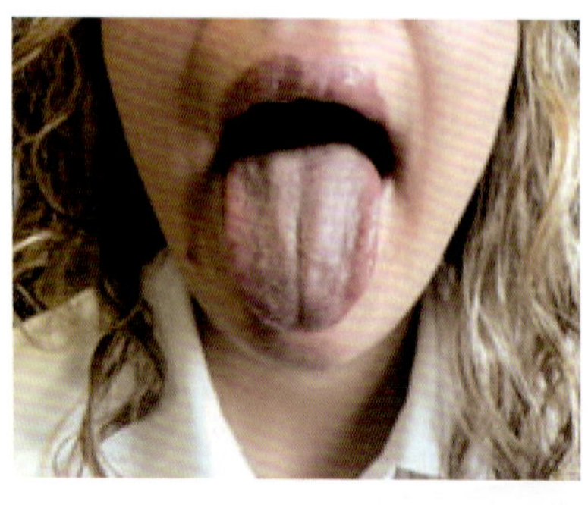

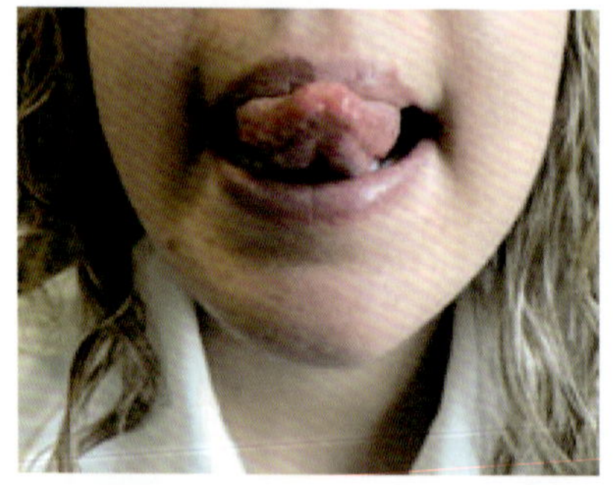

青蛙左右跳跃：

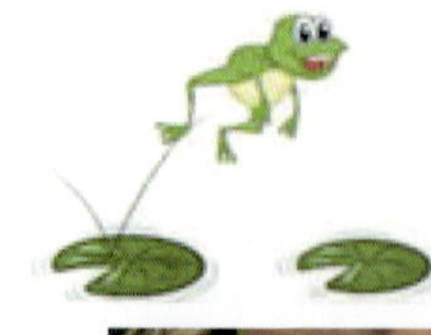

张口 → 向右伸长舌 → 向左伸长舌

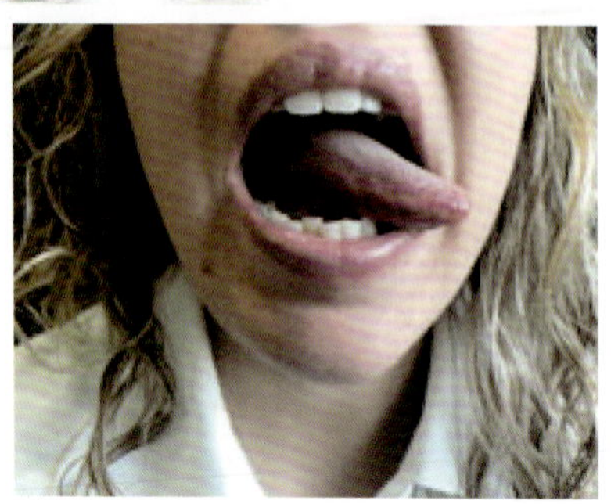

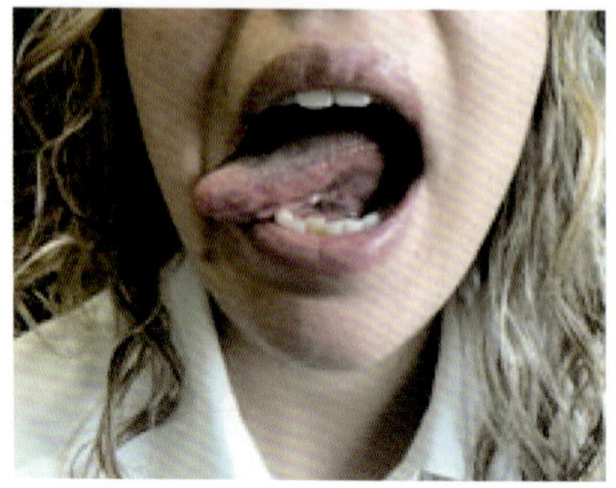

- 运动舌尖至嘴角会刺激颏舌肌的收缩。单侧收缩使舌尖偏向一侧；双侧收缩则使舌尖伸出。我们通过这种训练重塑舌肌外在形态，并进行肌肉拉伸。

### （二）舌训练日志

表 6–1 展示了精心设计和正确执行的肌功能治疗在年轻患者中的效果。

为了使治疗更具激励性并提高年轻患者的依从性，建议在第一次治疗期间给他们一份舌训练日志。这本日志包括个人资料表、训练操作和说明、治疗计划的时间表。日志是实用且具激励性的可视化工具，可以帮助患者在家中进行训练。

治疗师通过查看训练卡的渐进式填写情况，可以监测训练进展，并验证患者 1 周内在家中进行训练的一致性（表 6–2）。

**表 6–1　肌功能治疗对舌系带的影响**

| 肌功能治疗前 | 没有进行舌系带修整术情况下进行肌功能治疗之后 |
|---|---|
| 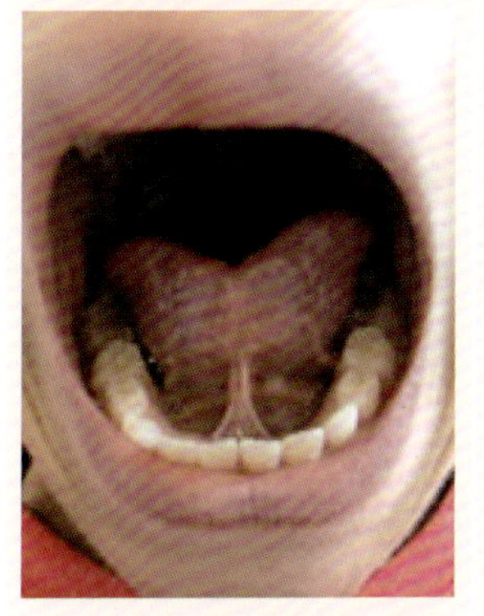 | 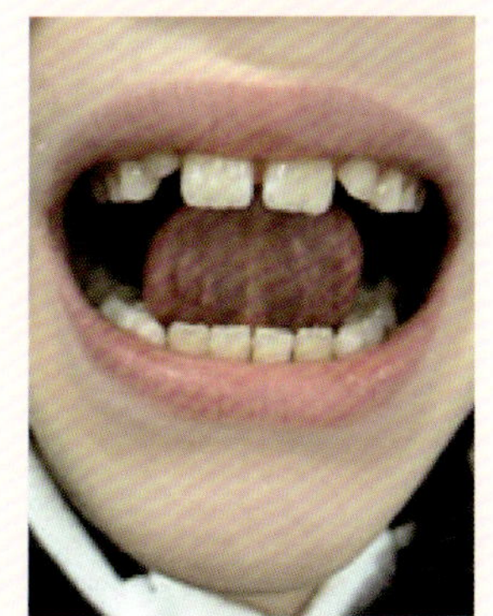 |
| 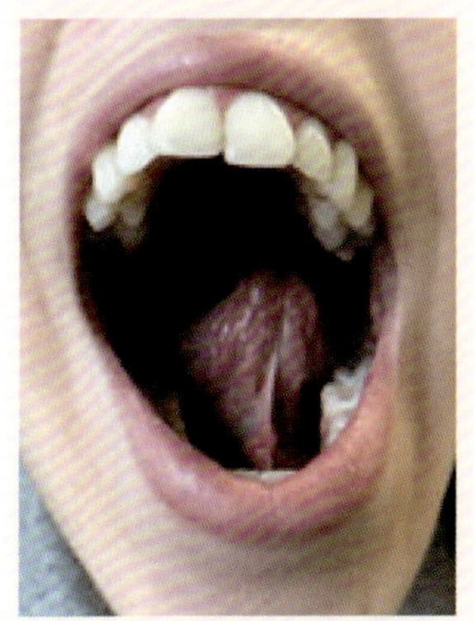 | 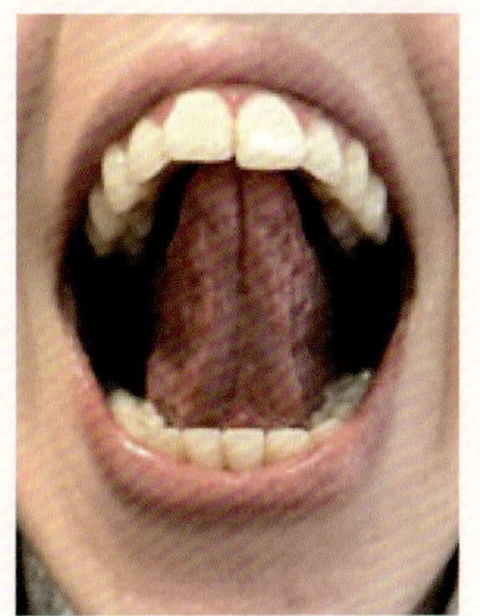 |
| 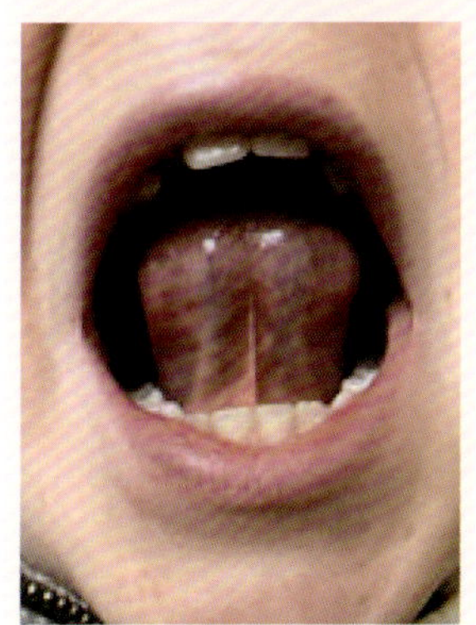 | 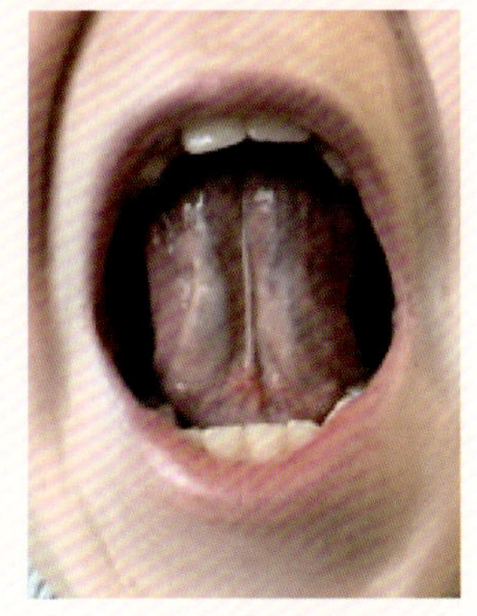 |

**表 6–2　舌系带异常的肌功能治疗训练：相关视频**

| 舌训练日志：肌功能治疗方案 | | |
|---|---|---|
| 视频 / 练习 | 适用于儿童的训练名称 | 适用于成人的训练名称 |
| 练习 1 | 海豚高空跳跃 | 舌抵于腭点 |
| 练习 2 | 海龟蛋 | 吸盘 |
| 练习 3 | 大虾散步 | 上腭按摩 |
| 练习 4 | 鲨鱼饿了！ | 张大口 |
| 练习 5 | 章鱼和龙利鱼 | 宽而尖 |
| 练习 6 | 河豚玩旋转木马 | 画圈运动 |
| 练习 7 | 小小的牡蛎 | 开闭口 |
| 练习 8 | 青蛙跳！ | 方位点 |

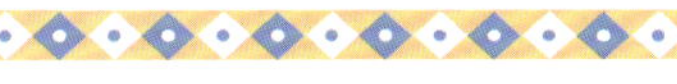

舌训练日志

舌系带修整的肌功能训练治疗法

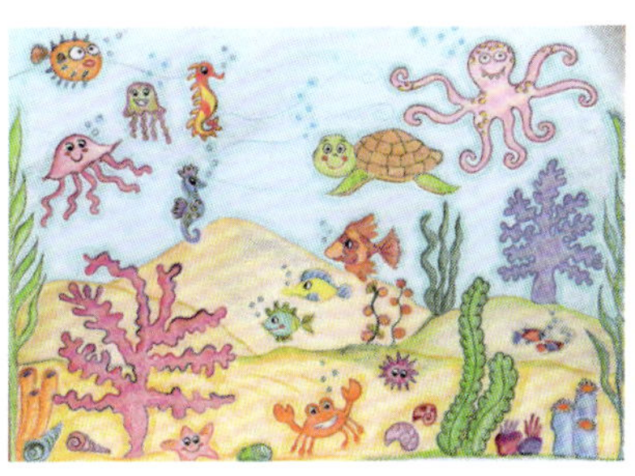

Sabina Saccomanno　　Anna Di Tullio

edi·ermes

## 附录 6-1 舌系带异常诊疗方案

### 婴儿舌系带异常诊疗方案

©Roberta Martinelli 2015

病史

姓名：______

检查日期：___/___/___　　出生日期___/___/___

年龄：______　　性别：( ) 男　( ) 女

母亲姓名：______　　父亲姓名：______

地址：______

城市：　　省份：　　邮政编码：______

电话：　家庭 ______　　电子邮件：______

办公室 ______

手机号 ______

家族史（任何舌系带异常）

( ) 没有（0）　( ) 是（1）与患者关系：______ 异常情况：______

其他健康问题

( ) 没有（0）　( ) 是（1）具体情况：______

母乳喂养：

| | | |
|---|---|---|
| – 喂养的时间间隔： | ( ) 2h 或以上（0） | ( ) 1h 或更短（2） |
| – 喂养时疲劳？ | ( ) 没有（0） | ( ) 是（1） |
| – 吸吮一会儿就睡着？ | ( ) 没有（0） | ( ) 是（1） |
| – 乳头滑脱了吗？ | ( ) 没有（0） | ( ) 是（1） |
| – 咬乳头？ | ( ) 没有（0） | ( ) 是（2） |

病史总评分：最佳结果 0，最差结果 8

Copyrights © 2015 Roberta Martinelli.
重印和许可：本文件可复制但不得用于商业目的

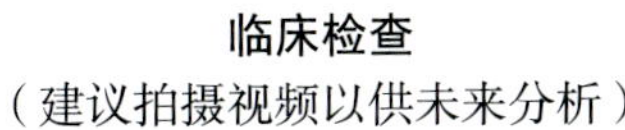
临床检查
（建议拍摄视频以供未来分析）

## 第一部分　解剖学功能评估

**1. 静息时的嘴唇姿势**

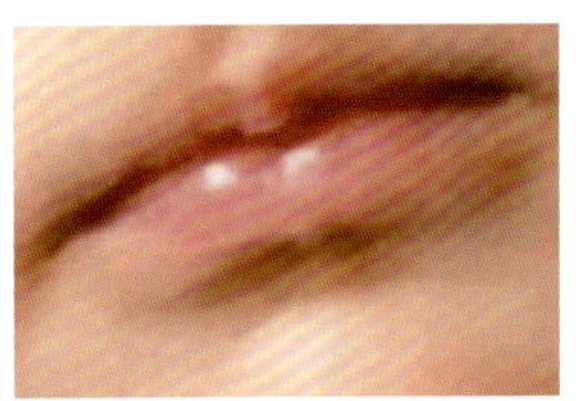
（ ）闭合（0）

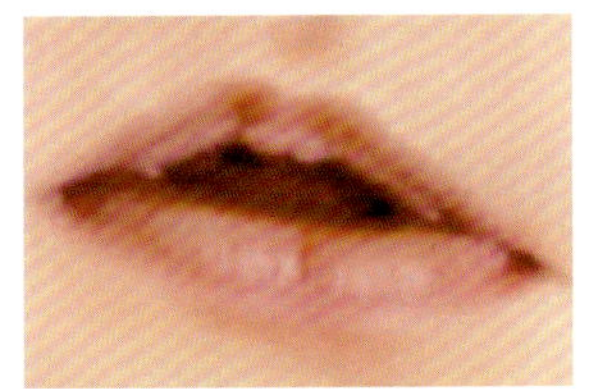
（ ）半开（1）

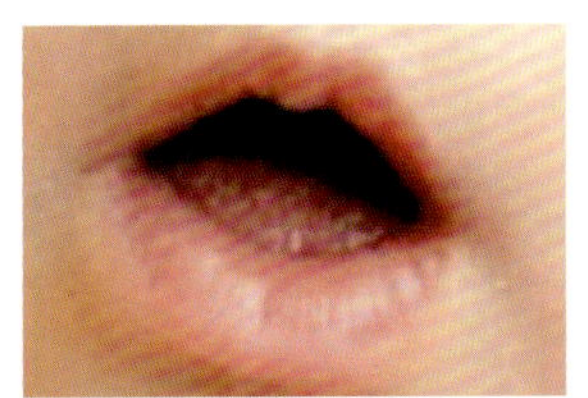
（ ）全开（1）

**2. 哭泣时舌的姿势位**

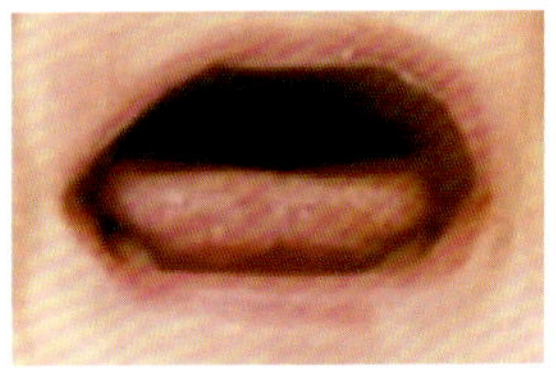
（ ）中线（0）

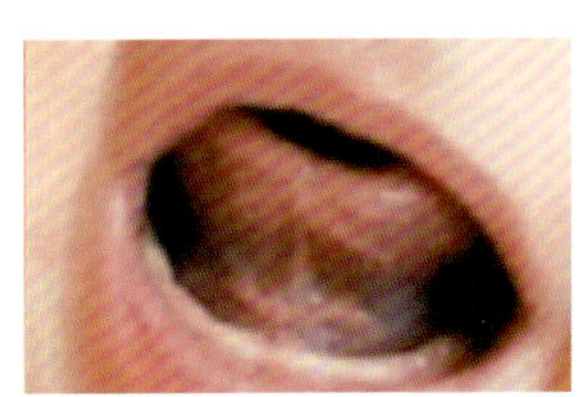
（ ）抬高（0）

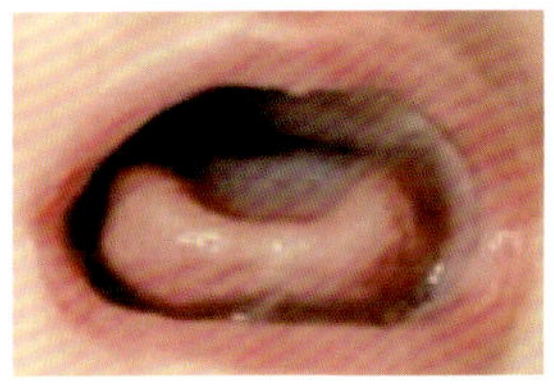
（ ）中线伴侧向抬高（2）

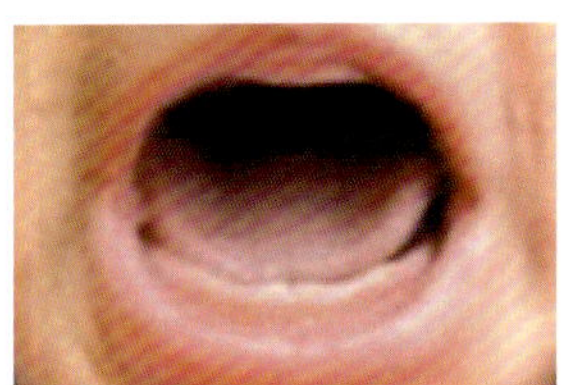
（ ）舌尖向下，舌侧面抬高（2）

**3. 在哭泣或抬高动作时舌尖的形状**

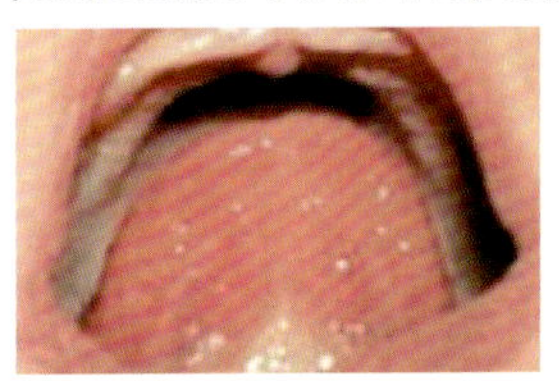
（ ）圆形（0）

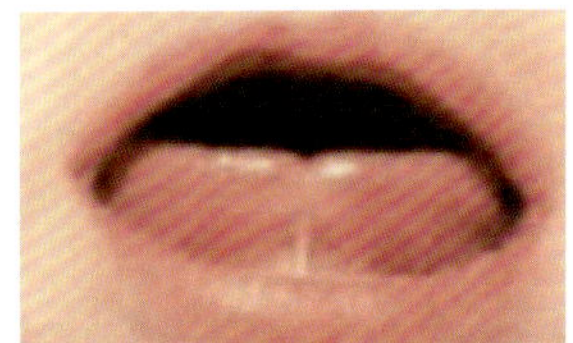
（ ）V形（2）

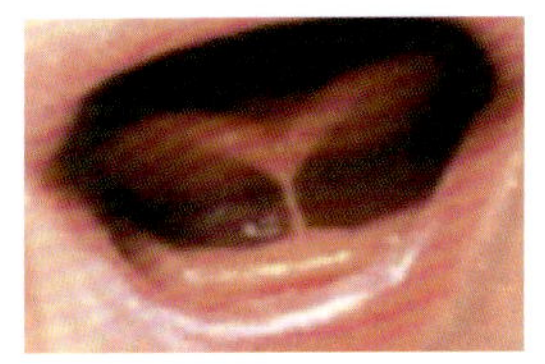
（ ）心形（3）

**4. 舌系带**

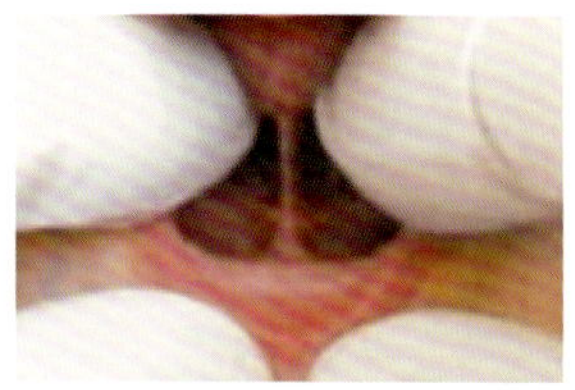
（ ）可见

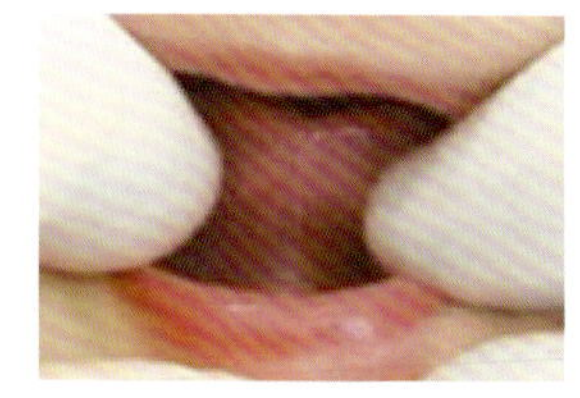
（ ）不可见

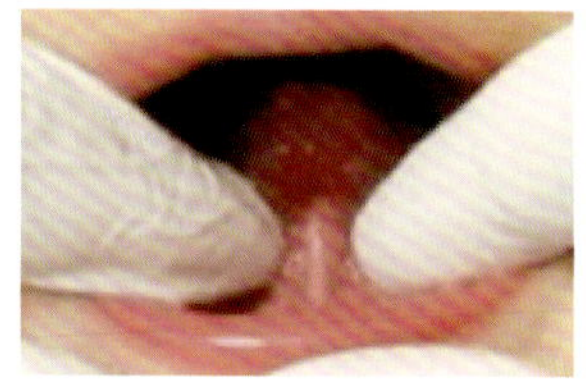
（ ）抬舌并向后推时可见 *

* 动作：抬起舌并向后推
如果系带不可见，请转到非营养性吸吮和营养性吸吮评估

（1）舌系带厚度

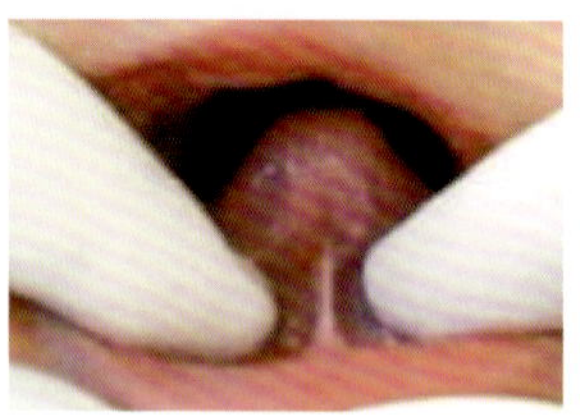
（ ）薄（0）

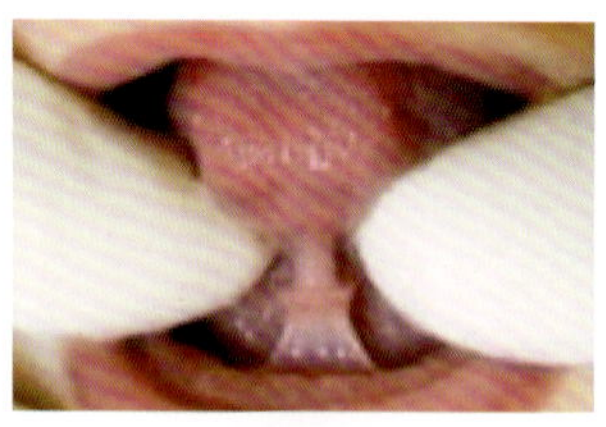
（ ）厚（2）

（2）舌系带附着于舌体的位置

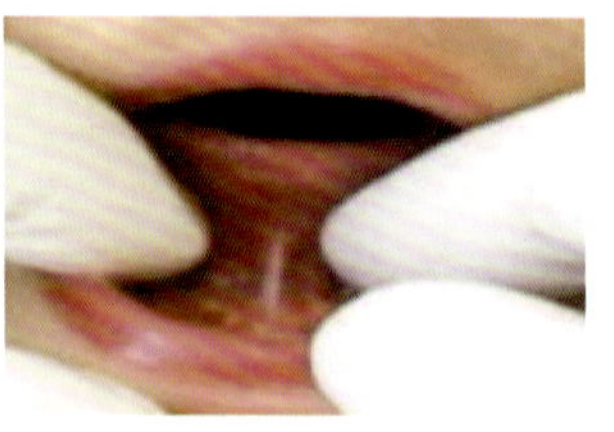
（ ）中部（0）

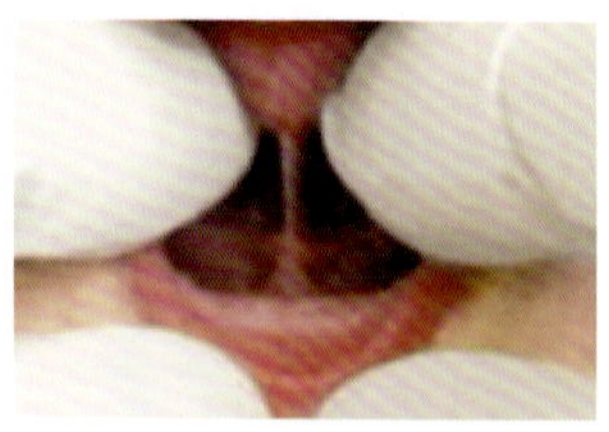
（ ）在中部和舌尖之间（2）

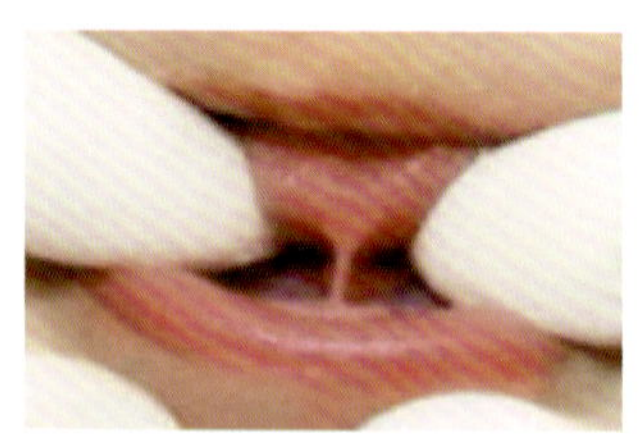
（ ）在舌尖上（3）

（3）舌系带附着在口底的位置

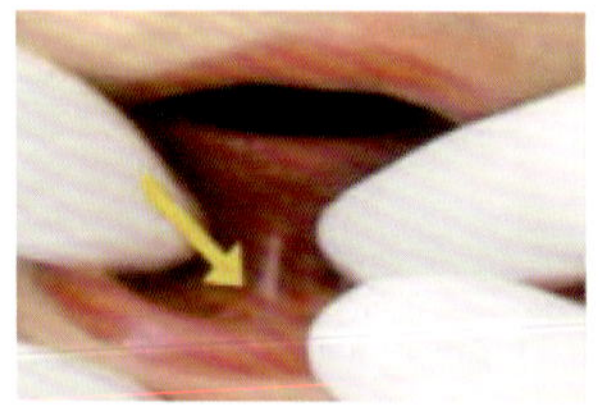
（ ）从舌下肉阜处可见（0）

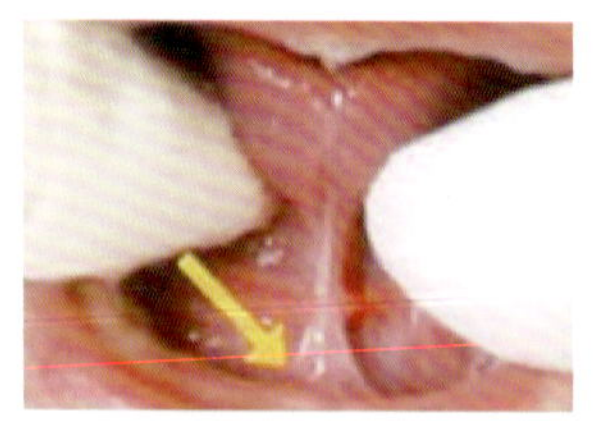
（ ）从下牙槽嵴处可见（1）

解剖功能评估分数（项目4）：最佳结果0分，最差结果6分

当解剖功能评价的第4项得分≥4分时，可以考虑舌系带对舌运动的干扰。建议进行舌系带修整术。

解剖功能评估分数（项目1、2、3、4）：最佳结果0分，最差结果12分

当解剖功能评价的第1、2、3、4项得分≥7分时，可以考虑舌系带对舌运动的干扰。建议进行舌系带修整术。

**第二部分　非营养性吮吸和营养性吮吸评估**

**1. 非营养性吮吸（防吮吸小指手套）**

舌运动

( ) 良好：运动协调 (0)

( ) 不良：舌前伸受限，运动不协调，吮吸延迟 (1)

**2. 母乳喂养过程中的营养性吸吮**

（母乳喂养时，观察婴儿在 5min 内的吮吸）

**(1) 吮吸节奏（观察吸吮和停顿的组别）**

( ) 连续几次吮吸后短暂的停顿 (0)

( ) 几次吮吸后长时间的停顿 (1)

**(2) 吮吸 / 吞咽 / 呼吸之间的协调**

( ) 良好　(0)（在不受压力的情况下，喂养效率与吮吸、吞咽和呼吸功能之间保持平衡）

( ) 不足　(1)（咳嗽、呛咳、呼吸困难、反流、打嗝、吞咽时发出声响）

**(3) 咬乳头**

( ) 不　(0)

( ) 是　(1)

**(4) 吸吮时出现咔嗒声**

( ) 不　(0)

( ) 是　(1)

非营养性吮吸和营养性吮吸总分：最佳结果 0 分，最差结果 5 分

病史及临床检查总分：最佳结果 0 分，最差结果 25 分

临床检查评分总计（解剖功能评估、非营养性吮吸和营养性吮吸）
0～8 分：舌系带不会干扰舌运动 ( )
9 分或以上：舌系带干扰舌运动，提示舌系带修整术 ( )
病史及临床检查评分总和 ( )
0～12 分：舌系带不会干扰舌运动 ( )
13 分以上：舌系带干扰舌运动，提示舌系带修整术 ( )
病史及临床检查评分总和

## 新生儿舌异常筛查测试

婴儿舌系带异常诊疗方案

Roberta Martineli 2015

姓名：______________________________

生日：____/____/____　检查日期：____/____/____

**1. 静息时的嘴唇姿势**

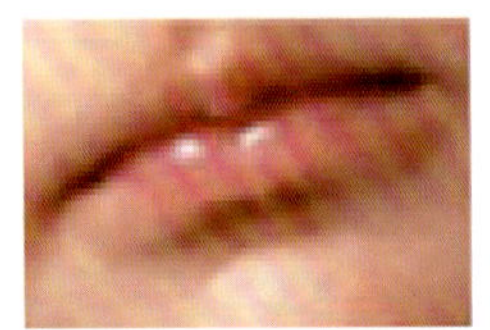

（ ）闭合（0）

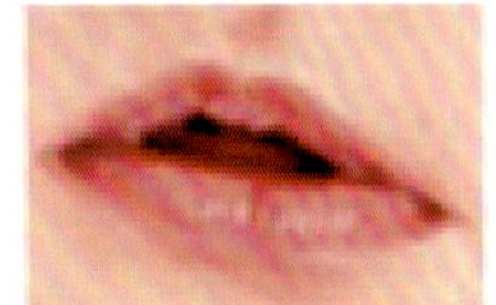

（ ）半开（1）

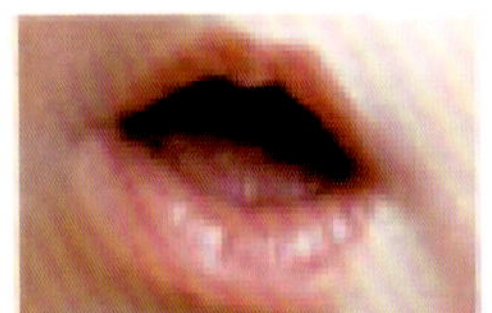

（ ）全开（1）

**2. 哭泣时舌的姿势位**

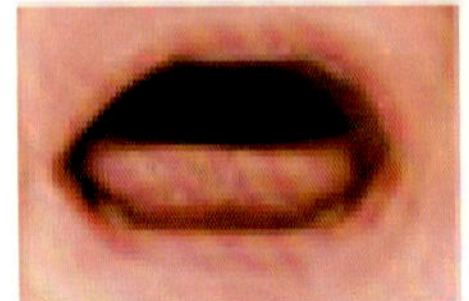

（ ）中线（0）

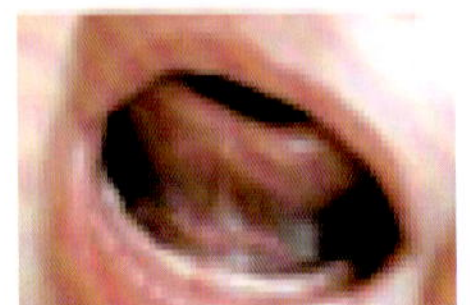

（ ）升高（0）

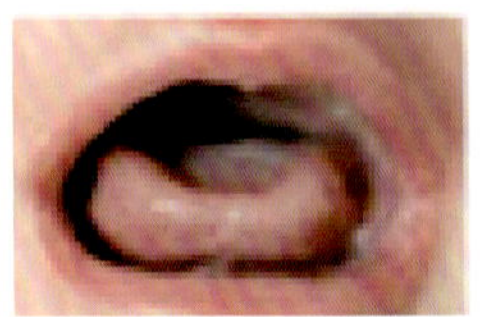

（ ）中线伴侧向抬高（2）

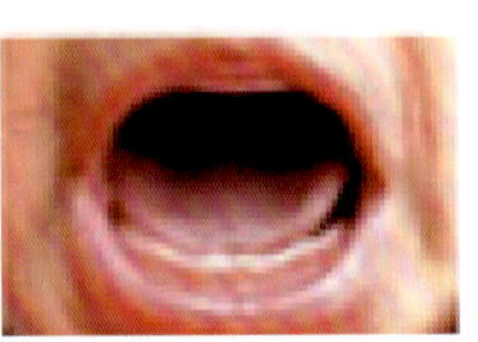

（ ）舌尖向下，舌侧面抬高（2）

**3. 在哭泣或抬高动作时舌尖的形状**

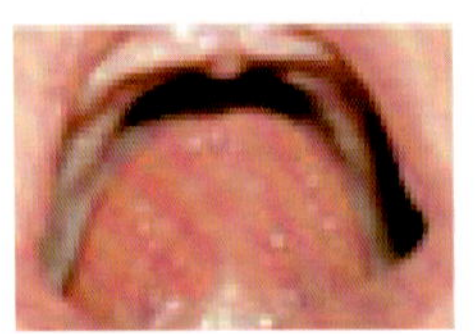

（ ）圆形（0）

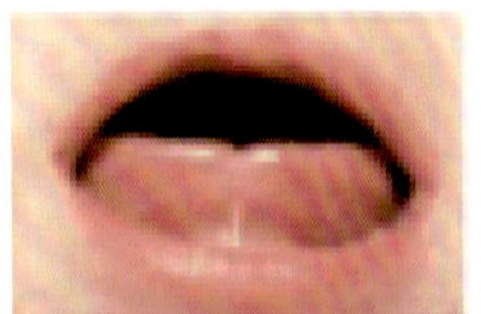

（ ）V形（2）

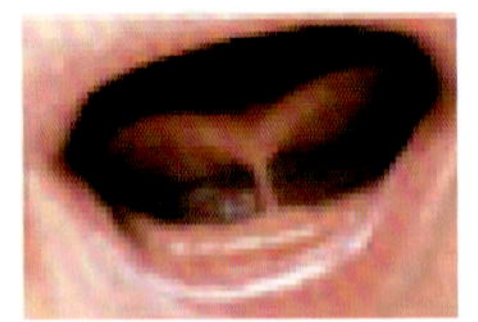

（ ）心形（3）

**4. 舌系带**

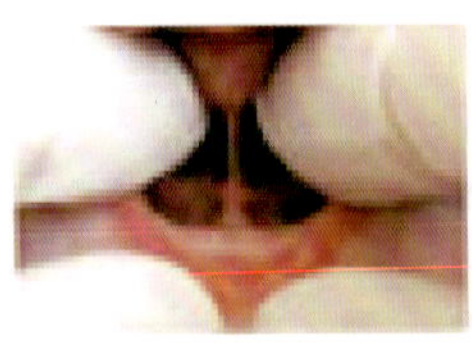

（ ）可见（0）

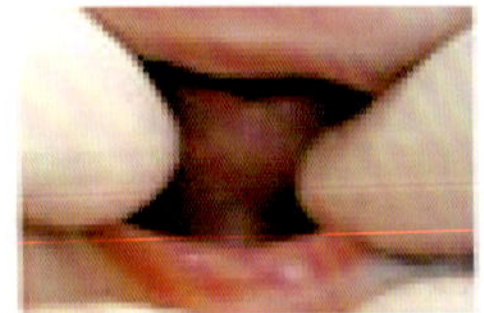

（ ）不可见（0）

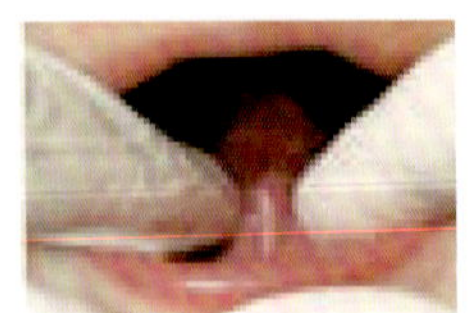

（ ）抬舌并向后推时可见*

* 动作：抬起舌并向后推。如果系常不可见，则将要在出生后第30天进行重新评估

（1）舌系带厚度

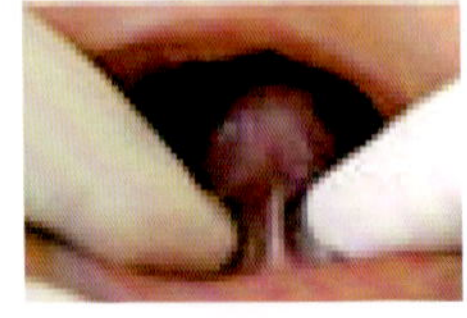

（ ）薄（0）

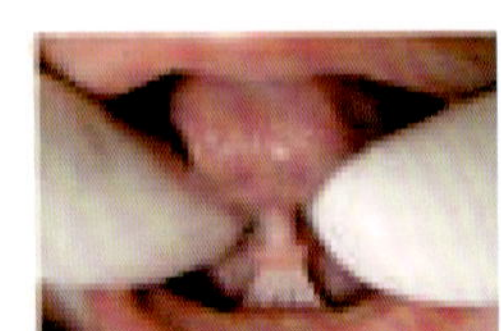

（ ）厚（2）

（2）舌系带附着于舌的位置

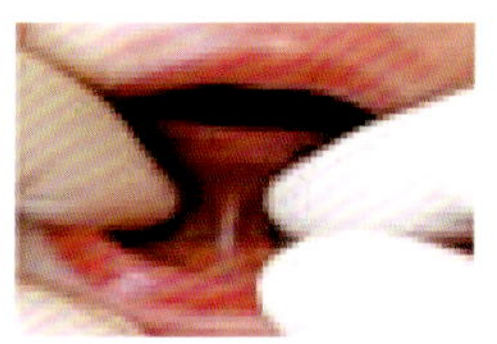
（ ）中部（0）

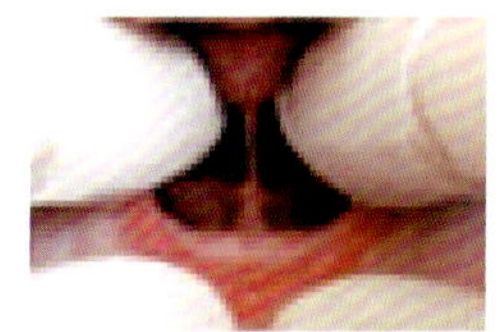
（ ）中部和舌尖之间（2）

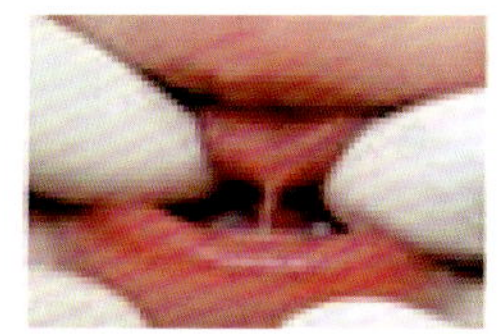
（ ）在舌尖上（3）

（3）舌系带附着在口底的位置

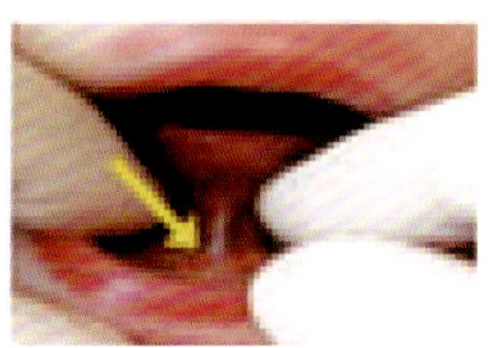
（ ）从舌下肉阜处可见（0）

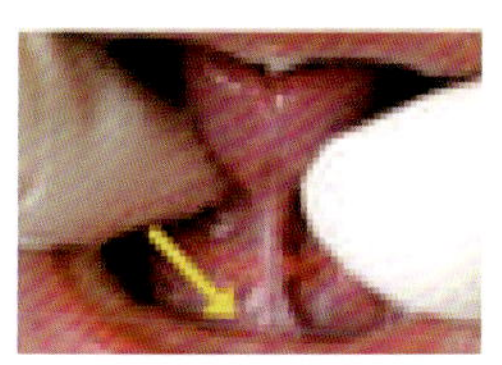
（ ）从下牙槽嵴顶处可见（1）

0～4 分：正常（ ）

5～6 分：怀疑（ ）　　须重新评估：____ /____ /____

7 分及以上：注意（ ）　　建议舌系带松解术

Copyrights © 2015 Roberta Martinelli.
重印和许可：本文件可复制但不得用于商业目的

# 舌系带评估方案

Irene Queiroz Marchesan, 2014

## 病史

姓名：________________性别：女（ ）男（ ）
检查日期：___/___/___年龄：_____岁_____月龄　　出生日期：_____/_____/_____
监护人：________________关系：________________

学校在读：　□是　年级：__________□否
工作：　□是　职业：__________□否
工作经历：　□否　　□是　职业：________________
运动：　□否　　□是　类型：________________

地址：________________
城市：________________省份：________________　邮编：
电话：　家庭：（__）__________办公室（__）__________手机（__）__________
电子邮箱：________________
父亲姓名：________________母亲姓名：________________
兄弟姐妹　　无　　有　　多少________________

谁转诊患者进行评估（姓名、专业、电话）：
________________
原因：________________

主诉：________________

其他受影响的症状：
（0）无（1）偶尔（2）有

| | | | | |
|---|---|---|---|---|
| （ ）唇 | （ ）舌 | （ ）吮吸 | （ ）咀嚼 | （ ）吞咽 |
| （ ）呼吸 | （ ）发音 | （ ）舌系带 | （ ）声音 | （ ）听觉 |
| （ ）学习 | （ ）面部美观 | （ ）姿势 | （ ）咬合 | （ ）头痛 |
| （ ）关节弹响 | （ ）关节痛 | （ ）颈部疼痛 | （ ）肩部疼痛 | |
| （ ）张口困难 | （ ）下颌骨活动范围 | | | （ ）其他 |

家族史－有舌系带异常的亲属

□无　□有　关系：　　需要手术：　口是　□否

健康问题

□无　□有　类型：

呼吸问题

口无　□有　类型：

吮吸

母乳喂养：□是　年龄：　□否
奶瓶喂养：□是　年龄：　□否
存在吮吸困难？　□否　□是　类型________

进食－咀嚼困难

□无　□有　类型：

进食－吞咽困难

□无　□有　类型：

口腔不良习惯

□无　□有　类型：

言语异常

□无　□有　类型：

由于言语异常而导致的任何社会或职业问题

□否　□是　社会　□否　□是　反应：________
　　　　　　职业　□否　□是　反应：________

声音异常

□无　□有　类型：

舌系带修整术

□否　□是
时间：________　次数：________
进行手术人员的专业领域：
________
是哪个领域的专家进行了手术：
________
结果：　□好　□满意　□不满意

附加重要信息：

________
________
________
________
________
________
________
________
________
________

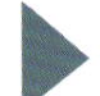

**临床检查**

**第一部分　一般检查**

使用卡尺进行测量，≥50.1%（0），≤50%（1）。最终结果 =

| 从右上切牙到右下切牙或从左上切牙到左下切牙进行测量<br>所有测量考虑同一颗牙齿 * | 以 mm 为单位 |
|---|---|
| 张口距离 | |
| 舌尖舔至切牙乳头后的张口距离 | |
| 两次测量之间的差异，以百分比表示 | % |

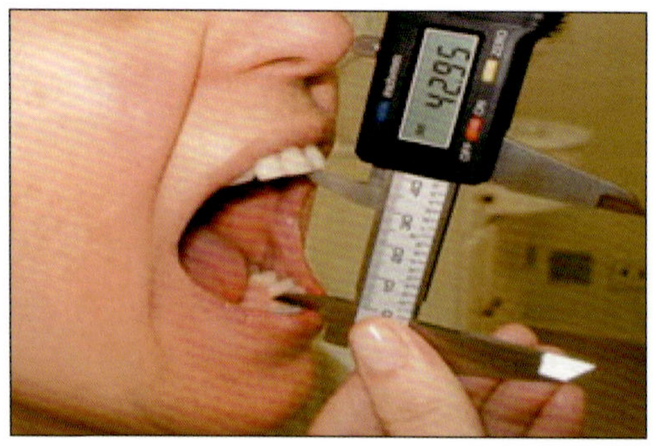


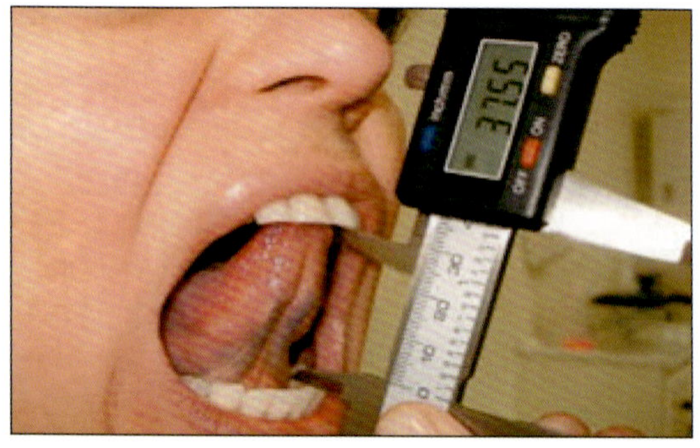


* 中切牙或侧切牙可作为参考。如果缺少切牙，牙槽嵴边缘可用作参考

**抬舌变化（最佳结果 0 分，最差结果 2 分）。最终结果**

| 张大口，抬舌但不要碰触上腭 | 否 | 是 |
|---|---|---|
| 1. 舌尖的形状：长方形或正方形 | （0） | （1） |
| 2. 舌尖处有轻微的凹陷 | （0） | （2） |
| 3. 舌尖的形状：心形 | （0） | （1） |
| 4. 舌无法抬起 | （0） | （3） |

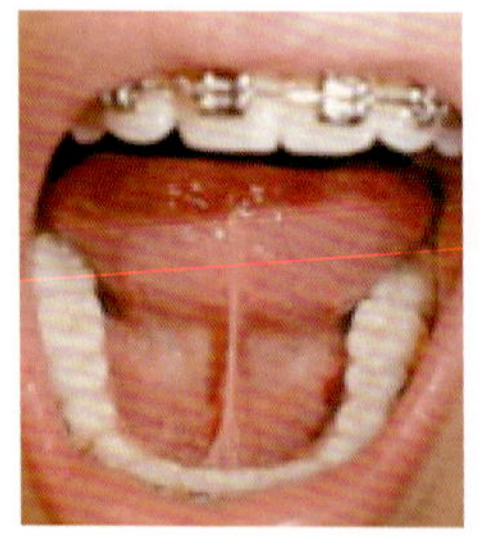 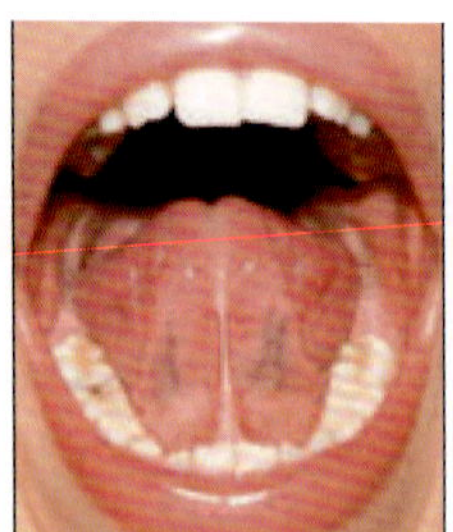 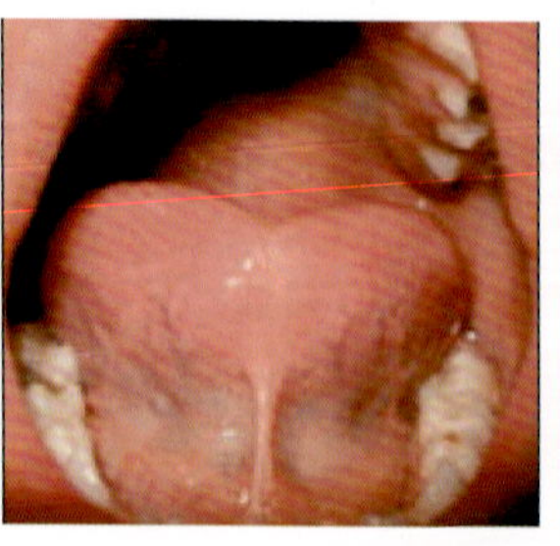 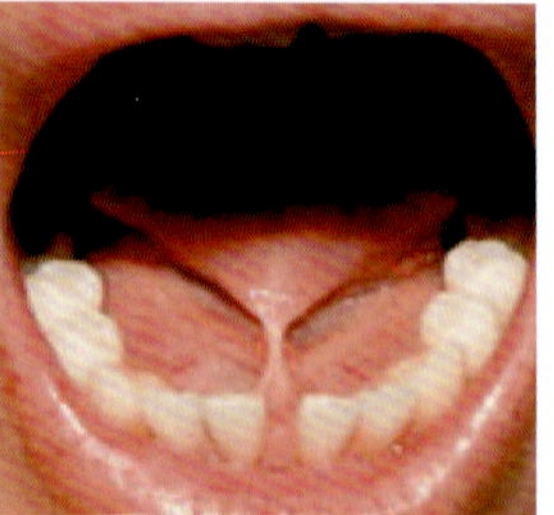

**舌系带附着。将 A 和 B 相加（最佳结果 0 分，最差结果 3 分）。最终结果**

| 口底 | |
|---|---|
| A. 仅从舌下肉阜可见 | （0） |
| B. 可从下牙槽嵴可见 | （1） |

固定在另一个点：________________________________________

| 舌下 | |
|---|---|
| A. 在舌中间 | （0） |
| B. 在中 1/3 以内 | （1） |
| C. 在中部和舌尖之间 | （2） |
| D. 在舌尖 | （3） |

**口底**

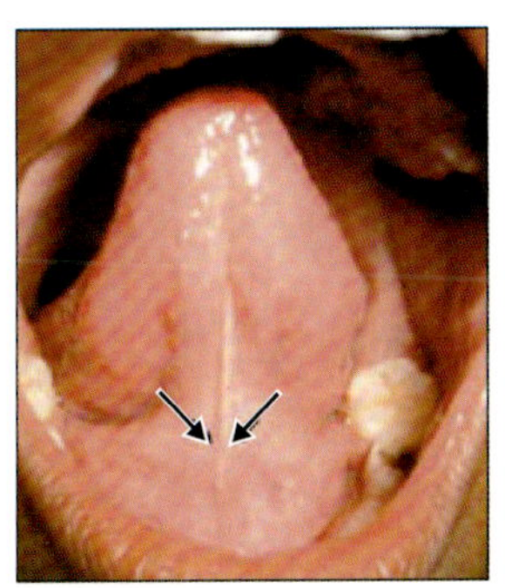
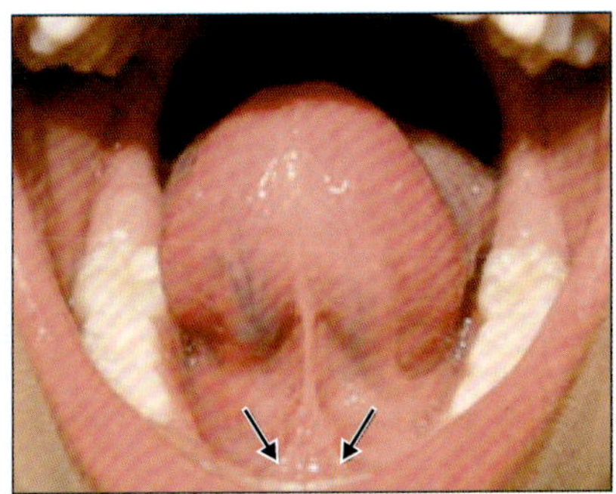
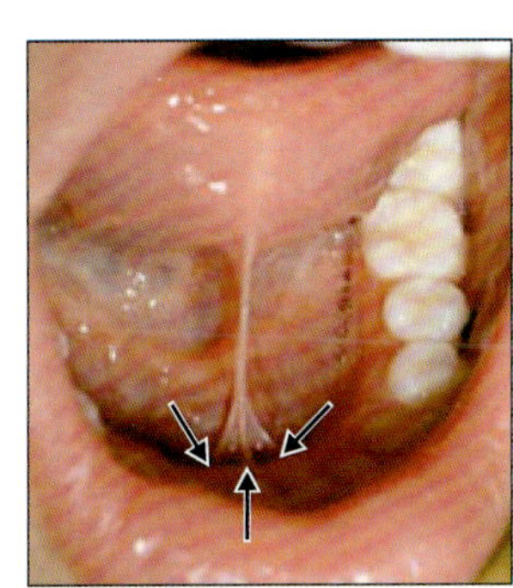

**舌下**

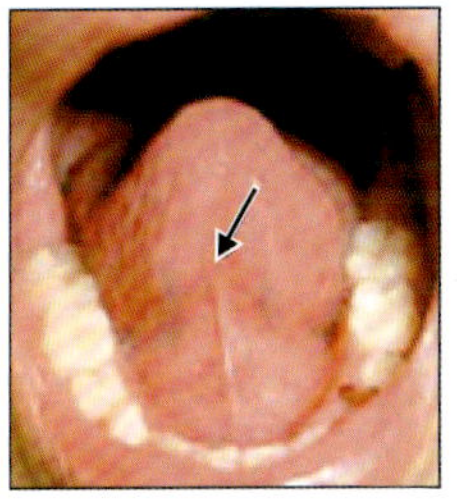
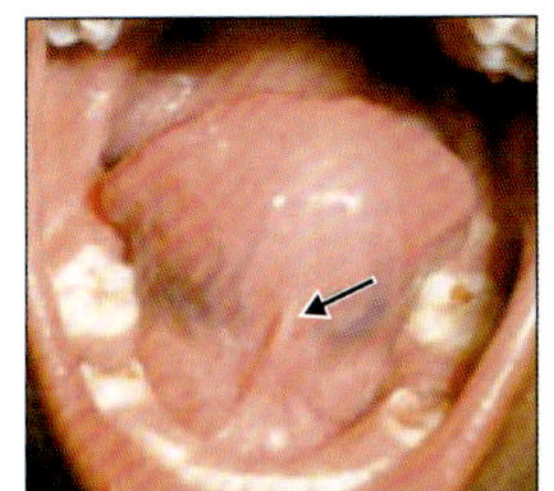
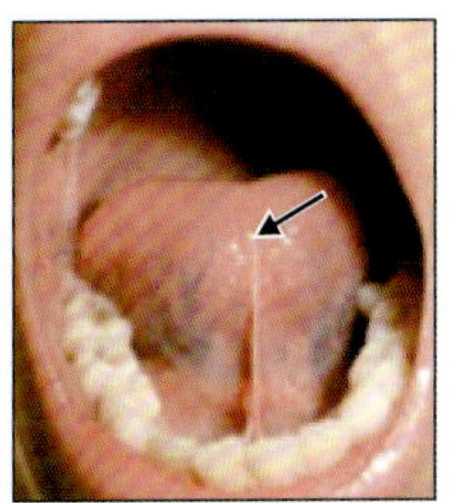
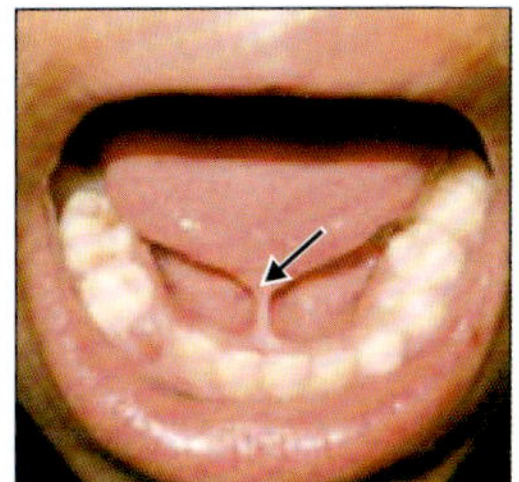

**一般测试评估总分：最佳结果 0 分，最差结果 8 分**

**患者一般测量中的总分：**

当一般测试评估的得分≥3 分时，可以认为舌系带存在异常

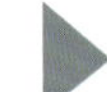

## 第二部分　功能测试

**舌活动度（最佳结果 0 分，最差结果 10 分）。最终结果**

| | 成功 | 部分成功 |
|---|---|---|
| 吮吸上腭 | （0） | （1） |
| 舌尖振动 | （0） | （2） |
| 伸舌 | （0） | （2） |
| 舌尖触碰上唇 | （0） | （2） |
| 舌尖触碰左侧口角 | （0） | （3） |

**在舌系带异常的个体中**

- 舌的活动度差异很大，主要取决于舌系带附着于舌的位置。
- 在舌吸吮上腭时，常常观察到舌对腭的压力不足，吸吮主要集中在一侧而非另一侧，或者完全不能吸吮。
- 在舌尖振动时，常见难以维持振动或完全无法振动。
- 在伸舌时，舌尖往往向下弯曲，舌常偏向一侧，或者舌前 1/3 可能会出现凹陷。这在舌系带附着在舌尖附近的个体中更为常见。
- 当尝试用舌尖触碰上唇时，可能会有开口受限和（或）上唇下垂以便舌能够触及。
- 在舌的侧向运动中，常见两侧不对称和（或）舌尖向下移动的情况。

需要注意的是，在幼儿中，舌的运动并不总是稳定的。

**舌系带异常患者中常见的异常运动示例**

伸舌时：舌尖常向下弯曲

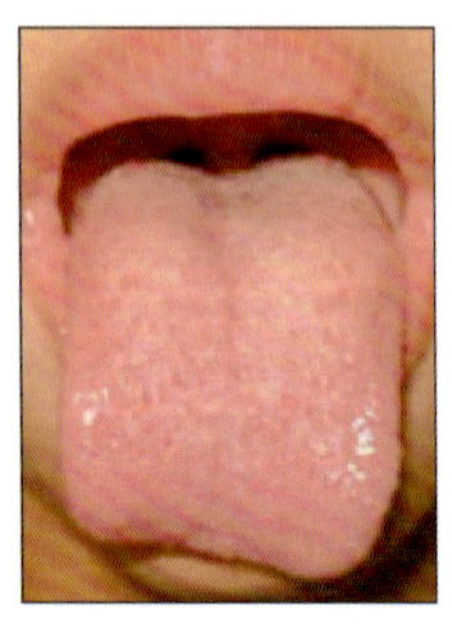
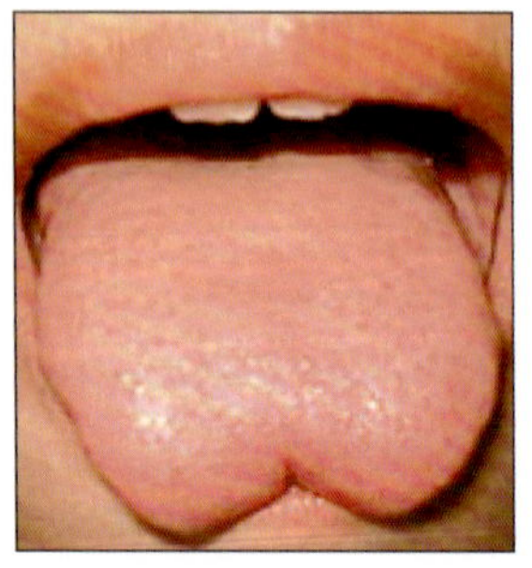
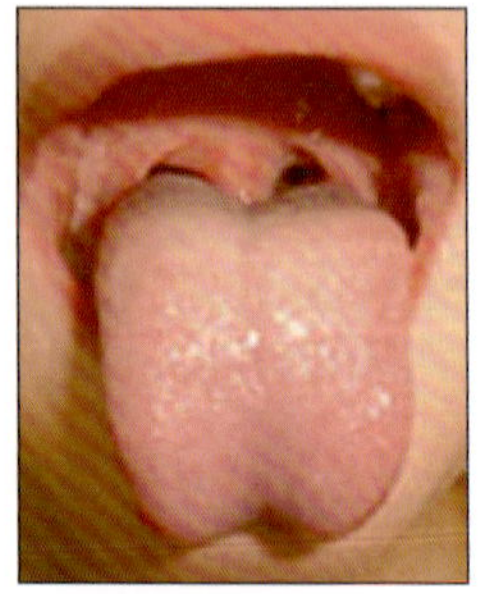
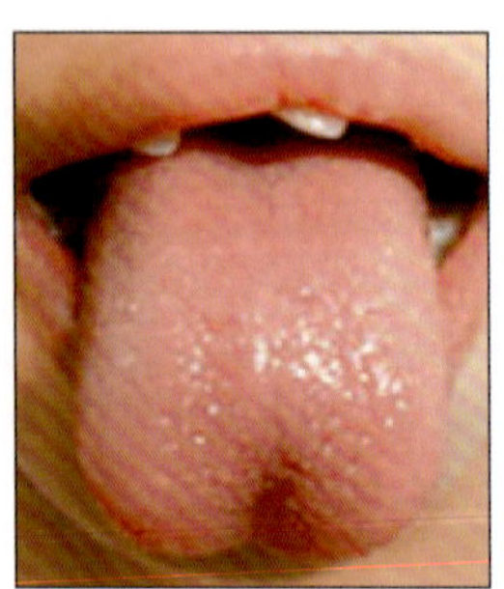

伸舌时：舌尖会向一侧偏移

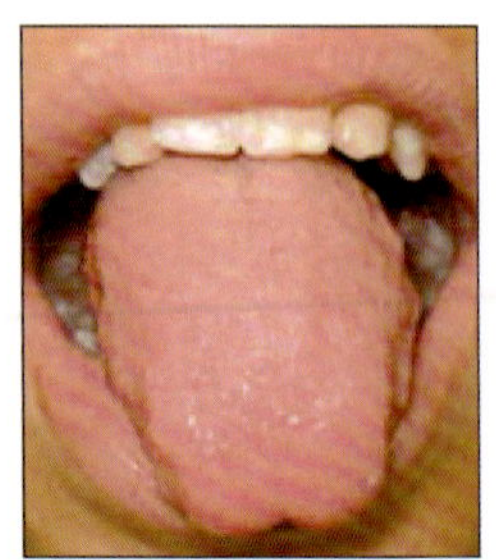
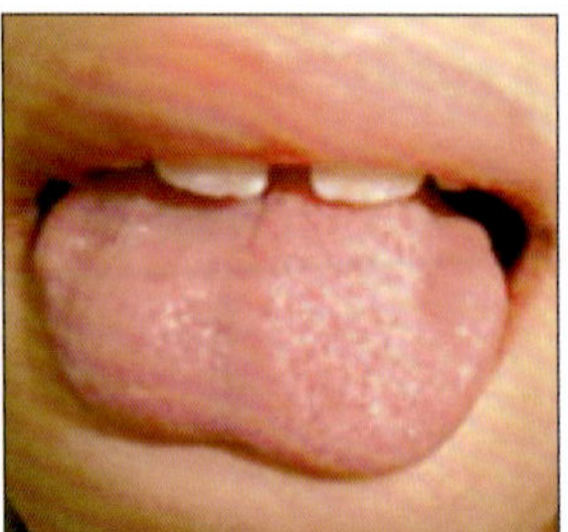
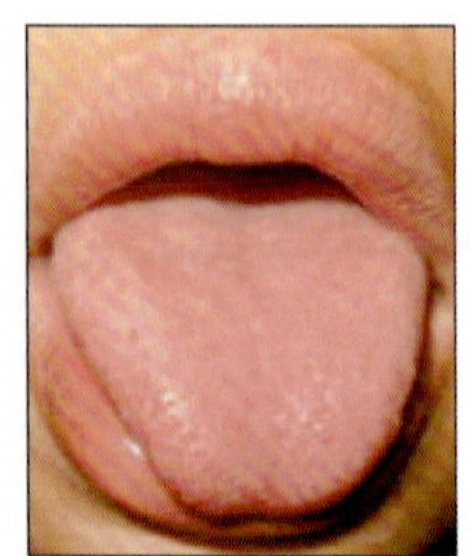
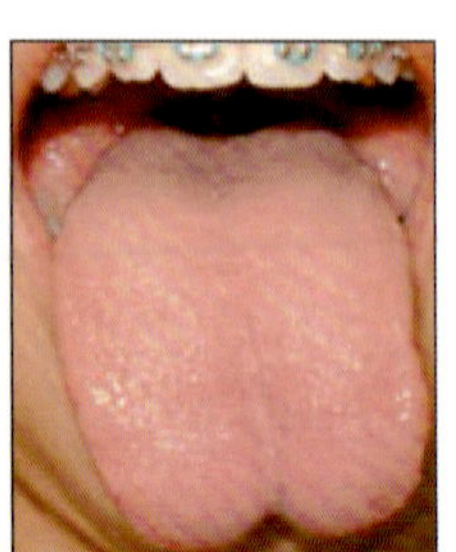

伸舌时：舌前 1/3 出现凹陷

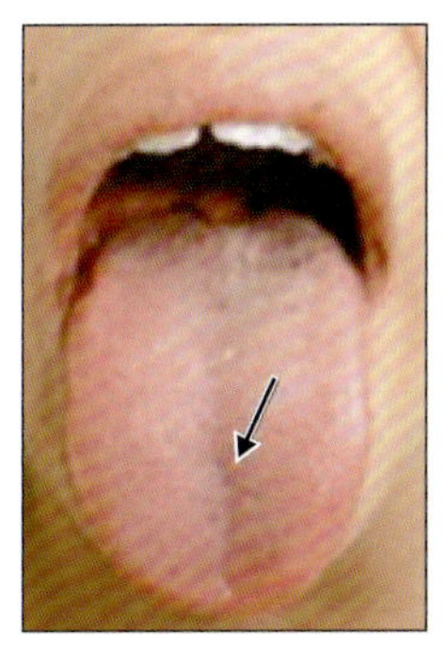
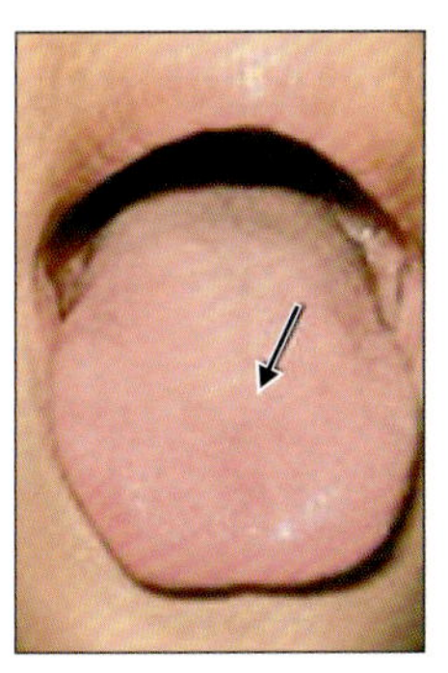
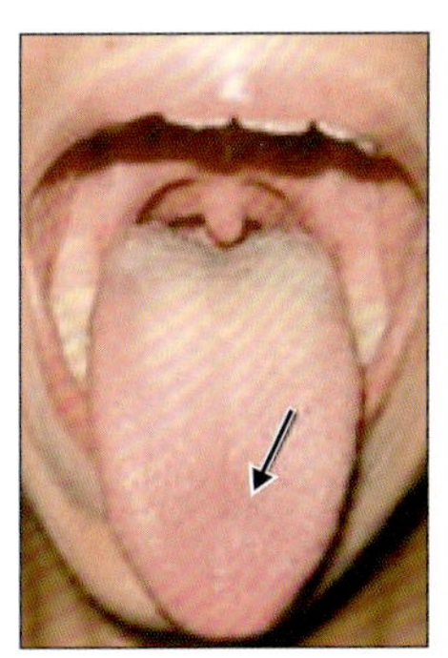
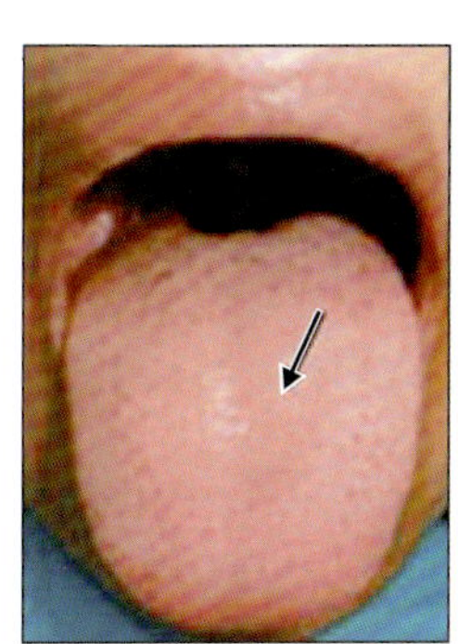

用舌尖触碰上唇：观察到张口受限

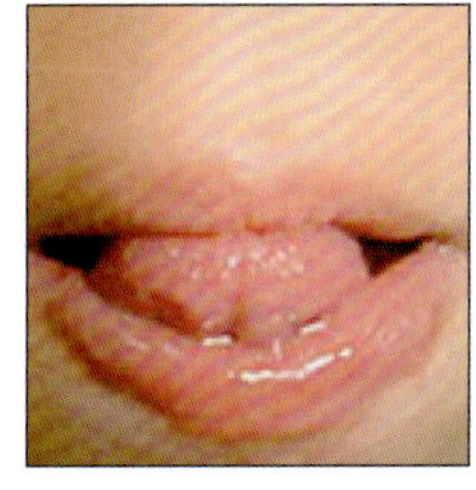
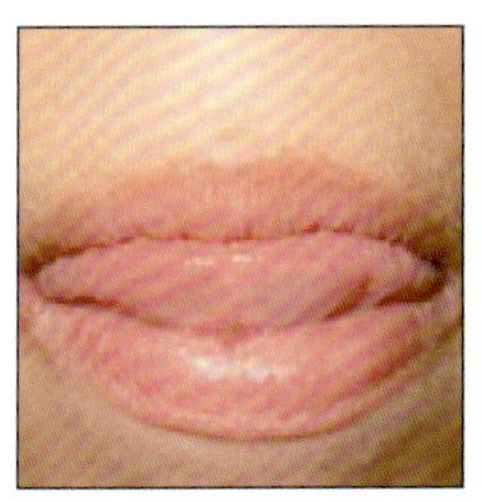
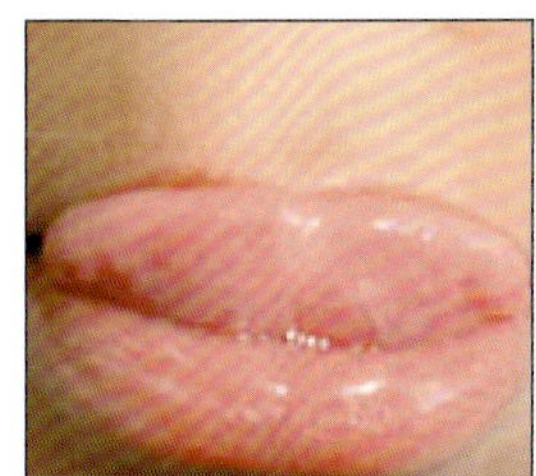
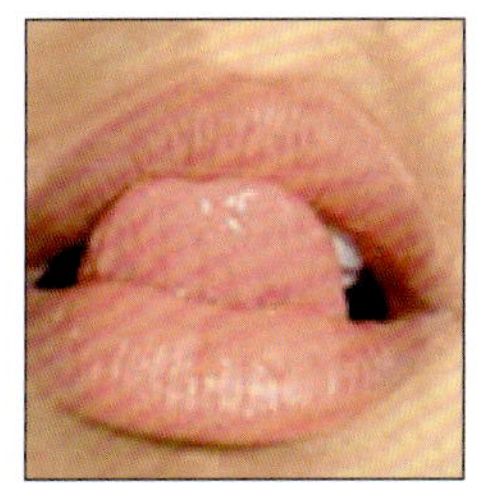

用舌尖触碰上唇：上唇下垂

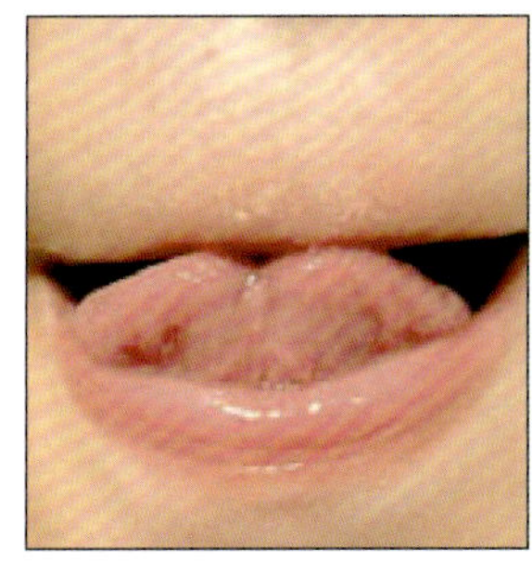
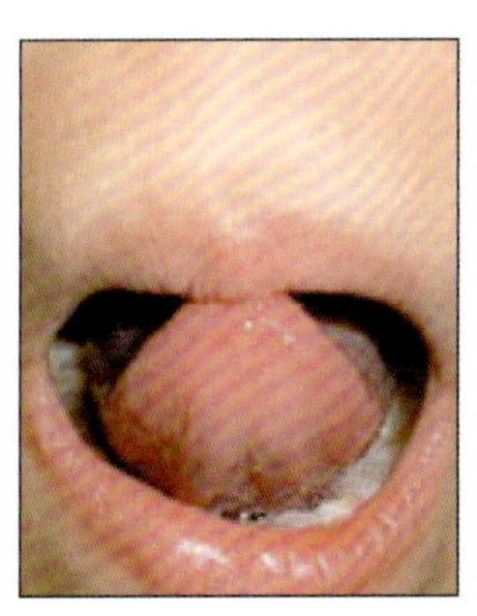
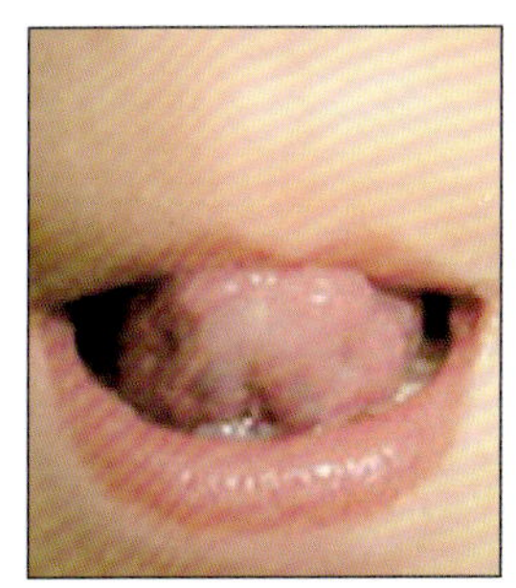
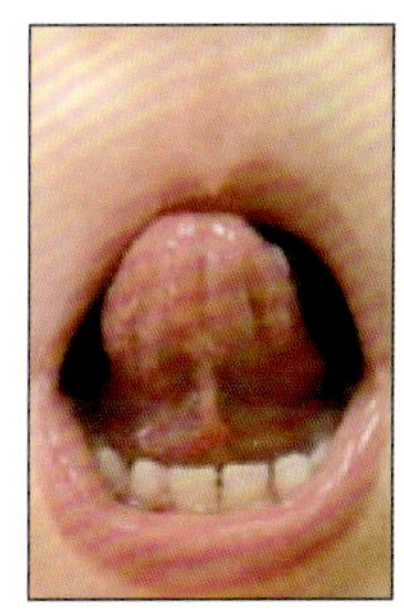

用舌尖触碰口角：观察两侧的不对称性

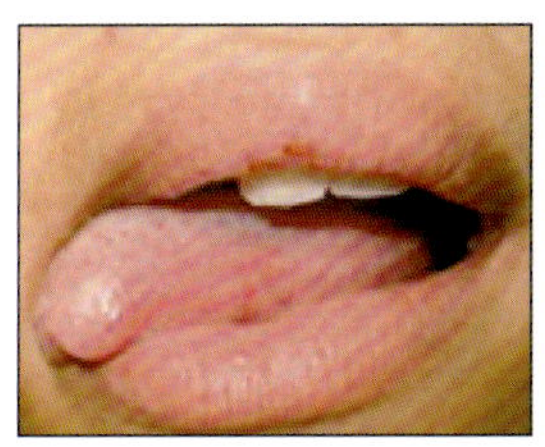
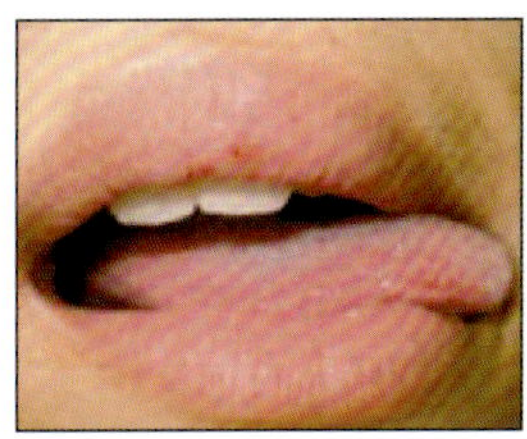
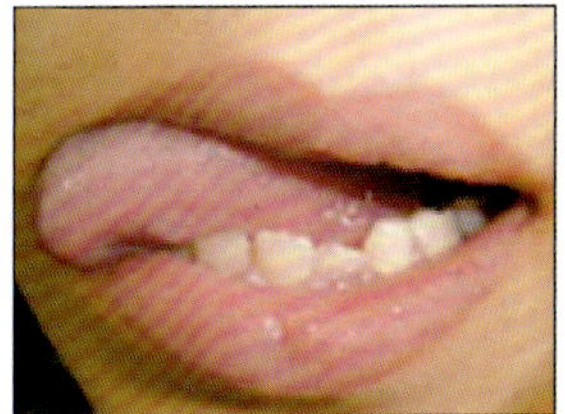
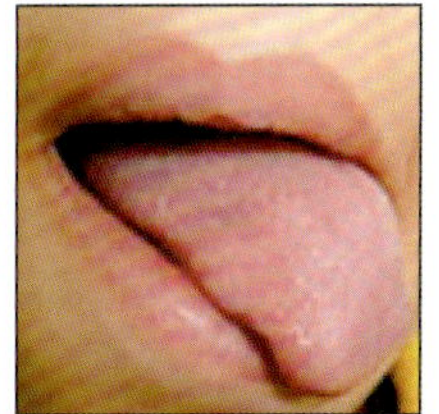

用舌尖触碰口角：观察舌尖向下移动

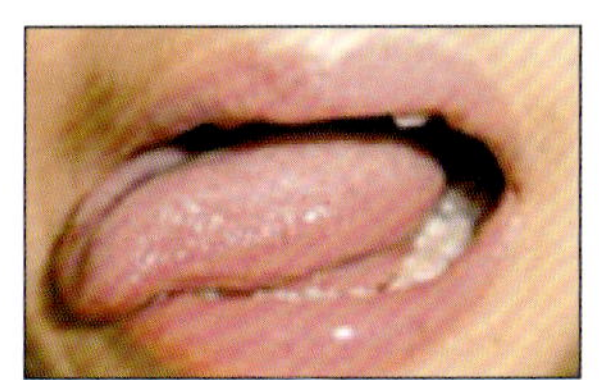
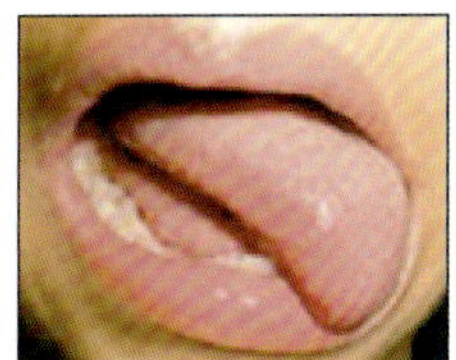
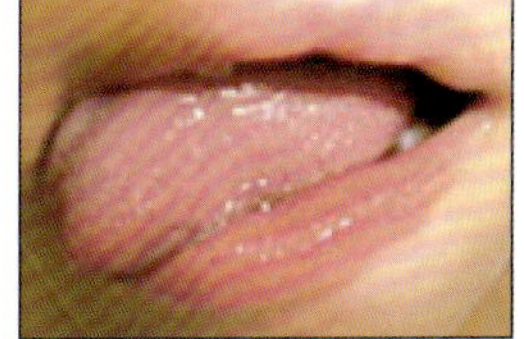
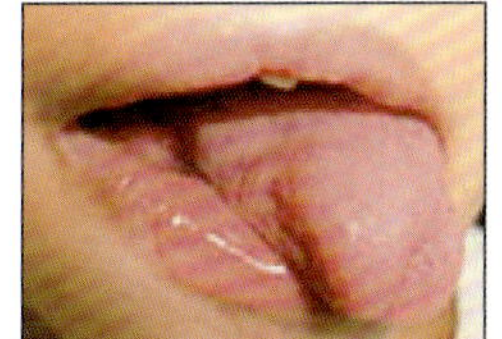

**休息时的舌位（最佳结果 1 分，最差结果 4 分）。最终结果**

| | |
|---|---|
| 因嘴巴闭着，舌不可见，因此无法对该项目进行评估和评分 | (0) |
| 前牙和（或）侧方牙之间 | (1) |
| 在口底 | (3) |

**静息时的舌位**

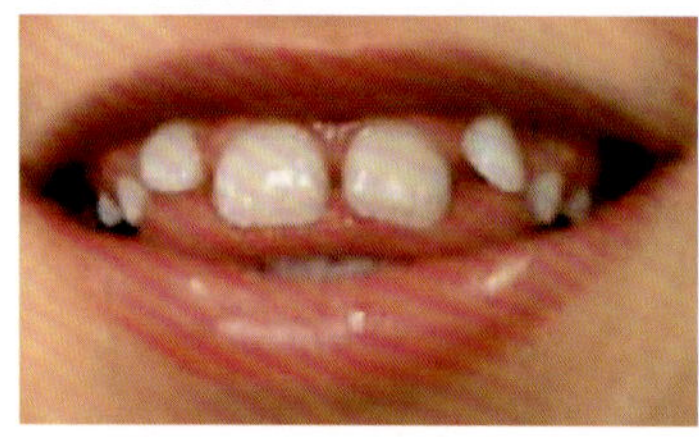
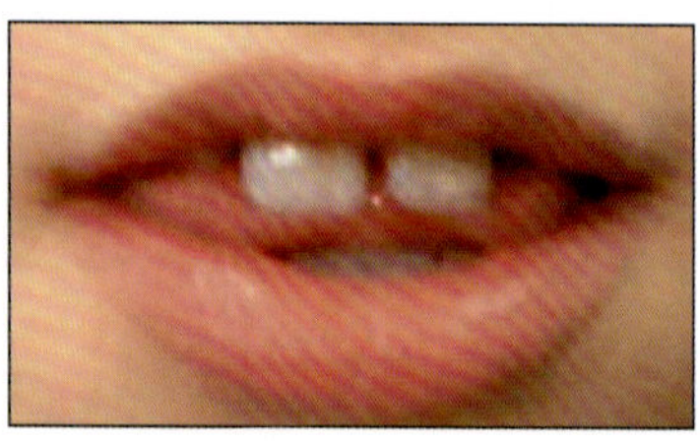
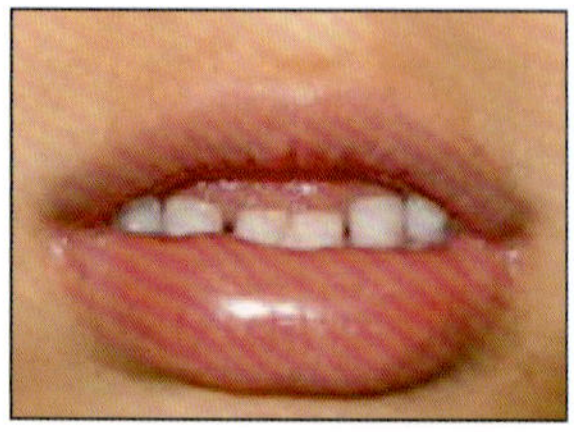

**发音测试（最佳结果 0，最差结果 12）。最终结果**

**测试 1：随意说**
你叫什么名字？你多大了？你在学习 / 工作吗？告诉我关于你的学校 / 工作的事情。告诉我一些有趣的事情。

**测试 2：不假思索地说**
从 1 数到 20，然后说出每周天数的名称，最后是每年的月份名。

**测试 3：图形名称（图表）**
展示图表，并询问图片的名称。

标记哪些声音或声音组发生了改变。如果仅在一次或两次测试中发生改变，请在声音的一侧标记发生变化的测试编号。

| 语音测试 | 遗漏和（或）替换 | | 失真 | |
|---|---|---|---|---|
| | 否 | 是 | 否 | 是 |
| A | (0) | (1) | (0) | (3) |
| B | (0) | (1) | (0) | (3) |
| C | (0) | (1) | (0) | (3) |

检查哪种声音存在遗漏、替换或失真

| p | | t | | k | | b | | d | | g | | m | | | |
|---|---|---|---|---|---|---|---|---|---|---|---|---|---|---|---|
| n | | η | | f | | s | | x | | v | | z | | | |
| j | | l | | λ | | r | | rr | | {S} | {R} | tl | | | |
| pr | br | tr | dr | cr | gr | fr | vr | pl | bl | cl | gl | fl | vl | | |

**其他在说话时需要观察的方面（最佳结果 0 分，最差结果 15 分）。最终结果**

| | | | | |
|---|---|---|---|---|
| 张口程度 | （0）适当 | （1）张口度大 | （2）张口度减小 | |
| 舌位： | （0）适当 | （1）侧面可见 | （2）舌尖低，侧面抬高 | （3）位于口底 |
| 唇部参与： | （1）上唇运动不足 | （1）下唇运动不足 | | |
| 下颌运动 | （0）无改变 | （1）向前运动 | （2）右侧或左侧位移 | |
| 语速 | （0）适当 | （1）减慢 | （2）加快 | |
| 语音精确度 | （0）适当 | （2）改变 | | |
| 嗓音 | （0）无变化 | （1）有变化 | | |

**功能评估总分：最佳结果 0 分，最差结果 41 分**

当功能测试值≥20 分时，可以判断存在舌系带异常干扰。

功能测试中患者的总分：

## 最终考虑事项

**1. 摄影及视频**

建议拍摄张口、舌运动和口底照片。

建议录制舌活动能力和言语评估测试的视频。

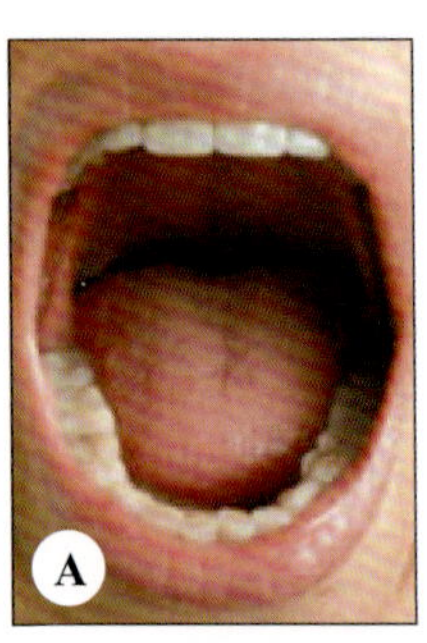
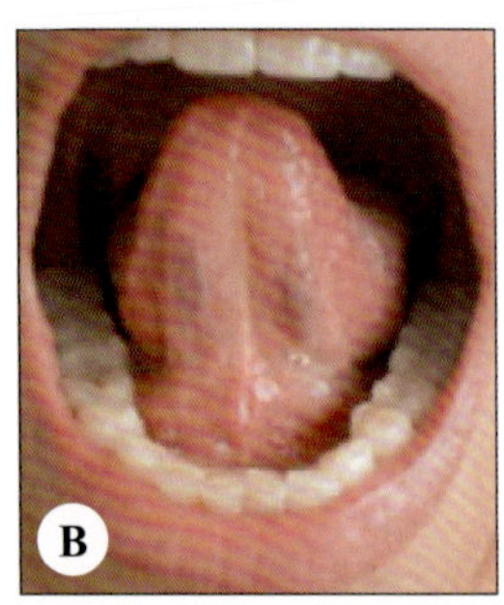
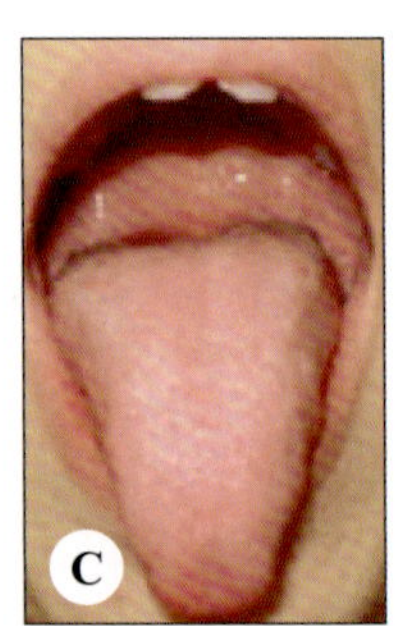
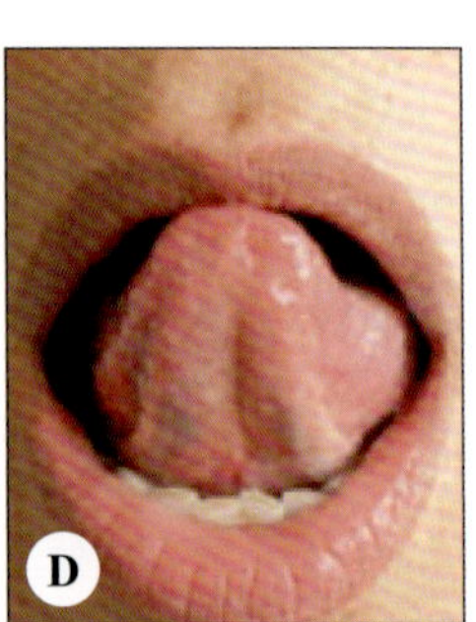
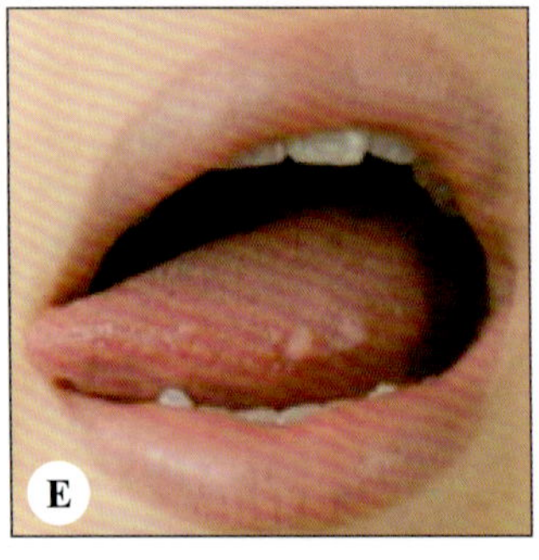
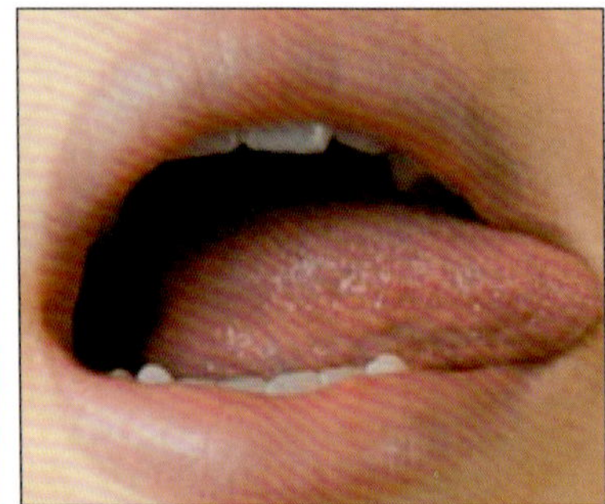
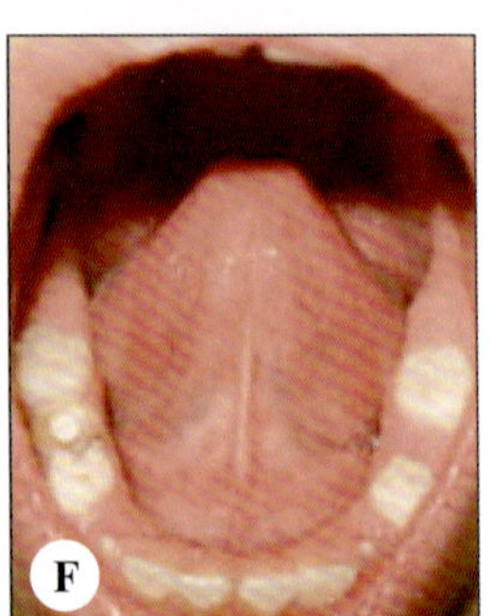

A. 口腔；B. 舌卷起但不接触任何组织；C. 舌前伸；D. 张嘴时舌尖碰触上唇；E. 舌尖向左和向右触碰唇侧口角；F. 抬舌未接触任何组织时的牙槽嵴区域

**2. 舌系带修整术的指征**

儿童和成人的舌系带异常诊疗方案包括一般测试和功能测试。

即使一般测试的结果很高，表明舌系带有异常，也只有在功能测试也发生改变的情况下，才会建议进行舌系带修整手术。

## 附录 6-2　语言评估图片表

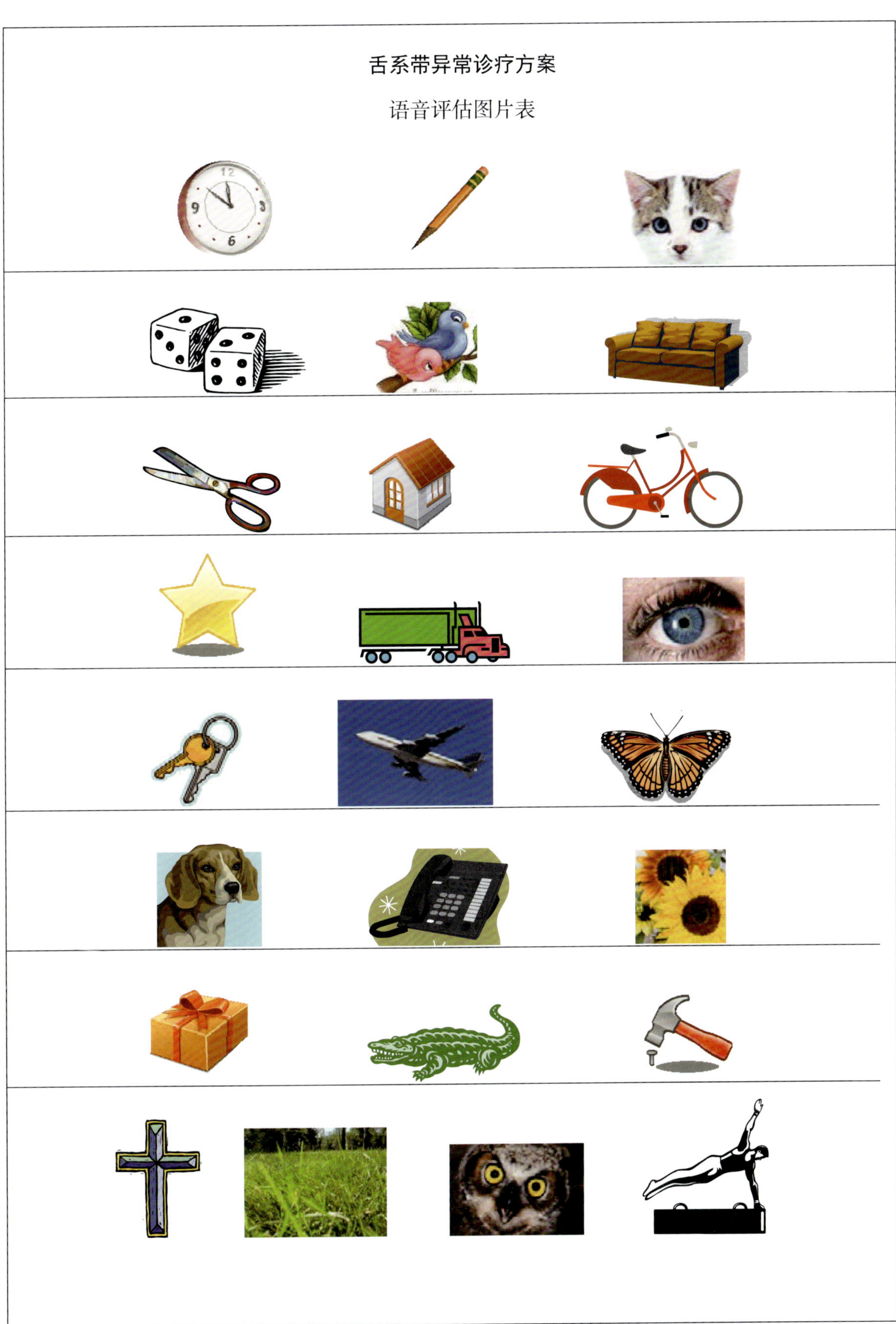

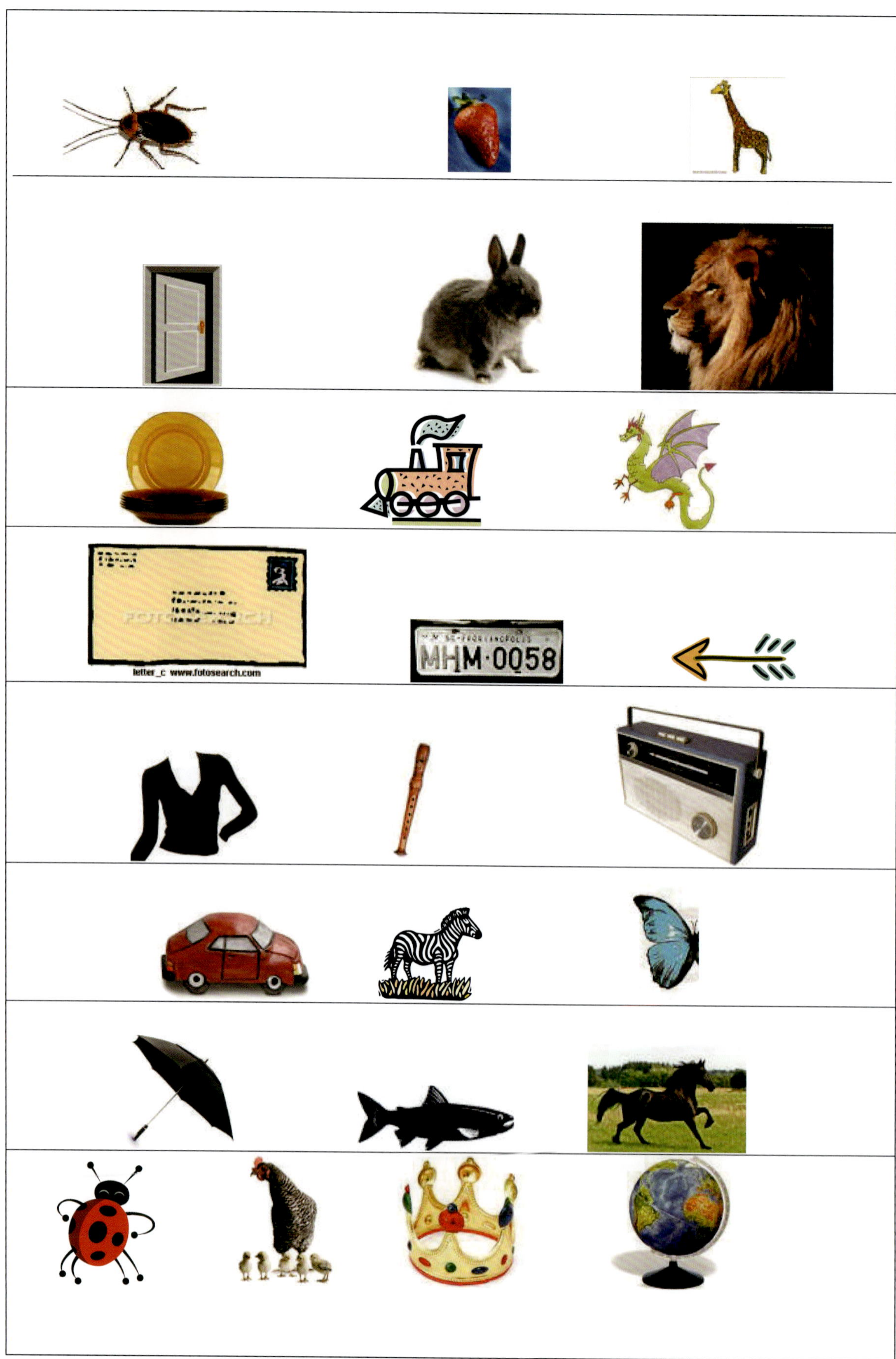
letter_c www.fotosearch.com
MHM·0058

**语音评估用词表**

| 图片 | 患者发音 | 图片 | 患者发音 |
|---|---|---|---|
| 时钟 | | 蟑螂 | |
| 铅笔 | | 草莓 | |
| 猫 | | 长颈鹿 | |
| 骰子 | | 门 | |
| 鸟 | | 兔子 | |
| 沙发 | | 狮子 | |
| 剪刀 | | 盘子 | |
| 房子 | | 火车 | |
| 自行车 | | 龙 | |
| 星星 | | 信 | |
| 卡车 | | 车牌 | |
| 眼睛 | | 箭 | |
| 钥匙 | | 衬衫 | |
| 飞机 | | 长笛 | |
| 蝴蝶 | | 收音机 | |
| 狗 | | 汽车 | |
| 电话 | | 斑马 | |
| 花 | | 蓝翼 | |
| 礼物 | | 雨伞 | |
| 鳄鱼 | | 鱼 | |
| 锤子 | | 马 | |
| 十字架 | | 瓢虫 | |
| 草 | | 鸡 | |
| 猫头鹰 | | 皇冠 | |
| 运动员 | | 地球仪 | |

## 附录 6-3 不同舌系带类型的示例

Irene Queiroz Marchesan, 2012

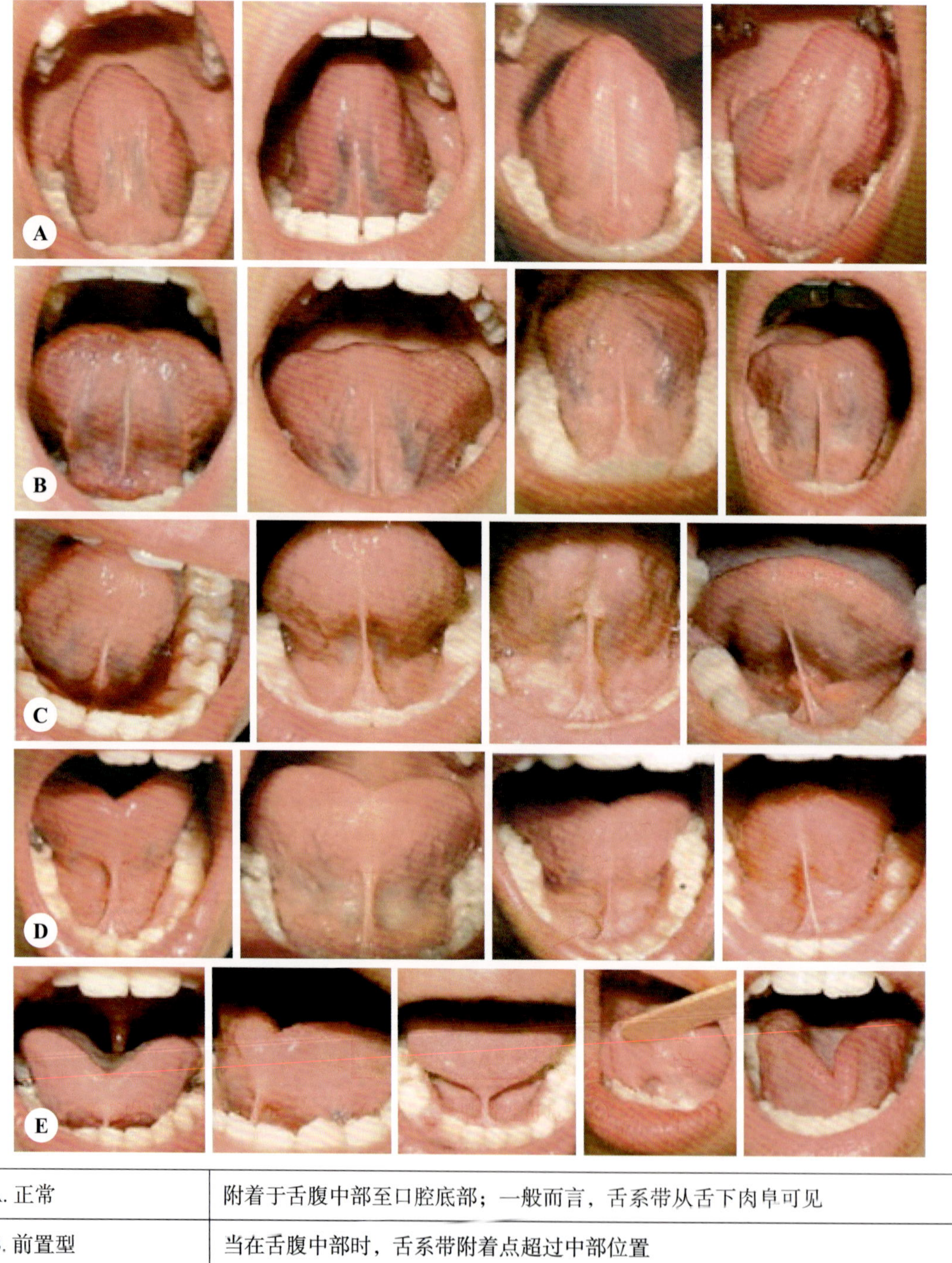


| | |
|---|---|
| A. 正常 | 附着于舌腹中部至口腔底部；一般而言，舌系带从舌下肉阜可见 |
| B. 前置型 | 当在舌腹中部时，舌系带附着点超过中部位置 |
| C. 短舌系带 | 附着于舌腹中部，类似于正常舌系带，但更短。一般来说，从牙槽嵴可以看到舌系带在口底的附着，几乎总是可以看到附着在牙槽嵴上的三个舌系带尖端 |
| D. 前置型短舌系带 | B 和 C 类型的组合 |
| E. 舌系带短缩 | 舌中缝完全附着于口腔底部 |

# 第 7 章　正畸矫治器在肌功能治疗中的应用

## Orthodontic Appliances in Myofunctional Therapy

### 目　标

肌功能治疗和语音治疗可以与使用特定正畸矫治器的正畸治疗相结合。本章将回答一些常见问题：什么时候仅使用肌功能治疗？什么时候需要联合正畸治疗？肌功能治疗应该在正畸治疗之前还是之后进行？

除了回答这些问题外，本章还回顾了与肌功能治疗相关的最常用的正畸矫治器。

### 关键概念

- 肌功能治疗与正畸治疗的关联
- 正畸矫治器

就治疗而言，我们必须考量现有的各类矫治器，了解这些矫治器正确的使用方法和局限性非常重要，肌功能治疗与正畸治疗必须相互配合。

在正畸治疗时，医护人员和患者会问自己一些问题（框 7–1）：什么时候只需进行肌功能治疗？何时将其与正畸治疗相结合？肌功能治疗应该在正畸治疗之前还是之后进行？肌功能治疗何时及为什么有效？首先必须诊断和解决不良习惯问题，否则正畸治疗将无法取得积极的效果，而且还可能导致复发。功能障碍及其根源需要与正畸医生协商解决，因为有时需要先解决功能障碍，有时需要先通过正畸治疗解决解剖结构问题。

在典型的被动肌功能治疗框架内，有许多阻断性、刺激性和功能性矫治器来辅助肌功能治疗（表 7–1）。

阻断性矫治器旨在抑制某些不良习惯以预防错𬌗畸形。而刺激性矫治器则是对功能紊乱的神经肌肉模式进行重塑。它们分为舌功能刺激性矫治器和夜间促舌上抬矫治器。

在对它们进行描述之前，尤其是为了便于在正畸矫治器和肌功能治疗之间做出抉择，有必要回顾一些注意事项。

不良习惯的存在通常与上腭宽度不足有关。因此，在纠正不良习惯之前，需要恢复最佳的腭部宽度。而对于异常吞咽，肌功能治疗非常重要。然而，如果没有肌功能治疗师，可能需要使用阻断性矫治器来治疗开𬌗。当鼻呼吸得到优化时，为了形成适当的唇部封闭，需要正畸治疗来确保适于生理运动的解剖空间。吸吮手指是一种需要全面评估的行为，不仅要考虑儿童的情感需求，还要考虑他们的解剖生理需求（如果可能，最好由颌面外科医生来解决），以及家庭的动力和支持。肌功能治疗中有许多不同的方法来消除吸吮手指的习惯，其中包括行为矫正技术，以及设置物理“障碍”，如套袜子、涂抹芦荟药膏、使用特制防吃手绷带等。一旦导致不良习惯的真正原因得到解决，就需要通过肌功能治疗重塑神经肌肉系统，以消除有害习惯。

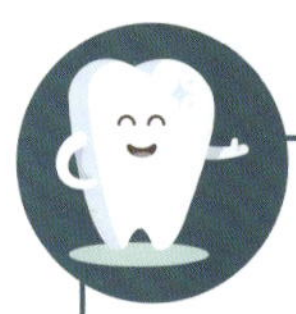

**框 7-1　正畸治疗：常见问题**

在哪些情况下可以单独使用肌功能治疗？

异常吞咽不伴有错𬌗畸形的情况下，可以单独使用肌功能治疗。

在哪种类型的错𬌗畸形中，有必要在正畸治疗前开始肌功能治疗？

在深覆𬌗伴有异常吞咽的情况下，在没有纠正习惯的情况下打开咬合可能会导致开𬌗。

什么情况下应该在进行肌功能治疗前行正畸治疗？

在腭部横向受限时需要先矫正腭部宽度不足。如果开𬌗超过 3mm，则有必要在完成肌功能训练之前矫正开𬌗，因为需要正确的前牙咬合才能轻松实现唇前部封闭。

在开始使用镍钛弓丝进行固定正畸治疗之前，有必要纠正异常吞咽吗？

在开始任何固定正畸治疗之前，都有必要消除不良口腔习惯。在出现异常吞咽的情况下，如果发现有解剖生理原因，如鼻呼吸减弱，伴有或不伴有扁桃体和腺样体肥大或睡眠呼吸暂停，则需要首先解决病因，以防止治疗结果不稳定。

**表 7-1　肌功能治疗及正畸治疗：使用的矫治器**

| | |
|---|---|
| 阻断性矫治器 | • 舌挡<br>• Graber 叉<br>• 腭挡<br>• 吐舌抑制器 |
| 刺激性矫治器 | • Tucat 滚珠<br>• Blue grass 矫治器<br>• Testa 摇杆<br>• 训练器<br>• 带孔腭板<br>• 舌上抬器<br>• 唇挡 |
| 功能性矫治器 | • Castillo-Morales 腭板<br>• Frankel 功能矫治器<br>• Andresen 肌激动器（单块式）<br>• Bionator 生物调节器<br>• Soulet Besombes 多功能肌激动器<br>• 上颌扩弓器 |
| 肌功能治疗工具 | • 解剖和个性化面部塑形器<br>• 口腔弹性颊屏<br>• Myo Munchee® |

## 一、阻断性矫治器

尽管有几种口腔矫治器是为了阻断吸吮拇指或伸舌等口腔习惯而设计的，但根据目前的文献检索，使用这些矫治器可能被认为已经过时。这些矫治器的使用尚存在争议，因为它们惩罚或阻止了身体的代偿 / 适应性需求，而且它们对儿童造成了创伤，却没有解决造成这种习惯背后的生理原因。

事实证明，无论白天还是晚上（伴有睡眠呼吸紊乱、呼吸暂停、打鼾）出现的吐舌习惯都是鼻咽气道空间受限或不足的结果。因此，在不解决呼吸问题的情况下防止舌前伸，在目前被认为是不合格的治疗方法。

舌系带受限也可能导致吐舌，使用限制性矫治器无济于事，还可能导致更多由回避引起的功能障碍。吮吸拇指可能需要转诊至整骨医生处，因为患儿正试图改变颅颌面骨骼之间的关系。即使在一些偏远地区，了解并能解决口腔习惯成因的专业人员可能并不容易找到，对机体作为一种补偿或适应策略而养成的习惯进行阻断会被认为是短视的。无论如何，阻断性的口腔习惯矫治器，如舌挡、舌栅或腭栅的使用应受到限制。

## 二、刺激性装置

### （一）Tucat 滚珠

Tucat 滚珠是一个可绕金属支架自由旋转的小球，它既可用于活动矫治器，也可用于固定矫治器，放置在切牙乳头的后方。通过这种可自由旋转的小球可帮助舌在治疗后维持其正确位置，避免向前吐舌；此外，该矫治器的使用还可防止舌推切牙向唇倾斜（图 7–1）。

Tucat 滚珠的治疗原理是，舌在寻求与滚珠持续相接触的过程中，会受刺激从而移至更靠后的位置。

### （二）Blue grass 矫治器

Blue grass 矫治器是一种与 Tucat 滚珠相似的矫治器，但放置的是一个滚筒而不是滚珠（图 7–2）。

### （三）Testa 摇杆

Testa 摇杆是一种固定矫治器，通过上颌恒磨牙上的带环固定在腭侧。它由一根直径为 0.036 英寸（1 英寸 ≈2.54cm）的钢丝弯制而成，钢丝穿过整个腭弓，从磨牙后区到切牙乳头区，通过辅助矫治器连接实现摇摆运动（图 7–3）。

其作用机制在于产生摇摆运动，旨在通过模拟食团的运动来刺激舌的蠕动。

### （四）训练器

训练器（也称定位器）是一种肌功能矫治器，其作用是纠正舌功能障碍习惯、吸吮手指和唇习惯、口呼吸和牙齿位置异常。在市面上这些矫治器有不同的类型，具体取决于需要治疗的病例和年龄段，无须多做说明。患者必须整晚佩戴这些矫治器，白天至少也要佩戴几个小时，因此患者的依从性非常重要。

FE 系统矫治器和定位训练矫治器的设计特点各不相同。

不同年龄组适用的矫治器各不相同。

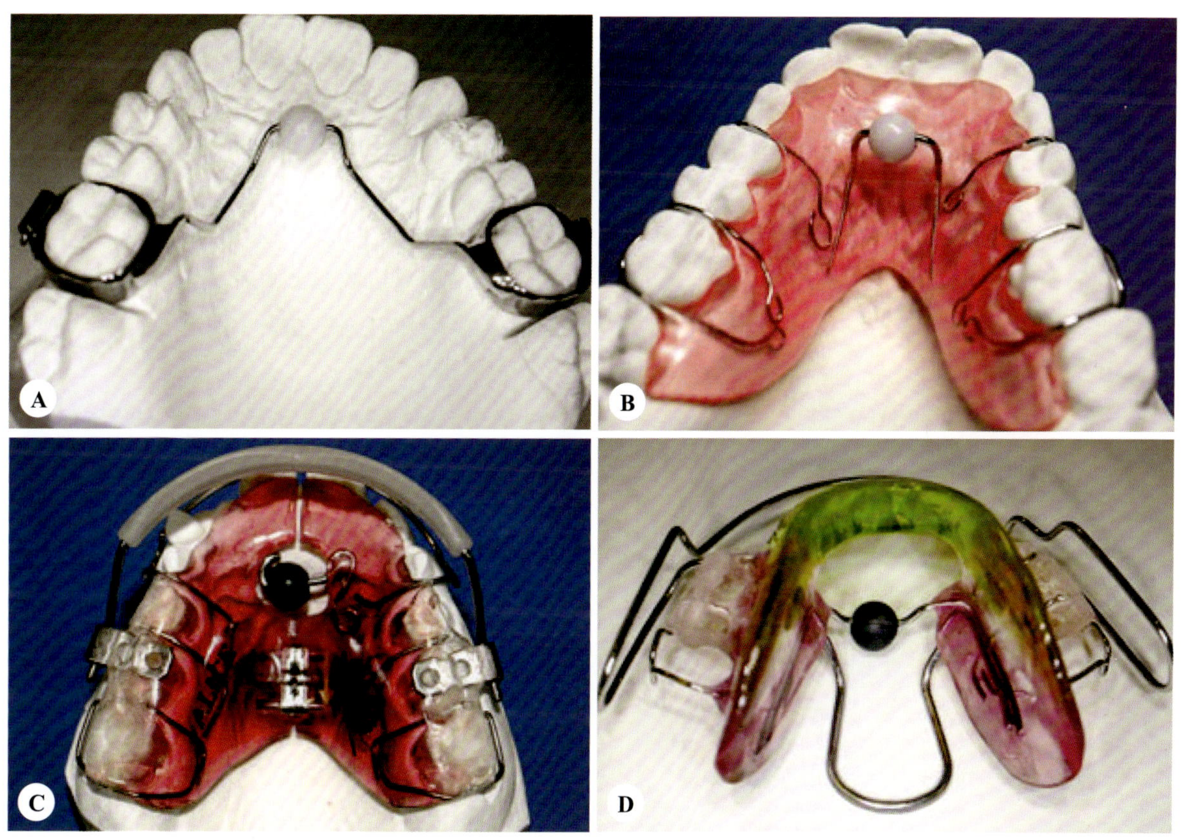


▲ 图 7–1　A. 腭弓上的 Tucat 滚珠；B. 可摘式保持器上的 Tucat 滚珠；C. 带有唇挡的可摘式保持器上的 Tucat 滚珠；D. 带有 Tucat 滚珠的 Bionator Ⅲ 型矫治器

### 1. 4—7 岁（乳牙列或混合牙列初期）

(1) FE 初始训练器：单一型号的预成矫治器，适用于舌体的重塑。事实上，这要归功于一个按钮形状的参考点（“舌体攀爬”），它可以引导舌在上腭定位。它还可用于纠正其他不良习惯（吸吮手指和口呼吸）。此外，由于为中切牙和侧切牙设计了凹槽，还有助于矫正中线。

(2) FE 3 训练器：单一型号的预成矫治器，适用于有异常吞咽和口呼吸的Ⅱ类患者。其特点包括纽扣形舌位参考点、阻断舌和嘴唇产生的肌肉力量的双夹板，以及一种可逐渐放松颏唇沟的唇挡。

(3) 幼儿训练器：单一型号的预成矫治器，适用于异常吞咽、吸吮手指、吸吮嘴唇及辅助肌功能训练。

### 2. 8—11 岁（混合牙列期）

(1) FE 2 训练器：单一型号的预成矫治器，适用于与异常吞咽和口呼吸有关的Ⅱ类错殆畸形和深覆殆。

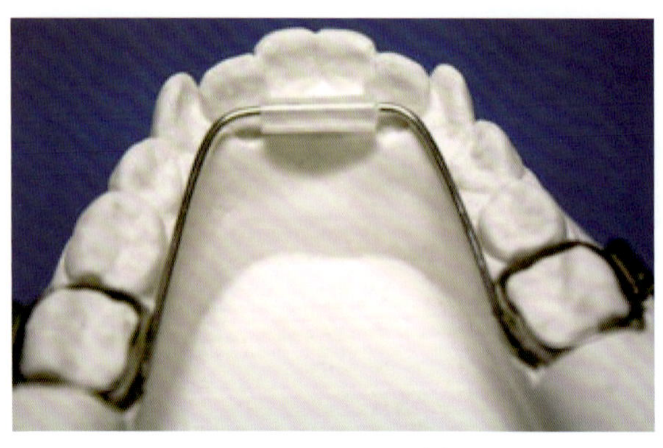

▲ 图 7-2 **Blue grass 矫治器**

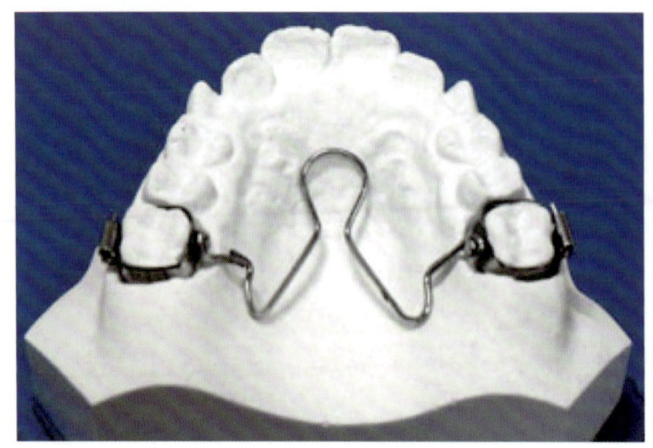

▲ 图 7-3 **Testa 摇杆可在异常吞咽情况下进行舌重塑**

(2) FE 训练器：预成的单一型号的单颌矫治器，适用于引导正确吞咽和呼吸的重塑。由于矫治器隔离了下唇和（或）颏唇肌组织对牙齿产生的肌力，还能辅助下牙排列整齐。

(3) T4K 训练器：这是一种预成、单一型号的软硅胶矫治器，适用于矫正异常的唇舌位置。其特点是下颌前庭处呈锯齿状，具有唇挡效果，还有一个用于引导舌尖位置的纽扣状的参考点（图 7-4）。

### 3. 11—15 岁（混合牙列向恒牙列的过渡阶段）

(1) FE 1 训练器：用于矫正不良习惯的单一型号的预成矫治器。该矫治器可与颏屏和附属唇挡一起使用。

(2) FE 引导器：用于矫正不良习惯的预成矫治器，有不同型号。它有一个特殊设计，可以包绕上下颌所有牙齿，前段呈圆形，用于重塑牙弓。

(3) FE 矫治器：这是一种在固定正畸治疗前和治疗过程中都可用于纠正不良习惯的矫治器，因为该矫治器预留了与带环和托槽相适应的中央导轨。还可以通过对矫治器腭侧进行精细调整与其他正畸矫治器（四眼圈簧矫治器、横腭杆）联合使用。

(4) T4B 训练器：这是一种预成、单一型号、非热塑性硅胶树脂材料矫治器。其内部预留空间可容纳托槽和弓丝，可作为神经肌肉重塑器与固定正畸治疗结合使用。

(5) T4B 训练器（托槽版）：一种透明的定位训练器，有助于纠正不良功能习惯（图 7-5）。

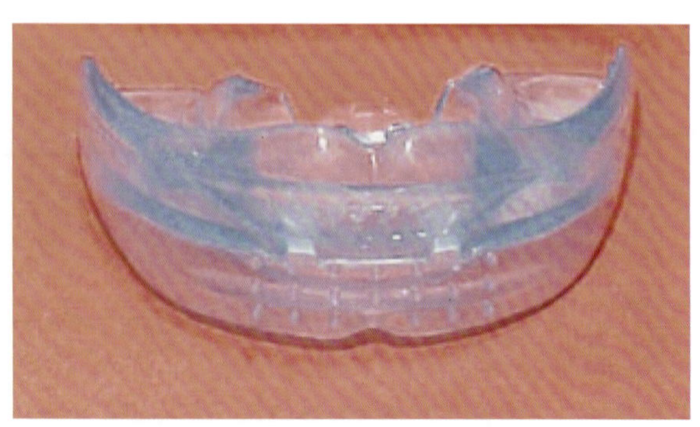

▲ 图 7-4 **蓝色定位训练器**

## （五）带孔腭板

带孔腭板是一种简单的可摘式树脂矫治器，在第一恒磨牙上带有箭头卡，在前磨牙或磨牙间有球卡；它在靠近腭嵴的地方有一个孔，作为舌位的参考点（图 7-6）。

## （六）抬舌训练器

抬舌训练器是一种引导舌放置于上腭的矫治器。

### 1. Balercia 抬舌训练器

这种辅助口腔颌面部肌功能治疗的工具可用于引导舌尖始终朝向切牙乳头（图 7-7）。

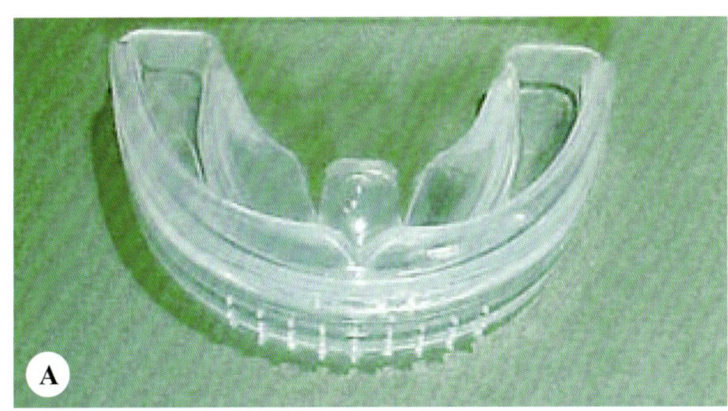
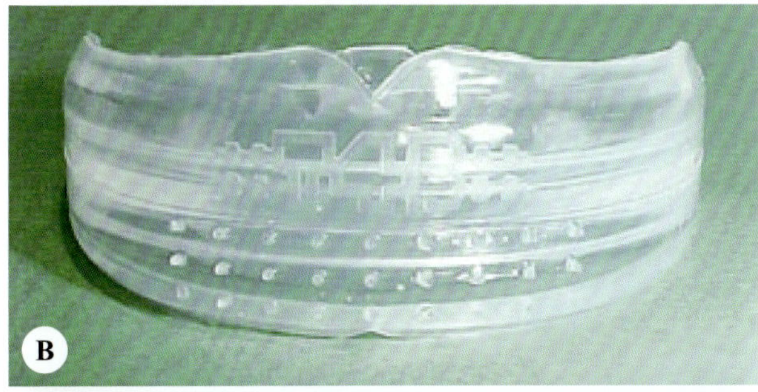
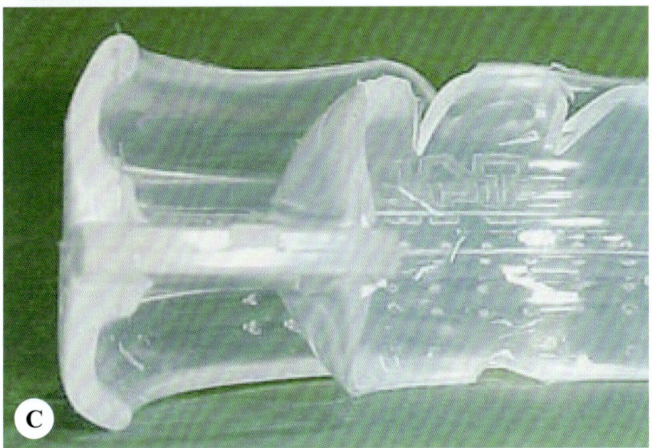

▲ 图 7-5　A. T4B 托槽版训练器；B. 适用于正畸托槽的训练器（无口腔通气的开孔）；C. 矫治器有两个槽沟以容纳上下颌托槽

### 2. 夜间抬舌训练器

一种可用于舌位重塑的可摘矫治器。由树脂制成，除了可让舌静息停留在腭点上的腭前部区域之外，还带有固位钩和上颌唇弓，用于舌位的重塑。

## （七）唇挡

唇挡被视为一种肌功能矫治器。特别适用于下唇对牙槽复合体压力不足的情况，以及由于覆盖过大造成吸吮下唇习惯或下唇内陷于上牙的情况。它包括一个直径为 0.036 英寸的钢丝，其前部有 / 无塑料覆盖。即使有各种预成型号，必须将其放置在距离下切牙唇侧 2～3mm 的地方。

唇挡可以是固定的，焊接在下颌磨牙带环上，也可以是可摘式的，将其插入附属颊管中，或者偶尔也会将其置于可摘式塑料基托内（图 7-8）。

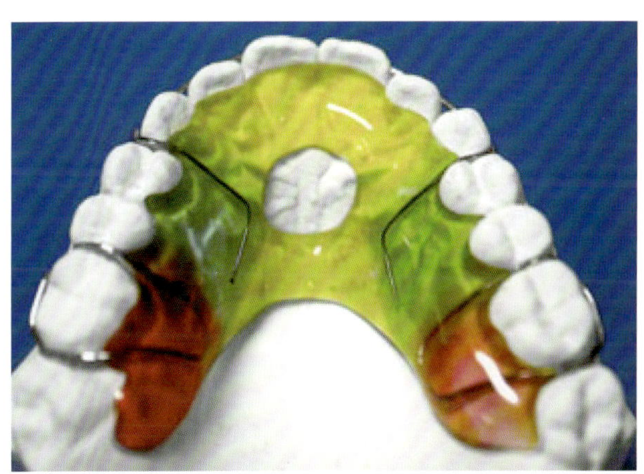

▲ 图 7-6　带孔腭板

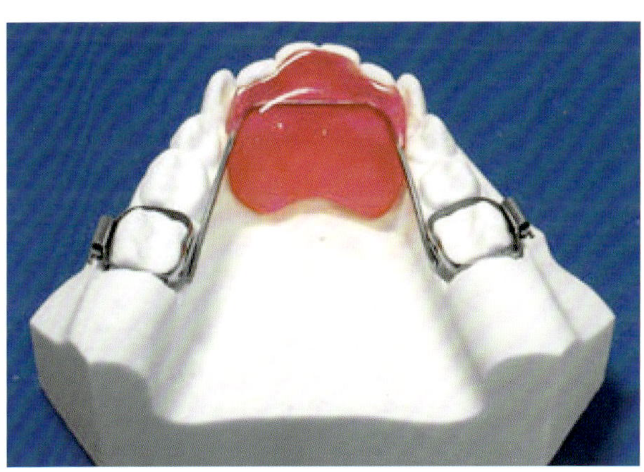

▲ 图 7-7　Balercia 抬舌训练器

除了可释放唇和颏部的肌肉张力外，唇挡还能防止吞咽时受到不当唇压力。唇挡须连续使用 6～18 个月，以重建神经肌肉系统的刺激，使得口周肌肉可对下牙弓产生压力。

对于上唇肌张力低下的患者，应进行增加肌张力的训练，有助于正确闭唇。

对于Ⅱ类 1 分类伴上颌前突、水平生长型和深覆殆的患者，其病因与伴下唇闭合不全的异常吞咽有关，建议使用唇挡和平导（有助于放松肌肉的上颌可摘矫治器）及颈带式口外弓。

这种治疗方法的效果非常稳定，因为唇部压力一旦消除，下牙弓就会自行得到扩展。

## 三、功能性矫治器

使用功能性矫治器治疗的主要目的是引导牙槽骨正常生长，刺激口周肌肉组织。市面上有许多功能性矫治器，有些被认为非常有效：Castillo-Morales 腭板、Frankel 功能矫治器、Balters 生物调节器、Andresen 单块式肌激动器、Soulet Besombes 殆板式肌激动器。

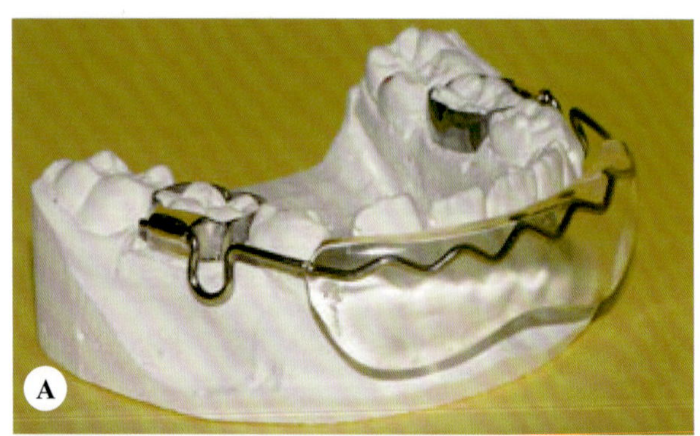

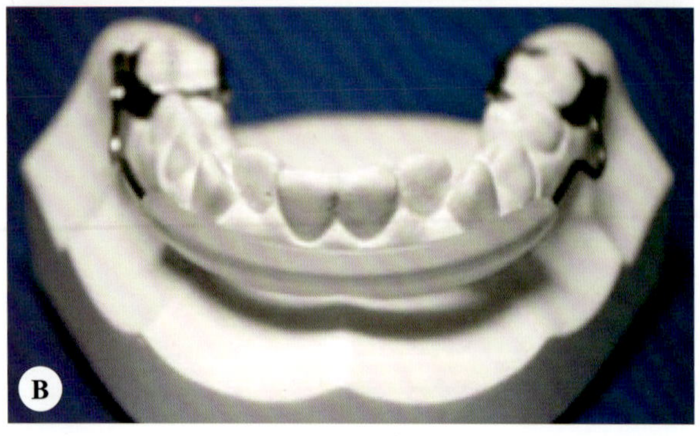

▲ 图 7-8　唇挡

A. 侧面观；B. 正面观

### （一）Castillo-Morales 腭板

Castillo-Morales 腭板是一种丙烯酸树脂矫治器，配有一个腭刺激器和两个唇刺激器。设计腭刺激器的目的是刺激舌反射，而该反射会导致舌正常位置的改变；其空心半球形的形状可促使舌停留在口腔内。唇部刺激器的任务是刺激上唇肌肉的活动。使用此腭板也可使口周肌肉持续活动，类似于咀嚼时的活动，从而增加肌肉张力（图 7-9）。

这种腭板最适合唐氏综合征患者，这些患者在进行肌功能训练时依从性并不理想。

### （二）Frankel 功能矫治器

Frankel 功能矫治器是由 Frankel 设计的一种可摘的功能性正畸矫治器。该矫治器适用于混合牙列早期或晚期，须对所有平面［水平、垂直和（或）矢状］的上颌比例进行调整的病例。

使用 Frankel 功能矫治器，可以通过其树脂屏的作用，产生物理治疗效果，并可进行强制训练，以矫正功能障碍。

该矫治器的作用机制如下。

- 施加压力：通过树脂或金属丝部件的作用来实现。邻近上颌骨的丙烯酸树脂屏和不锈钢丝通过肌肉压力的生物作用产生效果。此外，与牙

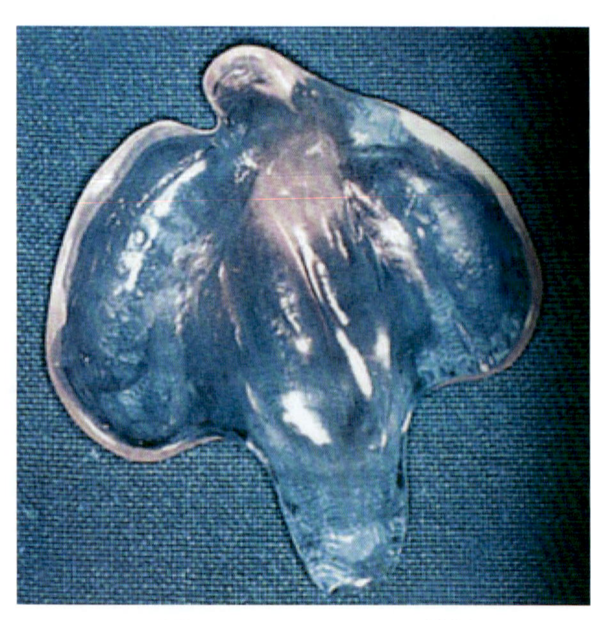

▲ 图 7-9　Castillo-Morales 腭板

齿接触的金属丝的张力也会产生机械作用。

- 释放压力：通过抑制向心方向的肌肉压力来实现，而向心压力会阻碍牙槽骨弓的矢状和横向生理发育。通过这种方式，舌离心方向的作用力有利于牙弓的扩张。这是通过丙烯酸树脂制作的颊屏和唇挡来实现的，它们还可以防止颊和唇陷于牙弓之间。
- 施加张力：这是通过颊屏和唇挡来实现的。它们决定了口腔前庭软组织向外的牵张力。通过这种方式，肌肉的拉伸可刺激牙槽骨底部的骨膜。这就在牙槽骨的水平面方向上形成了扩张性的成骨诱导。

### 1. 类型

有四种不同类型的 Frankel 功能矫治器。

(1) Frankel Ⅰ型功能矫治器：它由两个侧方颊屏、两个下唇挡和一个唇弓组成。此外，还包括一个腭板、上尖牙曲和一个焊接在舌弓上的舌挡。

适用于以下情况：①Ⅰ类错𬌗伴深覆盖；②Ⅱ类 1 分类（图 7–10）。

(2) Frankel Ⅱ型功能矫治器：与 Frankel Ⅰ型一样，它由两个侧方颊屏、两个下唇挡和一个唇弓组成。上颌舌簧将其与 Frankel Ⅰ型区分开来。

适用于以下情况：①Ⅰ类伴有严重的上前牙内倾和深覆𬌗；②Ⅱ类 1 分类患者伴有上前牙严重前突和严重深覆𬌗；③Ⅱ类 2 分类患者（尤其是深覆𬌗的病例）（图 7–11）。

(3) Frankel Ⅲ型功能矫治器：有两种类型，Frankel ⅢA 型功能矫治器和 Frankel ⅢB 型功能矫治器。

Frankel ⅢA 型功能矫治器由两个侧方颊屏和

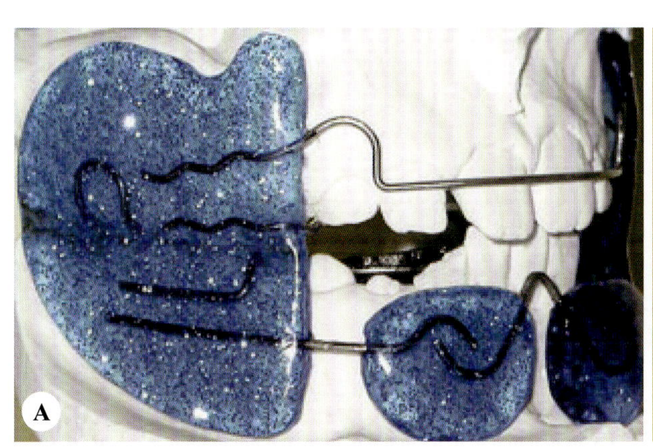

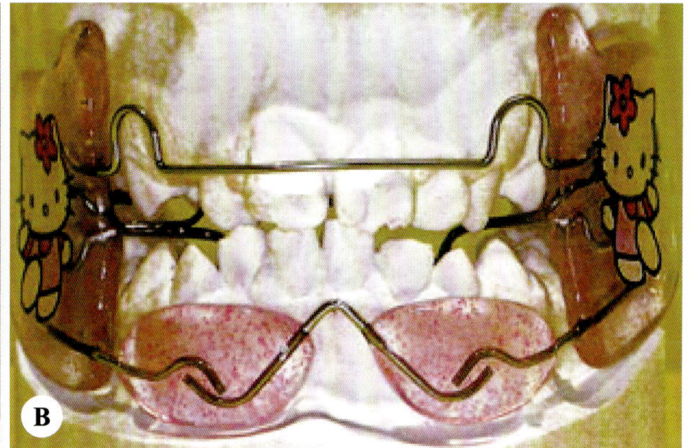

▲ 图 7–10 **Frankel Ⅰ型功能矫治器**
A. 侧面观；B. 正面观

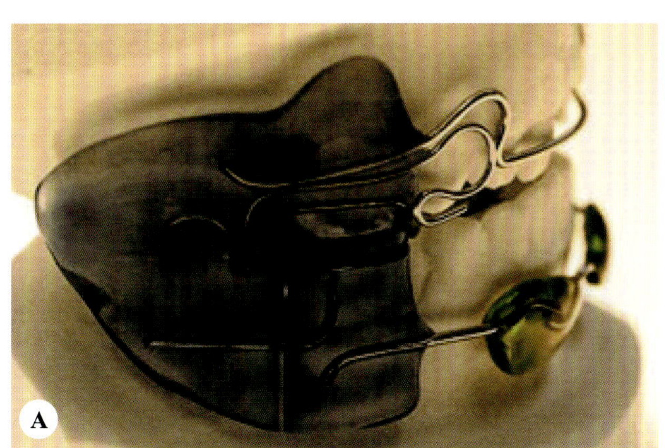

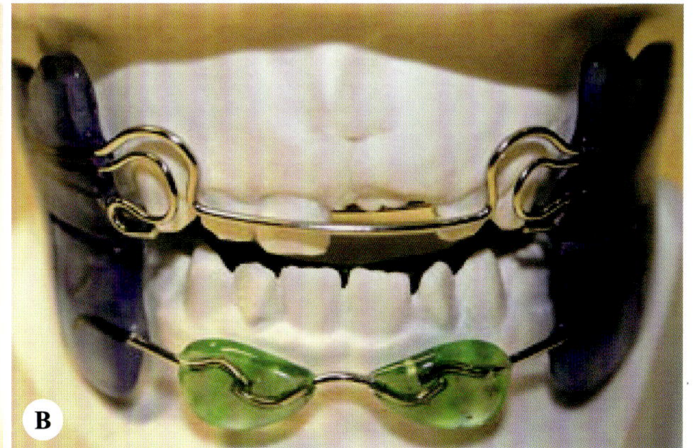

▲ 图 7–11 **Frankel Ⅱ型功能矫治器**
A. 侧面观；B. 正面观

两个上唇挡组成，并用金属丝连接在一起。此外，还包括一个下唇弓和两个侧面提升导板。因此，这种矫治器适用于前牙严重反殆的病例。

与 FrankelⅢA 型相比，FrankelⅢB 型有侧面提升导板，上磨牙上有支撑钢丝。它适用于轻度前牙反殆的病例。

一般来说，FrankelⅢ型功能矫治器适用于以下情况：①Ⅲ类错殆畸形；②与Ⅲ类错殆相关的开殆（图 7-12）。

(4) FrankelⅣ型功能矫治器：它由两个侧方颊屏、两个下唇挡、一个上唇弓和一个腭弓，以及上前磨牙和磨牙区殆支托组成。

适用于以下情况：①骨性开殆；②双颌前突（图 7-13）。

**2. 矫治器制作**

矫治器的制作包括制取充分覆盖前庭沟的藻酸盐印模。根据不同类型的错殆情况，咬合重建会有所不同。

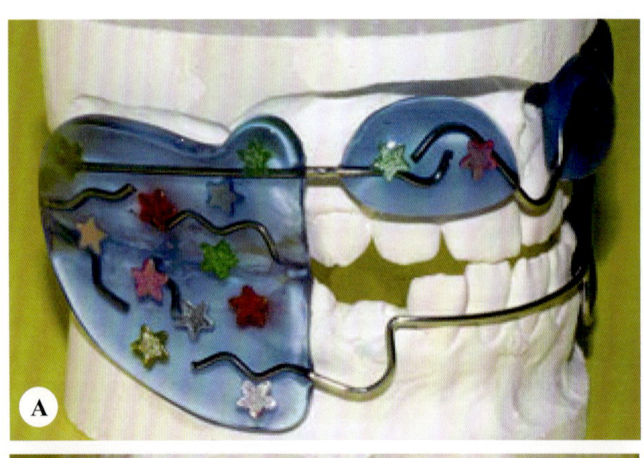

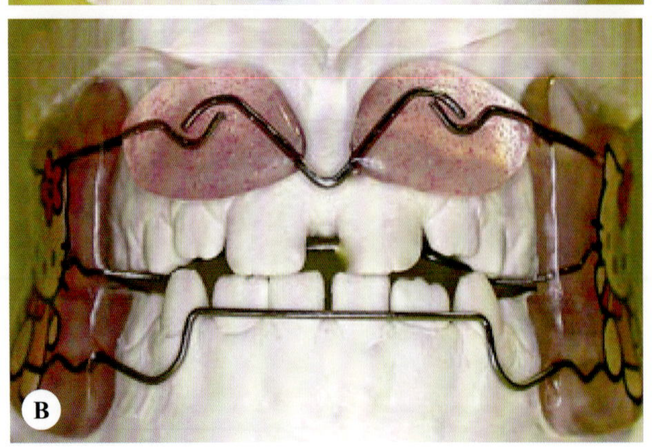

▲ **图 7-12 Frankel Ⅲ型功能矫治器**

A. 侧面观；B. 正面图

- Ⅰ类：伴深覆殆，抬高咬合至切牙切对切的位置。
- Ⅱ类：下颌前伸至切牙切对切的位置（在远中错殆量小于前磨牙 1/2，覆盖＜8mm 的情况下）或较切对切位略靠后（在远中错殆量大于前磨牙 1/2，覆盖＞8mm 的情况下）；在深覆殆的情况下，抬高咬合。
- Ⅲ类：下颌后退，抬高咬合。

### （三）Andresen 肌激动器

Andresen 肌激动器由带有前斜导面和侧斜导面的树脂板组成，其上连接一个前牙区金属唇弓；金属唇弓从两侧尖牙和第一前磨牙间间隙穿过。它不是固定矫治器。唇弓被动置于牙冠的中 1/3 处。前倾斜面是上下和前后向的，它通过对下前牙的直接作用和对整个下牙弓的间接作用来引导下颌运动（图 7-14）。

前牙唇弓可促使牙齿向后倾斜，同时增加上、下切牙之间的矫治器厚度可以辅助打开前磨牙区的咬合。

覆盖牙齿咬合面和舌侧面的殆垫具有扩大上下牙弓的作用。最初的矫治器先由 Andresen 本人进行改良，然后由其他作者通过添加弹簧或扩弓螺旋器进行改良。

年轻患者对 Andresen 肌激动器的适应性较差，这可能是由于肌激动器稳定性差和口内占位妨碍了正常说话。

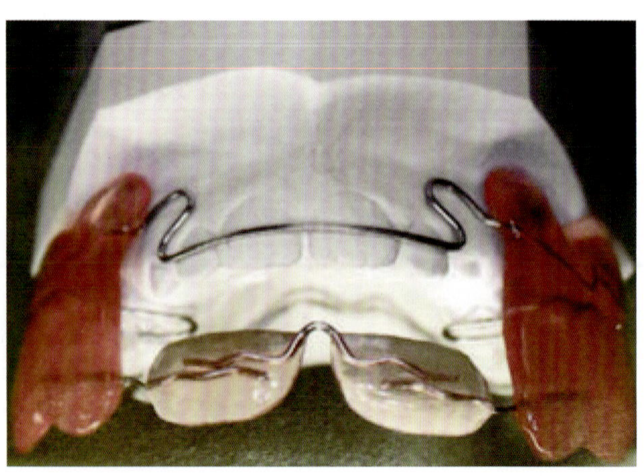

▲ **图 7-13 Frankel Ⅳ型功能矫治器**

### （四）生物调节器

生物调节器是由 Wilhelm Balters 在 20 世纪 50 年代开发设计的一种功能性矫治器。它由树脂基托和两组弓丝（腭杆和唇弓）组成。根据错𬌗畸形 / 牙齿类型的不同，腭杆和唇弓可设计成不同形状（图 7-15）。现有三种类型：标准生物调节器或Ⅰ型生物调节器，适用于Ⅱ类错𬌗（标准型）；带颊屏的生物调节器或Ⅱ型生物调节器，适用于开𬌗；反向生物调节器或Ⅲ型生物调节器，适用于反𬌗（Ⅲ类）。

其作用是通过丙烯酸舌侧板上的适当凹槽和孔样结构来实现的。与其他功能性矫治器不同的是，它简单、易用，对Ⅱ类错𬌗畸形的治疗很有帮助。

### （五）Soulet Besombes 多功能肌激动器

Soulet Besombes 多功能肌激动器或𬌗板式肌激动器，是一种具有弹性的单件矫治器，有两个连接在一起的齿槽，分别用于容纳上下牙弓，舌侧有一个舌弓，可以将舌推向上腭。

该肌激动器有不同的型号和形状，供不同错𬌗畸形和不同治疗阶段选用；此外，还可以通过添加或去除护板上的弹性材料来实现定制化肌激动器（图 7-16）。

这种多功能肌激动器有不同类型。

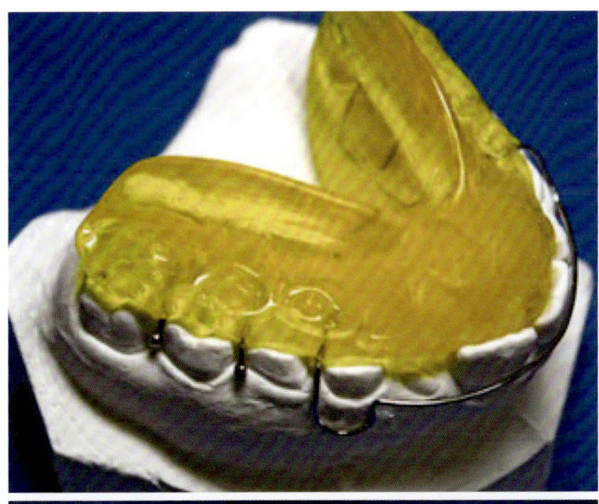

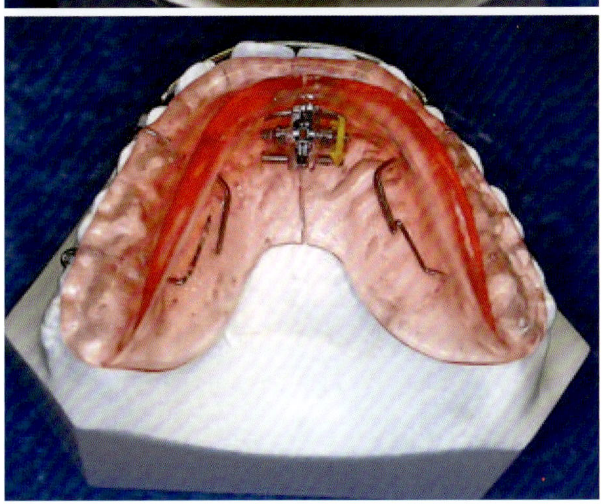

▲ 图 7-14　Andresen 单颌肌激动器

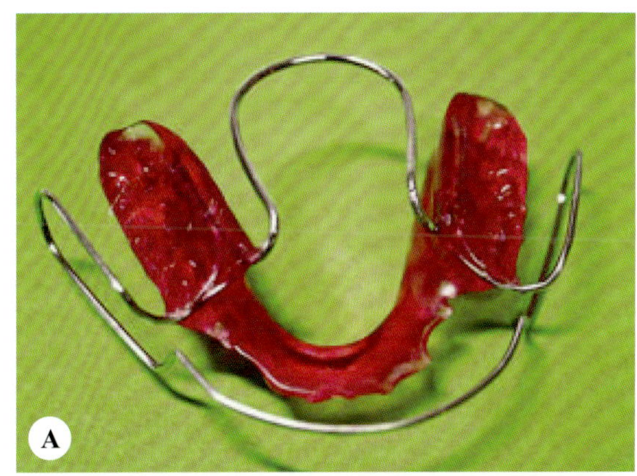


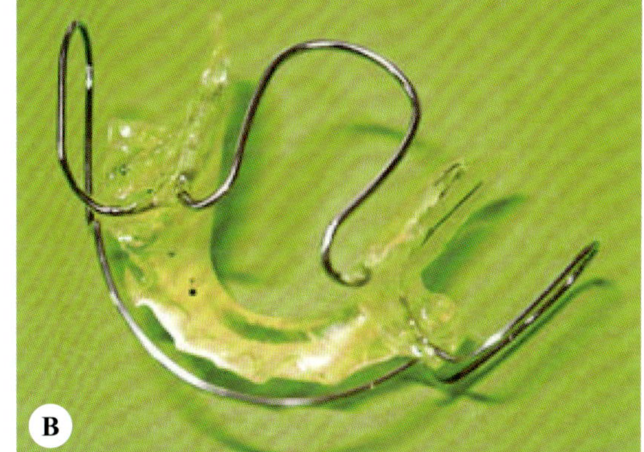


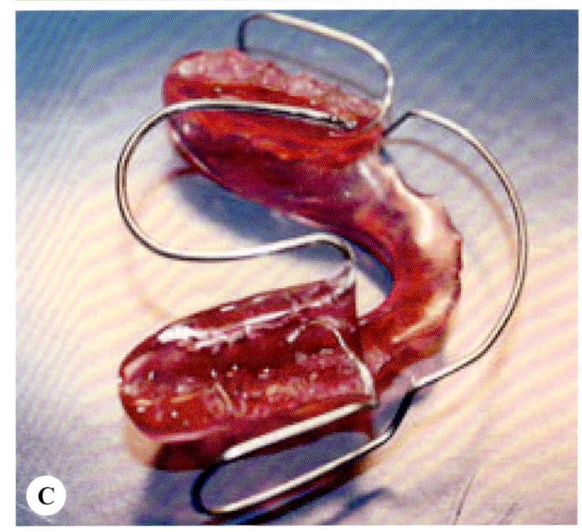


▲ 图 7-15　生物调节器

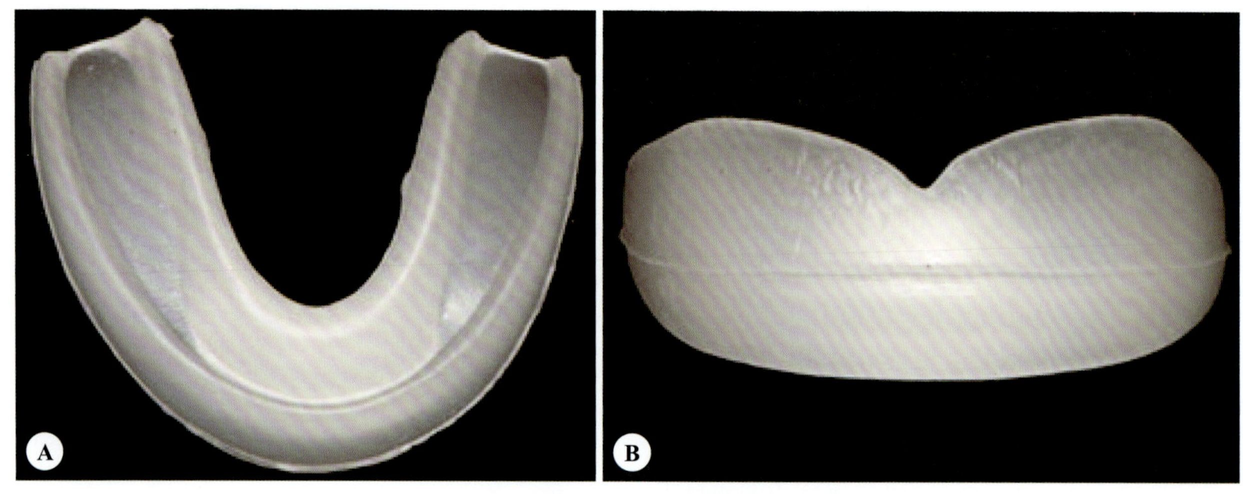

▲ 图 7-16 **Soulet Besombes 多功能肌激动器**
A. 腭面观；B. 正面观

**1. 1 类肌激动器或构象异构体**

可用于矫正轻微的拥挤或错位。根据患者的口腔形态（短面型或长面型），有圆形和方形两种。它们在保持阶段非常有用，也可作为肌功能治疗的辅助工具。

**2. 2 类肌激动器或下颌前伸器（下颌前导矫治器）**

通过增加下颌齿槽舌面的厚度，推动下颌向前并促进其生长。上颌导板要薄得多，因此不会进一步刺激上颌骨体。

**3. 3 类肌激动器或下颌后退矫治器**

适用于Ⅲ类错殆畸形；其特点是在下颌齿槽有一个又高又厚的前庭盾，可以阻止和后退下颌骨（下颌后缩），而上颌齿槽切牙区腭侧盾厚度增加，从而使切牙向前方倾斜并刺激前上颌骨的生长。

**4. 扩弓肌激动器**

适用于任何类型牙弓缩窄（单颌或双颌）需要扩弓的情况。

肌激动器主要是在夜间使用，但白天也应进行一些吞咽和呼吸训练，这些训练对于成功的治疗是不可或缺的。应佩戴肌激动器进行训练，每天 3 次，每次约 20min。

与其他类型的肌激动器相比，多功能肌激动器的优势在于其材料具有极强的弹性，可以持续对牙齿和牙槽骨施加轻微而持久的力。患者的口腔结构对此可以很好地适应。此外，通过利用日常训练产生的主动力量和夜间在矫治器佩戴引导下舌的被动定位，可以持续、渐进地对舌、咀嚼肌、口周和咽部肌肉进行重塑。

## （六）上颌扩弓

不良习惯的存在及舌在口内寻找自然位置的需要，会引发腭部缩窄，从而导致上颌骨宽度不足。在开始肌功能训练之前，必须纠正这种情况，因此有必要提及可用于纠正这种情况的方法。

根据横向宽度不足的严重程度和患者的年龄（年龄决定了上颌骨缝的成熟阶段），可以通过三种主要的扩弓方法来矫正由这些情况引起的错殆畸形。

- 慢速扩弓：适用于轻度的牙-骨量不调患者。
- 快速扩弓：用于骨性和颅面严重发育不足患者。
- 手术辅助扩弓：用于有严重横向宽度不足的成年患者。

由于口腔内的空间和结构非常精细，因此应限制使用丙烯酸树脂基托的扩弓器，因为这种扩弓器会消除腭舌感觉运动界面，占用了太多本应由舌占据的空间。在可能的情况下，最好使用金属扩弓器。

**1. 慢速扩弓**

慢速扩弓可以通过数种矫治器来实现，文中

将介绍其中的几种。从肌功能的角度来看，矫治器占用的空间越小越好，因为这样可以为舌在口内静息和活动留出更多的生理空间。由简单金属丝制成的矫治器是最佳选择。

高级细丝功能性（advanced lightwire functional，ALF）矫治器是由 Darick Nordstrom 博士发明的，他将自己的生物工程学背景与肌功能治疗、颅骨矫形、面部生长和发育方面的培训相结合，研发出一款综合考量了肌功能治疗师和整骨医师临床反馈的矫治器（图 7–17）。

ALF 是一种定制的功能性矫治器，采用了功能性颅骶解剖学原理。它提供了一种更温和、更自然的方式来扩展上颌骨和下颌骨，并在横向（侧方）、前后向（向前）和垂直方向上排列牙齿。ALF 可用于治疗各种错𬌗畸形，以及颅底和颅骨的畸形。它还被用于治疗颞下颌关节问题、口面部疼痛（包括颈部和背部疼痛、头痛）、睡眠问题、耳朵和视力问题、肌功能障碍、姿势对齐的问题。

ALF 的使用需多学科参与，要充分利用颅颌面医师、肌功能治疗师、语音治疗师、职业治疗师、物理治疗师、发育儿科医生、神经科医生、脊椎按摩师、睡眠医师、耳鼻咽喉科专家和其他专家的认知和参与。

ALF 采用 Elgiloy（Elgiloy Specialty Metal，Elgin，IL，USA）金属丝制成。这种金属丝固有的柔韧性可为颅面、颈椎和呼吸系统复合体提供温和、轻微且持续的张力和收缩力，有助于稳定颅面、颈椎和呼吸系统复合体，促进自然运动。ALF 通过以下方式实现最佳生理功能。

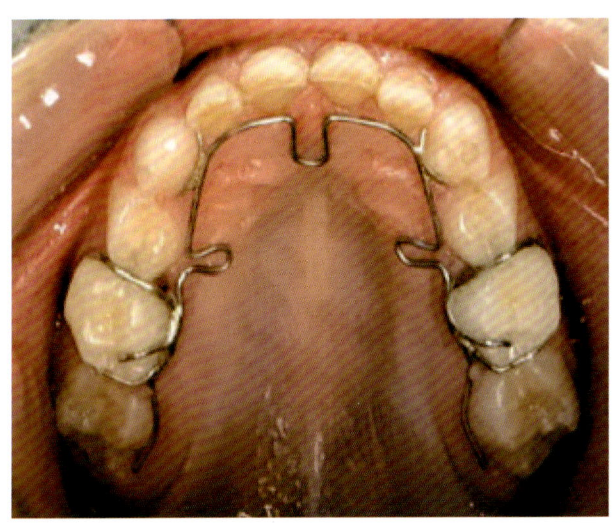

▲ 图 7–17 ALF 矫治器

(1) 训练吞咽功能和舌正常静息位。

(2) 促进肌肉骨骼和筋膜功能平衡、可塑和稳定。

(3) 促进面部向前生长。

(4) 扩展上腭。

(5) 平衡面部发育。

(6) 通过矫形重塑和功能性力量使牙齿排列整齐。

(7) 诱导颅骨解除锁结，以自然、有节奏的方式运动。

(8) 减轻硬脑膜管张力、松解筋膜，使头部姿势和身体姿态处于最佳状态。

(9) 促进鼻腔和喉部气道的最佳发育，实现最佳呼吸和唇部封闭。

ALF 矫治器不仅能解决错𬌗的病因，还能从根本上解决颅颌面和颈部躯体功能障碍。

(1) 四眼圈簧：由四圈腭螺旋簧组成，可以焊接安装在磨牙带环上，也可以设计成可拆卸的。为了获得牙槽骨扩张，腭杆通过三德钳激活（图 7–18）。

(2) 横腭杆：也是由一个腭弓（可摘或焊接在带环上）和一根带欧米茄曲的钢丝组成，欧米茄曲放置在腭部中心，而近、远中向定位要根据患者的情况。激活中央欧米茄曲可扩展上牙弓（图 7–19）。

(3) 镍钛腭扩弓器：类似于由热激活镍钛制成的横腭杆（图 7–20）。

(4) Schwartz 扩弓器：由固位卡环支撑的丙烯酸塑料基托组成。这些矫治器通过不同类型扩弓螺簧（中央形或扇形）（图 7–21）实现腭部的扩张。

(5) 功能性矫治器（Frankel、Bionator、Cervera 夹板）（图 7–22）。

(6) 激活扩弓弓丝进行的固定正畸治疗（图 7–23）。

(7) 隐形矫治器（图 7–24）。

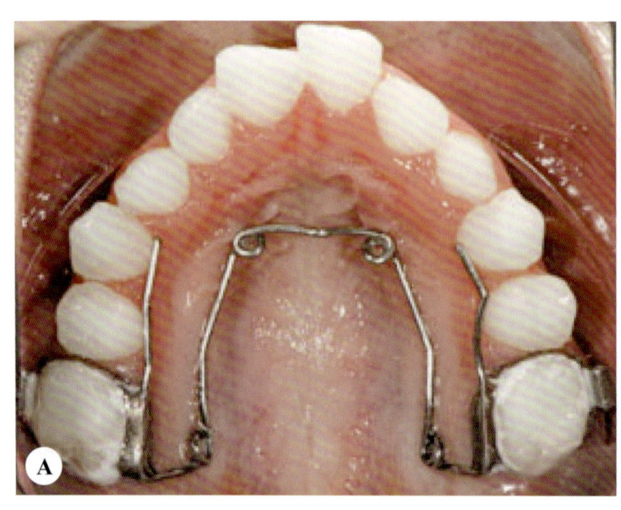


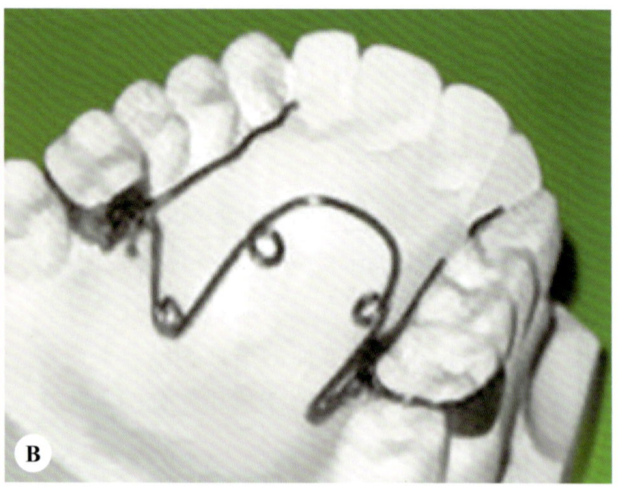


▲ 图 7-18 四眼圈簧

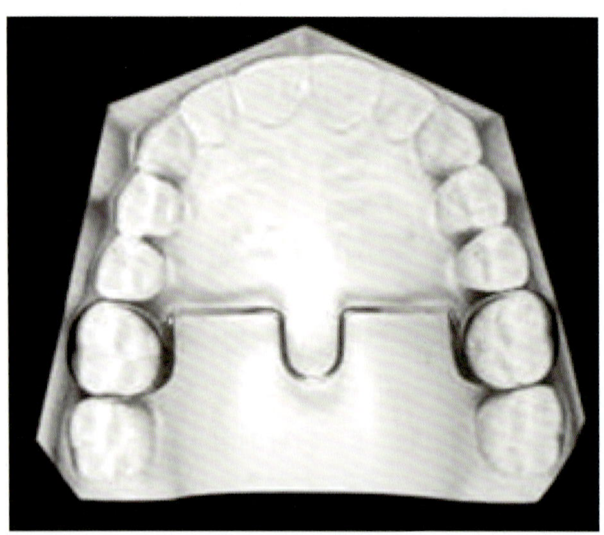

▲ 图 7-19 横腭杆

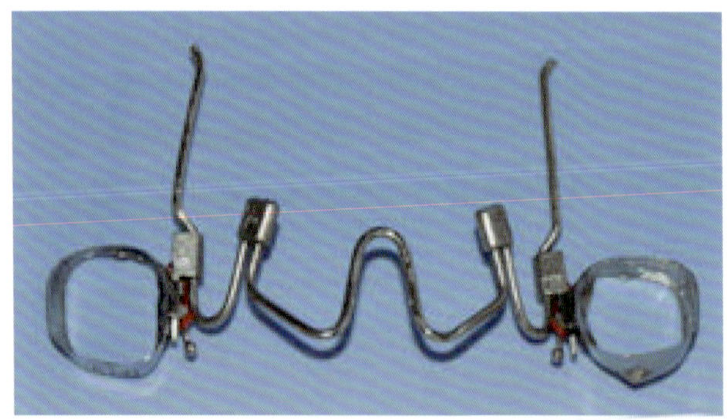

▲ 图 7-20 镍钛腭扩弓器

### 2. 快速扩弓和手术辅助快速扩弓

腭部快速扩弓和手术辅助快速扩弓使用的是快速腭部扩张器，它是一种刚性矫形器，能施加重而快速的（矫形）力，从而打开腭中缝。

扩张器包括一个中央螺旋扩大器，通过金属臂与带环（安装在乳磨牙或恒磨牙或前磨牙上）相连接。

根据制造商的不同，中央螺旋扩大器的型号也不同，因此可以实现不同程度的扩张。根据需要矫治的错𬌗畸形类型，扩弓器通常带有附件或可以根据需要进行改装（树脂槽、金属铸件、蜘蛛形或扇形扩弓）（图 7-25）。

## 四、肌功能治疗工具

### （一）面部塑形器

面部塑形器是一种用于重新平衡肌肉功能的矫治器。它由柔软而有弹性的材料（硅橡胶）制成，有两种类型：解剖式和个体式。后者可以根据需要的形状和尺寸进行磨改以适应患者。

它可用于有婴儿式吞咽、吸吮拇指或咬唇等不良习惯的患者、夜间呼吸暂停或打鼾患者及所有需要加强口周肌肉功能的患者（图 7-26）。

### （二）口腔前庭盾

口腔前庭盾是一种柔软的弹性矫治器，带有一个挡板，必须放置在口内，嘴唇和牙齿之间。通过外侧拉环可以将其取出和放入口内（外部牵引）。一方面，它可以阻断口周肌肉对牙齿的作用；另一方面，通过特殊的训练，可以加强口周肌肉的力量。这种矫治器有助于消除某些不良习

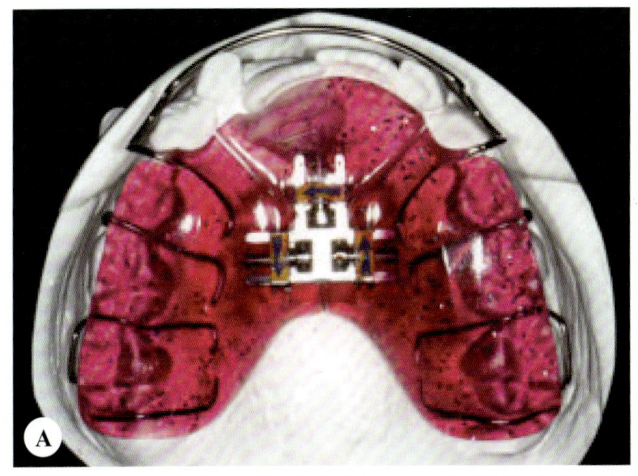

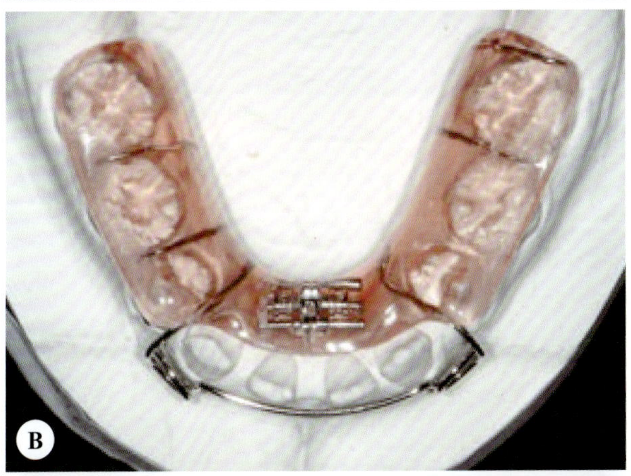

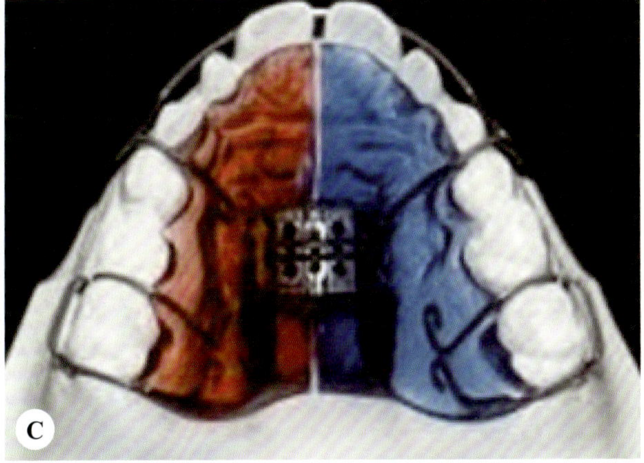

▲ 图 7–21　**Schwartz 扩弓器**

A. 带三向扩弓螺簧及殆板；B. 带中心螺旋扩弓器的下颌扩弓器；C. 带中心螺旋扩弓器的上颌扩弓器

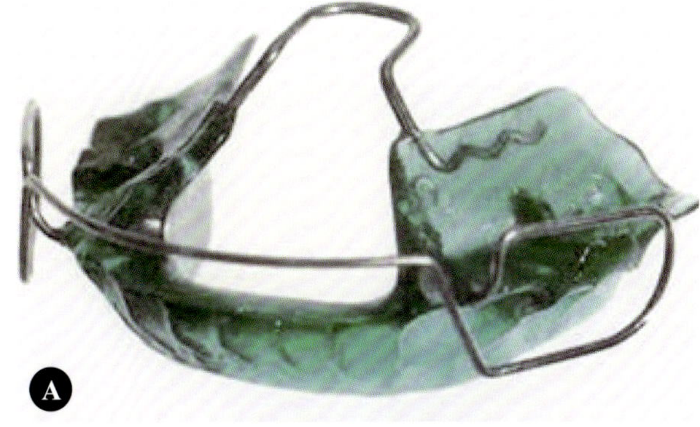

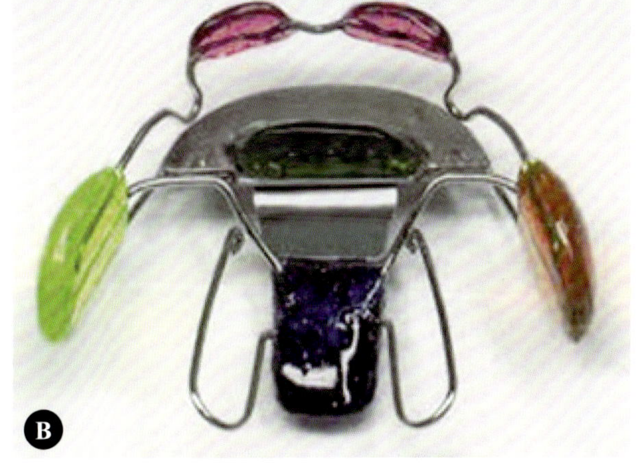

▲ 图 7–22　**生物调节器**

A. Bionator Ⅱ；B. Cervera 功能性咬合板

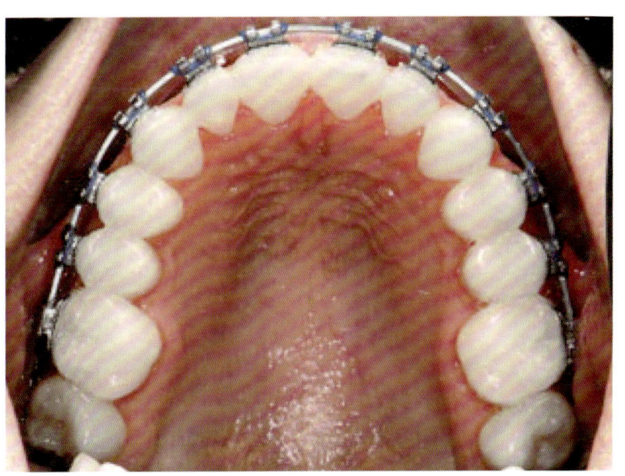

▲ 图 7–23　**托槽**

惯，如吮指或吮唇（图 7–27）。

### （三）Myo Munchee® 肌肉咀嚼器

Myo Munchee® 是一种最初用于口腔卫生清洁的柔软矫治器，可用作舌和面部肌肉的肌激动器，也可用于促进鼻呼吸和咀嚼（图 7–28）。

它与大多数肌功能 – 正畸治疗计划配合使用，可用于儿童和成人，也可用于肌张力不足患者。

流程图 7–1 总结了肌功能治疗中使用的矫治器。

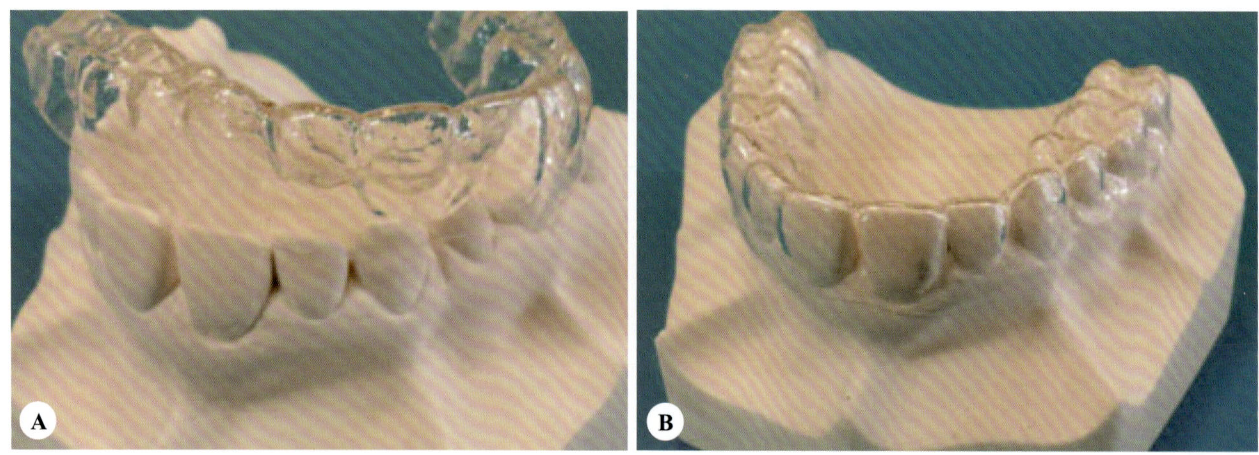

▲ 图 7-24 隐形矫治器

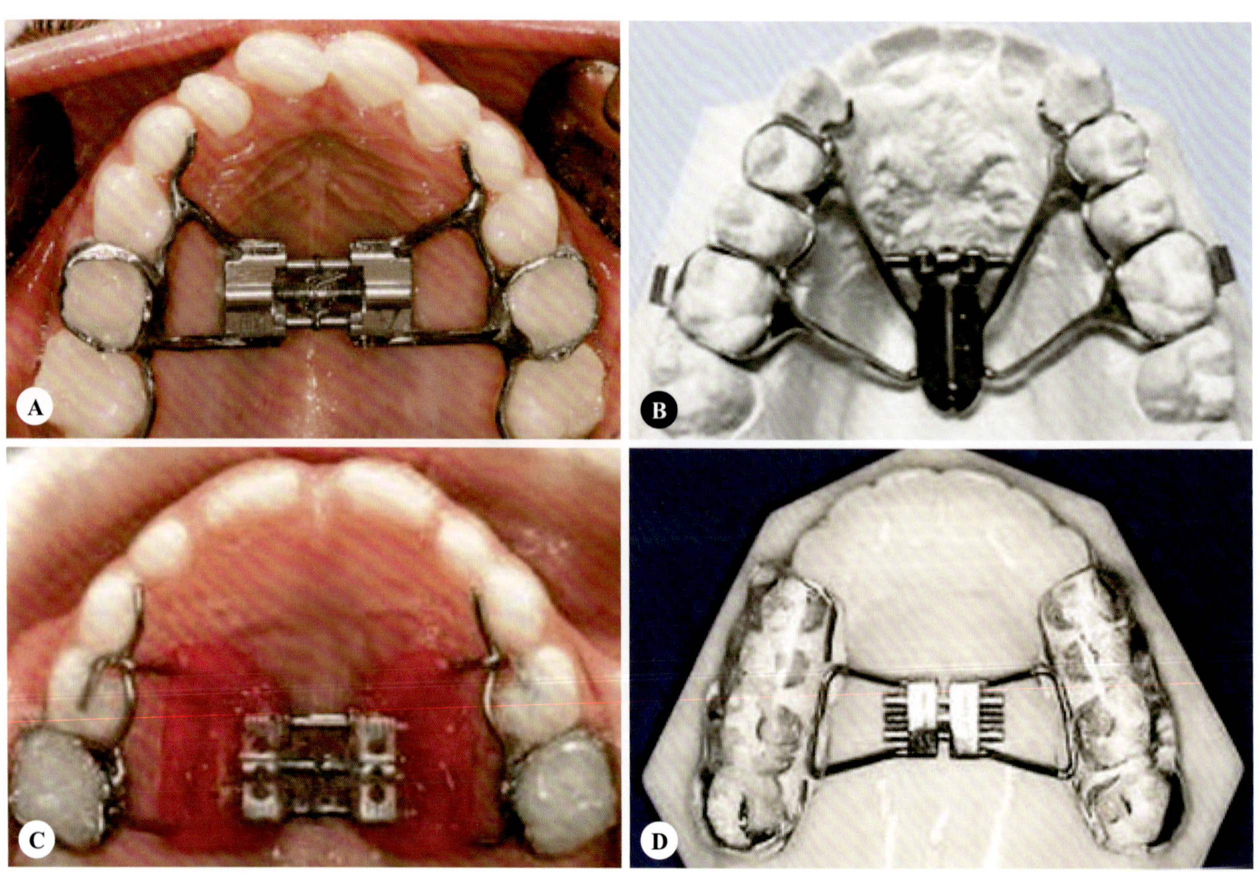

▲ 图 7-25 **A.** 腭部快速扩弓器；**B.** 扇形扩弓的蜘蛛样螺旋扩大器；**C.** 含树脂基托和螺旋扩大器的快速扩弓器；**D. McNamara** 快速扩弓器

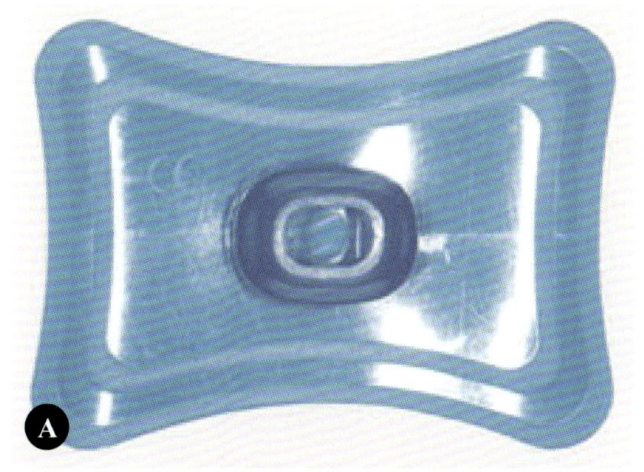


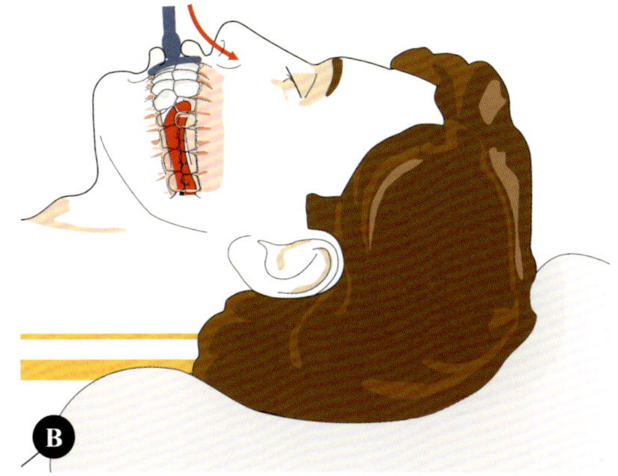


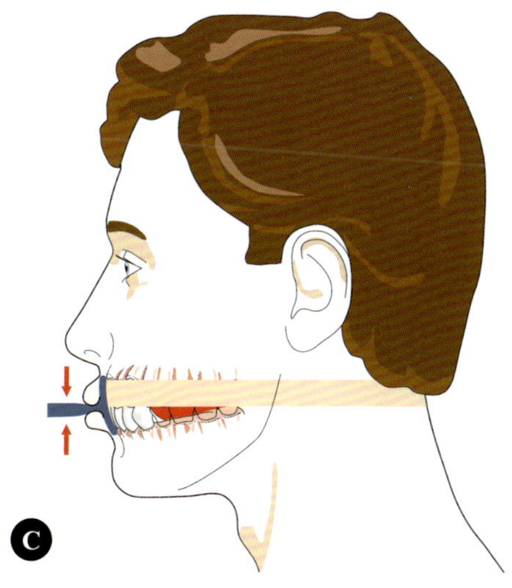


▲ 图 7-26　**A.** 面部塑形器；**B.** 睡眠时使用可增强鼻呼吸；**C.** 纠正舌位和改善闭唇能力

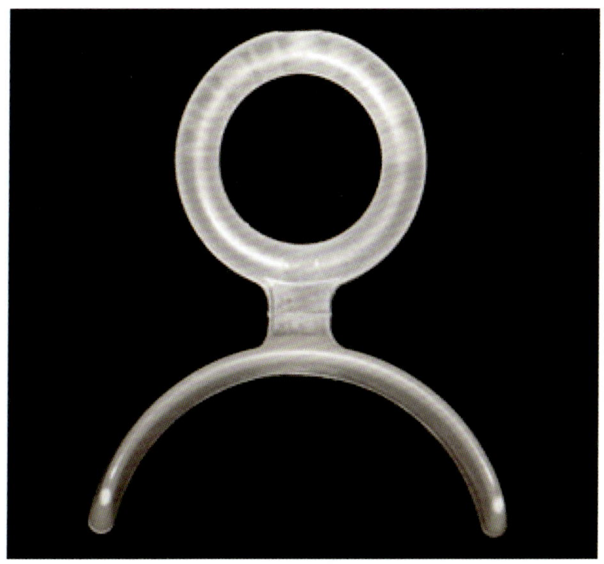

▲ 图 7-27　用于肌功能治疗的口腔前庭盾

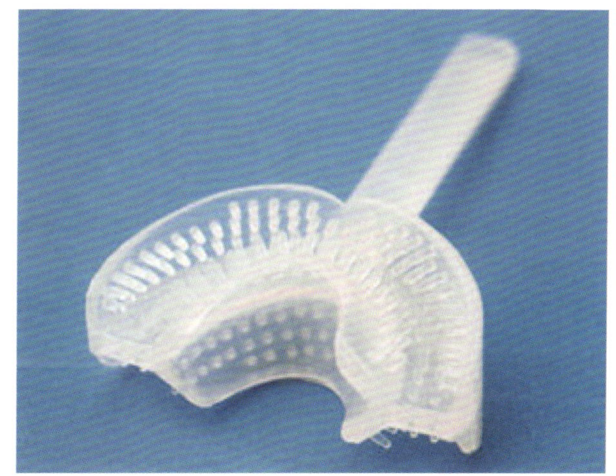

▲ 图 7-28　**Myo Munchee®** 肌肉咀嚼器

流程图 7-1 肌功能治疗矫治器

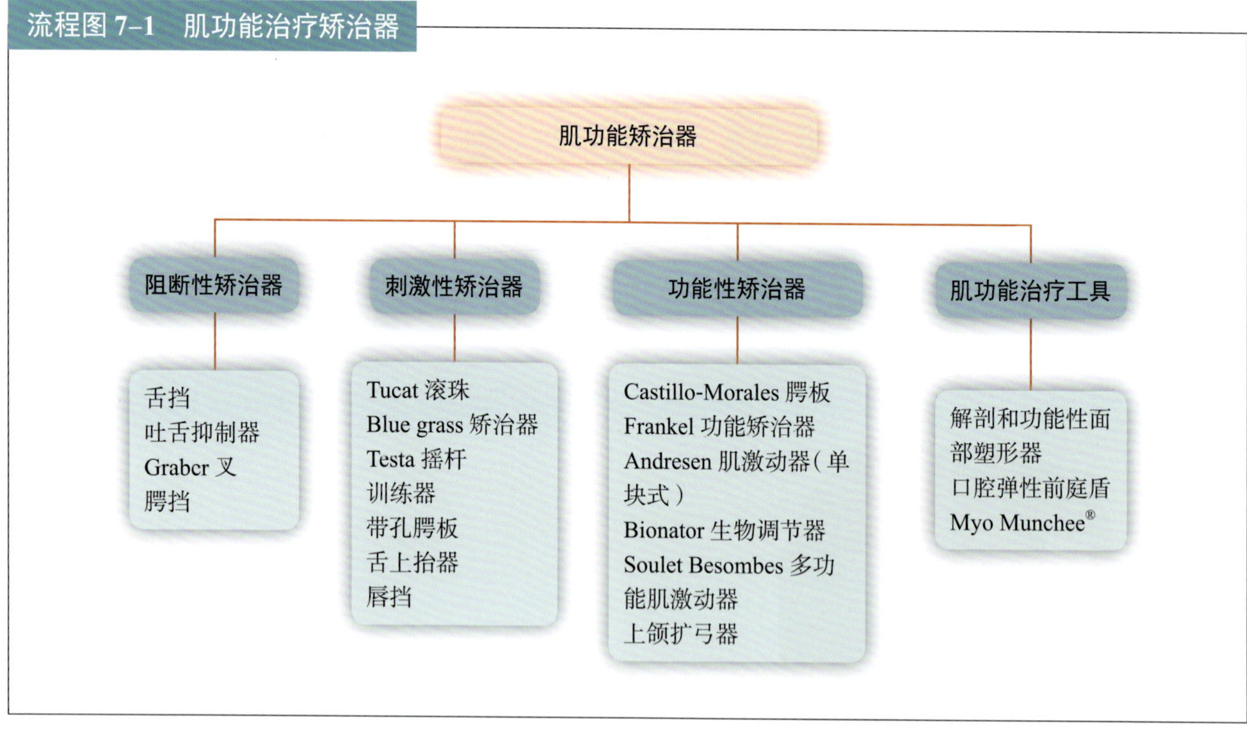

# 第 8 章　口腔颌面部疼痛

## Orofacial Pain

**目　标**

本章力求用简单的术语，向各类临床医生介绍基本的口腔颌面部功能紊乱（减弱或过度）是如何导致神经肌肉失调从而引起疼痛的。本章还介绍了主要的评估方法和一些减轻或消除疼痛的方案。

**关键概念**

- 疼痛的性质
- 疼痛的测试
- 疼痛的治疗

鉴于疼痛的复杂性，本章无意详尽或全面地阐述甚或处理与疼痛相关的所有细节。然而，对于临床医生或医务人员来说，将疼痛的成因、诱发因素及疼痛发生时的原因、时间、方式和具体部位等各个“点”联系起来至关重要。本章力求用简洁的术语向不同的临床医生描述基本的口腔颌面部功能紊乱（减弱或过度）如何导致神经肌肉失调，从而导致疼痛、慢性疼痛和永久性功能障碍。

### 一、疼痛的神经学来源

牙医是口腔从业者，对主诉牙齿疼痛、敏感或面部、头部和颈部其他部位疼痛的患者进行评估。有时，即使是接受言语病理学家或肌功能治疗师治疗的患者也会抱怨疼痛。为了确定患者面部疼痛的起因并对症下药，有必要从两个问题入手：你的主要诉求是什么？你的疼痛类型是怎样的？这些问题特别有助于指导临床医生进行适当的评估、诊断或转诊。解决主诉问题有助于临床医生关注患者寻求特定诊断或治疗的原因，但是主诉可能与患者疼痛的起因无关。另一方面，确定所经历的疼痛类型对于区分疼痛可能源于神经还是肌肉至关重要。忽视这一区别可能会造成严重后果。在评估主诉口腔颌面部疼痛的患者时，每个医务人员最好都自己进行评估，而不是仅依赖于转诊医生的报告，因为不同的技能水平可检测出不同的体征和症状。

如果患者出现的疼痛被描述为以下症状，那么这种疼痛很可能是神经性的，患者需要立即转诊至神经科医生：①突发头痛；②锋利（非常剧烈，像冰锥一样）；③灼烧感；④刺痛；⑤针刺感；⑥电击感。

三叉神经痛类型的疼痛甚至可能是多发性硬化症的早期症状。试图治疗神经系统病因引起的疼痛超出了大多数临床医生的诊疗范围，如果不及时妥善处理，可能会给患者带来危险。

此外，如果以下这些症状伴随着突然发生，则必须立即将患者转到急诊室做进一步评估：①面部两侧或身体任何其他部位（手臂、肩膀、腿部等）之间缺乏明显的对称性，并且并非既往存在；②麻木；③刺痛感；④无力；⑤视物模糊；⑥听力明显变化；⑦眩晕或头晕。

如果疼痛局限于面部、下颌、颈部和肩部，但无法通过触诊或刺激绷紧的肌肉带再现，则可能是更严重的健康问题，需要到急诊室就诊。心脏病发作的初期症状可能是面部牵涉性疼痛，一般左侧比右侧更常发作，但也可表现为双侧发作。

要记住的一条原则是，如果无法再现患者主诉的疼痛，那么就不要治疗或推测疼痛的原因，而是立即转诊进行更深入的医学评估。

临床医生接诊的大多数患者经历的疼痛都是由肌肉引起的（肌痛）。临床医生必须认识到，尽管患者可能会指出其感到疼痛的确切部位，但实际上其的疼痛可能是来自其他部位的牵涉痛。肌肉疼痛通常是一种钝痛，会持续一段时间，可以通过触摸紧绷的肌肉带来再现（图8-1）。肌肉会适应和代偿。当肌肉受到超出其适应能力的挑战时，患者就会感觉到肌痛。姿势紊乱、咀嚼功能障碍或颞下颌关节功能障碍（甚至气道问题）都会造成肌肉紧张和紧绷肌肉带形成，从而发展成其他部位的牵涉性疼痛。一般来说，肌肉疼痛需要解决和控制其主要原因，否则任何其他治疗方法都只能取得暂时的成功或根本无效。如果不及时解决引起疼痛的主要原因，那么继发性疼痛的地方（被患者描述为疼痛部位）就会转化为主要疼痛的部位。

大多数面部肌肉疼痛的起因是磨牙症。睡眠磨牙症主要与睡眠期间发生的气道阻塞有关。磨牙症也可能是对压力和（或）疼痛的反应。磨牙是应对疼痛或压力的一种适应性反应，而睡眠磨牙症则参与调节睡眠时可能出现的氧气浓度下降的全身保护性反应。磨牙症也可能是某些抗抑郁药和选择性5-羟色胺再摄取抑制药的不良反应。

## 二、肌肉牵涉痛

最常见引发面部不同区域牵涉性疼痛的肌肉是双侧咬肌、颞肌、胸锁乳突肌、斜方肌和枕下肌。任何由磨牙症、张口姿势位（通常继发于鼻呼吸不足）、错𬌗畸形或代偿性头部姿势引起的功能障碍都会导致肌肉过度疲劳，超出其适应能力范围，从而引起局部疼痛和牵涉性疼痛。

咬肌的功能是闭口，因此它们是参与咀嚼的主要肌肉，也是与磨牙症有关的主要肌肉。包括咬肌在内的咀嚼肌由第Ⅴ对脑神经，即三叉神经支配。三叉神经还支配牙齿、上颌骨、下颌骨及其他口腔和面部结构；此外，也支配鼓膜张肌和腭膜张肌，前者的功能是绷紧耳内的鼓膜，后者的功能是打开和关闭咽鼓管。在面部疼痛中，各

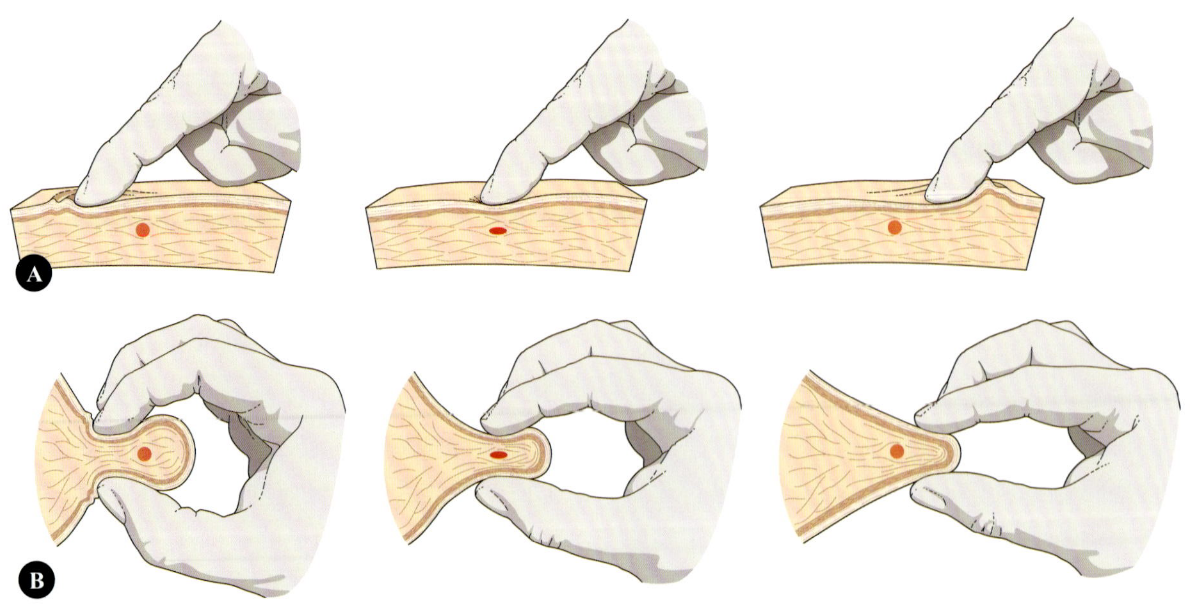


▲ 图8-1　A. 平指触诊；B. 钳形触诊

结构的共同神经支配往往是了解牵涉性疼痛类型的关键因素（图 8–2）。咬肌可引起同侧疼痛，并可引发上、下颌前磨牙和磨牙牙痛样疼痛。咬肌还会使下颌骨、上颌骨、颧肌、耳及前额部位出现疼痛。咬肌深层和浅层的每一部分都可能在不同部位引发和转移疼痛，因此应进行准确的触诊，仔细感受肌肉内绷紧的条带，以确认牵涉性疼痛的来源。

颞肌是可产生肌肉绷紧带并导致牵涉性疼痛的另一块咀嚼肌。颞肌的功能是在咀嚼时牵拉和抬高下颌骨，并关闭口腔。它还能在闭口时使颞下颌关节盘就位。颞肌可将疼痛引向同侧的颞下颌关节区域、前额、面部下方、颧弓和上颌骨。颞肌上呈扇形分布的紧绷带还会将疼痛传导到同侧上颌牙弓的每颗牙齿（图 8–2）。颞肌也与磨牙症有关，是太阳穴和前额部位发生头痛的主要原因。

造成口腔颌面部疼痛的一个主要原因是颈前部肌肉，即胸锁乳突肌（SCM），该肌肉有两个起点（胸骨和锁骨），其插入部位在乳突上。SCM 是一种头部姿势肌，其功能是将前伸头位，这是经常看手机或电脑设备的人群的典型动作。当 SCM 单侧发挥作用时，会使头部向下倾斜，朝向同侧的肩部。SCM 肌内的紧绷带可将疼痛传导至同侧面部所有区域，包括颞下颌关节区域、颞区、耳内和耳后、眼周、眉毛上方、颧弓、上颌骨、下颌骨，甚至头顶和枕部区域。SCM 肌还可以将疼痛传导至前额部位，令人惊讶的是，它甚至可以将疼痛传导至前额的另一侧。SCM 肌的牵涉痛范围广泛，很多时候都会被忽视（图 8–3）。医务人员必须使用拇指和示指沿着 SCM 一端附着点到另一附着点，对SCM肌肉全长进行仔细滚动式检查，以正确触诊 SCM 肌内的任一紧绷带，从而再现不同类型的牵涉性疼痛。

斜方肌是头部和上肢姿势肌，其紧绷带可将疼痛传导至颈部和头部，甚至是太阳穴和前额部位（图 8–4）。斜方肌还能将疼痛传导至下颌角、面部和颞下颌关节区域。由于斜方肌附着于头部枕区，它会受到前伸头位姿势的影响，并通过代偿头位以平衡视觉和头部姿势。斜方肌的肌肉紧张和紧绷带常见于伏案工作或在不符合人体工程学的环境中工作的人。医务人员可以使用拇指和示指仔细地滚动式检查斜方肌上的肌肉，从而触诊斜方肌上的紧绷带。

## 三、评估和治疗方案

在评估过程中，医务人员不仅要询问患者正在经历的疼痛类型，还要了解疼痛持续的时间、发生频率、疼痛强度（借助于 1～10 级视觉类比量表）、诱发疼痛的原因（如果有）、发生时间、使疼痛消失或减轻的原因（如果有）及开始时间，这一点非常重要。肌肉疼痛很少在一夜之间发生，其起因线索可以从询问患者现在 / 曾经的日常工作类型，活动、运动、习惯、乐器或身体姿势中推断出来，这些因素是患者日常生活的内在组成部分。由于疼痛可能有多种诱因和起源，因此诊断

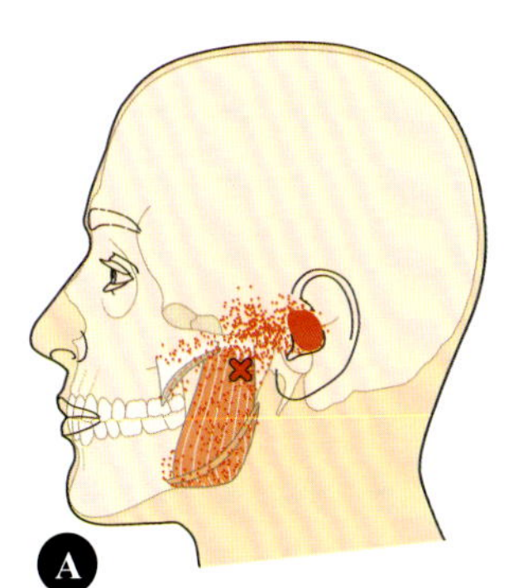

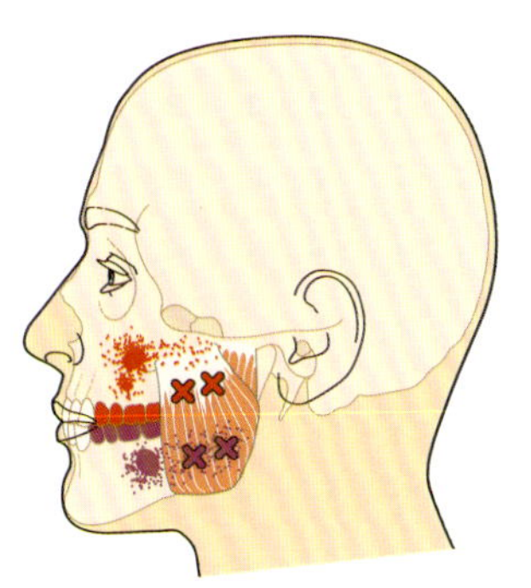
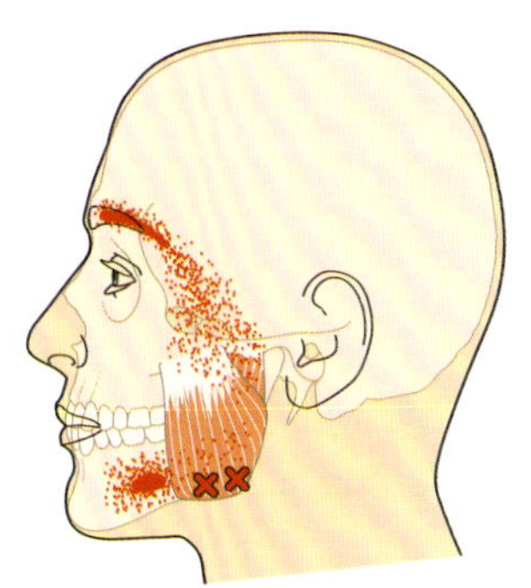
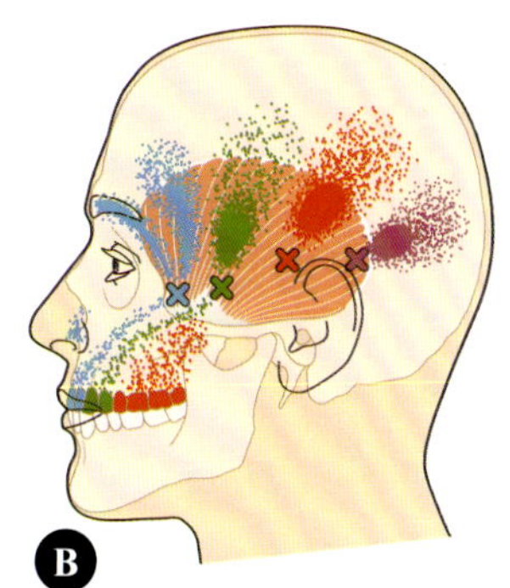


▲ 图 8–2　咬肌（A）和颞肌（B）：牵涉性疼痛类型

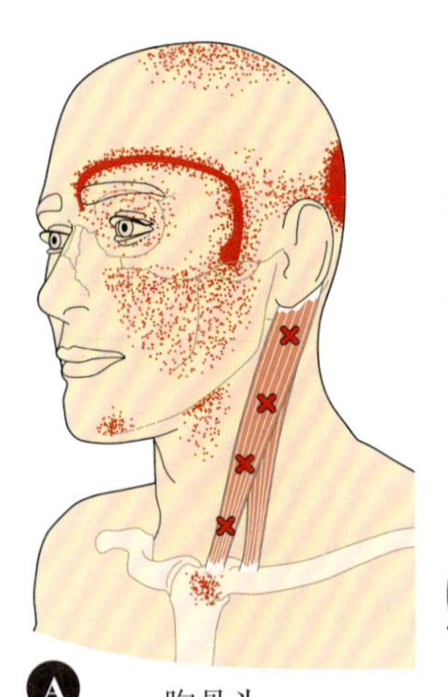
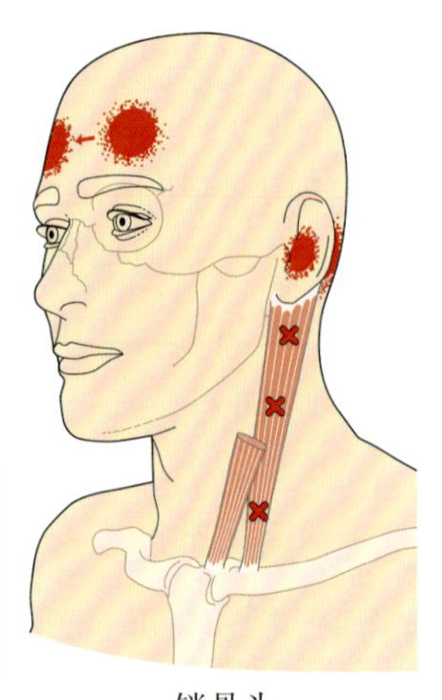
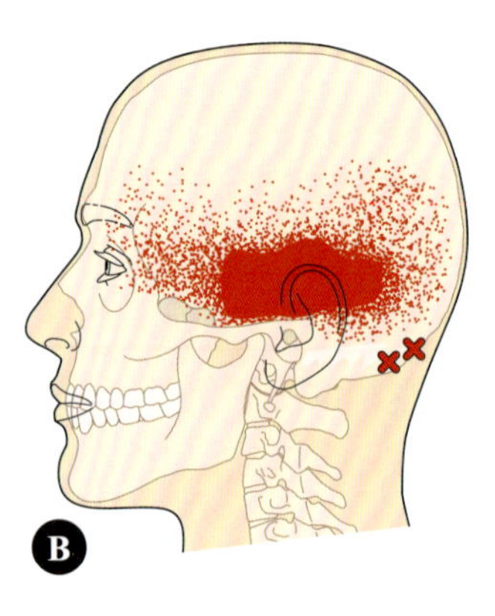


◀ 图 8-3 胸锁乳突肌（A）和枕下肌（B）：牵涉性疼痛类型

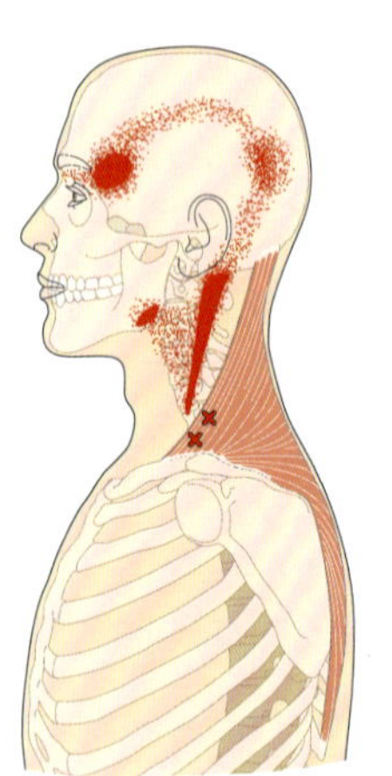
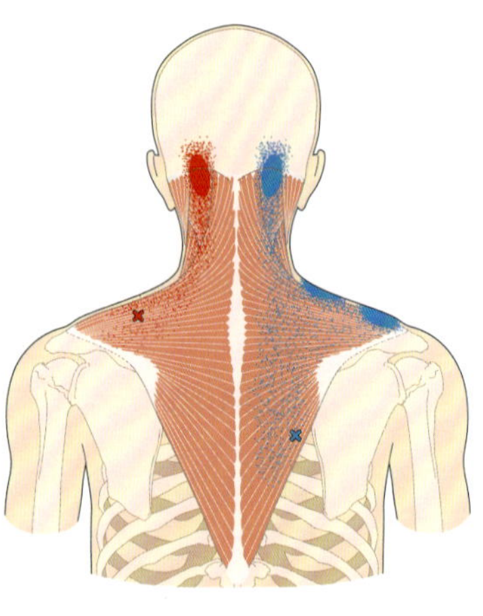

▲ 图 8-4 斜方肌：牵涉性疼痛类型

和治疗可能需要多学科合作。

在椅旁做一个简单的挤压手指掌骨两侧引起疼痛的测试，可能提示存在系统性炎症或风湿病问题。观察下眼睑下侧，如果发现苍白而非预期的深红色组织，可能提示患者患有贫血。而另一项简单的测试，即患者的拇指和手指的弯曲程度，如果超过预期的活动范围，则可能是关节过度松弛。因此，患者的疼痛可能是继发于全身性疾病，需要转诊进行全面的医学评估。全面的医学评估可以识别贫血或铁含量低的问题，这些问题可能会影响肌肉功能障碍或药物不良反应，或其他全身性疾病，如甲状腺功能减退症或关节炎疾病，或者口腔运动障碍疼痛。

如前所述，对胸锁乳突肌和斜方肌进行触诊时，需要用拇指和示指在肌肉上滚动，仔细感受可能存在的紧绷带。这应该会引发疼痛，但同时也提示可能注射麻醉药的部位。对于扁平或不可分离的肌肉，如颞肌和咬肌等用示指在肌肉上移动，仔细感觉是否有紧绷带存在。这样应该会引起疼痛，便于确认其牵涉痛的类型及来源。

根据引发疼痛的肌肉、疼痛的剧烈程度、持续的时间及对日常生活质量的影响程度，有几种方法可减轻或消除疼痛，可分次使用，也可以同时使用。触发点可能会引起疼痛，但它们也提示在必要时注射控制疼痛药物的部位。当疼痛剧烈且任何其他类型的治疗都无法进行时，注射利多卡因或类似的局部麻醉药是最佳选择（图 8-5）。

治疗口腔颌面部和颞下颌关节疾病经验丰富的牙医可以通过制作口腔矫治器和使用不含肾上腺素的局部麻醉药进行有针对性的触发点肌内注射，来保护牙齿和放松面部咀嚼肌，使其免受磨牙症和肌痛的影响。同时需要正畸医生来解决可能导致肌肉失衡的明显骨性和咬合问题。

肌功能治疗师可以辅助口腔颌面部肌肉的重塑，使其正常、协调、平衡地工作，从而减少或消除对习惯和代偿体位的需求。

为解决和治疗导致肌痛的姿势性问题，应将患者转诊给物理治疗师（physiotherapist，PT）或肌筋膜治疗师，或者颅骨整骨医师，以解决全身肌肉或筋膜功能障碍问题。按摩治疗师也可以帮助缓解肌肉紧张和紧绷。

如果代偿性肌肉紧张的根源可能是鼻呼吸功能障碍，那么需要过敏专科医师和耳鼻咽喉科医

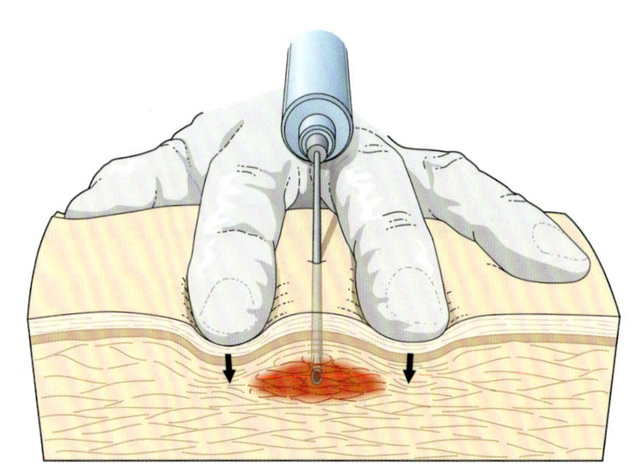

▲ 图 8-5　为保障安全的注射操作，重要的是必须仔细研究解剖结构和表面解剖标志，并在针刺前轻轻触诊该区域。动脉具有厚实的圆壁，因此在大多数情况下，针头只会在边缘弹开

生参与以获得正确的诊断和治疗。一旦解决了导致呼吸障碍的原因，呼吸康复专家可以对呼吸功能进行治疗。

患者可能有视力问题，而这些问题可以通过姿势得到补偿，因此眼科医师和（或）验光师可能需要参与治疗。反之亦然，姿势学专家可以解决影响视力和前伸头位姿势的体位问题。

如果压力是导致磨牙症、肌痛和头痛的主要原因，患者可能会通过认知反馈和行为疗法获益，学会识别压力的表现形式并降低其水平。

尽快妥善处理肌痛和磨牙症的重要性怎么强调都不为过，因为慢性肌痛和磨牙症可能会导致中枢致敏，这是一种神经病理性症状，会维持慢性疼痛状态，并具有神经学性质。中枢致敏可表现为即使是看似很小的刺激也会产生夸张的疼痛反应（痛觉过敏），也可表现为对不会引起疼痛的刺激产生不合理的疼痛反应（痛觉超敏）。如果疼痛已经中枢致敏，那么试图通过上述所有方法来控制患者的疼痛将无济于事，因为神经病理性疼痛可能需要神经系统作用的药物来控制。中枢致敏（甚至肌痛本身）可能会扰乱其他功能，导致对光、噪音、气味、触觉敏感，睡眠模式的改变，饮食模式的改变，咀嚼减少、牙齿敏感、慢性疼痛、头痛、抑郁、自行用药和增加镇痛药的服用，以及社交生活改变和孤立。

# 第 9 章　睡眠呼吸障碍

## Sleep Disordered Breathing

### 目　标

在本章中，研究范围进一步拓宽，从口腔颌面系统到呼吸道消化道。同时，本章介绍了睡眠呼吸障碍的临床特征和国际分类、最常见的诊断方法及不同的治疗方案。

### 关键概念

- 睡眠呼吸障碍的特征
- 呼吸暂停和阻塞性低通气的特征
- 治疗方案

对于睡眠呼吸障碍患者，由于其严重的呼吸暂停及常见并发症，通常很难制定合理的治疗方法。尽管可以通过睡眠内镜检查来制订个性化治疗方案，多级手术治疗并不一定能有效改变呼吸暂停的呼吸模式。

即便使用持续正压通气（continuous positive airway pressure，CPAP）治疗也不一定能得到好的效果，这不是因为其疗效不佳，而是因为患者对持续使用植入物的依从性差。近年来，能够改善咬合和吐舌的正畸矫治器在管理轻度或中度阻塞性睡眠呼吸暂停综合征患者的治疗中得到了有效的应用。

## 一、睡眠呼吸障碍的定义

“睡眠呼吸障碍”一词指的是由上呼吸道阻力异常增加而引起的一组疾病［上呼吸道阻力综合征（upper airways resistance syndrome，UARS）］。因此，对表现为慢性睡眠呼吸障碍的不同临床疾病进行正确的鉴别诊断至关重要。以下是美国睡眠医学学会提出的定义并对其进行了详细分析，这些定义在国际文献中作为参考标准（Lugaresi 等，1975）。

- 打鼾（原发性打鼾或单纯打鼾）：这是一种稳定的呼吸行为，其特征是吸气力量增加和上呼吸道部分阻塞而导致的胸内负压增加。在睡眠期间存在的典型鼾声通常是由软腭和（或）咽壁的振动产生的，以保持呼吸节奏不被呼吸暂停打断。
- 睡眠呼吸暂停和阻塞性低通气：阻塞性睡眠呼吸暂停综合征和阻塞性睡眠呼吸暂停/低通气综合征（obstructive sleep apnea/hypopnea syndrome，OSAHS）是一种呼吸事件，其特征是口鼻呼吸气流中断（呼吸暂停）或减少（低通气），同时胸腹部运动仍然存在。根据每小时睡眠呼吸暂停和（或）低通气的次数和持续时间，对这些事件的严重程度进行分类；以每小时睡眠发生上述事件 5 次、15 次和 30 次为严重程度分界点，分别表示轻度、中度和重度 OSAS 水平。

根据该分类，呼吸暂停和阻塞性低通气事件必须符合以下标准（美国睡眠医学学会工作组，1999）。

– 口鼻呼吸气流较基线值（适当方法测得）幅度下降>90%（呼吸暂停）或>50%、<90%（低通气）。该事件不一定会导致血氧饱和度（$SaO_2$）下降或唤醒。

– 口鼻呼吸气流较基线值幅度下降未达到上述程度，但是出现 $SaO_2$ 下降>3% 或觉醒。

– 持续时长至少 10s。

• 呼吸努力相关微觉醒（respiratory effort-related arousal，RERA）：这是一系列至少持续 10s 的呼吸行为，其特征是吸气困难逐渐增加，最终导致微觉醒，但未达到阻塞性呼吸暂停和低通气的标准。气道内压力记录显示气道内负压数值进行性增加，在微觉醒同时突然恢复到正常值。

• 气流限制事件：这是一系列持续至少 10s 的呼吸行为，表现为鼻套管记录到的吸气流量曲线变平，并突然恢复到正常的正弦曲线形态和脑电图觉醒（Hosselet 等，2001）。

• 中枢性呼吸暂停和低通气：这些呼吸事件的特征是由于呼吸控制中枢功能“异常”（神经 / 脑损伤）导致的口鼻气流和胸腹运动的停止或减少，与食管内压力降低或消失有关。该事件必须持续至少 10s。

• 呼吸暂停和混合性低通气：这些呼吸事件开始表现为中枢性呼吸暂停，随后逐渐恢复吸气力量并克服上呼吸道阻塞，继而转变为阻塞性呼吸暂停 / 低通气。该事件持续至少 10s。从生理病理和临床角度而言，混合性呼吸暂停与阻塞性呼吸暂停相类似。

### （一）流行病学和发病机制

在儿童，与面部骨骼发育不全相关的腺样体及扁桃体显著肥大被认为是睡眠呼吸障碍的临床易感因素，会导致发育不足和学习障碍。儿科文献显示，2—5 岁是发病率最高的年龄段，因为此年龄段的咽淋巴组织发育达到最高峰（Guilleminault 等，2005）（表 9–1）。

**表 9–1　阻塞性睡眠呼吸暂停综合征：儿童期流行率**

| 年　龄 | 流行率（%） |
|---|---|
| 6 月龄至 2 岁 | 1.6/3.4 |
| 3—6 岁 | 5/10 |
| 7—10 岁 | 27 |

90% 的 OSAS 患儿表现出与腺扁桃体肥大相关的临床症状，而在剩余 10% 患者中，有各种伴随的病理情况，包括颅颌面畸形或喉气管畸形、软组织松弛综合征和婴儿胃食管反流。

OSAS 的生理病理机制尚不完全清楚。其病因是多因素的。当维持气道开放的因素和引起气道坍塌的因素之间关系失衡时，该综合征就会出现（Remmers 等，1978）。

流程图 9–1 总结了 OSAS 的特点。

### （二）睡眠呼吸障碍患者的症状和体征

患者报告的主要症状是夜间打鼾、与睡眠有关的呼吸暂停、磨牙症、醒来时窒息感、口干和日间嗜睡。

鉴于现有资源和技术水平高度不均衡，SDB 患者必须遵循通过正确使用现有合理的临床手段和方法得到的精确诊断和治疗方案。

因此，病例选择是开始完整诊断过程的关键点。

提示 OSAS 的临床体征为体重指数（body mass index，BMI）≥$29kg/m^2$，男性颈围≥43cm，女性颈围≥41cm，颅颌面畸形和口咽异常（Hosselet 等，2001）。

其他症状包括夜间坐立不安、头痛或夜尿症，与此病理表现相关的日间症状有专注力和注意力障碍、日间嗜睡、疲劳、易怒。

与打鼾相关的疾病会影响心血管系统、支气管哮喘、血管病变并引起一系列代谢疾病，如肥胖、糖尿病、胃食管反流病史（gastroesophageal reflux disease，GERD）。

### （三）仪器诊断

OSAS 诊断的金标准是基于实验室的夜间辅助多导睡眠图，通过它可以测量所有必要的参数，

流程图 9-1　OSAS 的特点

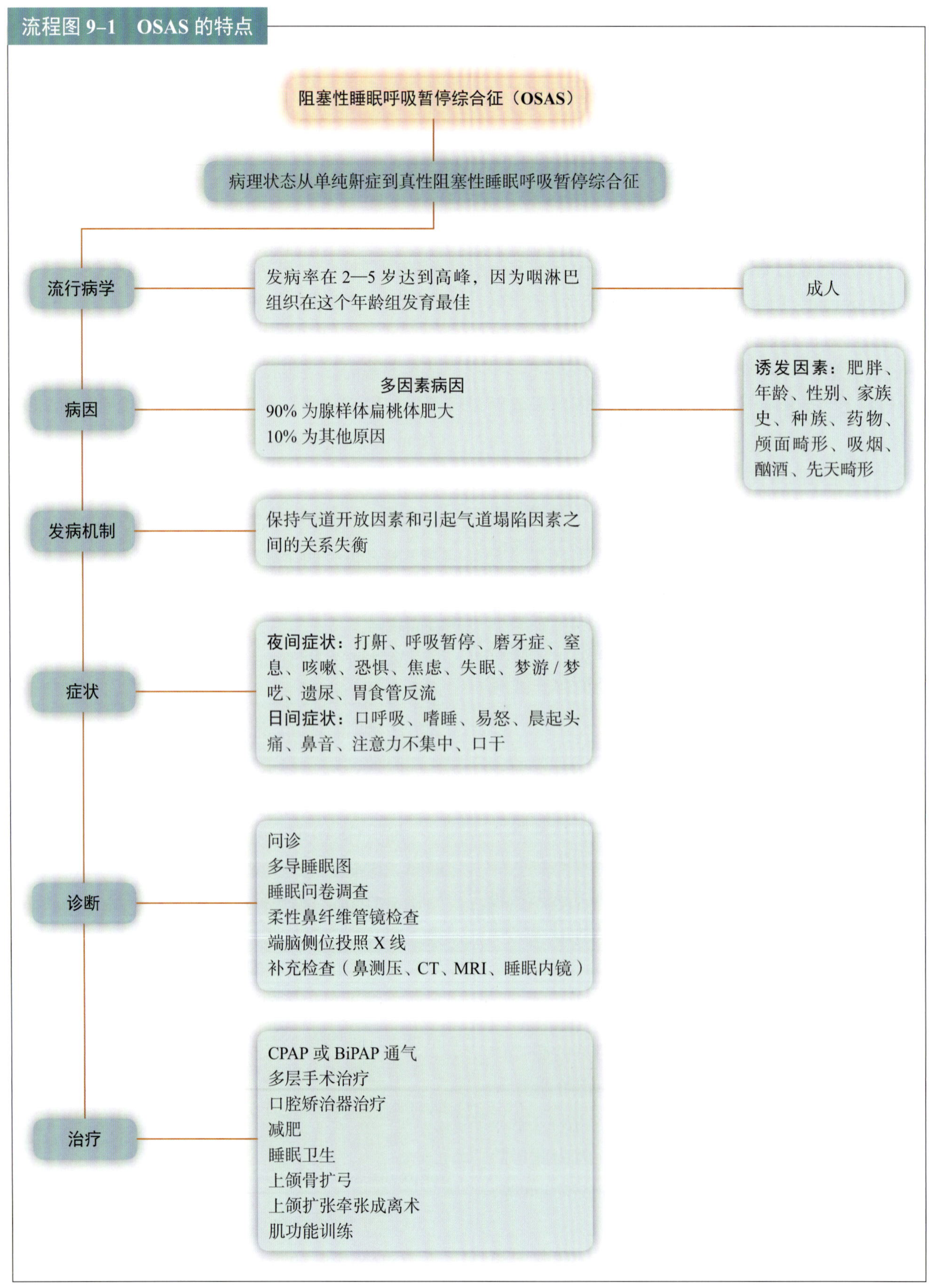

以诊断和量化任何 OSAS 及其严重程度（AIMS 和 AIPO，2001）。

多导睡眠图包括在自然睡眠期间连续和同步监测各种生理和病理参数。

根据国际文献的标准，基于实验室的夜间辅助多导睡眠图检查总是有必要的，以确保能够合理地控制气道内的压力水平，并确保其为正值（持续气道正压滴定），或者当其（如视频多导睡眠图）对监测睡眠期间运动活动异常（行为精神或运动异常）的患者至关重要时。这种方法的局限性在于其成本高，并且需要合格、装备齐全的诊断设施。

因此，近年来，简化的多导睡眠图调查方法（便携式监测）已经开始使用，这得益于更简便快捷的门诊系统，更易于患者管理并配备了越来越可靠的传感器。

**1. 呼吸动力学分析**

应该检测以下项目。

- 是否打鼾，确定打鼾持续时间与睡眠时间的百分比及打鼾与呼吸用力增加、气流受限、反常呼吸、血氧饱和度降低、睡眠姿势等因素可能的关联。
- 阻塞性呼吸事件（呼吸暂停、低通气、RERA）。
- 中枢性事件和周期性呼吸。
- 睡眠呼吸紊乱指数（respiratory disturbance index，RDI）：（呼吸暂停次数 + 低通气次数 + RERA 发作次数）÷ 总睡眠时间（以 min 为单位）× 60。

> 在计算疑似睡眠呼吸暂停综合征患者的 RDI 时，建议单独评估中枢性事件。轻度患者 RDI 为 5～14，中度患者 RDI 为 15～29，重度患者 RDI 超过 30。

**2. 通气分析**

应该检测以下项目。

- 每小时睡眠中发生的氧饱和度降低事件数（血氧饱和度下降指数）：氧饱和度降低事件意味着 $SaO_2$ 迅速下降，并迅速恢复（通常发生在呼吸暂停期间）；$SaO_2$ 至少减少 3%～5% 才能称之为低氧事件。将 RDI 和 ODI 的进行对比可以发现阻塞事件发生数对氧饱和度没有影响。
- $SaO_2$<90% 的睡眠时长、$SaO_2$<80% 和<70% 的睡眠时长：它是夜间氧合作用受损程度最可靠的指标，该值不仅受到低氧事件的影响，还受到同期存在的通气不足的影响。

**3. 诊断方法**

意大利耳鼻咽喉科和颅面外科学会在 XCI 全国代表大会的官方报告中制订了用于识别不同解剖水平阻塞分级的诊断程序（SIO，2004）（表 9–2）。

斯坦福研究小组（Riley 等，1993）提出的诊断方法可对疑似 OSAS 的患者进行合理的诊断。

- 到睡眠医学中心进行一般医学检查（病史采集、神经学临床评价、仪器检查计划等）。
- 根据 AIMS-AIPO 指南（2001）进行相关的实验室或动态多导睡眠图检测。
- 使用 ESS 问卷调查（Epworth 嗜睡量表，框 9–1）。
- "针对性"耳鼻咽喉科评估。
- 利用柔性鼻纤维喉镜进行舌背和舌后手术，由 Müller 提出（Sher 等，1985；Vicini，2001）。
- 大脑皮质侧位 X 线，包括舌骨和甲状软骨的 PAS 测量。
- 任何附加的检查，如鼻腔测压（Virkkula 等，2003）、鼻腔测量法、CT 或 MR 等。

耳鼻咽喉科医生会根据以下标准通过睡眠内镜检查来评估是否存在不同水平气道阻塞的可能性。

- 鼻腔阻塞和（或）鼻咽部阻塞（临床 – 内镜参数）。
- 软腭后阻塞（临床 – 内镜 – 影像学参数）。
- 舌后阻塞（内镜 – 影像学参数）。
- 喉部阻塞（内镜参数）。

因此，对于 SDB 患者的管理必须做到以下几点。

表 9-2 文献中确定阻塞 – 共振部位的方法

| 诊断方法 | 文献数据 |
|---|---|
| 完善的耳鼻咽喉科临床评价 | Schwab and Goldberg，1998 |
| 静态纤维内镜检查，患者端坐<br>自然呼吸<br>模拟打鼾 | Geibel and coll.，1997 |
| 动态纤维内镜检查，患者仰卧位或端坐 | Schafer and coll.，1989 |
| Müller 试验 | Terris and coll.，2000 |
| Esmarch 试验 | Schafer and coll.，1989 |
| 下颌前伸试验 | Vicini and coll.，1999；Vicini and coll.，2001 |
| 计算机辅助的动态纤维内镜检查 | Hsu，2002 |
| 自发性睡眠下的睡眠内镜检查 | Pringle and Croft，1993；Woodson and Wooten，1994；Quinn and coll.，1995；Li and coll.，1999；Higamy and coll.，2002 |
| 药物诱导睡眠下的睡眠内镜检查 | Sadaoka，1994；Sadaoka and coll.，1996；Marais，1998；Steinhart and coll.，2000；Hessel and De Vries，2002；Dalmau and coll.，2002；Iwanaga and coll.，2003；Abdullah and coll.，2003 |
| nCPAP 睡眠内镜检查 | Becker and coll.，1989；Morrison and coll.，1993 |
| 带有咽部压力截面参数评估的睡眠内镜检查 | Isono and coll.，1997，1999 |
| 虚拟内镜检查 | Tao and coll.，2003 |
| 负压通气 | Sanna and coll.，1993 |
| 大脑皮质 X 线检查 | Schwab and coll.，1998；Riley and Powell，1993 |
| 荧光透视 | Katsantionis and coll.，1986；Gibson and coll.，1996 |
| 听觉反射测定法 | Hessel and coll.，2003；Faber and coll.，2002 |
| 测压法 | Kamail I，2003；Katsantonis and coll.，1993；Woodson and Wooten，1994 |
| 静态 CT | Ferretti and coll.，2001；Bhattacharyya and coll.，2000；Avrahami and coll.，1996；Haponik and coll.，1983 |
| 动态 CT | Caballero and coll.，1998 |
| 静态 MRI | Schwab and coll.，2003；Welch and coll.，2002；Arens and coll.，2001；Schwab and coll.，1998；Shellock and coll.，1992 |
| 动态 MRI | Schwab and coll.，2003；Yokoyama and coll.，1996；Suto and coll.，1993 |

引自 SIO，2004

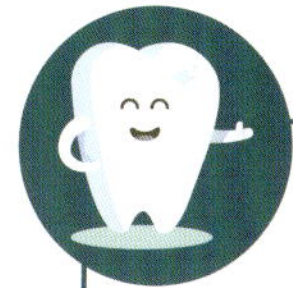

### 框 9–1　SDB 的测试和筛选方案

“嗜睡”一词指的是身体在没有主动刺激的情况下入睡的倾向，尤其是难以保持清醒的状态。日间过度嗜睡（daytime sleepiness，EDS）是指在日间不合适的情况下出现睡意，导致表现力下降。最常用的评估 EDS 的测试是 Epworth 嗜睡量表和多重睡眠潜伏期试验。

Epworth 嗜睡量表（Epworth Sleepiness Scale，ESS）是基于所有受试者的共同特征，即有一定程度的嗜睡且独立于他们自身的昼夜节律，患者可在低环境刺激的情况下入睡。调查问卷要求受试者通过对日常生活中八种不同情况下入睡的可能性进行自我评估，评分范围为 0～3 分。然后将分数相加得到总数。总分 0～9 分被认为是正常的，而 10～24 分则需要专科医疗干预。得分 11～15 分表示患有轻 – 中度睡眠呼吸暂停的可能性，而 16 分及以上表明可能存在严重睡眠呼吸暂停的可能性。

多次睡眠潜伏时间试验（multiple sleep latency test，MSLT）是一种诊断睡眠障碍的工具。它用于测量睡眠潜伏期，即从日间睡眠准备（熄灯）到出现第一个入睡迹象的时间（表 9–3）。测试包括 4～5 次 20min 的睡眠机会，每次间隔 2h，通常是在夜间睡眠测试之后。

表 9–3　MSLT 得分

| 时间（min） | 嗜　睡 |
|---|---|
| 0～5 | 严重 |
| 5～10 | 有问题 |
| 10～15 | 可控 |
| 15～20 | 极佳 |

其他著名的方案是 Bears 睡眠筛选算法和 STOP BANG 问卷（附录 9–1）。

- 有针对性的病史采集，收集人体健康数据（是否存在心血管疾病、支气管肺疾病、代谢障碍或精神疾病、颅颌面创伤史、用药史如精神药物、降压药物、血管活性药物、抗过敏药物、心脏病药物、MBI 药物）。
- 专业的和最终确定的客观检查。
- 光纤内镜检查［柔性和（或）刚性］。
- 睡眠内镜检查。
- 夜间心肺监测。
- 影像学资料（数字头影测量分析、CT、MRI）。

由于此种病理过程的复杂性，针对该疾病的治疗常涉及多学科合作：有必要与睡眠医学专家、神经学家或肺病学家合作，以了解多谱图模式；有必要与耳鼻咽喉科医生合作，对患者进行客观检查和内镜诊断并评估手术治疗的可能性；有必要与正畸医生合作，以正确使用正畸矫治器。

## 二、临床特点

头影测量检查观察到的 SDB 患者的临床特征（McNamara，1984）具有以下特点。

- 下颌后缩。
- 牙性和（或）骨性错殆畸形。
- 气道后部空间缩窄。
- 骨性开殆。
- 舌骨与下颌平面（Go-Me）之间的距离增加。
- 舌骨后位。
- 下颌高角生长倾向。
- 前下面高增加。
- 下颌平面陡峭。
- 前伸头位。

临床检查中所描述的临床特征（McNamara，1984）如下。

- 软腭/悬雍垂感知或客观增大。
- 舌体感知或客观变大伴舌根部位置后移。
- 腭盖高拱。
- 磨牙症。
- 吐舌习惯。
- 扁桃体肥大/腺样体肥大。

## 三、治疗方案

根据其严重程度，SDB的治疗可分为药物治疗、器具治疗和手术治疗，每种治疗方法都有其优缺点、有效性和局限性。

SDB患者的管理包括以下内容。

- 睡眠卫生。
- CPAP或BiPAP通气治疗。
- 手术治疗。
- 口腔矫治器治疗。
- 减肥（饮食减重，减重手术）。

### （一）器具治疗

器具治疗包括通气治疗或口腔矫治器治疗。通气治疗包括使用正压鼻呼吸器（最常用的是鼻持续气道正压通气），伴或不伴额外的氧气治疗：这项治疗可以改善氧饱和度，但仅凭其本身并不足以减少呼吸暂停的次数、呼吸暂停的持续时间和鼻道疾病的严重程度。

口腔矫治器治疗包括使用为阻塞性睡眠问题设计的正畸矫治器（口腔装置）。

#### 1. 鼻呼吸器

鼻持续气道正压通气用于预防阻塞性睡眠呼吸暂停综合征患者的胸外气道塌陷（Sullivan等，1981）（图9–1）。该治疗已迅速成为消除与上呼吸道气流受限相关的呼吸改变的首选治疗方法，适用于所有体位和睡眠阶段（美国胸腔学会，1994）。

在治疗方面，其疗效可与气管切开术相媲美，因此可作为参考标准。这种方法是非常有效的，但其缺点是必须持续使用，因此许多患者的依从性较差。事实上在最初短时间使用后，患者会停止使用这个设备，并且如果没有手术禁忌证，他们会转而选择手术治疗。通气装置确保了初次治疗干预有效，可作为术前准备，因为其消除了软组织多年夜间微创伤积累的水肿，使外科医生可以在最佳条件下进行手术。

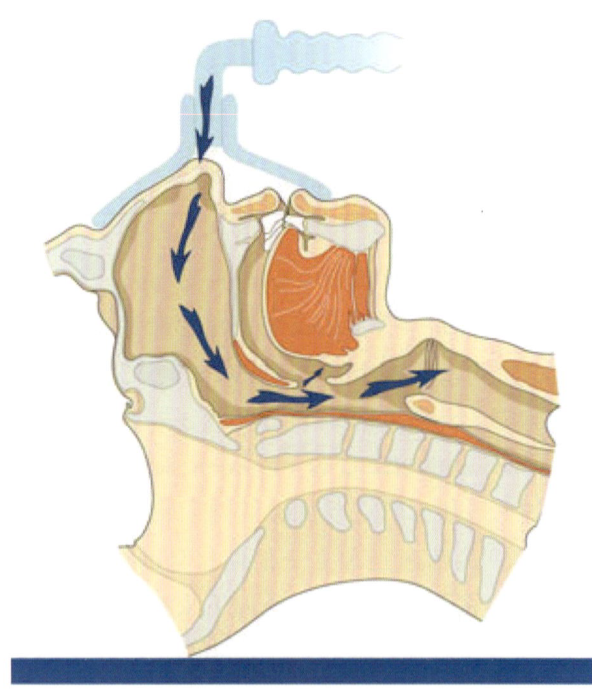

▲ 图9–1 用于治疗睡眠呼吸暂停的正压鼻呼吸器

#### 2. 颌学疗法

颌学疗法是通过所谓的口腔矫治器或下颌前导矫治器（mandibular advancement devices，MAD）进行的（Ng等，2003；Pételle等，2002；George，1987；Wilhelmsson等，1999）。其治疗效果非常好，并且不需要进行任何侵入性的手术治疗。矫治器有各种各样类型，如在睡眠中使用以牙齿为支抗的矫治器，旨在维持舌体和下颌处于前导位置，从而抵消舌体的“后坠”，以及伴随的打鼾和呼吸暂停的影响。

该治疗的缺点是患者必须终生夜间佩戴矫治器；此外，这些矫治器并不适用于所有患者，因为矫治器需要足够的牙列作为支抗；此外，对矫治器的适应性和颞下颌关节的继发性疼痛也会导致治疗的失败。

以下情况是正畸矫治器治疗的禁忌证：①严

重 OSAS；②颞下颌关节功能紊乱性疼痛疾病；③牙周疾病患者；④有大量修复体的患者。

### （二）手术治疗

单次或多次手术应考虑有并发症（BMI、解剖、临床和功能严重程度）患者的不同临床模式。

随着疾病严重程度和手术操作复杂性的增加，失败率、后遗症和并发症将会更高、更严重。

指导制订最佳手术方案的三个要素如下。

- 心肺多导睡眠图参数，如呼吸紊乱指数。
- 睡眠临床参数：日间过度嗜睡、Epworth 嗜睡量表和（或）多次睡眠潜伏时间试验（框 9-1）。
- 形态学参数，如客观检查、Mallampati 分类、扁桃体分级和 Fujita 分类（框 9-2）。

手术术式和麻醉类型的选择取决于预定的手术流程、手术复杂性、患者的一般情况、OSAS 的严重程度和分级、外科医生和麻醉医生的经验（框 9-3）。

## 四、OSAS 的警示症状

最近研究显示，有些体征和症状与阻塞性睡眠呼吸暂停综合征高度相关，以至于它们成为检测 OSAS 真正的警示症状。在患者初次就诊过程中，当临床医生提出针对性的问题时，患者会报告部分警示信号。一般来说，呓语、频繁翻身、遗尿（尿床）、频繁起夜、非正常睡姿（特别是幼儿和儿童）或喘气都是睡眠障碍的表现（Dement，2006；Tauman 和 Gozal，2011）。临床医生发现患者有一个或多个警示症状时，应通过进行多导睡眠图（polysomnography，PSG）进行更详细的检查，这是诊断 OSAS 的金标准（Kapur 等，2017）。

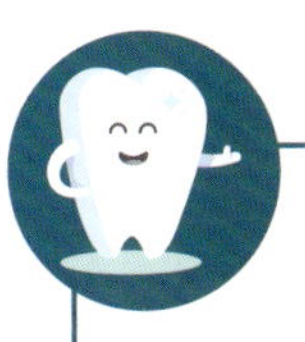

### 框 9-2 气道阻塞的形态学参数

Mallampati 分类考虑了口咽部结构在张口和伸舌时的可见度（图 9-2）。检查口腔后，患者可被归于以下几类。

- Ⅰ类：软腭、悬雍垂、咽喉、扁桃体柱可见。
- Ⅱ类：软腭、悬雍垂、咽喉可见。
- Ⅲ类：软腭、悬雍垂基部可见。
- Ⅳ类：只有软腭可见。

麻醉学中此分类用来预测气管插管难度。Ⅳ类患者与插管难度较大、睡眠时呼吸暂停发生率增高有关。

Friedman 分类参考 Mallampati 评分，也考虑到口咽间隙的可见度，但不同的是评分时舌不伸出仍留在口腔内，这使其成为预测睡眠障碍的更好指标，因为舌在口腔中呈现出更符合生理状态的位置。这种分类描述了不同的 Friedman 舌位（FTP）（图 9-3）。

- FTP Ⅰ：悬雍垂和扁桃体 / 柱可见。
- FTP Ⅱa：大部分悬雍垂可见，但扁桃体 / 柱不可见。
- FTP Ⅱb：整个软腭至悬雍垂底可见。
- FTP Ⅲ：部分软腭可见，软腭远端不可见。
- FTP Ⅳ：仅硬腭可见。

扁桃体分级建立了根据扁桃体大小判断阻塞程度的量表（图 9-4）。

0 级：扁桃体切除术后。

Ⅰ级：扁桃体小。

Ⅱ级：扁桃体稍微超出前腭弓。

Ⅲ级：扁桃体延伸至咽喉部的 3/4。

Ⅳ级：扁桃体阻塞咽喉部（两侧扁桃体相接触）。

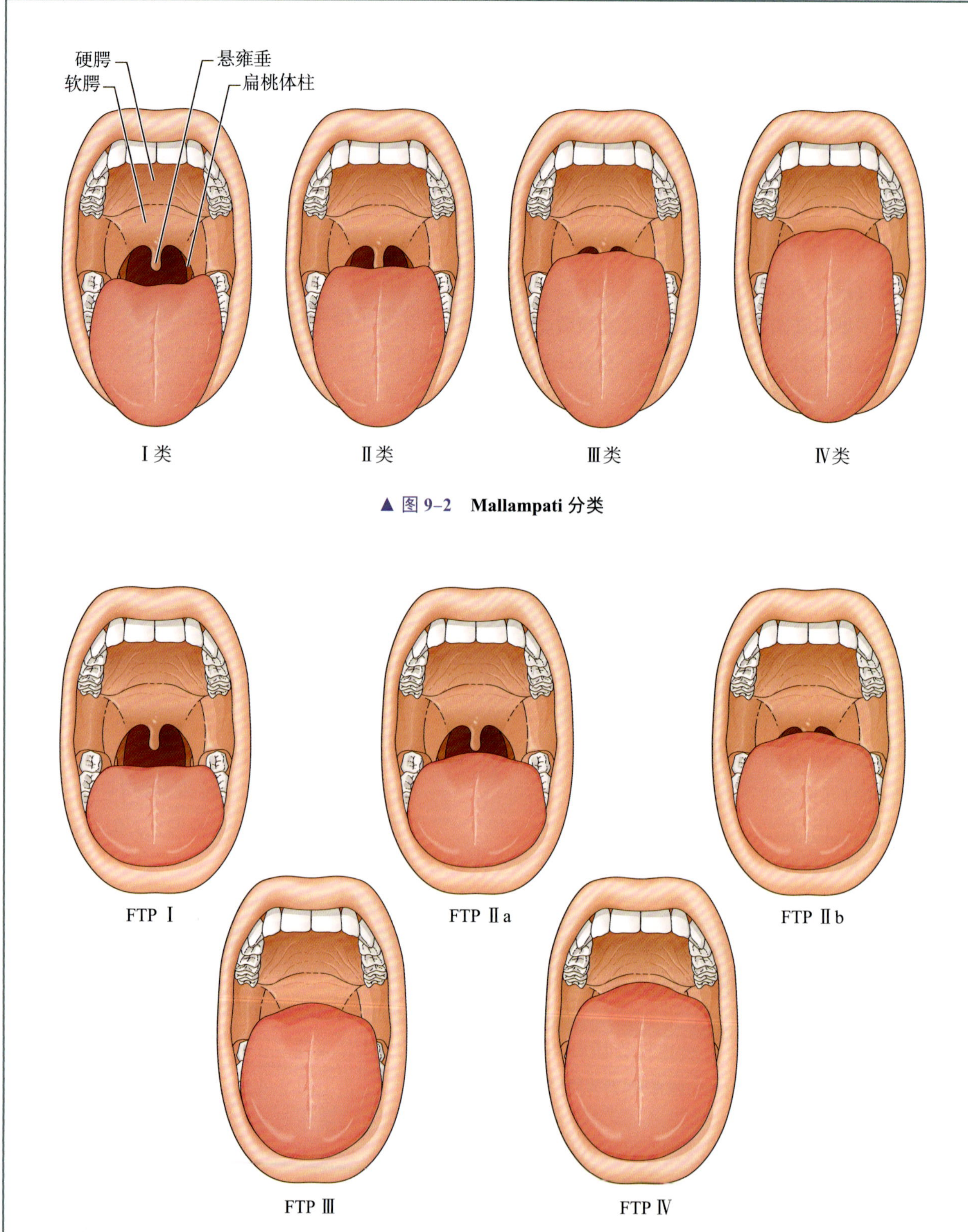


▲ 图 9–2 **Mallampati 分类**

▲ 图 9–3 **Friedman 舌位**

改编自 Friedman M. Friedman tongue position and the staging of obstructive sleep apnea/hypopnea syndrome. In Friedman M (ed). Sleep Apnea and Snoring: Surgical and Non-Surgical Therapy. Philadelphia, Saunders Elsevier, 2009, chapt 16.

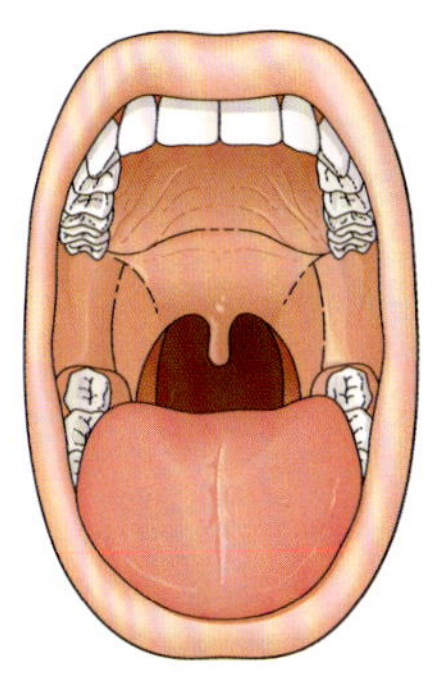
0 级：扁桃体已手术切除

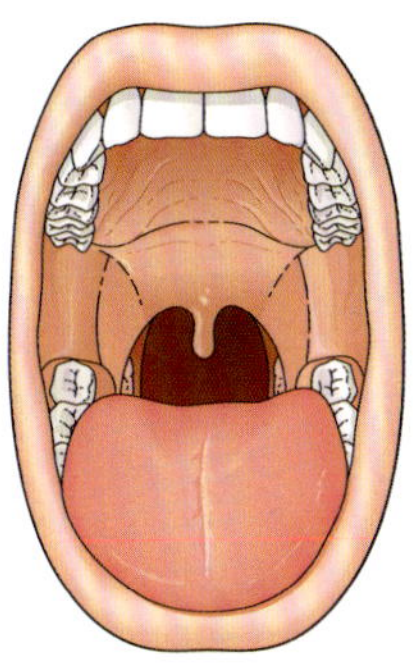
1 级：隐藏在扁桃体柱中的扁桃体

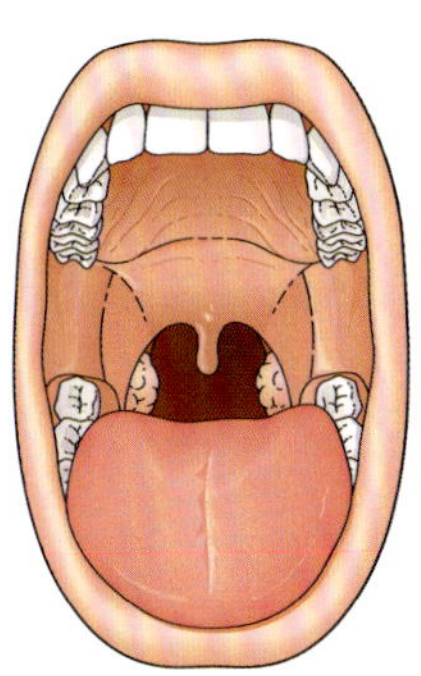
2 级：扁桃体延伸到扁桃体柱

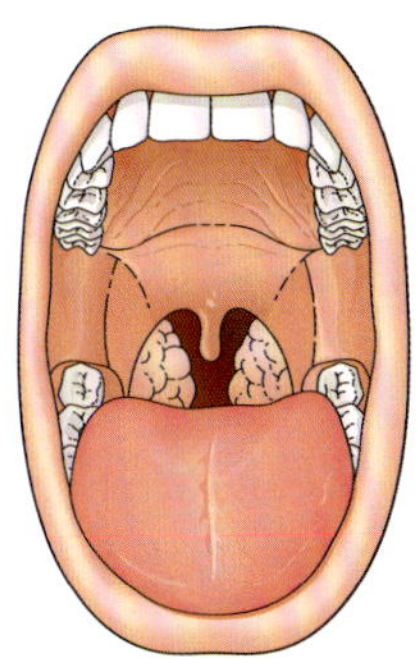
3 级：扁桃体超过扁桃体柱

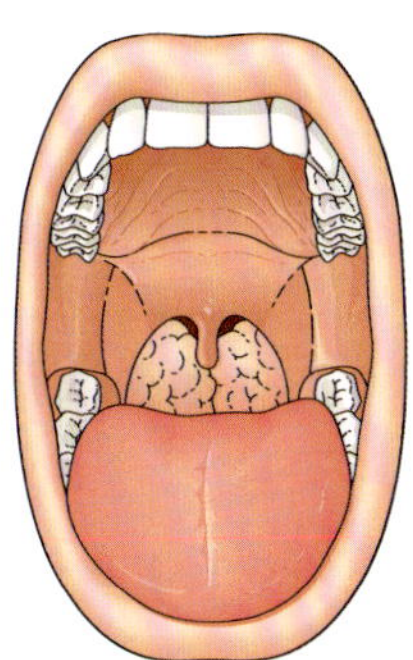
4 级：扁桃体延伸至中线

▲ 图 9-4　**扁桃体分级系统**

改编自 Friedman M. Friedman tongue position and the staging of obstructive sleep apnea/hypopnea syndrome. In Friedman M (ed). Sleep Apnea and Snoring: Surgical and Non-Surgical Therapy. Philadelphia, Saunders Elsevier, 2009, chapt 16.

Fujita 分型指出受阻塞影响的解剖部位以便选择最合适的术式。该方法可区分三种类型的阻塞（图 9-5）。

Ⅰ型：仅硬腭后部阻塞。

Ⅱ型：软腭后部和舌体后部阻塞。

Ⅲ型：仅舌体后部阻塞。

扇形舌是睡眠呼吸暂停相关吐舌习惯常见特征，在 89% 的呼吸暂停或低通气病例和 89% 的夜间血氧饱和度降低病例中都有出现（Weiss 等，2005）。它是由颏舌肌试图增加口咽气道间隙时舌对牙齿不断施加的持续压力造成的（图 9-6）。扇形舌与病理性多导睡眠图数据和异常 Mallampati 分级有关。

扇形舌可分为四个等级。

0 级：扇形不可见。

1 级：扇形几乎不可见。

2 级：扇形部分可见。

3 级：扇形完全可见。

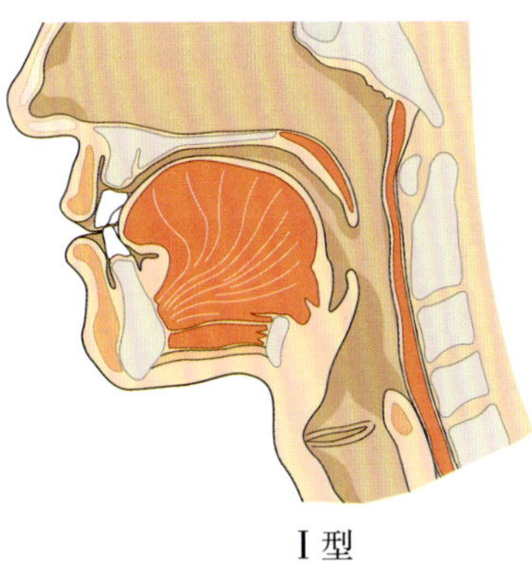
Ⅰ型

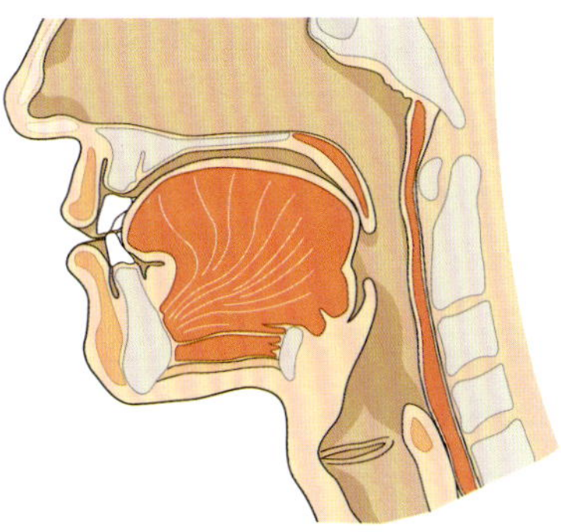
Ⅱ型

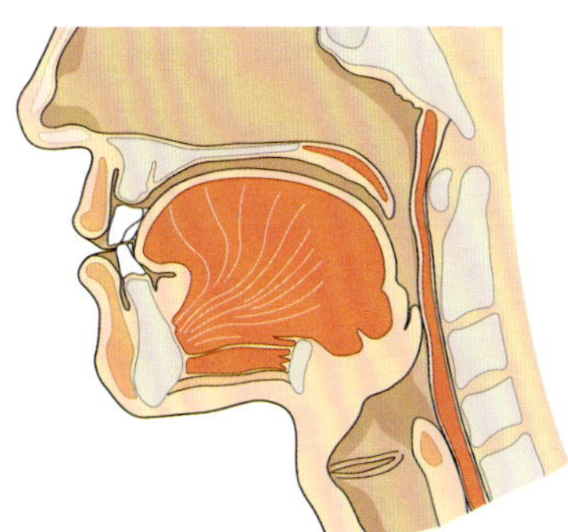
Ⅲ型

▲ 图 9-5　**上气道阻塞的 Fujita 分型**

舌系带受限已被证明是儿童睡眠呼吸障碍的常见特征（Guilleminault 等，2016）。舌系带短缩引起的口腔功能障碍可导致口腔颌面部畸形，从而减少上呼吸道的大小，随着时间的推移会增加睡眠时上呼吸道塌陷的风险。如果不及时治疗，舌系带短缩后期会引发 OSAS。现已有多种儿童和成人舌系带异常分类方法。

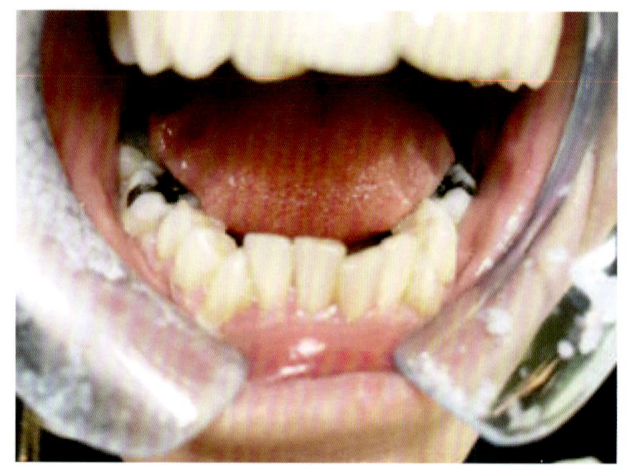

▲ 图 9–6　扇形舌

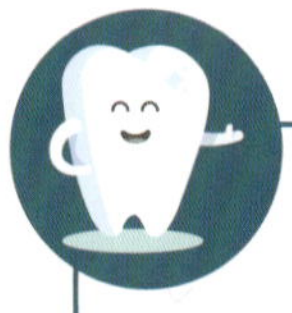

## 框 9–3　鼾症的手术流程

### 口咽部和鼻部外科手术

口咽部手术的基本原理是通过缩短和稳定软腭来延长软腭和扁桃体水平的气道截面，同时重塑扁桃体室外侧壁，避免口咽部后侧壁和外侧壁过度张力（Fairbanks，1999；Millman 等，2000；Miyazaki，1998）。

鼻外科手术（Fairbanks，1985）在单纯鼾症中被证明是有效的，成功率为 30%～98%。然而，鼻外科手术治疗 OSAS 方面的效果不尽如人意，因为据观察在中度 / 重度 OSAS 患者中，除非与其他手术相结合，否则手术治疗鼻部阻塞的成功率较低（<20%）。

鼻部外科手术对于减少夜间打鼾、日间嗜睡和夜间觉醒是有效的（Fairbanks，1985）。如果阻塞性病理状态主要表现为下鼻甲肥大，那么在考虑全身麻醉下对鼻部结构进行任何外科手术之前，应适当考虑局部麻醉下射频消肿治疗。

### 喉部和下咽部手术干预

对于所有观察到舌咽后部空间受限的患者，喉部和下咽部手术可能是有效的。

由于呼吸暂停是由咽喉不同部位的阻塞引起的，治疗目的是改善与舌体和咽壁（下咽）间气道塌陷有关的组织成分。正是由于这些原因，这些手术通常手术时间不同，至少在腭部表现为如此。最常使用的术式包括舌骨悬吊术、舌体悬吊术和颏舌肌稳定和前导术。

最近可以通过观察对喉部活动进行描述；特别是通过睡眠内镜检查，可以将部分会厌切除术与先前描述的外科手术相结合，以避免会厌在睡眠期间倾斜或塌陷（Chabolle 等，1991）。腭部、鼻部、下咽部和喉部水平的手术干预是手术的第一步（Ⅰ期手术）。

颌面部区域的手术治疗（Ⅱ期手术）直接作用于颌面部骨骼，补偿并纠正面部畸形，同时通过对口腔颌面部区域的多个肌腱膜结构施加张力来发挥间接作用。可用的术式有单纯下颌前导和上颌－下颌联合前导（Li 等，2002）。这两种手术术式都可以与改善肌肉张力的颏成形术联合使用。

这些技术在阻塞性睡眠呼吸暂停中的应用非常成功，但由于手术的复杂性，患者的选择仅限于严重病例。

此外，手术需要实行临时气管切开术，这对于术后维持安全呼吸是必要的。

这种治疗的结果是非常有效且持久的，因为它们拓宽了咽部气道。事实上，在超过 90% 的病例中，呼吸暂停的持续时间和频率显著减少（甚至可能消除呼吸暂停），同时伴随着睡眠质量的持续改善。

对于口腔颌面部区域建议进行口腔评估。观察硬腭形态是很重要的，如果发现腭盖高拱，那么睡眠时上呼吸道塌陷的风险就会增加（Guilleminault 等，2016）。此外，观察患者的舌体也可以发现警示症状：舌侧边缘表面留下的齿痕（常呈连续扇形或连续花环形）提示存在日间和（或）夜间吐舌习惯。吐舌习惯是鼻呼吸不足的症状。牙齿表面磨损，醒来时面部肌肉出现紧张和（或）疼痛可能提示存在磨牙症。需要特别注意这些症状，因为磨牙症也与睡眠障碍有关（Jokubauskas 和 Baltrušaitytė，2017）。另一个提示存在阻塞性睡眠呼吸暂停风险的症状是舌系带异常，特别是在儿童人群中（Huang 等，2015）。此外，建议检查患者的牙周状况，因为 OSA 患者牙周炎的患病率更高（GamsizIsik 等，2017）。下颌隆突，即出现在下颌骨舌面两侧的外生骨疣，有时会很大，以至于会干扰舌所需的空间，迫使舌体后退，促进睡眠呼吸暂停（图 9-7）。下颌隆突的大小与睡眠中呼吸障碍的频率有关，严重 OSA 患者的下颌隆突较小（Palm 等，2014）。

对于呼吸系统，有必要评估呼吸类型，因为日间和夜间的口呼吸都是 OSA 的危险因素。哮喘也与睡眠障碍密切相关：夜间哮喘是哮喘患者严重阻塞和气流控制不足的特征。夜间哮喘的机制似乎包括气道冷却、仰卧位和过敏因素如暴露于尘螨（Coniglio，2013）。据报道，OSA 是慢性咳嗽的病因之一，这就是为什么夜间咳嗽可能有助于识别有 OSA 风险并需要进一步检查的患者（Chan 等，2015）。

在胃部系统中，建议检查是否存在胃食管反流病，因为它与 OSA 有关。患有这种疾病的患者会出现仰卧位的症状，伴有胃灼热、入睡困难和频繁夜间觉醒，从而影响睡眠质量（Oh，2016）。

近年来，OSA 作为神经退行性疾病的并发症引起了人们的关注。特别是睡眠障碍被归类为帕金森病（Parkinson’s disease，PD）的非运动症状，并损害该疾病患者的生活质量（Kaminska 等，2018）。睡眠障碍和疲劳也经常出现在多发性硬化症（multiple sclerosis，MS）患者中。这种相关性可能是由于较差质量的睡眠可能导致白天的疲劳感（Nociti 等，2017）。

## 五、正畸装置

对于 OSAS 患者的正畸治疗，有不同类型装

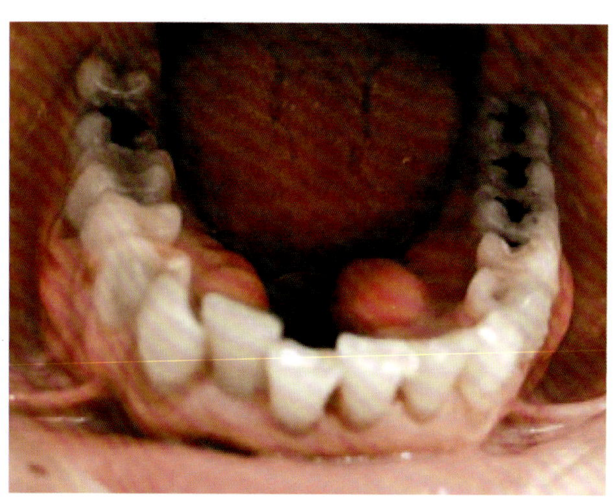

▲ 图 9-7　下颌隆突

置可供选择。

- 抬腭（腭保持装置）。
- 抬舌（舌保持装置）。
- 前导下颌骨（下颌前导矫治器）。

适用于轻度和中度 OSAS 的正畸治疗，包括两种类型。

- 前导下颌，可根据预先咬合重建的位置迫使下颌骨进入更前的位置，同时增加垂直向高度，从而激活颏舌肌并防止舌后缩。
- 作用于舌体的神经肌肉行为，利用插入矫治器内的刺激部件，进行功能性重塑。

### 下颌前导矫治器

下颌前导矫治器的设计初衷是将下颌骨推或拉至前伸伴轻微向下旋转的位置：由于舌体部分肌肉连接于下颌骨的颏嵴，舌也跟随着向前抬起，与之相连的舌骨也随之提升。现在有许多下颌前导矫治器，但证据表明其中最有效的是那些作用于双颌且可调节的矫治器。这些矫治器，按照连接机制，可分为前方连接机制或双侧连接机制。

#### 1. 前方连接机制的矫治器

TAP®-Thornton 可调节正位器：它是一种双颌矫治器，其单颌带有挂钩结构，可与位于对颌的杆或插口相连接（图 9-8）。它具有可调节的螺旋装置，可允许下颌逐渐前导，螺旋装置每旋转 360° 可前导下颌 0.5mm。佩戴此种矫治器时下颌可进行较高自由度的侧方运动（尤其是杆式），但不允许进行垂直运动。

Orthoapnea®：它是一种双颌矫治器，具有反向连接杆系统，连接到位于上下颌矫治器中的两根杆式结构（图 9-9）。反向杆系统有助于患者张口时下颌骨的进一步前伸，防止下颌骨顺时针旋转引起的上气道塌陷。它有一个螺旋装置，该螺旋装置每旋转 360° 便可前导下颌骨 0.4mm。该矫治器允许下颌进行适度的垂直运动向和较高自由度的横向运动。

#### 2. 侧方连接机制的矫治器

Silensor®，Narval CC™：它们是双颌矫治器，上下颌矫治器之间有弹性绑带连接。下颌渐进式前导可以通过改变绑带的长度来实现。通过逐步调整和改变绑带的方向，可促进患者张口时的下颌前导，以补偿张口活动对上气道的负面影响。这些矫治器为下颌骨的垂直向和侧向运动提供了适度的自由度。Silensor®（图 9-10）允许下颌前导量每次增加 1mm，Narval CC™（图 9-11）允许下颌前导量每次增加 0.5mm。Narval CC™ 是一种 CAD/CAM 制造并且无金属材质的矫治器。

Somnodent®，Forward Leone®：它们是双颌矫治器，具有鱼鳍状的双侧连接结构（图 9-12 和图 9-13）。由于存在可调节的螺旋结构，上颌斜坡可以每转 0.1mm 的速度逐渐前导，每次方向性激活

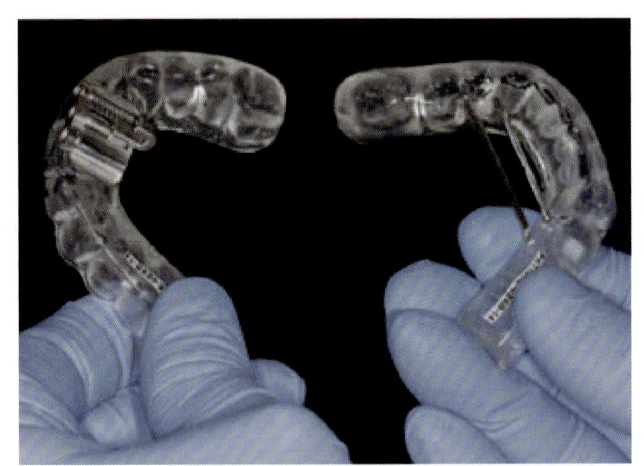

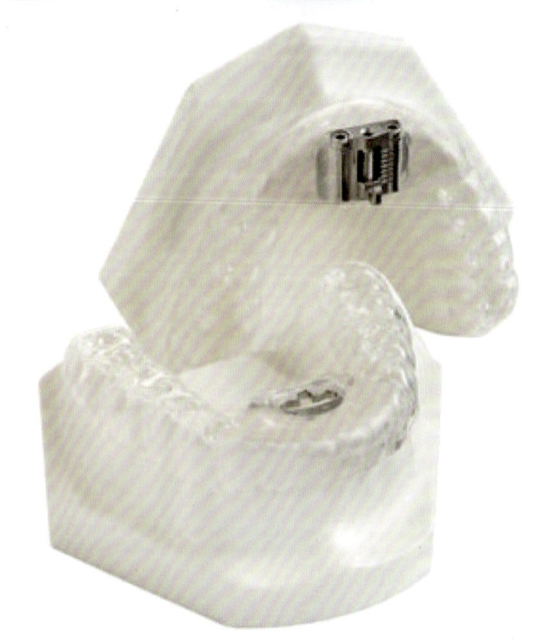

▲ 图 9-8 TAP®-Thornton 可调正位器

可产生 0.1mm 的下颌前导量。这些矫治器允许下颌作完全自由的垂直向运动，但侧向运动自由度较低。融合版的 Somnodent 也提供了进行调节的可能性，采用可逐步调节的鱼鳍结构，较低的鳍可以用较厚的鳍代替。

IST®，Advancer Telescopic Leone®：它们是双颌矫治器，双侧具有伸缩杆连接上下颌矫治器。

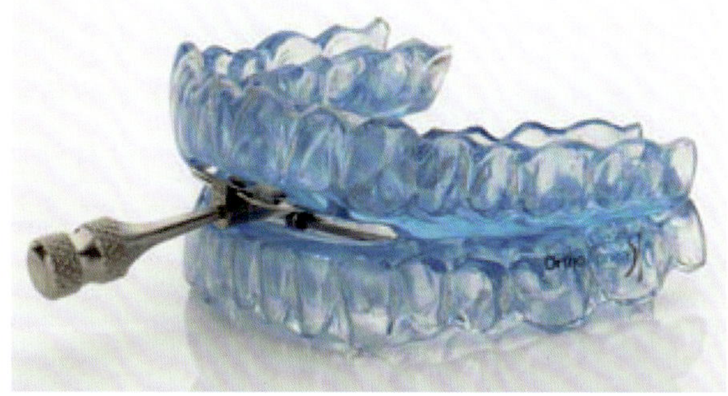

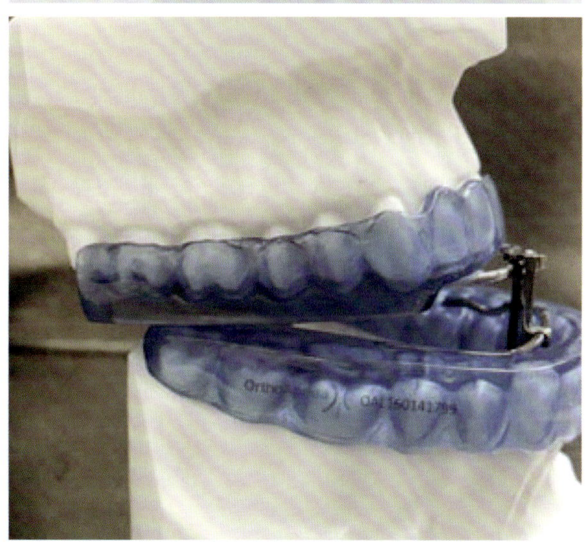

▲ 图 9-9 **Orthoapnea®**

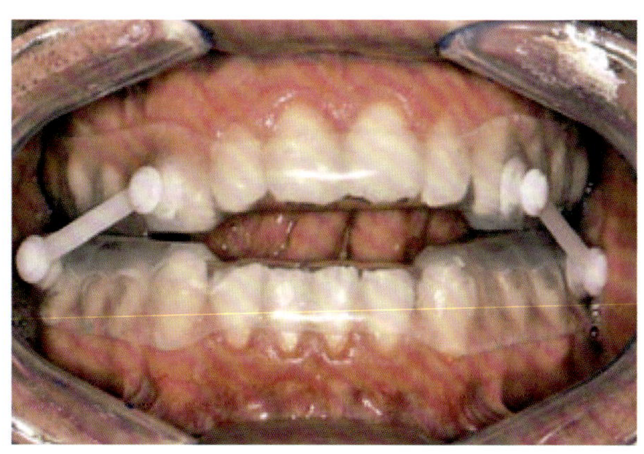

▲ 图 9-10 **Silensor®**

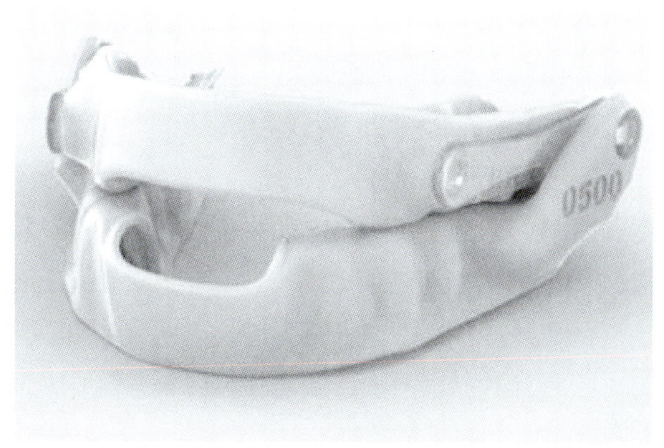


▲ 图 9-11 **Narval CC™**

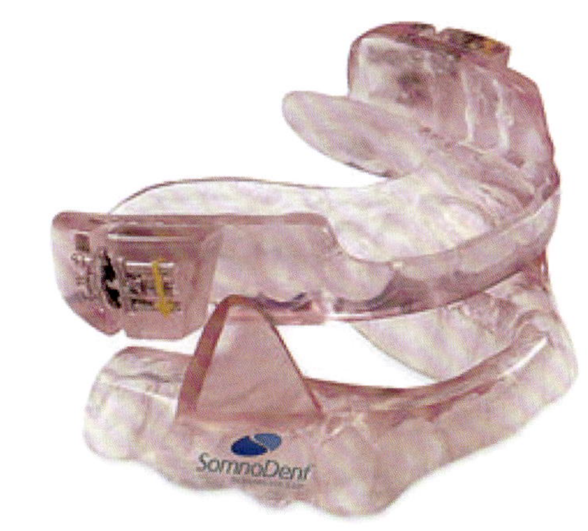


▲ 图 9-12 **Somnodent®**

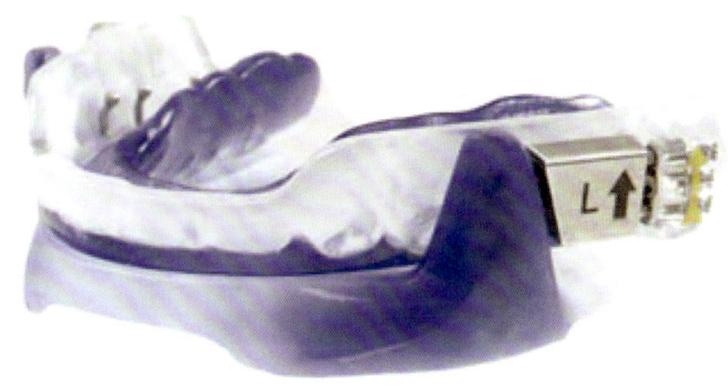

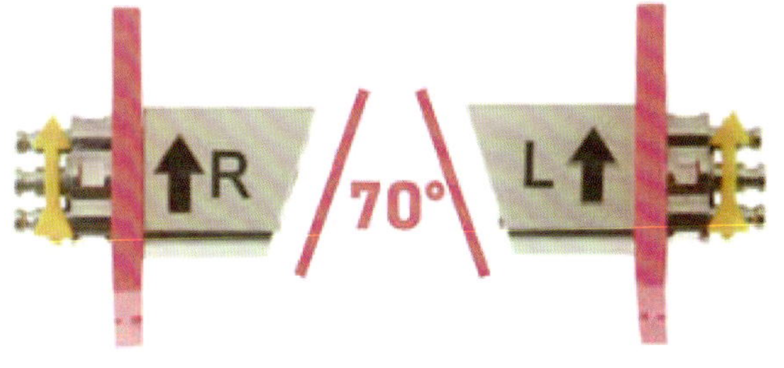


▲ 图 9-13 **Forward Leone®**
图片由 Leone S.p.A. 提供

它们有一个用于调节的螺旋结构，螺旋结构可以用调节钥匙（IST®）（图 9–14）或扳手（Advancer Telescopic Leone®）（图 9–15）激活，每次激活（1/4 圈）产生 0.1mm 的下颌前导量。这些矫治器使下颌骨的垂直向运动有高度自由度，但只有较低水平的侧向运动自由度。

评估呼吸暂停患者腭部水平宽度也很重要。现在已有几种技术可用，必要时可通过牵张成骨术进行手术上颌扩弓（框 9–4）。

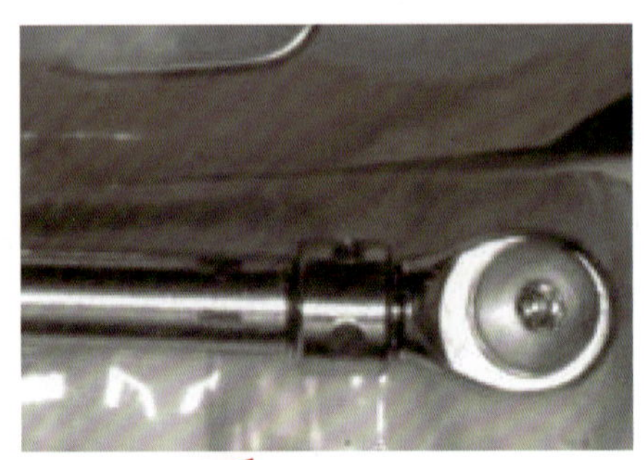

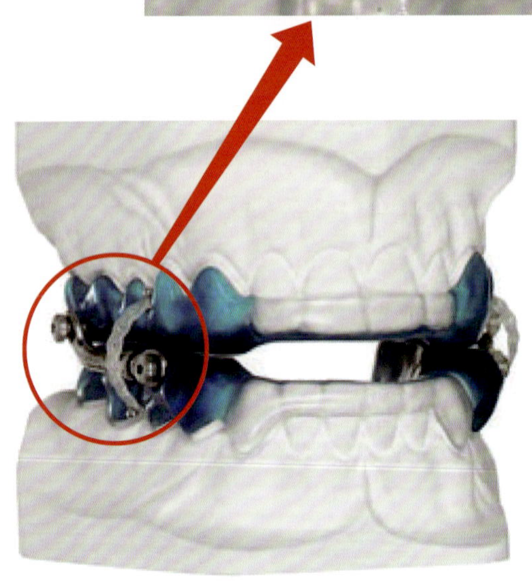

▲ 图 9–14 IST®

## 六、多学科合作

管理 SDB 患者是困难的，必须根据可达到的治疗效果来考虑可能的治疗方法。

文献认为，在轻度和中度复杂 SDB 患者中，一期手术的成功率为 75%～80%，而在重度复杂 SDB 患者中，这一比例显著下降，为 55%～60%（Troell 等，1998；Verse 等，2003；Boot 等，2000；Fabiani 等，2003）。

许多伴有并发症的 SDB 患者，其临床心血管状况不允许进行二期手术，因此一期手术的目标应在于改善 RDI 和 ESS 参数，即使它们没有分别降至低于 20 和 10 以下，因为它们有助于显著改善生活质量。对于这些病例，我们不能称之为治疗成功，因为仍然存在心血管、肺部和神经系统风险。因此，在复杂病例中，尽管采用了手术干预，患者仍将继续使用通气装置。

值得注意的是，考虑到病症的严重性，耳鼻咽喉科医生不能仅仅通过手术治疗来解决 SDB 患者的问题。相反，在复杂的多学科环境中，需要结合后续治疗和所有其他专科的持续贡献，才能实现成功的治疗。

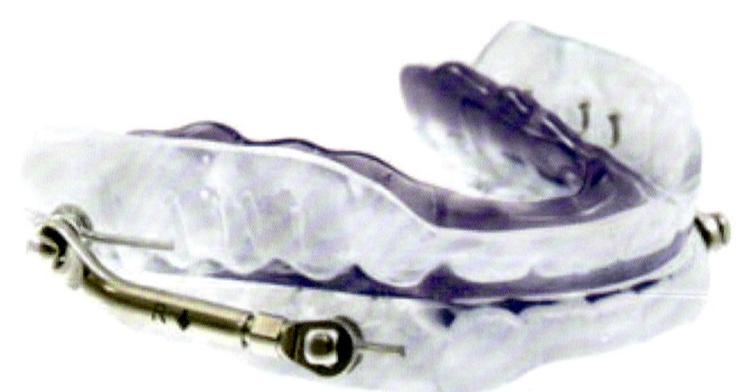

▲ 图 9–15 Advancer Telescopic Leone®
图片由 Leone S.p.A. 提供

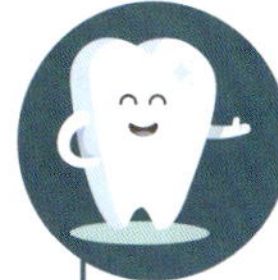

## 框 9–4 成人阻塞性睡眠呼吸暂停患者的扩弓技术：上颌扩张牵张成骨术

上颌扩张牵张成骨术（distraction osteogenesis maxillary expansion，DOME）是由斯坦福大学开发的应用于 OSA 成年患者腭盖高拱且牙弓狭窄的上颌扩展技术。传统的外科手术辅助上颌快速扩弓（surgically-assisted rapid palatal expansion，SARPE）可用于治疗成人骨性横向发育不足的患者，并且可结合 Lefort Ⅰ 型截骨术、翼状肌分离术和牙支持式正畸扩弓器。然而，SARPE 的扩弓器以牙列为支抗，对牙槽骨段而不是腭骨施加力量，这已被证明不能充分改善鼻阻力，并且被认为是最不稳定的骨性运动。随着临时正畸支抗的应用，可以通过放置骨微螺钉将扩弓器直接固定在上颌骨上，而不是将牙齿作为支抗单位。这创造了上颌扩弓的新途径，避免了不希望发生的牙齿运动，并创造了最大的骨性气道改变。

DOME 适用于以下三种表型的成年 OSA 患者。

- 骨性横向发育不足伴后牙反䝼的 OSA 患者。
- 轻度 OSA 或上呼吸道阻力综合征患者，无后牙反䝼但存在持续性鼻部阻塞和腭盖高拱。
- 中 – 重度 OSA 患者，腭盖高拱，在进行其他睡眠手术治疗之前。

开始手术前需要与正畸医生合作设计方案，有时需放置带有微螺钉的扩弓器。采用往复锯行传统 Lefort Ⅰ 型截骨术，内侧为梨状孔下缘，外侧为上颌骨支柱。按顺序进行腭中缝截骨术，楔形打开腭中缝。当腭中缝打开时，可以立即看到中切牙之间形成的间隙（图 9–16）。

每天进行上颌扩弓，速度为 0.25mm 左右。对于大多数患者，在 4～6 周内鼻底可以得到 7～12mm 扩弓量（图 9–17）。然后，安放正畸托槽关闭间隙，而骨性扩弓器则留在原位，以防止巩固期间的复发。在主动正畸治疗结束后，需要通过活动保持器被动地维持扩弓量。

DOME 结合了口腔正畸学和微创颌面外科的最新技术进步。随着种植辅助扩弓器的出现，当通过腭中缝朝向鼻底放置时，可以施加牵张力并保证骨骼生长的稳定性。DOME 为腭盖高拱的成人睡眠呼吸暂停综合征患者的多学科治疗提供了一种新的治疗选择。

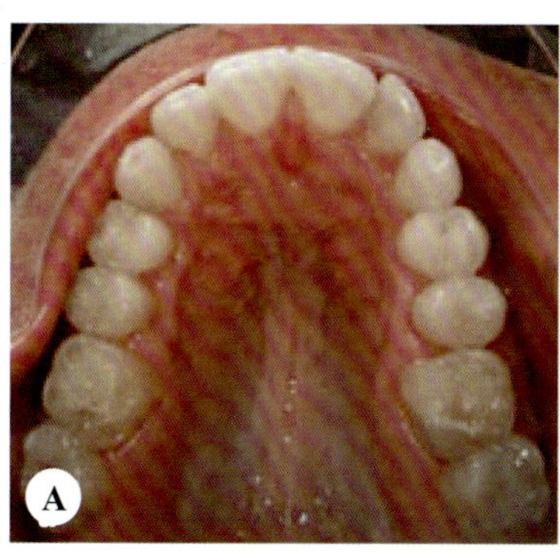


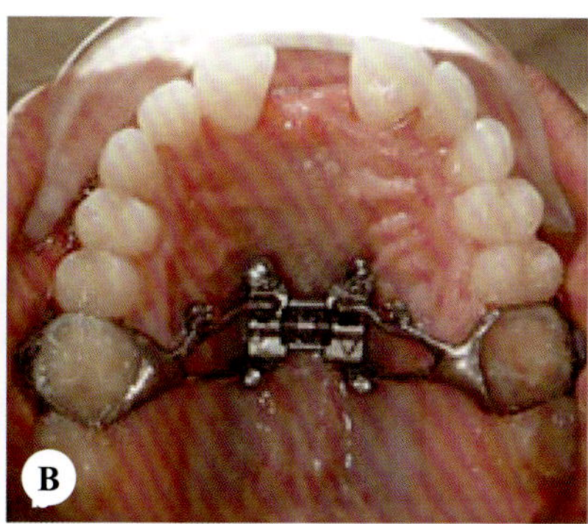


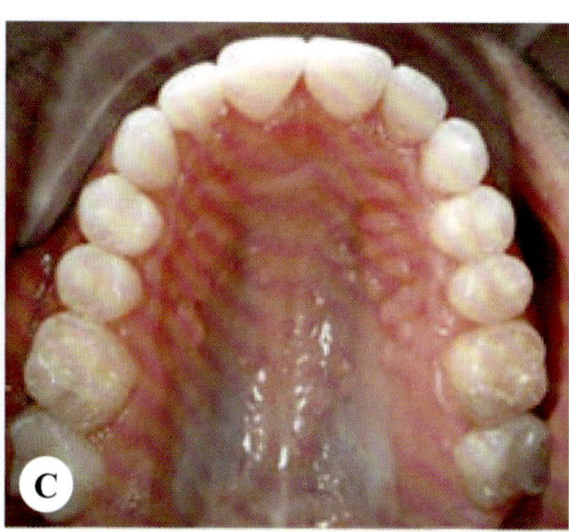


▲ **图 9–16 DOME 术前（左列）、DOME 术后（中列）和正畸治疗后（右列）**

A. DOME 术前咬合面照；B. DOME 术后咬合面照，扩弓 7mm 后前牙出现 11mm 间隙；C. 正畸治疗后咬合面照，正中间隙完全闭合，腭部宽度得到维持

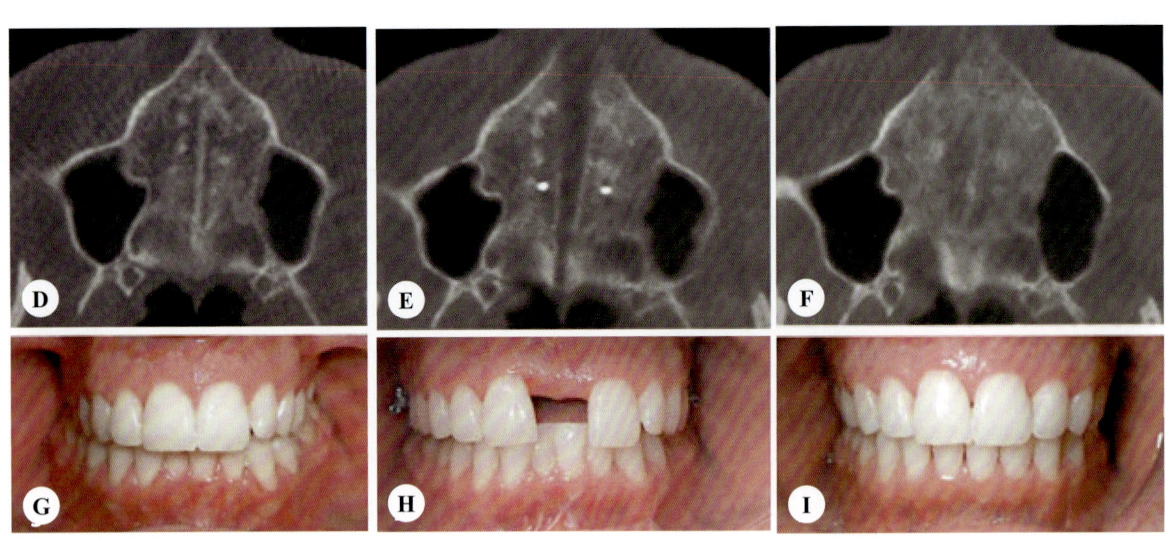

▲ 图 9-16（续） **DOME 术前（左列）、DOME 术后（中列）和正畸治疗后（右列）**

D. DOME 术前 CBCT 腭部横断面截图；E. DOME 术后 CBCT 腭部横断面截图，注意扩弓 7mm 后前鼻棘处扩弓量 11mm，后鼻棘处扩弓量 11mm；F. 正畸治疗后 CBCT 腭部横断面截图；G. DOME 术前正面照；H. DOME 术后正面照；I. 正畸治疗后正面照

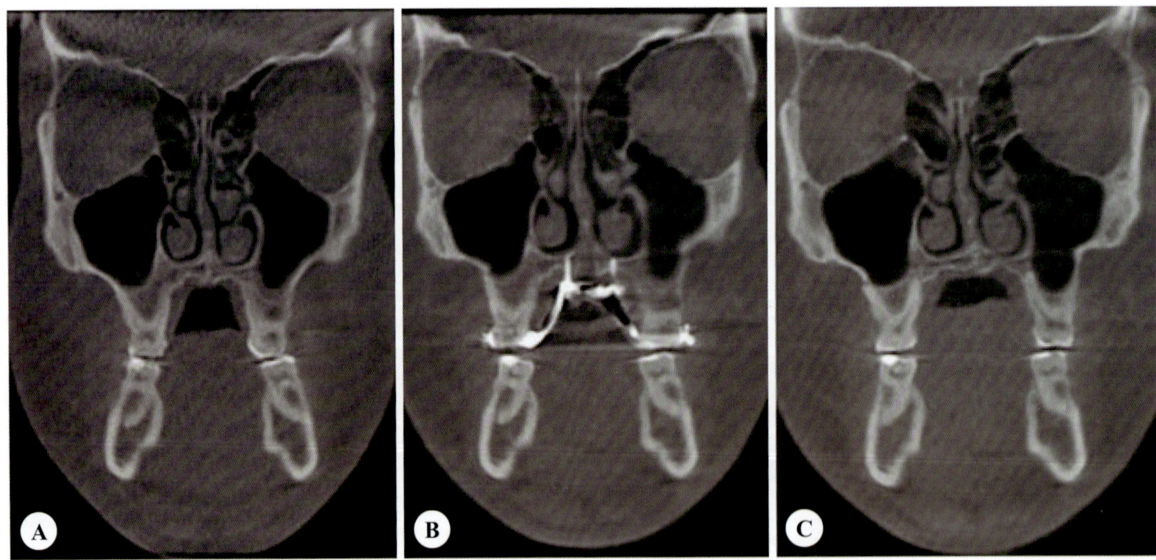

▲ 图 9-17 **DOME 术前（A）、DOME 术后（B）和正畸治疗后（C）：第一磨牙腭尖水平冠状面截图。鼻底扩弓量 7mm，扩弓后鼻腔更加通畅**

## 七、临床病例：睡眠呼吸障碍

### 临床病例 9-1

**1. 患者主诉**

46 岁男性，主诉鼾声很大伴日间嗜睡。

**2. 现病史**

根据睡眠医生的报告和仪器检查结果，他患有难以控制的中度阻塞性睡眠呼吸暂停综合征。他主诉鼾声很大且他的 Epworth 嗜睡量表问卷得分为 12，这反映了他存在日间过度嗜睡。

**3. 相关的既往史和现病史**

患者诉目前无全身疾病，未接受任何治疗，无吸烟习惯，轻度饮酒。儿童时期有未经治疗的口呼吸病史和打鼾史，8 岁时有上切牙外伤史。

**4. 治疗前临床检查及影像学检查**

家庭睡眠测试评估采用便携式监护仪（Ⅲ型监护仪，Embletta Gold，6 通道），结果显示该患者存在中度体位性 OSAS。他的呼吸暂停低通气指数（apnea hypopnea index，AHI）为 16 次 / 小时；仰卧位时 AHI 为 22 次 / 小时，非仰卧位时 AHI 为 2.1 次 / 小时；血氧饱和度下降指数（oxygen desaturation index，ODI）为 16 次 / 小时：睡眠期间记录到的最低氧饱和度（$SaO_2$）为 82%，氧饱和度低于 90% 的累计百分率（cumulative percentage，CT＜90%）为 3.1%。睡眠时打鼾时长百分比为 57.2%。他的体重指数为 29.1kg/$m^2$。

患者表现为骨性Ⅱ类（下颌骨长度不足且位置后缩），水平生长型，牙性Ⅱ类，深覆𬌗（覆𬌗 6mm）伴上前牙腭侧牙龈咬伤，覆盖 7mm。

患者 12、11、21、22 牙为牙支持式固定修复体。全景片示 11、21、22 牙已行根管治疗，36 牙行𬌗面修复。双侧下颌第三磨牙存在但未萌出。

至于患者的牙周情况，该患者牙龈组织整体健康。全口出血评分（full mouth bleeding score，FMBS）为 13%，全口菌斑评分（full mouth plaque score，FMPS）为 18%。未检查到牙齿松动。

患者颞下颌关节活动范围正常，最大前伸运动为 11mm。触诊咬肌区、颈区或颞下颌关节区均无疼痛感，未发现颞下颌关节弹响或功能障碍（图 9-18）。

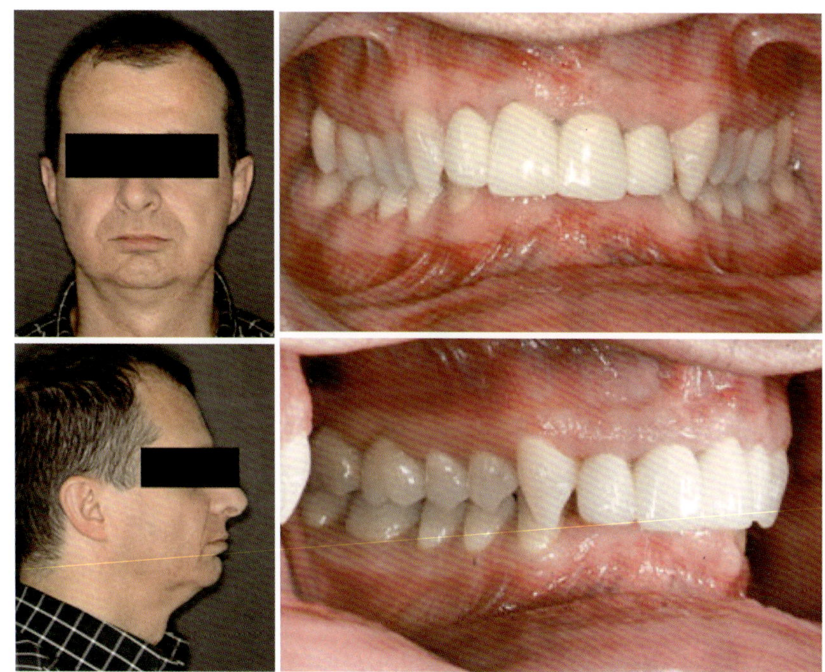

◀ 图 9-18 临床病例 9-1 治疗前

临床耳鼻喉检查显示 Mallampati 评分为 3 分，扁桃体分级为 2 级。

在使用 Müller 试验进行清醒内镜评估时，患者在腭后部位出现 2+C 级塌陷，在舌后部位出现 2+AP 级塌陷。患者表现为轻度鼻甲肥大。耳鼻咽喉科决定进行睡眠内镜检查。在药物诱导睡眠内镜（drug induced sleep endoscopy，DISE）中使用的 MAD 模拟器是通过咬合重建记录（由硅橡胶制成）来制作的，将一个 5mm 的 George Gauge 咬合叉固定在患者最大可忍受的前伸位置（8mm）处可获得该咬合记录。

带模拟器的原位 DISE 显示舌后和腭后水平的上气道完全重新开放。在没有模拟器的情况下，确实发生了舌后区前后向的完全塌陷和腭后区侧方方向的部分塌陷。

**5. 诊断**

中度体位性 OSA（AHI 为 16 次 / 小时，ODI 为 16 次 / 小时，最低血氧饱和度 82%，CT＜90% 3.1%）。

**6. 治疗**

考虑到该患者仰卧位与非仰卧位 AHI 差异较大，睡眠医师告知患者体位治疗或体位训练的重要性，但患者拒绝使用此疗法。

考虑到 OSA 的中度严重程度和 DISE 的结果，我们决定使用下颌前导矫治器治疗患者。

MAD 起始位置以 5mm 的垂直打开量和 7mm 的下颌前导量为参考。

最终治疗决定选用 Somnodent®MAS Flex 系统并确保矫治器可以发挥最佳性能。矫治器设计了一个前部的呼吸孔，以改善受鼻塞困扰患者的舒适度，并增加垂直向的弹性力（6oz/170g 3/16 英寸）以防止下颌骨在睡眠中后坠。

矫治器佩戴 15 天后，预约患者复诊并进行检查，以了解不良反应、主观疗效和对治疗的依从性，然后患者开始调整矫治器（每 3 天激活 1 次，直到症状消退）。

当前导量达到 7.7mm 时，患者诉日间嗜睡和打鼾有了很好的改善。再次进行 ESS 评估得分为 7 分（图 9–19）。

**7. 客观结果**

矫治器治疗 4 个月后，原位佩戴矫治器随访进行多导睡眠图检查（Ⅲ型 PM Embletta 装置，6 通道）。检查显示阻塞事件完全解决，AHI 和 ODI 为 0.2 次 / 小时，最低血氧饱和度为 89%，CT＜90% 为 0%，打鼾发生率仅为 0.2%。因此，在睡眠医师的同意下，决定继续 MAD 治疗。

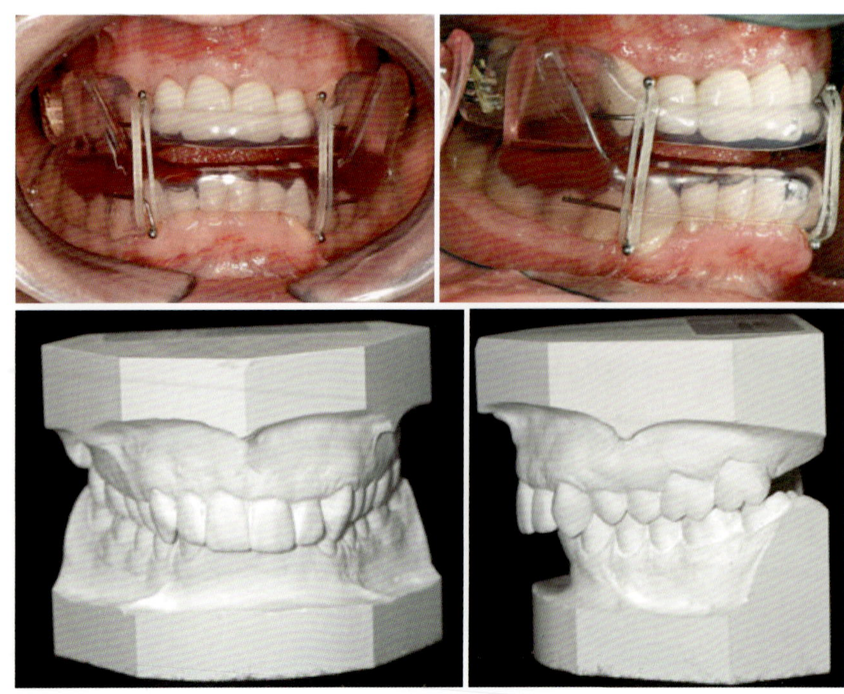

◀ 图 9–19 临床病例 9–1 治疗

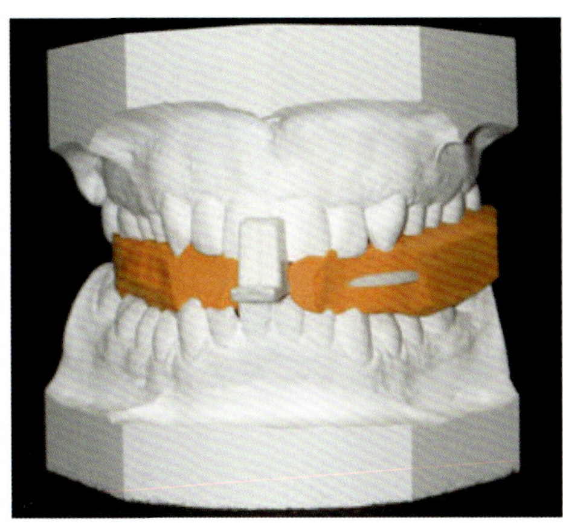
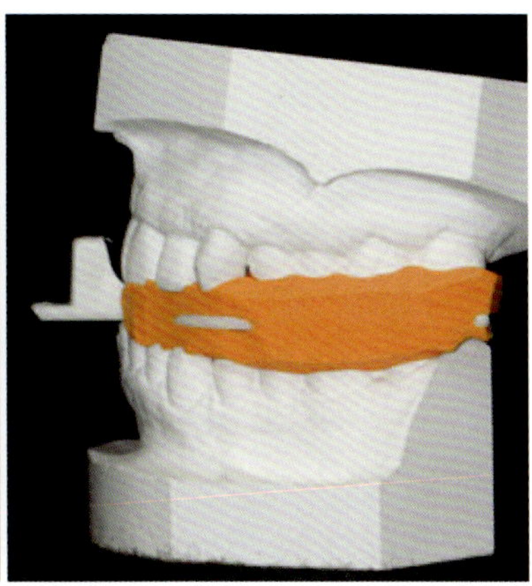

◀ 图 9-19（续） 临床病例 9-1 治疗

## 临床病例 9-2

### 1. 患者主诉

52 岁男性，主诉鼾声大伴日间嗜睡。

### 2. 现病史

根据睡眠医生的报告和仪器检查结果，他有严重的非体位性阻塞性睡眠呼吸暂停综合征，但他无法耐受 CPAP 治疗。他主诉自己鼾声大作，并抱怨日间过度嗜睡，他的 Epworth 嗜睡量表得分为 13 分也证实了其存在日间嗜睡（图 9-20）。

### 3. 相关的既往史和现病史

患者诉目前无全身疾病，未接受任何治疗，无吸烟及饮酒习惯。患者有扁桃体鳞状细胞癌病史，接受同步放化疗，放射剂量 70Gy。在出现症状前 2 个月结束放化疗。

### 4. 治疗前临床检查及影像学检查

家庭睡眠测试评估采用便携式监护仪（Ⅲ型监护仪，Embletta Gold，6 通道），结果显示该

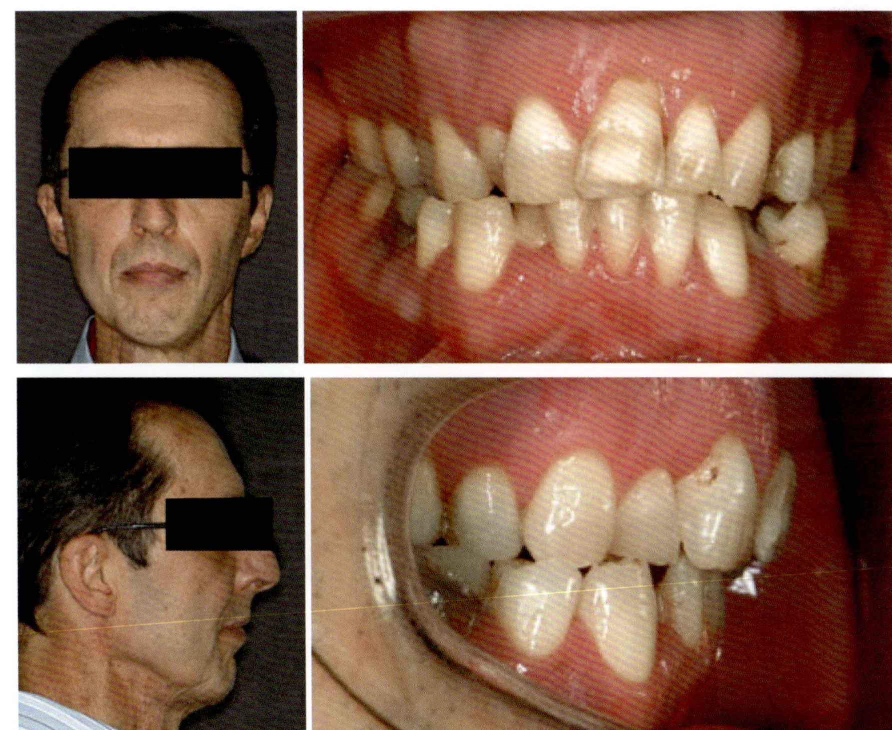

◀ 图 9-20 临床病例 9-2 治疗前

患者存在严重的非体位性 OSAS。患者的 AHI 为 55 次 / 小时：仰卧位 AHI 为 55 次 / 小时，非仰卧位 AHI 为 55 次 / 小时；ODI 为 38 次 / 小时：睡眠期间记录的最低氧饱和度（$O_2Sa$）为 84%，氧饱和度低于 90% 的累计时间百分比（CT<90%）为 4.1%。他的体重指数为 $22kg/m^2$。

患者表现为骨性Ⅱ类（下颌骨后缩），垂直生长型，牙性Ⅱ类，覆殆 1mm，覆盖 6mm。

由于放射治疗，患者显示出多处非龋性病变（牙齿楔状缺损）、多个牙齿修复和严重的牙齿拥挤。

至于牙周情况，该患者在牙周探诊时出现牙龈出血，因此，在开始任何进一步治疗之前，必须通过进行全口洁治术和根面平整术来保证牙周健康。

患者颞下颌关节活动范围正常，最大前伸运动为 11mm，未发现弹响或功能障碍。触诊咬肌区、颈区或颞下颌关节区均无疼痛感。

耳鼻咽喉科临床检查显示 Mallampati 评分为 3 分。

在使用 Müller 试验进行清醒内镜评估时，他在腭后和舌后部位出现了 3 级阻塞。耳鼻咽喉科决定进行睡眠内镜检查。

药物诱导睡眠内镜显示会厌松弛无力，吸气时向后脱垂，导致气道完全塌陷，这些问题在下颌骨前导（Esmarch 策略）后可被完全解决。

### 5. 诊断

重度非体位性 OSA（AHI 为 55 次 / 小时，ODI 为 38 次 / 小时，最低血氧饱和度 84%，CT<90% 4.1%）。

### 6. 治疗

考虑到 DISE 的结果和患者对 CPAP 的不耐受，我们决定对该患者采取下颌前导矫治器治疗。

MAD 起始位置以 5mm 的垂直打开量和 7mm 的下颌前导量为参考。治疗采用 TAP® Elite 矫治器，以防止睡眠时下颌骨后坠。

矫治器佩戴 15 天后，预约患者复诊并进行检查，以了解不良反应、主观疗效和对 MAD 治疗方案的依从性，然后患者开始调整矫治器（每周旋转一整圈，直到症状消退）。

当前导量达到 8.5mm 时，患者诉日间嗜睡和打鼾有了很好的改善。再次进行 ESS 评估得分为 6 分（图 9–21）。

### 7. 客观结果

矫治器治疗 3 个月后，原位佩戴矫治器随访进行多导睡眠图检查（Ⅲ型 PM Embletta 装置，6 通道）。

检查显示阻塞事件完全解决，AHI 为 4 次 / 小时，ODI 为 1 次 / 小时，最低血氧饱和度为 89%，CT<90% 为 0.2%。在睡眠医师的同意下，决定继续 MAD 治疗。在随后 15 个月的随访中进行了另一次 PSG，其结果十分理想。

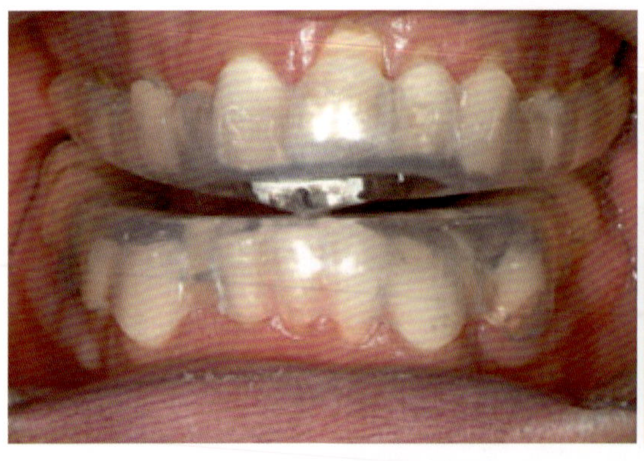
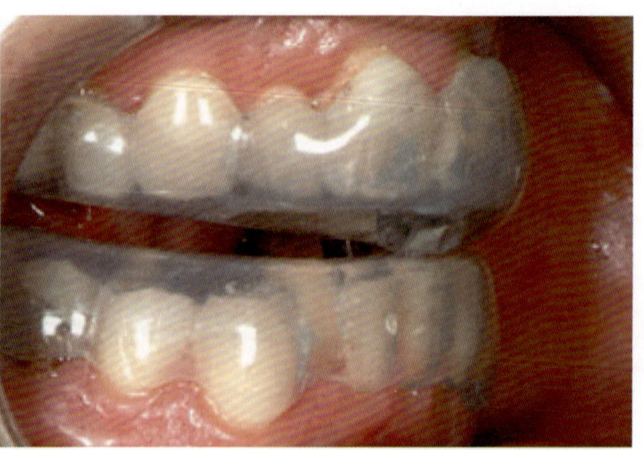

▲ **图 9–21　临床病例 9–2 治疗**

引自 Piccin O, Sorrenti G, Milano F. Two cases of severe obstructive sleep apnea induced by neck radiotherapy treated with an oral device. J Maxillofac Oral Surg 2015; 15(3): 400–403.

## 临床病例 9-3

### 1. 患者主诉

37 岁男性，主诉鼾声大伴日间嗜睡，由神经内科医师转诊。

### 2. 现病史

根据睡眠医生的报告和多导睡眠图检查结果，患者有轻度的体位性阻塞性睡眠呼吸暂停综合征，他主诉打鼾很响并伴有日间过度嗜睡，他的 Epworth 嗜睡量表评分为 11 分（图 9-22）。

### 3. 相关的既往史和现病史

患者否认吸烟习惯，轻度饮酒。患者自诉患有鼻中隔偏曲导致鼻阻力增加。

### 4. 治疗前临床检查及影像学检查

该患者 ESS 评分为 11 分，证实了患者自诉存在的轻度日间嗜睡。家庭睡眠测试评估采用便携式监护仪（Ⅲ型监护仪，Embletta Gold，6 通道），结果显示该患者存在轻度体位性 OSAS。患者的 AHI 为 10 次 / 小时，仰卧位时 AHI 为 15 次 / 小时，非仰卧位时 AHI 为 5 次 / 小时；ODI 为 10 次 / 小时；睡眠期间记录的最低氧饱和度（$O_2Sa$）为 91%：氧饱和度低于 90% 的累计时间百分比（CT<90%）为 0%。他的体重指数为 28kg/$m^2$。

临床检查显示 Mallampati 评分为 3 分，扁桃体分级为 1 级。

患者表现为骨性Ⅰ类，平均生长型，前牙覆?、覆盖在正常范围内（分别为 2mm 和 1.5mm）。

在上下牙弓均发现大量的非龋病变（牙齿楔状缺损）和牙龈退缩。患者床伴报告了其典型磨牙症的噪声，但患者自己没有意识。

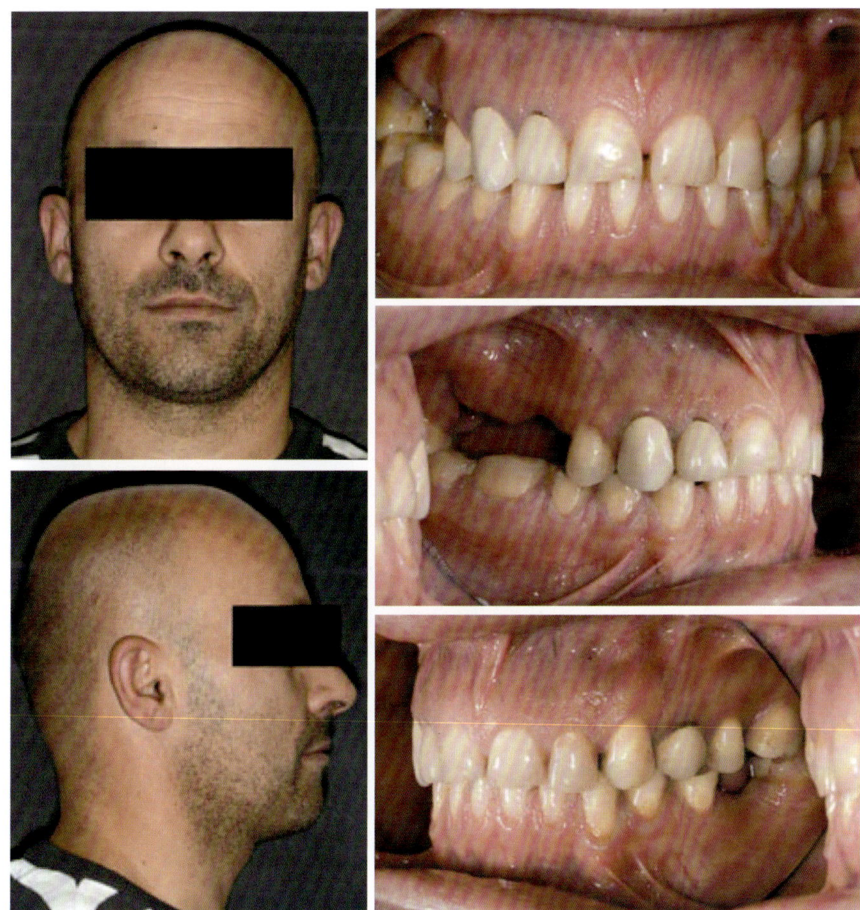

◀ 图 9-22　临床病例 9-3 治疗前

由于15、16牙缺失，46牙因缺乏咬合接触而出现伸长。

12、13、24牙为固定修复体。

患者在牙周探查时出现牙龈出血。

全景片（orthopantomography，OPT）显示全口牙槽骨轻度丧失，轻微牙周附着丧失，37、46牙处出现放射线透射影，经临床探针检查证实为Ⅰ级根分叉病变。

触诊咬肌区、颈区或颞下颌关节区均无疼痛感。患者下颌运动范围正常，最大前伸运动为9.8mm，未发现颞下颌关节弹响或功能障碍。

**5. 诊断**

轻度体位性OSA（AHI为10次/小时，ODI为10次/小时，最低血氧饱和度91%，CT<90%，为0%）。

**6. 治疗**

该患者可以使用体位训练器（NightBalance）或缓冲带进行体位治疗（positional therapy，PT），但患者主要希望解决打鼾问题，而他也在非仰卧位时打鼾。因此在这种情况下，体位治疗只能使整体治疗取得部分成功，所以我们决定用口腔矫治器治疗该患者。

在开始任何进一步治疗之前，必须通过进行全口洁治术和根面平整术来保证牙周健康。经过上述治疗后并依靠患者良好的依从性，牙周参数得到改善，牙周疾病得到了稳定。为保持良好的口腔健康，建议患者每6个月进行一次牙科预防治疗和一次全面口腔检查。

下颌前导矫治器治疗的起始位置以5mm的垂直打开量和5mm的下颌前导量为参考。选择的装置是Forward Leone®。为确保矫治器可以发挥最佳性能，矫治器设计了一个前部的呼吸孔，以提高患者的舒适度，患者表现出鼻阻力增加（由于鼻中隔偏曲），还增加垂直向的弹性力（6oz/170g 3/16英寸）以防止下颌骨在睡眠中后坠。

患者对口腔矫治器的适应良好，除了在矫治器使用的第一周出现暂时性的唾液分泌过多、轻微的牙齿和肌肉疼痛。

矫治器佩戴15天后，预约患者复诊并进行检查，以了解不良反应、主观疗效和对MAD治疗方案的依从性。评估后我们认为患者已经准备好开始调整矫治器。

在下颌前导结束时前导量达到6.5mm时，患者诉日间嗜睡和打鼾有了很好的改善。再次进行ESS评估得分为5.3分（图9-23）。

**7. 客观结果**

矫治器治疗4个月后，原位佩戴矫治器随访进行多导睡眠图检查（Ⅲ型PM Embletta装置，6通道）。检查显示改善十分明显，AHI为0.2次/小时，ODI为0.1次/小时，最低血氧饱和度为93%，CT<90%为0%。在睡眠医师的同意下，决定继续MAD治疗。

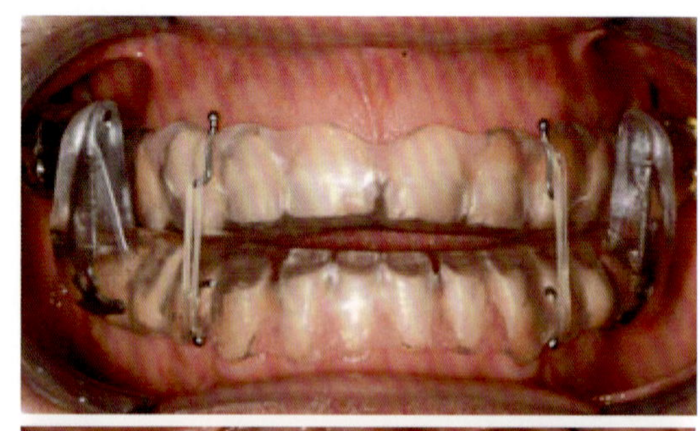

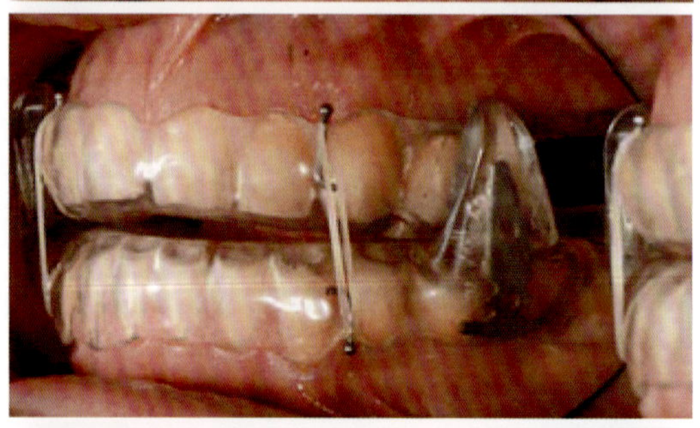

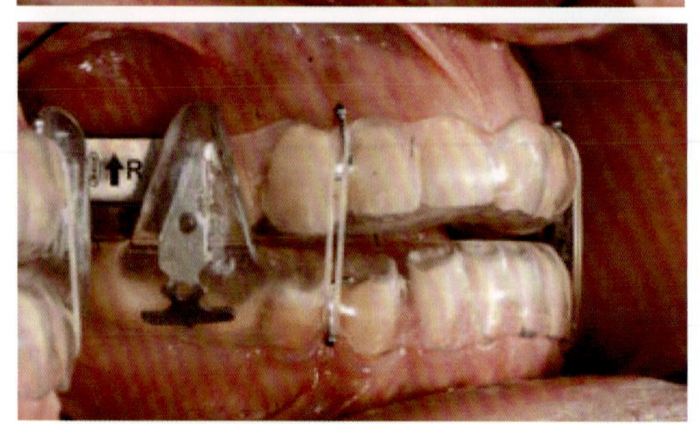

▲ 图9-23 临床病例9-3治疗

## 附录 9-1　睡眠问卷

STOP-BANG 问卷

是　否　打鼾
●　●　你的鼾声大吗（大到隔着关闭的房门都能听到或者你的床伴因为打鼾用肘挤对你）？

是　否　疲劳
●　●　你是否经常在白天感到疲惫、疲劳或困倦（疲劳到你可以在开车的时候睡着）？

是　否　被观察到
●　●　是否被人观察到你在睡觉时停止呼吸或呼吸困难 / 呼吸喘息？

是　否　血压
●　●　你是否患有高血压或正在接受高血压治疗？

是　否　体重指数
●　●　体重指数超过 35kg/m$^2$

是　否　年龄
●　●　超过 50 岁

是　否　颈围是否偏大（以喉结处为参考测量）
●　●　对男士：你的衬衫衣领是 43cm 或更大吗？
对女士：你的衬衫衣领是 41cm 或更大吗？

是　否　性别
●　●　是否为男性

评分标准：

对于一般人群
OSA 低风险：0～2 题回答是
OSA 中风险：3～4 题回答是
OSA 高风险：5～8 题回答是
或 4 个 STOP 问题有 2 个或以上回答是 + 男性
或 4 个 STOP 问题有 2 个或以上回答是 +BMI＞35kg/m$^2$
或 4 个 STOP 问题有 2 个或以上回答是 + 颈围（男性 43cm，女性 41cm）

Property of University Health Network，欲了解更多信息请访问：www.stopbang.ca
改编自 Chung F et al. Anesthesiology 2008; 108:812–21, Chung F et al. Br J Anaesth 2012; 108: 768–775, Chung F et al. J Clin Sleep Med 2014; 10(9): 951–958.

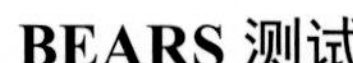

## BEARS 测试

BEARS 的设计目的是提供一种旨在帮助医学生和住院医师在门诊和住院环境中将儿科睡眠史纳入标准病史和体格检查中的实用且用户友好的工具。

BEARS 工具分为五个主要的睡眠领域，为影响 2—18 岁儿童的主要睡眠障碍提供了全面的筛查。

每个睡眠领域都有一套适合年龄的“触发问题”以用于临床访谈。

适合发育阶段的“触发问题”示例

| | 学龄前 2—5 岁 | 学龄期 6—12 岁 | 青少年 13—18 岁 |
|---|---|---|---|
| 入睡情况 | –P<br>你的孩子上床睡觉有困难吗?<br>或入睡困难吗？ | –P<br>你的孩子在睡眠时间上床睡觉有困难吗?<br>–C<br>你上床睡觉有任何困难吗？ | –T<br>你在睡眠时间有入睡困难吗？ |
| 日间过度嗜睡 | –P<br>你的孩子白天看起来过度劳累，经常嗜睡吗？<br>你的孩子还会白天打盹吗？ | –P<br>你的孩子早上起床困难吗?<br>白天昏昏欲睡或打盹吗？<br>–C<br>你觉得特别疲劳吗？ | –T<br>你白天在学校感觉很困吗？<br>在开车时感觉很困吗？ |
| 夜间觉醒 | –P<br>你的孩子在夜间经常醒来吗？ | –P<br>你觉察到孩子夜间经常醒来吗？<br>有没有梦游或梦魇？<br>–C<br>你会夜间经常醒来吗？<br>是否难以重新入睡？ | –T<br>你醒来后是否难以重新入睡？ |
| 睡眠规律和持续时间 | –P<br>你的孩子是否有固定的睡觉和起床时间？<br>是怎样的？ | –P<br>上学期间你的孩子几点睡觉几点起床？周末呢？<br>你认为其睡眠时间充足吗？ | –T<br>上学期间晚上你通常几点睡觉？周末呢？<br>你通常每晚睡多久? |
| 睡眠呼吸障碍 | –P<br>你的孩子夜间经常打鼾或有出现呼吸困难吗？ | –P<br>你的孩子夜间有大声打鼾或有出现呼吸困难吗？ | –P<br>你的孩子鼾声响亮或几乎每晚打鼾吗？ |

P. 父母；C. 孩子；T. 青少年

经许可转载，引自 Judy Owens，MD，PMH

# 第 10 章　分泌性中耳炎

## Otitis Media with Effusion

### 目　标

本章聚焦于一种耳部疾病，即分泌性中耳炎。鉴于这种疾病主要由咽鼓管功能不良引起，因此采用功能性治疗非常有效。本章将深入探讨这种疾病的临床特征、诊断和治疗。

### 关键概念

- 分泌性中耳炎的特征
- 诊断方法
- 治疗方案

分泌性中耳炎（otitis media with effusion，OME），也称为分泌性、卡他性、浆液－黏液性或黏液性中耳炎，是指中耳内出现非化脓性黏液和浆液渗出，并且无急性感染症状和体征（Zielhuis 等，1990）。由于缺乏急性症状，所有很难确定患病率，但流行病学研究表明，至少有 80% 的学龄前儿童曾经历一次或多次 OME（Casselbrant 和 Mandel，1999）。因此，OME 成为儿童期传导性听力减退最常见原因。

这种疾病，通常影响双耳，常于 3 个月内自然恢复，但有 30%~40% 的病例会复发，5%~10% 的儿童 OME 可能持续超过 1 年（Tos，1984；Williamson，1994）。

由于急性症状的缺失，听力减退可能长时间未被察觉，这对孩子的语言发育和学校表现有潜在的影响（Rosenfeld 等，2004）。此外，成年期的某些中耳疾病，如慢性中耳炎和胆脂瘤，与儿童期 OME 发作有关（Tos，1981）。

儿童期 OME 的病因主要是听管［或称咽鼓管（eustachian tube，ET）］功能不良，这种不良可能由机械性或功能性阻塞所致（Serra，2011）。患有 OME 的儿童可能因腺样体增生导致咽鼓管狭窄，进而引发鼻腔和鼻咽部炎症。

鼻塞会导致口面功能异常，如口呼吸、唇肌无力、异常吞咽、面部肌肉张力减退。这种恶性循环促使不良习惯的形成，因此接受腺样体切除手术的儿童仍可能保持口呼吸习惯。

肌功能治疗有助于纠正不良习惯和错误姿势，促进儿童鼻、咽、中耳区域面部和鼻咽部肌肉骨骼的发育（框 10–1）。

## 一、病因与发展

OME 的病因和发展，尤其在幼儿中，主要是听管功能异常造成，这种功能异常可能是机械性或功能性阻塞引起。

机械性阻塞因素包括腺样体和咽鼓管扁桃体（又称 Gerlach 扁桃体）因炎症或过敏导致的肥大和黏膜增厚。这些因素导致中耳通气不足和引流不畅，进而导致中耳炎和机械性听力损失，影响理解和言语的产生。扁桃体活动高峰期在 2 岁左右，正是理解和言语产生的关键时期，因此及时识别 ET 阻塞对出现发音迟缓的幼儿和儿童的影

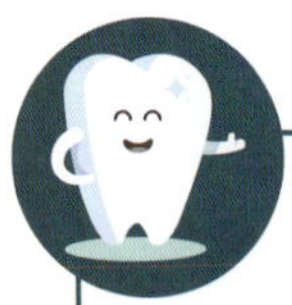

## 框 10–1 知识回顾：听管的解剖与生理学提示

听管（又称咽鼓管）是一种骨–纤维软骨结构，连接耳膜前部与鼻咽部。它包括两部分，位于外侧和后部的骨质部分，镶嵌在颞骨中，以及位于前侧和内侧的纤维软骨部分。这两部分在听管的狭窄部位汇合（图10–1）。

成年人ET总长为35～45mm，其中2/3是纤维软骨，1/3是骨质。鼓室开口直径5mm，咽部开口为8mm。ET倾斜走向，从后向前、从上到下、向后内侧。ET主轴与外耳道呈135°，向外侧敞开。

儿童ET更水平，更短更宽。随着发育，ET的生长与面部质量成正比：3个月时长约21mm，17岁时达到37mm。发育的第一个阶段，从出生到10岁，随着年龄的增长，ET呈纵向生长，纤维软骨的管腔保持扁平。第二个生长阶段为10—17岁，纤维软骨发生重塑，最终在咽部开口形成开放的漏斗状（Ishijima等，2000）。

骨质部分内衬上皮是与鼓膜腔相似的简单鳞状上皮，而纤维软骨的上皮更类似于带有纤毛和黏液腺的呼吸上皮。

此外，ET中含有一种类似肺表面活性剂的物质，由磷脂和糖蛋白组成，它可以降低表面张力，帮助黏液的移动。

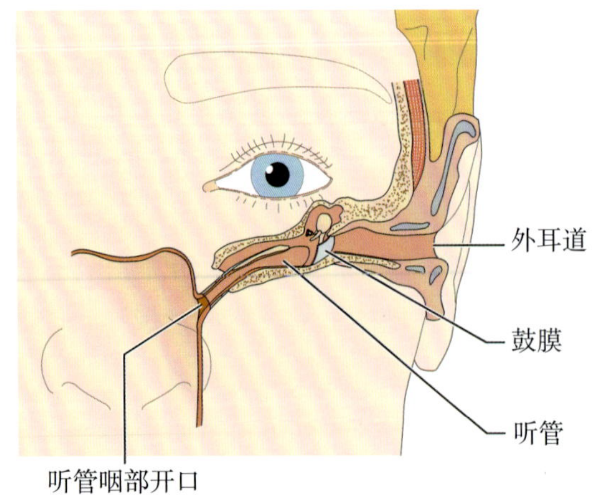


▲ 图10–1 耳部解剖

咽鼓管周围的纤维软骨存在淋巴组织（称为咽鼓管扁桃体或Gerlach扁桃体）。这些活跃的淋巴组织是免疫系统的一部分，在过敏或感染的情况下会肥大，有时甚至堵塞咽鼓管咽部开口，导致中耳通风受阻和液体排出困难。咽鼓管扁桃体是Waldeyer咽淋巴环的一部分，这个淋巴环还包括舌扁桃体、腭扁桃体和腺样体。

由于软腭产生的表面张力和管状软骨施加的弹性压力，ET壁塌陷。ET塌陷管道的激活类似于食管，直到吞咽时，肌肉牵拉才会使管道打开。

静止时，咽鼓管纤维软骨部分的管腔几乎不存在。由于软腭产生的表面张力和听管软骨施加的弹性压力，ET壁塌陷。腭帆张肌和腭帆提肌的活动帮助打开听管。这两块肌肉从颅骨底部延伸到软腭，其纤维与ET的纤维软骨相连。腭提肌受面神经（Ⅶ）、舌咽神经（Ⅸ）和副神经（Ⅺ）支配，腭张肌由下颌神经、三叉神经（Ⅴ）末梢控制。值得注意的是，这些神经还参与咀嚼、吞咽、打哈欠和保护性机制，这有助于ET的开放。

ET主要功能是为中耳提供通气、引流和保护。

通气：在吞咽、打哈欠、咀嚼、说话、咳嗽和打嗝等动作时，腭张肌和腭提肌的活动保证了中耳的通气，确保鼓膜两侧压力均衡，从而保证了听骨和鼓膜（中耳）的最大顺应性。由于腭张肌和腭提肌的收缩，ET软骨打开，鼻咽部的空气被推入鼓室。

引流：通过呼吸道样上皮的黏液纤毛清除机制实现，纤毛摆动将黏液从管腔不断输送到鼻咽部。病毒或细菌感染等病理因素导致纤毛活动改变，这些改变分别引起纤毛上皮的直接损伤和纤毛摆动频率的降低。

保护：ET 在静息时闭合，这是一种防止病原体进入鼓腔的非特异性防御机制，ET 纤维软骨中的淋巴组织也起到保护作用。

响特别重要。最受影响的发音通常是高频音，如“s”“sh”和“f”。

由于 OME 常与上呼吸道感染和微生物（如流感嗜血杆菌）引起的鼓室积液相关，有人猜测这是一种炎症发病机制，即细菌的细胞产物诱导黏液纤毛清除的改变和黏液生成细胞的上皮化生（Qvamberg 等，1990；Rayner 等，1998）。

功能性阻塞因素包括咽鼓管周围肌肉功能减退和异常吞咽（Jonas 等，1978），可能因为异常吞咽不能正确激活舌腭咽肌。

后鼻腔阻塞在导致中耳功能障碍中的作用特别值得关注。它不仅可以作为机械性阻塞因素，长期存在还可能成为功能性障碍因素；实验研究表明，慢性鼻呼吸阻塞会导致颅面发育、ET 和管周肌肉异常（Maurizi 等，1998；Scarano 等，2003）。

目前普遍认为，复发或持续性 OME 患者的局部和（或）全身免疫介导反应的减弱与中耳通气不足有关（Straetemans 等，2001）。

咽鼓管阻塞导致鼓室通气减少、血管扩张、血管通透性增加和淋巴滞留，进而产生鼓室内积液。此外，鼓室气体成分的改变（氧气重吸收，二氧化碳水平上升）导致鼓室黏膜组织病理改变（黏液细胞化生）。

## 二、临床诊断

中耳炎在儿童中更常见，通常随着时间推移和咽鼓管解剖结构变化及淋巴组织缩小而消失。但对某些人而言，风险依然存在，尤其是患有唐氏综合征、脆性 X 综合征、特纳综合征、威廉姆斯综合征、腭裂和其他颅面畸形的人。有些慢性过敏或易感染的患者甚至在成年后也可能发生中耳炎。

由于缺乏明显的急性感染症状，OME 的进展相当隐蔽。在幼儿和儿童中，以下行为可能提示存在中耳炎、中耳积液和 ET 引流不畅。

- 注意力不集中。
- 希望电视或收音机的声音比平时大。
- 误解指令。
- 精神萎靡。
- 不明原因的易怒。
- 拉扯或抓挠耳朵。

成年人更能描述自己患有 OME 时的其他症状，如自听增强、听音不清、耳鸣和耳胀。

就诊的原因通常是孩子语言发育迟缓，更常见的是家人怀疑孩子听力损失。耳痛一般被忽视，在初期出现，由鼓膜神经末梢的牵拉引起。有些临床病例，OME 直到孩子小学阶段的前几年才被注意到，此前未被察觉的 OME 表现为学习障碍。因此，只有通过正确的病史，辅以仔细、客观、结构化的临床检查和诊断工具，才能了解问题的严重性并随时间跟踪其进展。

耳镜检查证实鼓室内有气泡或气液平面的特征性渗出（图 10–2）。在慢性病例中，黏液分泌物使鼓膜呈现特有的黄色 – 琥珀色（胶耳）。血液积聚使鼓膜变蓝。随着时间推移，可能发生结构改变，如鼓膜的回缩和瘢痕。

常见的 ET 功能障碍和听力损失的客观检测方法包括听力测试、鼓室测量和声反射测量。听力测试通常显示 20～40dB 的中度传导性听力损失，主要影响高频噪音和语音，如“s”“sh”“f”等语音（图 10–3）。鼓室图（阻抗测试的视觉表示，以及声反射测试）显示异常平坦的阻抗曲线（B 型），表明中耳积液，鼓膜不动。阻抗测试测量声音（或测试中的气压）的传输能量，需要从耳道、鼓膜、听骨，到鼓膜张肌（由第Ⅴ对脑神经调节）和镫骨肌（由第Ⅶ对脑神经调节）、耳蜗、第Ⅷ对脑神经和脑干整个系统的完整性。声学反射测试则用于检测第Ⅶ对脑神经（面部）、第Ⅷ对脑神经（前庭蜗神经）和听脑干神经通路的完整性。

## 三、治疗

治疗方案将根据患者的年龄而有所不同。对于婴儿，直立姿势母乳喂养有助于避免急性中耳炎反复发作，这种情况在婴儿中很常见，超过60%的婴儿在出生第1年内发生（Norhayati等，

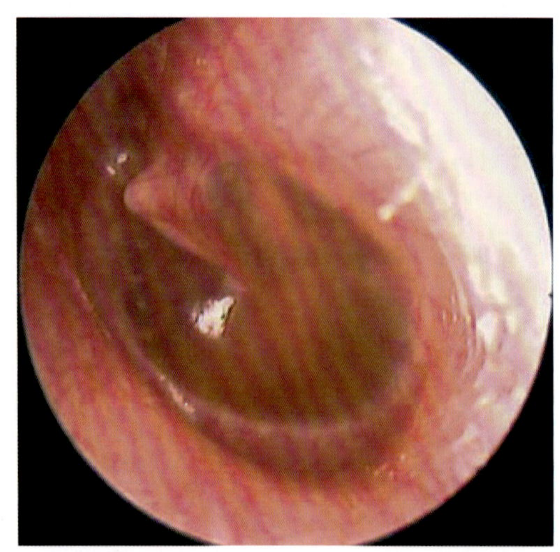

▲图10-2 分泌性中耳炎耳镜观察：鼓室内渗出和水气泡存在

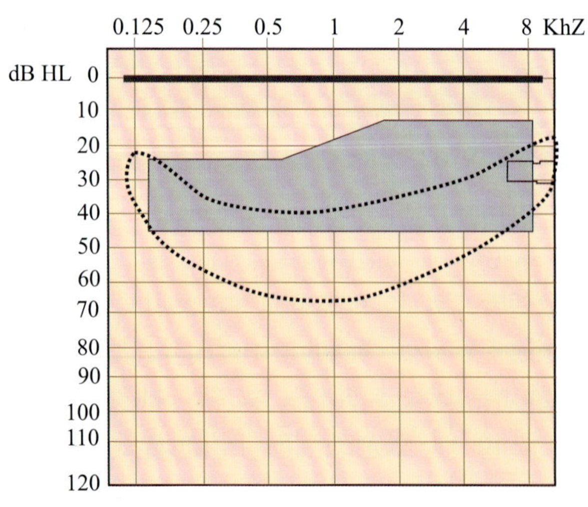


▲图10-3 听力图的语言表示：灰色区域对应分泌性中耳炎听力损失，主要在高语音频率和低声音强度时更明显，而虚线区域对应正常会话中的声音强度

经许可转载，引自Schindler et al. Foniatria, Masson, 1995

2015）。考虑到婴儿的年龄，只能采用药物和对症治疗。这种医疗方法也适用于幼童、儿童，甚至成人。继发于ET功能障碍引起的OME常见医疗方法包括药物治疗、引水通气法和手术。

### （一）药物治疗

药理学方法依赖于药物，如类固醇类抗炎药减轻ET水肿；在怀疑过敏为主要病因时使用抗组胺药；黏液溶解药和调节药帮助稀释黏液并刺激黏液纤毛清除；减充血药可减少鼻、鼻咽和ET黏膜肿胀；抗生素用于预防细菌感染，但应谨慎使用，以避免耐药性和显著不良反应。

一些指南表明，使用这些药物的临床疗效有限且维持时间短（Rosenfeld等，2004）。基于这个原因，也考虑到OME自然消退的巨大变异性，对于没有语言发育延迟风险的儿童，在首次症状或诊断出现后3个月内采取等待和观察的方法是合理的。

### （二）引水通气法

将温硫磺水注入ET，有助于清除黏膜纤毛，并干燥中耳和ET分泌物。这种方法称为Politzer法或ET导管插入术。

### （三）手术治疗

手术治疗主要针对OME的症状，适用于OME导致持续传导性听力损失至少4个月的病例，以及有语言和学习延迟风险和鼓膜结构改变的病例。

首选的手术方法是放置经鼓膜引流管［通常称为压力平衡管或PE管（pvessure equalization tube）］，将其插入鼓膜，允许中耳直接通过外耳引流和通气，而不通过ET。腺样体切除术伴鼓膜切开术（鼓膜切口），放或不放置PE管，仅适用于之前放置PE管后需要重复手术的儿童（Rosenfeld等，2004）（图10-4）。然而，安置PE管的做法存在争议（Kubba等，2000；Rovers等，2005）。事实上，经鼓膜引流并非没有潜在并发症，如化脓性中耳炎、鼓膜穿孔、鼓膜收缩和瘢痕、鼓膜萎缩和鼓膜硬化症（Vlastarakos等，2007）。此外，安置PE管不能改善中耳功能障碍（van Heerbeek等，2002）。

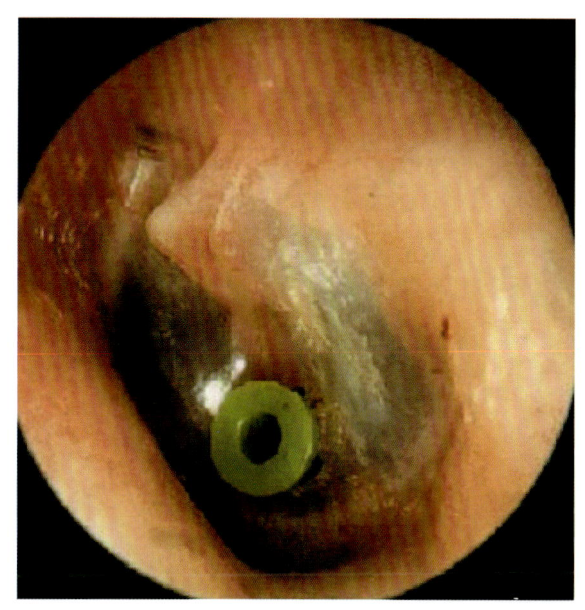

▲ 图 10-4 置压力平衡管经鼓膜引流

## 四、咽鼓管康复

咽鼓管康复（eustachian tube rehabilitation，ETR）是一种功能性重塑方法（Gersdorff 等，1986；Lederlè 和 Kremer，1989；Dauly 和 Beauvillain de Montreuil，1992；Buratti 和 Cusaro，1991；D'Alatri 等，2012；Picciotti 等，2017）。尽管许多研究样本量较小，并且使用的方法科学性较弱（Howen 等，2005；Schilder 等，2017），但它们均获得良好效果，使得对治疗的有效性进行更广泛和严格的研究有了保证。

由于这种方法需要孩子能够遵循指令并进行治疗性训练，因此听管功能恢复不适用于 5 岁或 6 岁以下的儿童。

咽鼓管康复结合了治疗目的和预防目的；后者尤其重要，因为 OME 的特征之一是容易复发。ETR 治疗适用于儿童和成人；对于成人，在中耳手术前，如果术前诊断为咽鼓管功能障碍，ETR 尤其有用。

儿童容易患上 OME，与成人相比，他们的 ET 更短、直径更小、位置更水平，并且管腔被淋巴组织包围，易于肥大阻塞耳道入口。这些因素导致 ET 更多地参与所有影响鼻子和鼻咽部的炎症过程，分泌物更容易从鼻咽部上升到鼓膜腔，引流更困难。此外，儿童经常有口呼吸和异常吞咽等口面部功能改变，以及擤鼻涕和嗅吸等有害行为，这些因素在 OME 的发展中起重要作用。

口呼吸不仅仅在鼻阻塞时发生。患有腺样体肥大的儿童习惯性口呼吸，即使在腺样体切除后，仍继续口呼吸。这是由于随着时间的推移，鼻阻塞导致面部肌肉组织张力减退和（或）颌面部骨骼改变（腭盖高拱上牙弓窄缩，导致下颌骨功能性后缩）。实验研究表明，后者不仅改变颅面和颅底的生长，也改变 ET 和耳外部肌肉的发育（Maurizi 等，1998；Scarano 等，2003）。

口呼吸导致吞咽的数量和质量改变。事实上，它导致唾液流量减少，进而引起黏膜干燥和自主吞咽次数减少。

听管在吞咽时生理性打开，口呼吸者打开频率较低。此外，口呼吸经常与异常吞咽相关，会对听管功能产生负面影响。

尽管嗅吸是清除后鼻腔积聚黏液的正常生理反应，但通常这种行为是令人讨厌的，因此不鼓励儿童和成人这样做。经常嗅吸的患者，ENT 可能会开处方或推荐局部减充血喷鼻剂、鼻洗涤剂，盐雾或增加定期补水。

咽鼓管康复是复杂肌功能治疗的重要组成部分，旨在纠正改变呼吸和吞咽模式。具体来说，ETR 包括具有双重目的的训练。

- 防止发生感染（鼻部清洁）。
- 促进咽鼓管开放（积极使用管周围肌和腭咽括约肌，进行自我充气）。

咽鼓管康复包括至少 10 次门诊治疗，每周 2 次，每次 45min。治疗期间进行的训练患者在家每天至少重复 2 次。对于儿童患者，家长的参与至关重要，他们需要确保孩子在家中正确地进行训练。对于儿童患者，ETR 的成功取决于孩子和家长的共同努力。一般 5 岁以下的孩子很难取得良好合作。

ETR 期间的推荐训练如下文所述。通常，第六阶段后会增加新的训练。此外，每阶段开始前，需要重复上一次的训练，这一点非常重要。

## 咽鼓管康复治疗

### 第一阶段

言语治疗师利用示意图向孩子和家长简明地讲解鼻、听管和耳朵的解剖和生理学，并阐明治疗目的。强调鼻部清洁和正确呼吸的重要性，特别关注以下几个方面：①学习正确擤鼻；②控制鼻翼的活动；③消除嗅吸习惯；④训练鼻 – 腹式呼吸法；⑤每天使用盐水冲洗鼻腔。

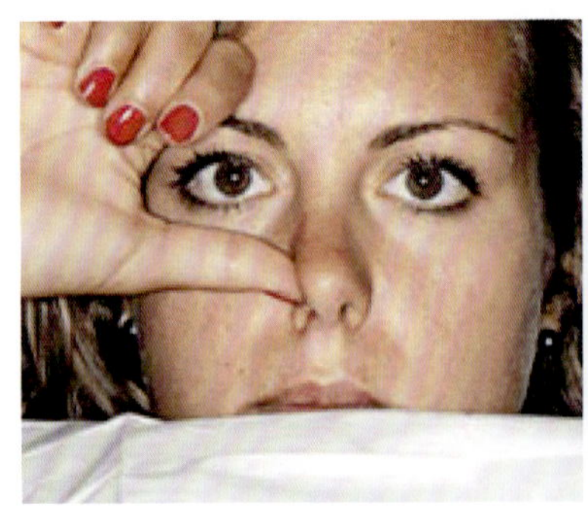
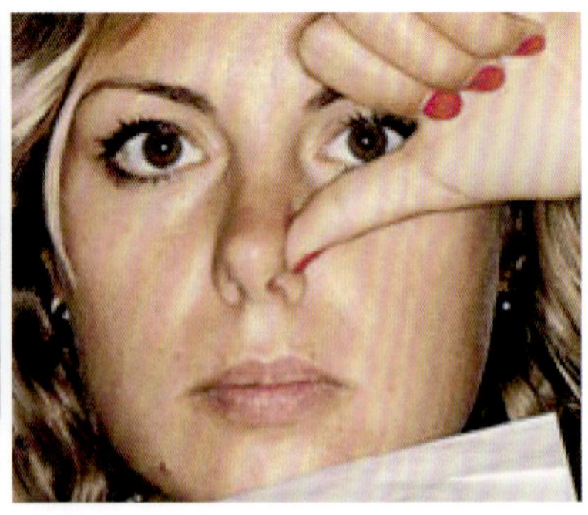

**擤鼻子训练**：用拇指堵住右鼻孔，用另一个鼻孔用力呼气；再换成左鼻孔重复。最后同时用两个鼻孔擤鼻子，确保鼻子彻底清洁

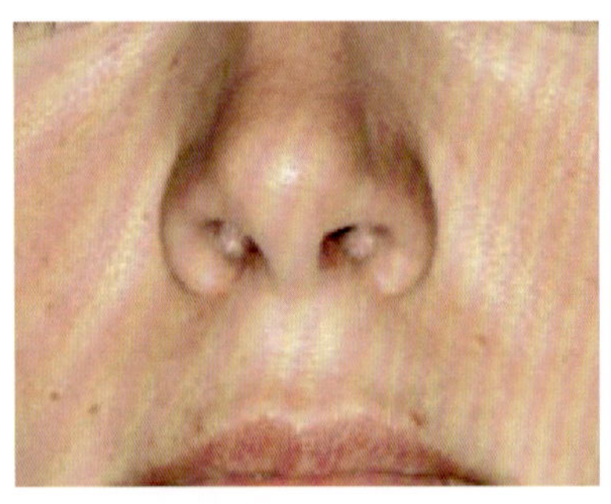

**“生气的公牛”训练**：大力吸气并从嘴呼气，注意吸气时鼻翼的张开

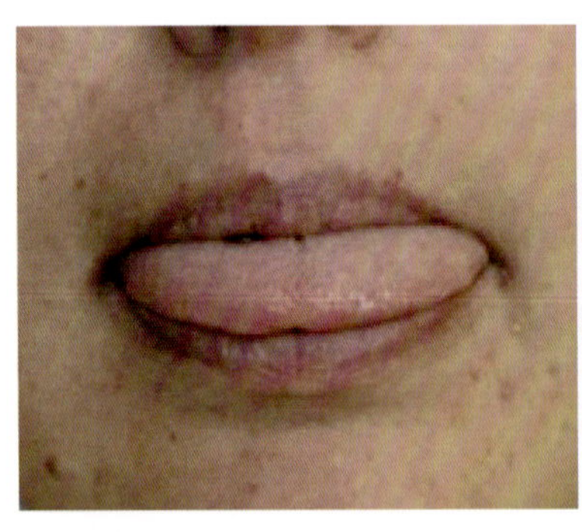
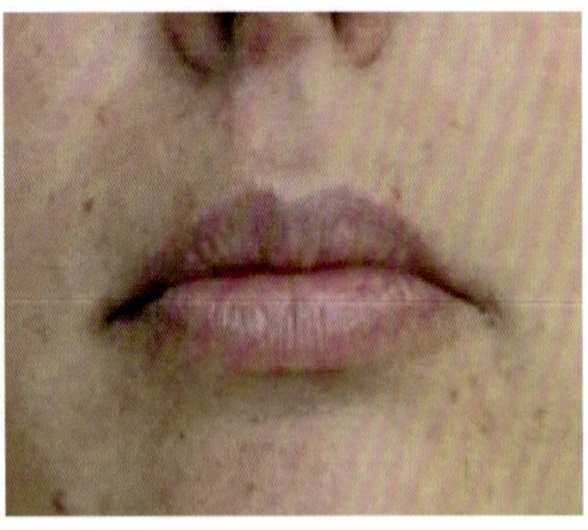

**Masako 训练（舌制动吞咽法）**：喝小口水，轻咬舌尖并吞咽。最好在镜前训练，确保吞咽时面部肌肉不动，头和颈部不前倾

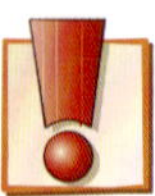

注意：在治疗过程中，推荐使用口香糖促进咀嚼，有助于增加唾液分泌和吞咽频率，促进管周肌肉的激活，助力听管的开放（Kapila 等，1984；Kouwen 和 Dejonckere，2007）。

## 第二阶段

第二阶段开始，建议加强管周肌锻炼，帮助打开 ET，恢复其通气和引流功能，锻炼分为舌、下颌、软腭和打哈欠。

### 1. 舌训练

依次进行以下训练。

- 舌向颏部方向伸展再后退：舌尖必须黏附在口底，然后收回。
- 刷腭：舌前后移动至软腭，反之亦然。
- 舌沿着嘴唇边缘旋转。
- 弹舌。

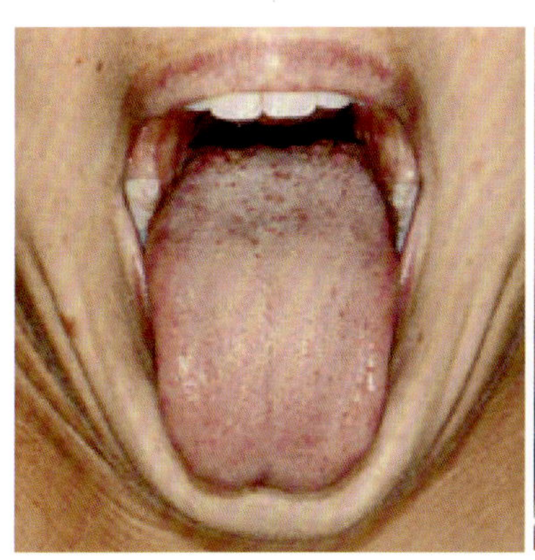
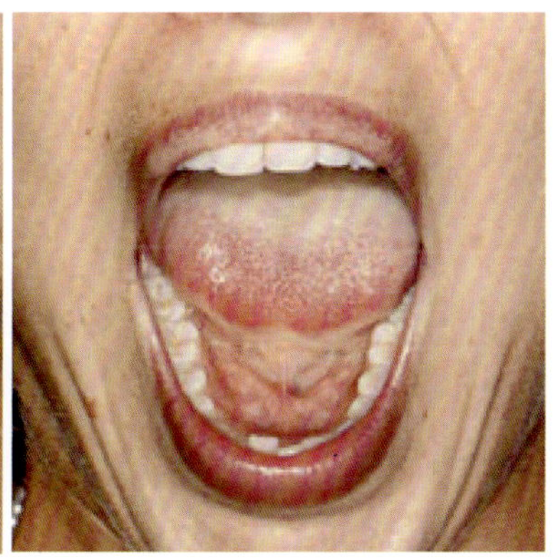

**舌伸缩训练：**舌向颏部方向移动，然后向后收回

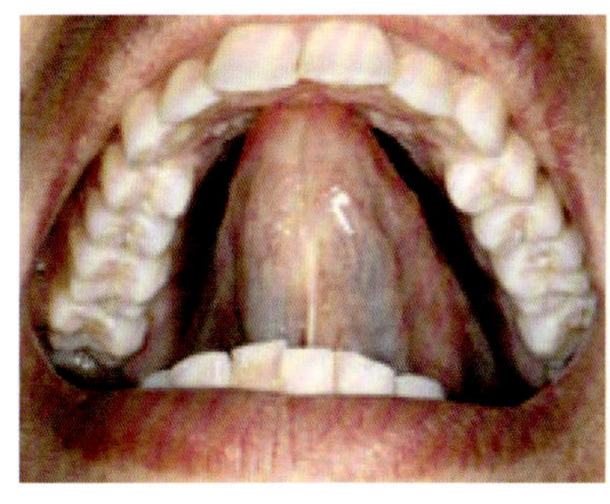
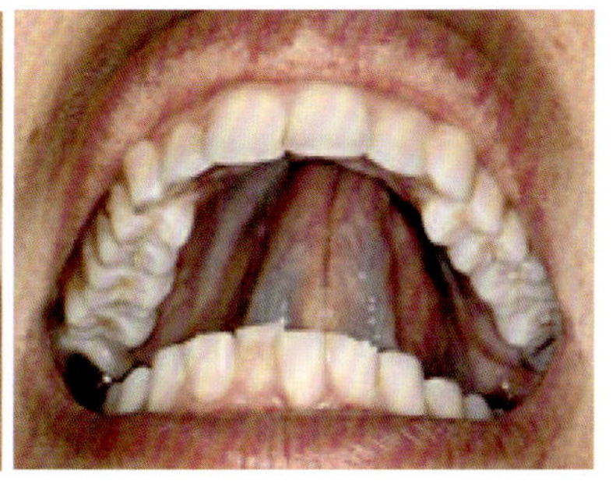

**刷腭训练：**舌刷过上腭

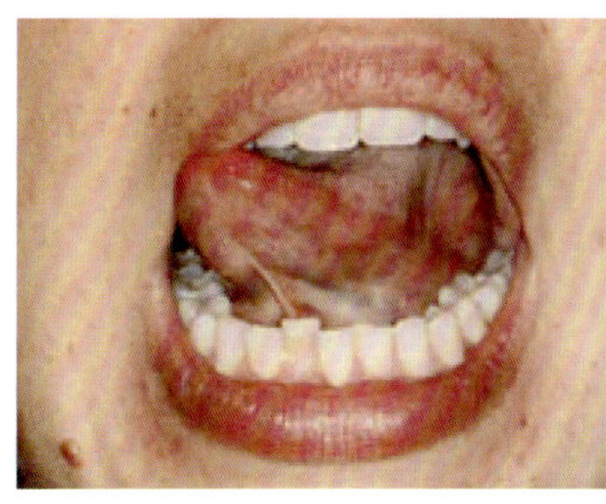
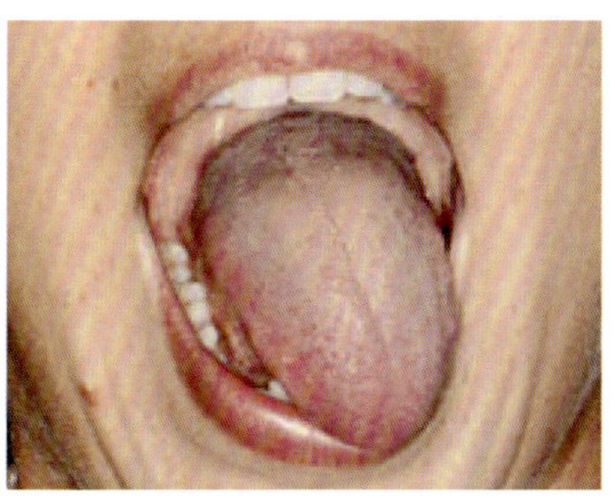

**旋转（环绕）训练：**舌沿嘴唇边缘旋转

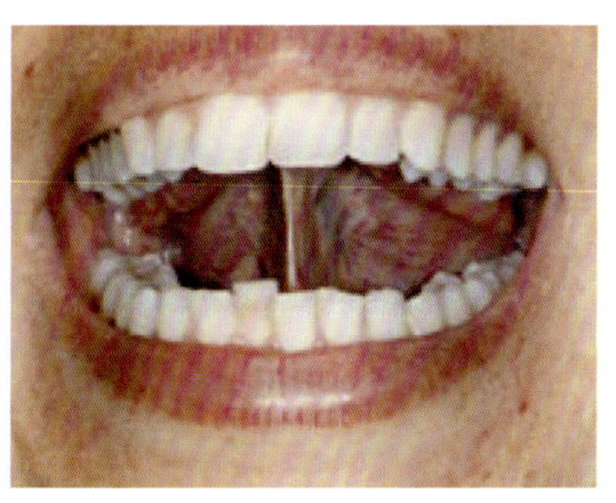

**“马”（模仿马蹄声）：**舌放在上腭，弹舌发出“嗒嗒”的声音

### 2. 下颌训练

依次进行以下训练。

- 反复张开和闭合嘴巴。
- 保持唇部静止，左右横向移动下颌。
- 下颌进行正面的旋转移动。
- 反复前伸和后缩下颌。

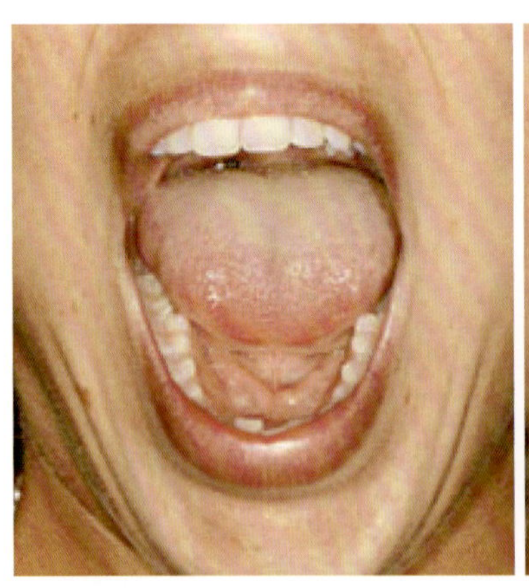
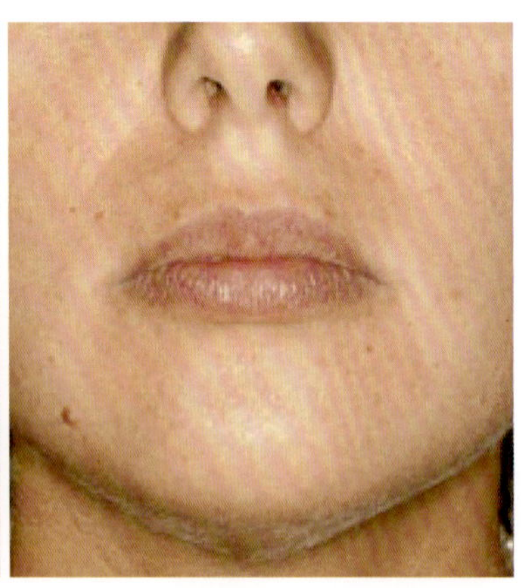

**打哈欠训练：**打哈欠或刚开始打哈欠，直到听到"砰"声。打哈欠或刚开始打哈欠可以闭着嘴进行

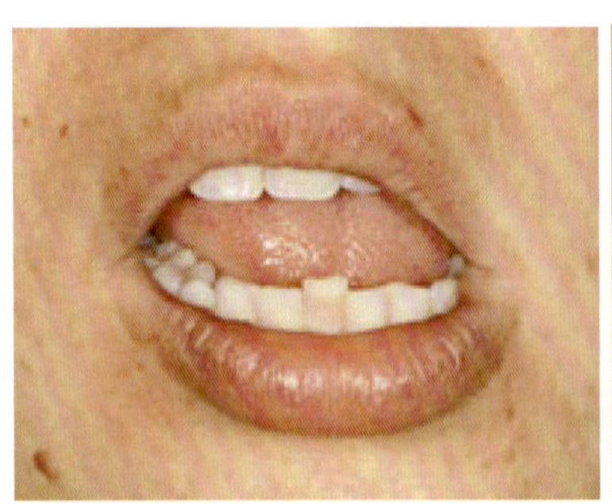
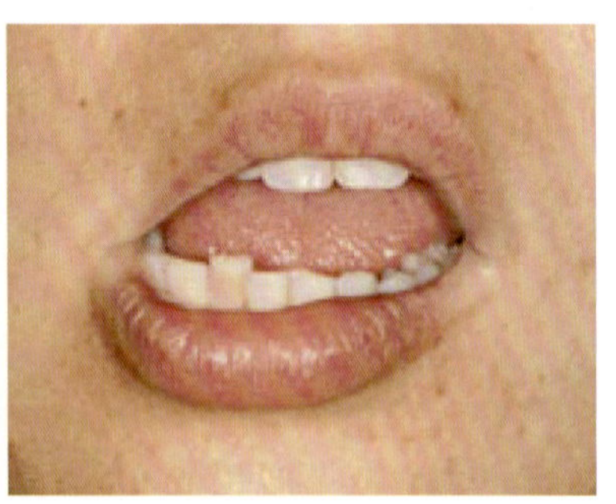

**下颌"之"字形移动训练：**下颌从右到左横向移动

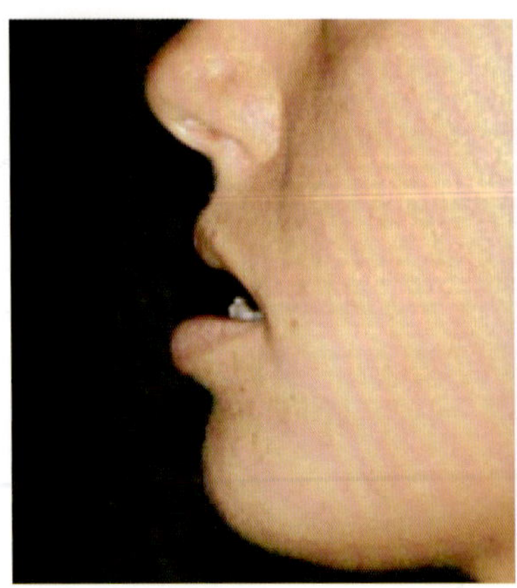
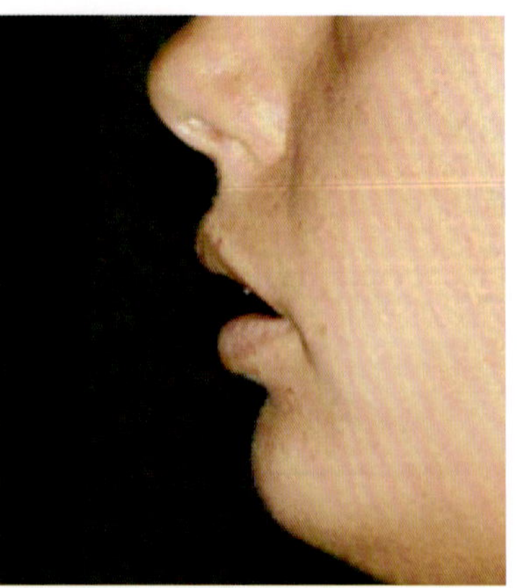

**前后移动下颌训练：**下颌前后多次移动

## 第三阶段

### 1. 软腭训练

依次进行以下训练。

- 简单的吹气动作。
- 噘嘴吹气。
- 用不同音调重复短促且有力的 /ah/。
- 重复与所有元音相关的辅音 /k/ 和 /g/。

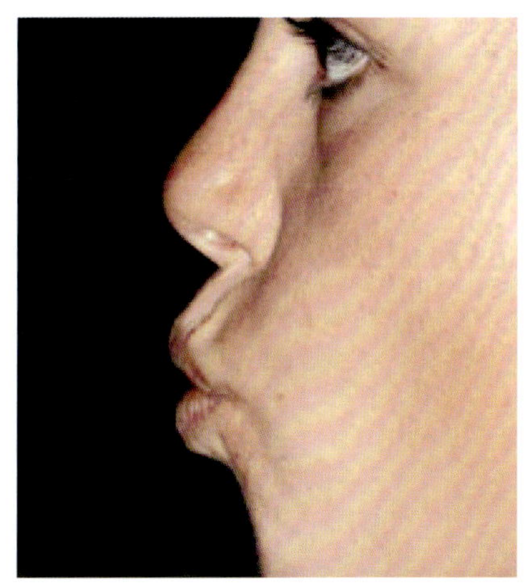

**闭嘴吹气训练**：嘴唇闭合的状态下尝试吹气

### 2. 舌和软腭训练

连续进行以下动作。

- 伸舌：舌伸出并使舌肌收紧，舌必须要远离嘴角。
- 舌从左向右移动。
- 将舌放回口底。
- 发出短促且有力的声音，单独或结合软腭辅音。

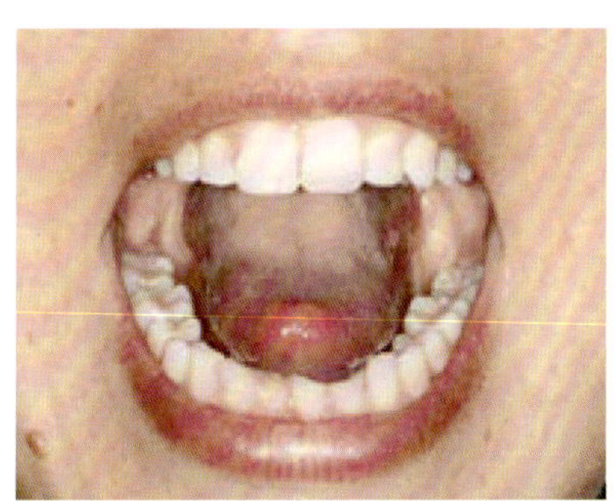

**舌训练**：伸出舌（远离口角，同时收紧舌肌）

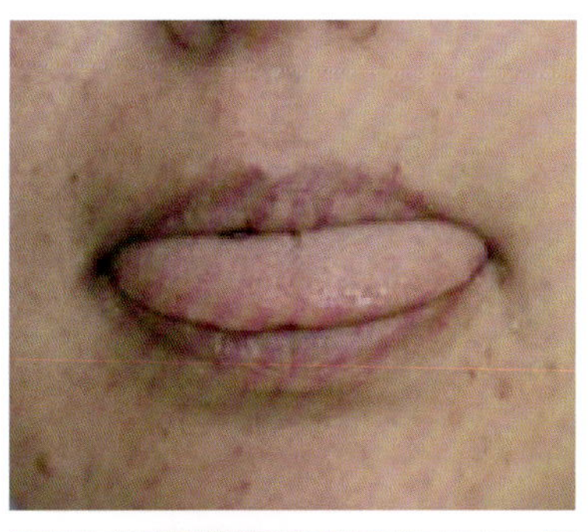

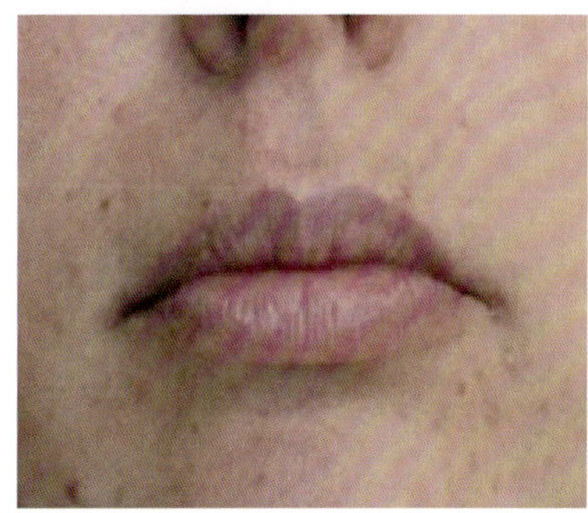

**Masako 训练**：喝小口水，轻咬舌尖，并吞咽，在镜前操作，确保吞咽时面部肌肉不动，头和颈部不前倾

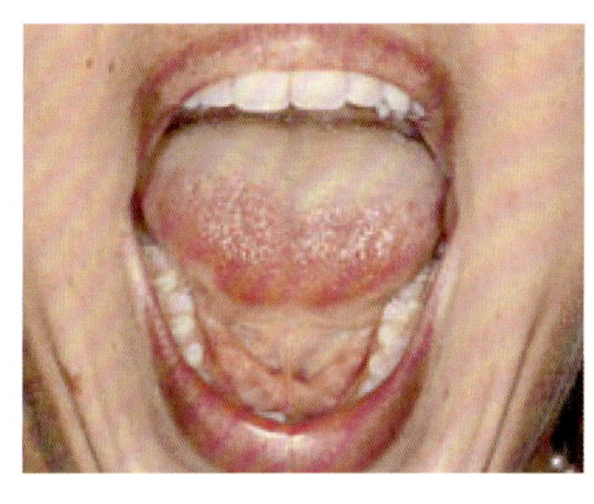

**舌休息**：舌放在口底

### 3. 舌、下颌和软腭训练

连续进行以下动作。

- 下颌前伸。
- 舌后缩。
- 将舌复位回口底。
- 发出短促且有力的声音，单独或结合软腭辅音。

### 4. 呼吸训练

- 交替使用两个鼻孔用力吸气，尽量发出声音，然后张嘴慢慢呼气，好像在叹息。
- 用两个鼻孔进行缓慢地深吸气，接着快速用力呼气。

## 第四阶段

加入其他双鼻孔呼吸训练。

- 用力吸气/用力呼气。
- 进行一系列短促且有力的吸气和呼气。

## 第五阶段

开始引入单鼻孔呼吸训练，用于吸气的鼻孔在呼气时关闭。

- 慢慢深吸气/用力呼气。
- 用力吸气/用力呼气。
- 短促而重复的用力吸气/呼气。

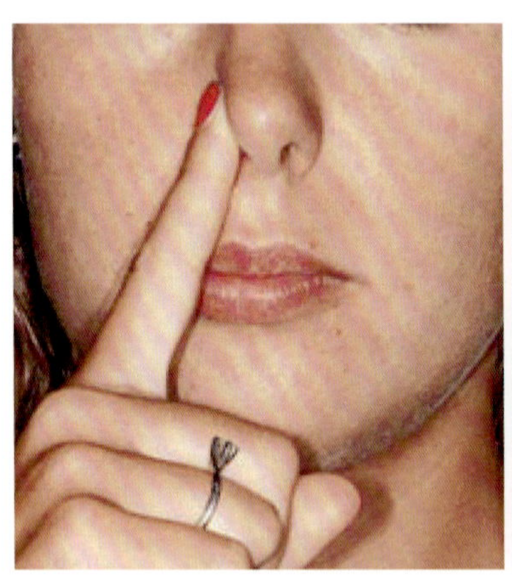
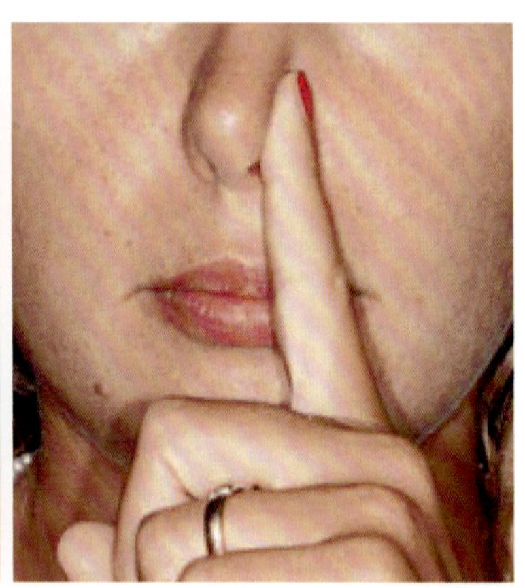

"单鼻孔呼吸"训练（触摸你的鼻）：闭住一个鼻孔，另一个鼻孔出气；交替使用鼻孔

## 第六阶段

**1. 液体吞咽训练**

口中含有液体，用示指拇指捏住鼻子。低头使颏部触碰到胸骨，然后用力吞咽。

**2. 自我充气训练**

自我充气训练不应在急性炎症期进行，通常在康复过程的中期进行。

- Valsalva 训练：深吸气后，闭住鼻子和嘴巴屏住呼吸，最后用力呼气。
- Mysuria 训练：闭嘴、口内充气鼓颊；一只手捏住鼻子，另一只手轻按脸颊，将空气推向口腔后部，同时吞咽。

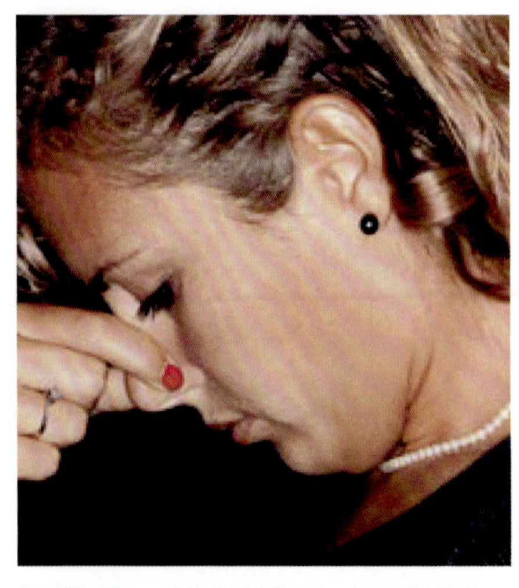

吞咽训练：手指捏紧鼻子，颏部靠着胸骨，用力吞咽液体

除了这些经典的自我充气训练，儿童使用自我充气装置也是有用的，如一个安装在支架上的充气气球，插入一个鼻孔中。闭口并堵住侧鼻孔，用力呼气，以充气球。这种趣味性训练对孩子特别有吸引力。

## 第七阶段至第十阶段

重复上述所有训练。

流程图 10–1 总结 OME 知识点。

**流程图 10–1　OME 知识点**

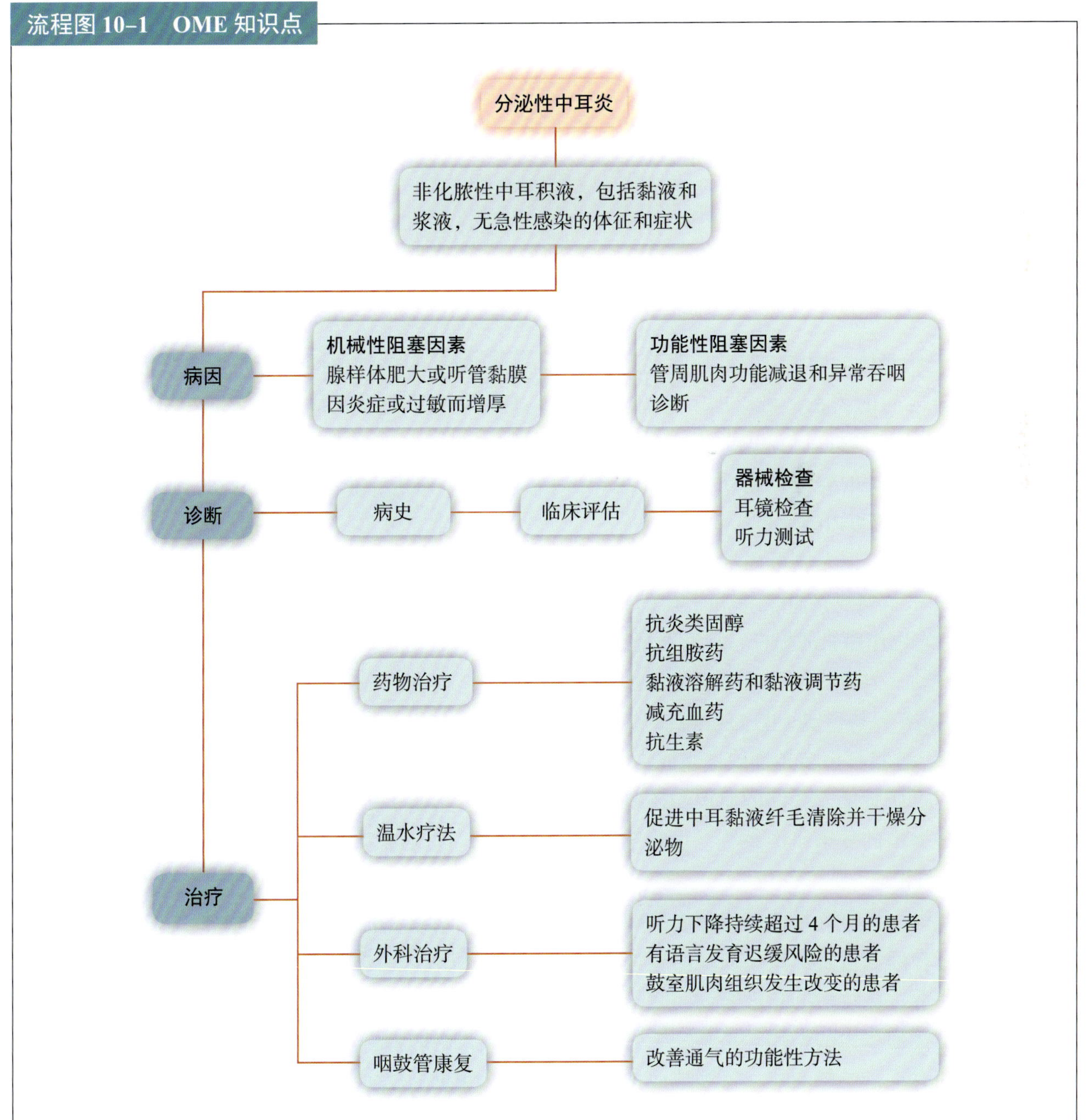

# 第 11 章　姿势和咬合的关系

## Relation between Posture and Occlusion

### 目　标

在本章我们将关注一个更为广泛的领域，即口面复合体与身体其他部位之间的关系，特别是身体姿势与口腔咬合问题之间的关联。主要探讨人体这一复杂系统中的不同结构间通过肌筋膜链而形成的整体联系。尤其是姿势变化与咀嚼系统的功能障碍密切相关，需要我们采用特殊的方法进行诊断。

### 关键概念

- 姿势与咬合间的关系
- 肌肉链与咬合 / 姿势间的关系

“姿势”是指身体与周围空间的位置关系，以及身体各部分之间的关系，可以理解为直立位、坐位和卧位（俯卧位、仰卧位和侧卧位）。

通常，我们所指的姿势是直立位，这是作用在骨骼上的力量对抗重力的结果。

从这个角度而言，人体可以被看作是一个脚手架，一个由一系列连接杆支撑和平衡的框架。我们也可以把它比作船帆的桅杆，尽管桅杆很高，船也在不断移动，但桅杆上的升降索能通过各个方向的牵拉使桅杆保持稳定（图 11–1）。

在人体中，连接杆由多条筋膜链组成；因此，不仅要考虑通过肌腱插入骨骼的肌肉，还要考虑插入到筋膜环境中的复杂肌肉系统，这些系统彼此连接并与骨骼相连。

筋膜可被视为将所有身体结构相连接的三维网络：其内有神经和血管穿过，通过间质液进行营养交换来供养；从运动的角度来看，它不仅起到支撑和被动传递张力的作用，还是一个真正的智能网络，拥有丰富的感受器，持续地向神经系统提供信息。

肌筋膜链的协同张力与拮抗张力是紧张性姿势系统持续适应的结果，这是一种高度复杂的控制机制，它接收来自各种感受器的信息，并控制效应器来响应来自身体和环境的刺激。

视觉、听觉、皮肤、前庭器官、肠道感受器，以及肌肉、肌腱和关节的感受器不断提供有关系统状况的信息。这些信息包括以下内容。

- 足底的压力。
- 与姿势有关的肢体位置。
- 与躯干相关的肢体位置。
- 与肢体相关的躯干位置。
- 与躯干相关的颈部位置。
- 与头部运动和位置相关的眼球运动。
- 下颌和舌体的位置。

所有这些信息都在上部中枢（如前庭神经核、脑室和网状结构）进行整合和处理，以帮助确定身体在空间中的位置和运动感觉，并通过效应器（即控制眼球运动的神经核和指挥骨骼肌的锥体和锥体束外通路）处理运动反应。

其目的是在任何情况下身体都能做出最经济、

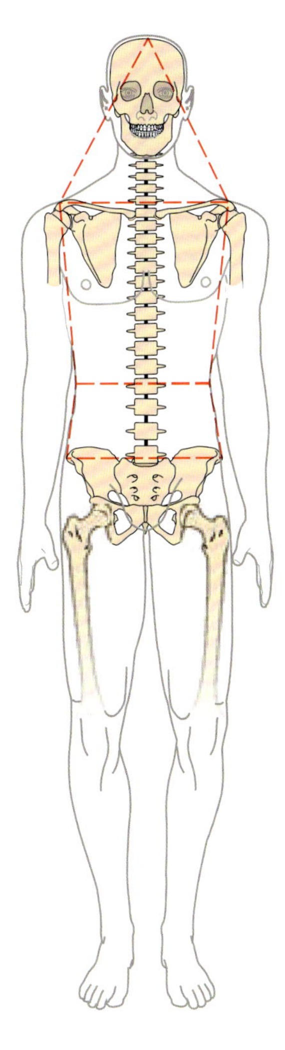

◀ 图 11-1　竖脊肌作为船帆桅杆和桅杆模型
骨盆基部相当于船的甲板，横线相当于桅杆，连接线和肌肉束相当于缆绳（引自 Benninghoff，1954）

有效的姿势，无论在运动状态还是静止姿势位都能以最小的能量消耗行使拮抗重力的功能。

为了节省能量，身体必须在三个空间平面（矢状面、冠状面、水平面）上都保持良好的一致性，避免任何失衡，重心过度向某一方向移动会迫使肌筋膜链长期处于紧张状态，以对抗重力的作用。

## 一、身体外形线和平衡

评估姿势时需要考虑哪些参数?

直立位时应在三个参照平面上观察身体各部分之间的一致性，以及身体整体与空间的关系。

可以使用体位镜或铅垂线来确定重力线。有关人体主要重力线的描述，见表 11-1。

## 二、肌筋膜链与平衡

法国物理治疗师 Françoise Mézières 是最早探讨肌肉链的人之一。他定义了四条基础动力链：颈前链、臂链、前内链和后链。这四条动力链可以控制姿势，它们的收缩会导致姿势失衡。

最近，Thomas W.Meyers（2006）将肌筋膜链定义为一个系统，在这个系统中，每块肌肉被结缔组织包裹并通过结缔组织与其他肌肉连接，通过相互力传递机制发挥作用；结缔筋膜充当机械传感器，记录姿势和运动模式，并参与运动协调。

根据 Meyers 的观点，后表面链由前表面链平衡，两者共同决定了矢状面上的姿势（图 11-2 和图 11-3）。

侧链对抗侧向的不平衡，决定正面的姿势和动作（图 11-4）。

螺旋链管理所有平面上的姿势和运动，而功能链则管理复杂的运动，如体育运动（图 11-5）。

深层前链为姿势和动作提供稳定的支撑，而上肢链则通过其重量和与躯干的解剖连接影响姿势。

## 三、姿势与错殆畸形的关系

下颌和舌体可提供它们与紧张性姿势相关的位置信息。

口颌系统对姿势有很大的影响，因此在三个空间平面上姿势的改变与咀嚼系统的功能障碍之间有着密切的关系。

### （一）矢状面

在矢状面上，下颌骨结构和牙齿咬合会影响头部和肩胛骨的位置，从而影响前后向上肩胛带和骨盆的位置关系。

Ⅰ类咬合引导肩部和骨盆之间形成良好的关系（图 11-6A）。

Ⅱ类咬合会使头部和肩部前移，导致肩胛带相对于骨盆前移（图 11-6B）。

Ⅲ类咬合会导致头部和肩部向后移动，从而使肩胛带相对于骨盆后移（图 11-6C）。

矢状面上的张力是由舌、舌骨（以及下颌骨）

表 11-1　人体主要外形线

| 平　面 | 线　条 | 描　述 |
|---|---|---|
| 冠状面 | 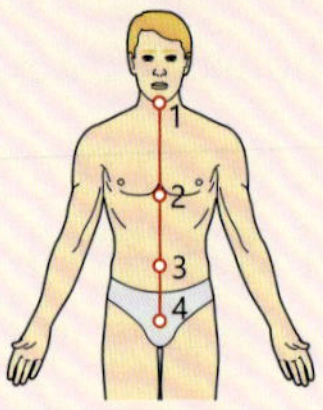 | 1. 颏部<br>2. 胸骨剑突<br>3. 肚脐<br>4. 耻骨联合 |
| | 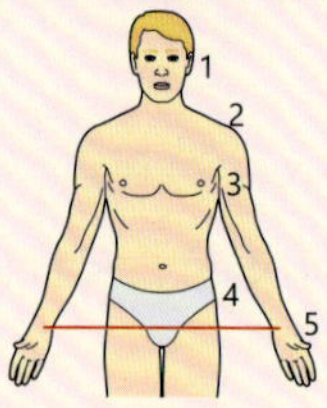 | 1. 双瞳线<br>2. 双肩峰线<br>3. 乳间线<br>4. 双髂线（连接髂前上棘的水平线）<br>5. 手腕线 |
| | 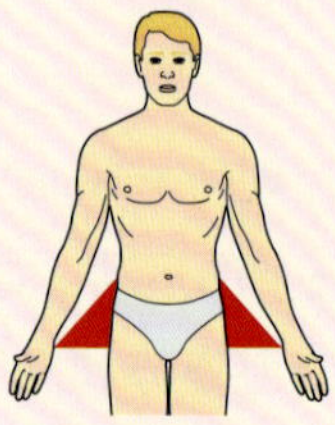 | 可以评估手臂之间的空间以及腰部和臀部的轮廓。这个空间大致呈现为一个不等边三角形，应该左右对称。这个空间在脊柱侧弯的人群中往往是不对称的，而在超重的人群中则可能不存在 |
| | 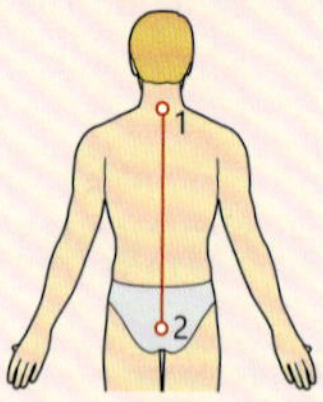 | 1. 隆椎突起（$C_7$）<br>2. 臀沟 |
| | 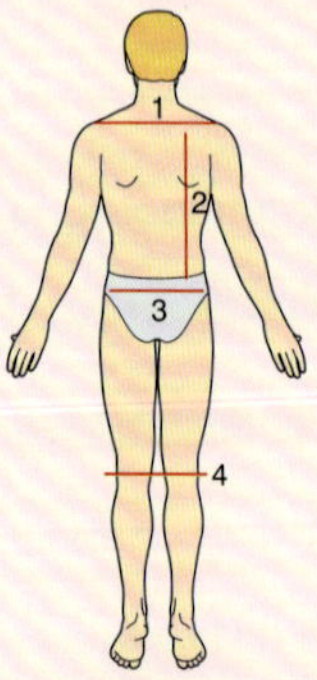 | 1. 双肩峰线<br>2. 肩胛线<br>3. 双髂线<br>4. 膝关节线 |
| 矢状面 | 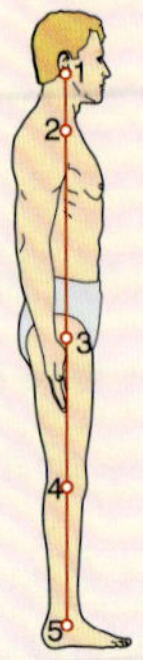 | 1. 耳郭<br>2. 肩锁关节<br>3. 股骨大粗隆<br>4. 胫骨外侧髁外缘的中心<br>5. 腓骨外踝的前缘 |

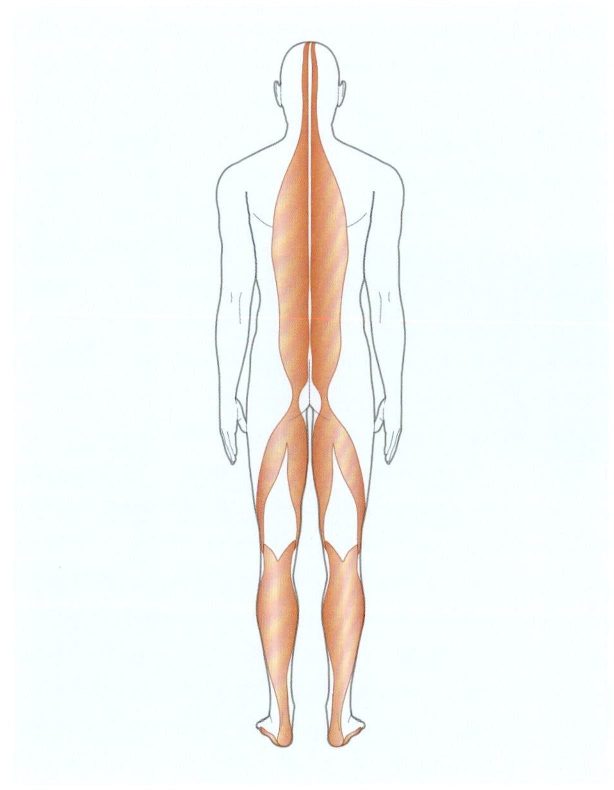

▲ 图 11-2　后表浅链

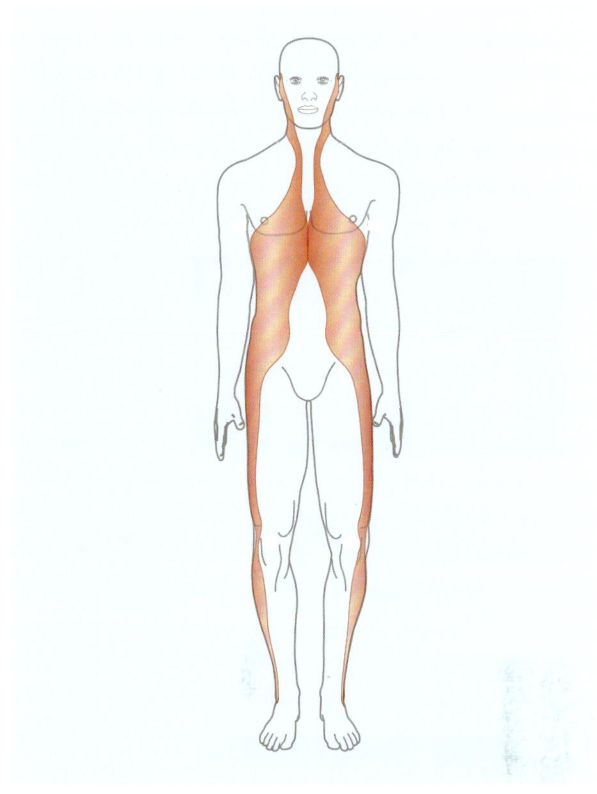

▲ 图 11-4　侧链

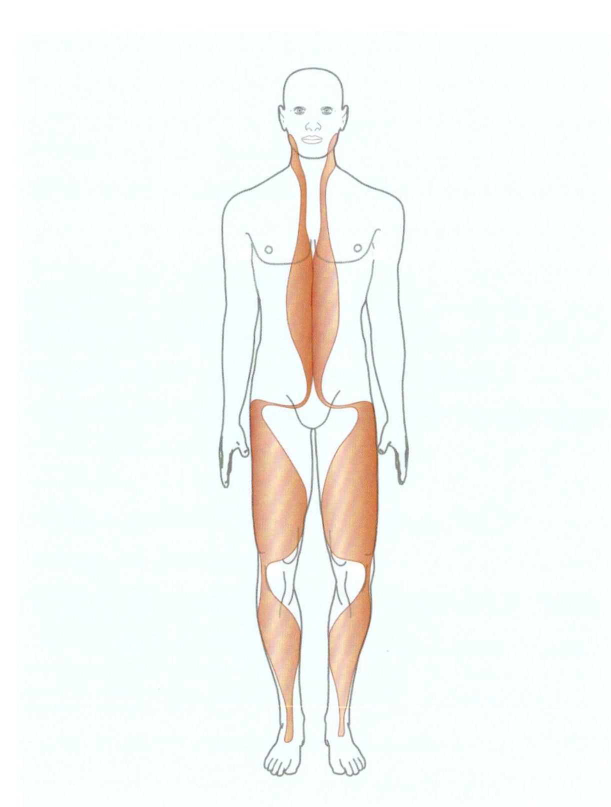

▲ 图 11-3　前表浅链

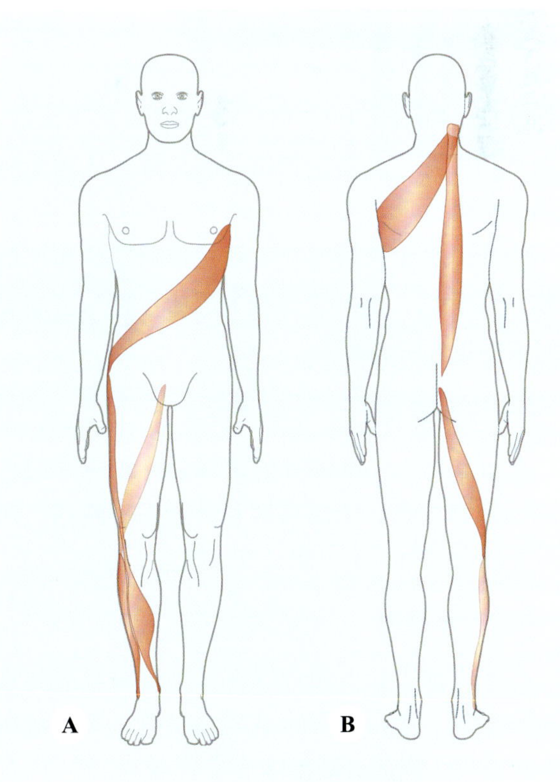


▲ 图 11-5　螺旋肌筋膜链
A. 前视图；B. 后视图

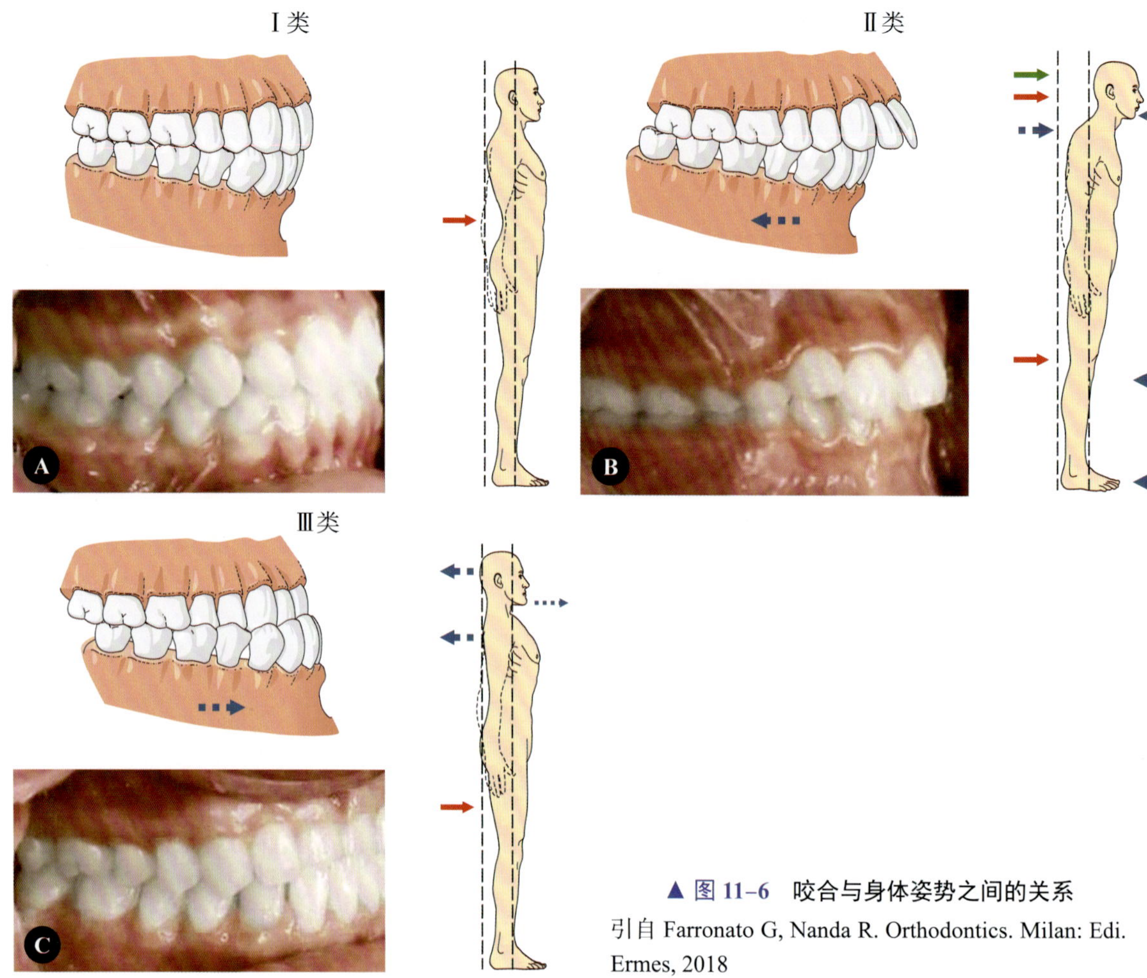


▲ 图 11-6 咬合与身体姿势之间的关系

引自 Farronato G, Nanda R. Orthodontics. Milan: Edi. Ermes, 2018

和颈椎柱，特别是由 $C_2$ 和 $C_3$ 的筋膜关系决定的。下颌骨功能障碍会影响颈椎柱的位置，从而影响头部的位置。

此外，要注意咽部嵌入到枕骨咽结节和椎前腱膜，直至 $C_6$，因此颈部和头部的位置与下颌骨和咀嚼的位置密切相关。

### （二）冠状面

在冠状面上，下颌骨的侧偏会导致肩部与骨盆的一致性失衡，造成肩部和骨盆发生倾斜，两者可能同向倾斜，也可能呈反向倾斜（图 11-7）。

### （三）水平面

在水平面上，下颌骨偏斜可以造成肩部和骨盆同侧旋转，也可以导致其反向偏离，即骨盆向肩胛带旋转方向的对侧偏移（图 11-8）。

水平面上的旋转方式与肩部和骨盆在冠状面的倾斜有关。在水平面上同侧旋转的情况下（图 11-8B 和 C），一侧的肩部和骨盆均高于对侧的肩部和髂骨（图 11-7B），通常较高的一侧有对应的骨盆和肩部的前旋。

冠状面上观察双肩峰线和双髂线的角度，如果两者平行，肩部较高一侧的下颌骨会出现早接触，由于机械序列是自上而下的，因此下颌骨来源的问题向下传递导致了姿势失衡。

在水平面出现交叉旋转的情况下（图 11-8D 和 E），在冠状面上一侧肩较对侧肩低而骨盆较对侧骨盆高（图 11-7A）。此时，冠状面上双肩峰线和双髂线相互偏离；在肩膀较低的一侧，即反向旋转侧，髂骨会更高，对应骨盆的前旋转。

在这种情况下，可观察到较高肩膀侧的下颌髁状突出现后移，由于机械序列自下而上发生；因而会导致颞下颌关节不平衡。

咬合失衡与姿势之间的关系总结，见流程图 11-1。

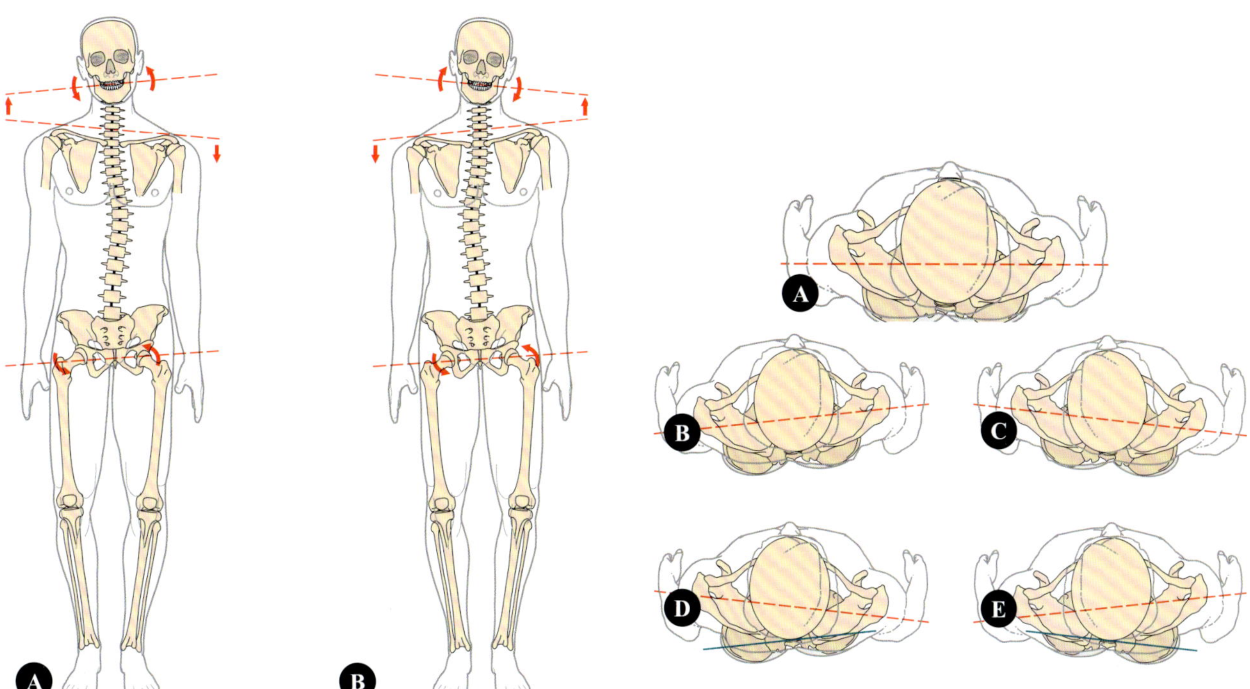


▲ 图 11-7 同侧肩部（A）和对侧肩部（B）相对于骨盆倾斜度的倾斜

▲ 图 11-8 **A 至 C.** 横截面上姿势（A）和咬合不平衡的关系：肩和骨盆的同侧左旋（B）和右旋（C）；**D.** 肩向右，骨盆向左的对侧旋转；**E.** 肩向左，骨盆向右的对侧旋转

流程图 11-1 咬合与姿势

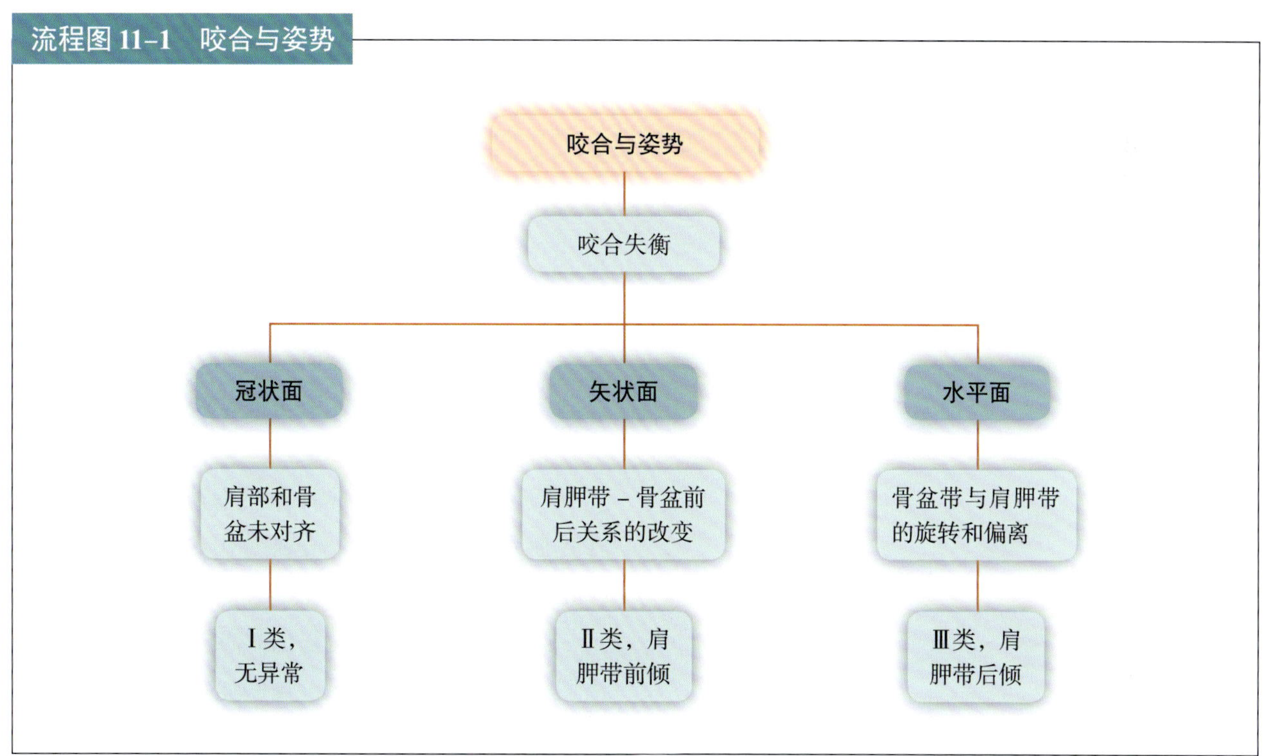

## 四、肌肉链及咬合与姿势间的关系

参与姿势和呼吸的肌肉有很多，本段中讨论的并非全部，还有其他具有维持姿势功能的肌肉，正如还有其他呼吸肌一样。

这组肌肉的特点是同时具有姿势和呼吸功能，更重要的是，它们是作为一个系列在起作用；这意味着它们是相互关联的，只要其中一块肌肉收缩，就会导致系列中其他肌肉的张力增加。

毫无疑问，在执行某些任务或动作时，动力链上的不同肌肉群会同时或连续收缩，如 Meyers 所描述的肌筋膜链。然而，肌肉在执行特定任务时可以适当地发挥协同作用是一回事，而两块肌肉相互关联，其中一块肌肉的收缩必然涉及另一块肌肉的收缩又是另一回事。

例如，当肢体闭链运动时（即脚处于静止状态时），股方肌和腘绳肌是下肢伸展时对抗重力的激动肌；然而，当肢体开链运动时，它们是膝关节屈伸运动的拮抗肌（图 11–9）。

不同的作者以不同的方式将腘绳肌描述为后链的一部分，后链对抗躯干前屈并控制冠状面的姿势，但它也可能与前链一起发挥作用，例如，在赛艇运动的回桨阶段，运动员将坐姿前移以加载下肢和躯干的推力。

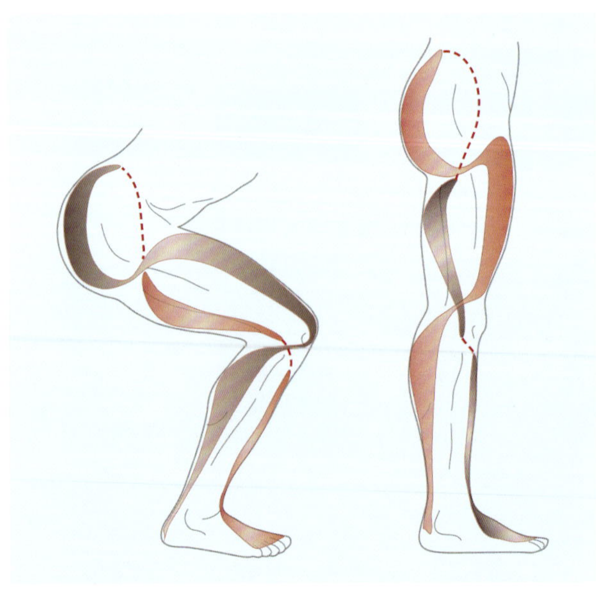

▲ 图 11–9　腘绳肌的屈曲和伸展（侧面观）

再如，一些学者将胫骨后肌和小腿三头肌与背深肌的长肌一起归入后链，但没有实验证据表明它们的收缩必然会导致背部肌肉的收缩，反之亦然。

下述“系列”中的肌肉相互关联：其中任何一块肌肉的收缩都会导致其他肌肉的张力增加。这个系列行使呼吸功能，其收缩作用有助于椎体的稳定。然而，当这种收缩常态化，就会造成张力，从而对姿势产生负面影响，并影响其他生理功能。这里所涉及的肌肉链与其他作者（Méziéres 和 Meyers）描述的动力链或肌肉链并不一致，它既不是前链也不是后链，而是一系列协同工作的肌肉，它们基于大脑皮质水平的预设程序在呼吸过程和姿势控制时被同时激活。此“系列”肌肉包括骨盆底肌、腹横肌、膈肌（肋骨横膈膜和横膈脚）、肋间肌和斜角肌、胸锁乳突肌和斜方肌。在进行任何可能导致平衡失调的动作时，这些肌肉会提前 20ms 激活，通过增加腹部压力来压迫椎体，增强其稳定性（Hodges 和 Gandevia，2000）。因此，它在姿势的生理学和病理学中都起着关键作用。

### （一）肌肉链：功能模型

从功能的角度而言，膈肌可分为两个不同的单元，即横膈脚和肋骨横膈膜：前者具有姿势功能，后者在呼吸和姿势过程中都起作用（Pickering 和 Jones，2002；Shirley 等，2003）。

由于膈肌在进行任何可能使椎体稳定性承压的运动前 20ms 就会被激活，膈肌的姿势功能不受呼吸支配，其收缩与其他肌肉协同作用，并且在皮质水平被预设（Hodges 等，1997；Hodges 和 Gandevia，2000）。

膈肌对任何姿势失衡的早期反应不仅涉及腹横肌，还涉及骨盆底肌，这些肌肉在皮质水平与膈肌协同激活（Allison 等，2008；Sapsford 等，2001；Hodges 等，2007）。该系列还包括肋间肌、斜角肌、胸锁乳突肌和斜方肌（Macklem 等，1983；De Troyer 和 Estenne，1984；Masubuchi

等，2001），这些肌肉反过来又参与姿势和呼吸（Gandevia 等，1990）。

实验研究表明，膈肌的每一侧都可以独立于另一侧收缩（Whitelaw，1987；Mills 等，1995）。同样，该系列的其他肌肉也可以单侧收缩（Butler 等，2003；Barbic 等，2003）。

因此，膈肌、腹横肌、骨盆底肌、肋间肌、斜角肌、胸锁乳突肌和斜方肌形成了一系列在大脑皮质协同的肌肉。这些肌肉通过收缩来行使呼吸功能，同时通过对任何可能影响平衡的运动做出预期反应，为椎体提供稳定性。

研究表明肌肉链可以单侧收缩，不受其对侧对应肌肉的影响；但它是如何工作的，又是如何促进脊柱稳定的呢？当“系列”肌肉收缩时，会导致腹压增加（Hodges 等，1997；Hodges 和 Gandevia，2000；Pickering 等，2002；Shirley 等，2003），使脊柱变得坚硬，从而增加其稳定性。其机制在于脚膈肌肌纤维的收缩，脚膈肌可插入到腰椎直至 $L_4$，通过压缩脊柱发挥按压作用；此外，肋骨横膈肌纤维的收缩与腹横肌、骨盆底肌协同作用，也有助于增加压力。这对屈肌力量往往会使躯干向前倾斜，而竖脊肌则会使躯干向后伸展。这种兴奋和拮抗相互作用的效应是压缩脊柱，从而使其保持稳定。

然而，腹压的增加并不是单独发生的，因为腹压的增加总是伴随着胸腔内压和颅内压的增加；研究表明这三个腔室的压力是相互关联的，其中一个腔室压力的增加必然会导致其他腔室压力的增加（Cernea 等，2006；van Dun，2009）。

除稳定脊柱外，腹部压力的基本功能之一是促进膈肌呼吸。

事实上，在呼吸的初始阶段膈肌被压低，其肌纤维逐渐与肋骨脱离接触，减少了骨附着的表面积；但如前所述，横膈的降低会增加腹腔压力，而正是这种压力的增加迫使横膈膜的上部中心后移，并使肌纤维与最后几根肋骨保持接触，从而使横膈肌纤维能够有效抬起肋骨并扩展胸腔（Macklem 等，1983；Paiva 等，1992）；这种压力的增加是呼吸功能所必需的。除了腹横肌外，骨盆底肌肉也参与了这一机制，它们的协同收缩促进了腹压的增加。

肌肉链的压力功能不仅有助于躯干的稳定，在静脉回流保持在一定水平以下的前提下还能促进静脉回流（Takata 等，1990）。

膈肌导致腹压增加是每次呼吸过程中内脏在头尾方向发生移动的基础（Suramo 等，1984；Xi 等，2009）。因此，正如 Georges Finet 和 Christian Williame 在他们的研究中所描述的，膈肌是内脏生物动力学的发动机（Finet 和 Williame，2000）。

根据 Finet 和 Williame 的研究，膈肌呼吸收缩会引起腹压生理性增加，使得位于其下的器官沿着恒定的轴线和方向运动，从而产生腹部器官的系统性运动。通过对膈肌运动和内脏运动之间相关性的统计分析，已证实每侧膈肌穹窿在身体的相应一侧发挥作用，带动其下的器官运动。因此，每侧膈肌穹窿产生的压力作用就像一根柱子，其垂直力矢量作用在相应侧的器官上；因此，这一现象被命名为“压力柱”。

迄今研究表明，在维持姿势和呼吸过程中都起作用的肌肉链，其收缩增加了腹腔（进而增加了胸腔和颅腔）的压力，使肋骨抬高并压迫椎体。此外，压力还能促进静脉回流，这也是各器官在呼吸后向头尾方向系统性移动的基础。

因此，该肌肉链在生理条件下的功能可促进内脏生物动力学、静脉和淋巴引流、脊柱稳定，并有助于其他功能，如防流机制。

然而，如果肌肉链被持续激活，会发生什么情况呢？

### （二）肌肉链：功能失调模型和压力柱

如前所述，肌肉链是双侧的，但它可以独立作用于身体的每一侧；系列中的肌肉相互连接，这意味着其中一块肌肉的收缩必然会导致其他肌肉的收缩。

如果肌肉链可以在身体的每一侧单独活动，那么它也有可能单独出现功能失调，例如，某一肌肉发生单侧痉挛可能导致该侧整个肌肉链的单侧痉挛。

研究证实了这一假设，如慢性骶髂关节疼痛病例中骨盆底肌肉的单侧持续性收缩，引发该系列其他肌肉持续性的单侧激活（O'Sullivan 等，2002；Beales 等，2009）。

肌肉链会对不同的信号做出反应，包括皮质和皮质下信号、机械感受性和内脏信号；如果其中一种信号持续发生病理作用（如骶髂关节功能障碍），就会引发整个系列（身体相应侧）的持续性激活，导致身体一侧长期处于紧张状态，并增加腹腔、胸腔和颅腔等各个腔室的压力。

在这种情况下，能促进内脏活动、静脉和淋巴回流、椎体稳定性的生理性压力柱就转变为病理性压力柱。身体相应侧的压力长期升高，会导致同侧膈肌穹窿发生痉挛（Shirley 等，2003），从而改变呼吸，降低或改变与之相关的内脏活动，改变静脉和淋巴回流。正如 Cernea 的研究（Cernea 等，2006）所证实的那样，腹腔外的其他不良影响也与此有关。

### （三）咬合和压力柱：治疗应用

关于咬合失衡和姿势之间的关系，必须强调的是，其肌肉链是相互关联的，因此，肌肉链中任何一块肌肉的持续性痉挛都会导致所有肌肉链的持续性紧张。

该机制可以解释颅－下颌区域张力自上而下的发生。如咬合失衡会牵动咬肌和颞肌，从而对颞骨和枕骨及相关筋膜产生异常张力。因此，它会导致附着于这些骨骼上的肌肉链（斜方肌、胸锁乳突肌）收缩，从而自上而下激活肌肉链。

不过，肌肉链的激活也可能自下而上发生。例如，当骨盆或下肢出现问题时，肌肉链的激活会导致斜方肌、斜角肌和胸锁乳突肌的痉挛，从而使枕骨和颞骨张力增加，不可避免地影响咬合和咀嚼。

无论病源是什么，都必须解除由此产生的病理性压力柱以恢复肌肉链的正常功能。

显然，这种正常化必须通过整体方法来实现，因为发生在身体不同部位的任何机械性和内脏功能失调都会使得肌肉链被长期激活。

为此，学者们研发了一些临床测试，以评估肌肉链的张力和内脏的活动度（Finet 和 Willame，2012），并诊断同一肌肉链及全身存在的异常张力，以确定可能激活病理性压力柱的功能障碍。

通过整骨术，可从机械和内脏结构两个层面，对已确定的功能障碍进行矫正。

从临床角度来看，单侧肌肉链长期激活，包括斜角肌、斜方肌和胸锁乳突肌，可导致相应侧的枕骨倾斜，伴随同侧咬合早接触的发生。

肌肉链的正常化具有多种临床益处：咬合－咀嚼功能的正常化、静脉和淋巴回流向腹部和胸部及从下肢回流到腹部的调节、脏器系统活动能力及其正常功能的正常化。

在实践中，整骨术一方面以使用特定的颅骶技术为基础，通过降低颅颌面的起始张力来减轻咬合失衡的影响；另一方面，它侧重于实现身体紧张状态的全面正常化，试图消除任何可能激活肌肉链的传入信号。

在任何情况下，牙医和正骨医生都必须协同工作，就治疗程序达成一致意见，并共享必要的信息，以获得成功的治疗。

### （四）姿势不对称与咬合

最近的一项研究表明刺激双侧、单侧膈肌会对姿势产生持续干扰（Hamaoui 等，2014）。

由膈肌收缩引起的腹部前移，可传导至全身，引起身体前后向摆动，同时伴有背部伸展和前后向反摆动。

此外，刺激单侧膈肌会导致重心向同侧移动。单侧膈顶的收缩会产生斜向力，使腹部重心向对侧移动。根据作者的研究，姿势控制系统会尝试补偿这种不平衡，将重心朝着脏器运动的相反方向移动。

其结果是重心前后向和侧向摆动。

在自然呼吸过程中，双侧膈顶收缩，而不是

像 Hamaoui 等（2014）模拟研究中所提及的单侧收缩方式。然而，由于膈顶位置不同，膈顶下相应脏器密度、体积及膈神经长度均有差异，即使在自然呼吸中膈顶收缩也是不对称的。

由此可见，虽然在呼吸过程中两侧膈顶都会被激活，但它们的激活可能不是同时发生的，其位移的程度也是不对称的，腹腔内产生的压力也不一致，这就导致每次呼吸时身体会轻轻摆动。

因此，人体会受到这种持续摆动的影响，并通过补偿性的摆动予以反馈，每天该循环的发生超过 20 000 次。

据此，研究压力柱的学者提出假说：长期姿势紧张对身体一侧造成的影响大于对侧，从而导致该侧的压力增加。学者们将这种现象称为“长期激活压力柱”，它可能是呼吸系统姿势失衡的结果，因此或多或少地存在于所有个体中。个体间差异在于这种现象的激活强度和身体的适应能力。

有些姿势中自然发生的现象，如某种程度的脊柱侧弯、脊柱更容易朝某个方向旋转，甚至是咬合关系一定程度的不对称等，起初可以被认为是生理性不对称。然而，随着时间的推移和不对称张力的持续存在，这种生理性的不对称性质会发生转变，或者说是一种超出了机体补偿能力的病理现象，从而导致一系列的改变。

在与这种现象相关的各种负面影响中，可能包括咬合功能的改变。前文介绍了由于胸锁乳突肌和斜方肌的单侧张力较大，导致身体一侧的肌肉链长期收缩，可能会促使头部向同侧倾斜，进而引发相应侧的咬合早接触。

在这种情况下，身体一侧相较对侧形成的压力柱，可能是姿势与咬合关系出现自下而上变化的原因。反之亦然，其他研究表明咬合不对称会导致胸锁乳突肌收缩力失衡（Sforza 等，2006）。

咬合过程中显示的错殆畸形或不对称性咬合程度越严重，两侧胸锁乳突肌收缩力的差异就越大。Sforza 等（2006 年）的研究发现，两侧胸锁乳突肌收缩力的差异与姿势摆动有关。

在控制姿势摆动的过程中，胸锁乳突肌和舌骨上肌似乎扮演着重要的角色。由此我们可以推测，随着错殆畸形的出现，病理压力柱被激活，咬合 – 姿势发生自上而下的改变。

因此，在出现姿势和咬合问题时，当务之急是确定两者的关联是自下而上还是自上而下。一旦确定优先顺序，就有必要明确哪些现象可能是功能障碍的根源。

上述研究表明，每个人都存在一定程度的姿势不对称，咀嚼功能也是如此。然而，身体的各种改变会促使轻度生理性不对称发展成病理性不对称。

就咀嚼功能而言，相关影响因素包括颅骨活动度的改变、颈椎活动度的改变、咀嚼肌应力不对称、斜头畸形（颅骨形状不对称）、前庭功能异常和脑膜紧张等。而就姿势而言，躯体关节 – 肌肉功能障碍、脏器张力增加和脊柱水平硬脑膜紧张可能会进一步加重病理压力柱。

总之，任何躯体功能障碍都可能单独或与其他因素共同导致咬合 – 姿势的改变，无论是自下而上还是自上而下，需要临床医生实施诊断评估，以识别这些现象，并在尊重临床医生执业范围的前提下，通过多学科适当的治疗干预加以纠正。

## 五、人体静态和动态诊断

对于姿势评估，使用的仪器有脊柱测量仪、脊柱侧弯测量仪、足底压力扫描仪和稳定测量仪。进一步的研究则通过足底压力测量和稳定性分析来进行。

### （一）脊柱测量仪

脊柱测量是一种诊断方法，通过 4D 三维光学检测对整个脊柱和骨盆进行检查。患者站在离光学扫描系统 2m 远的地方，该系统将卤素灯投射到患者背面。光学扫描系统可检测的解剖标志包括颈椎、骶骨、腰椎凹陷和脊柱的对称线（图 11–10）。

可以进行以下评估。

- 躯干长度、胸椎和腰椎顶点位置以及颈背侧、背腰侧和腰骶部的反转点。

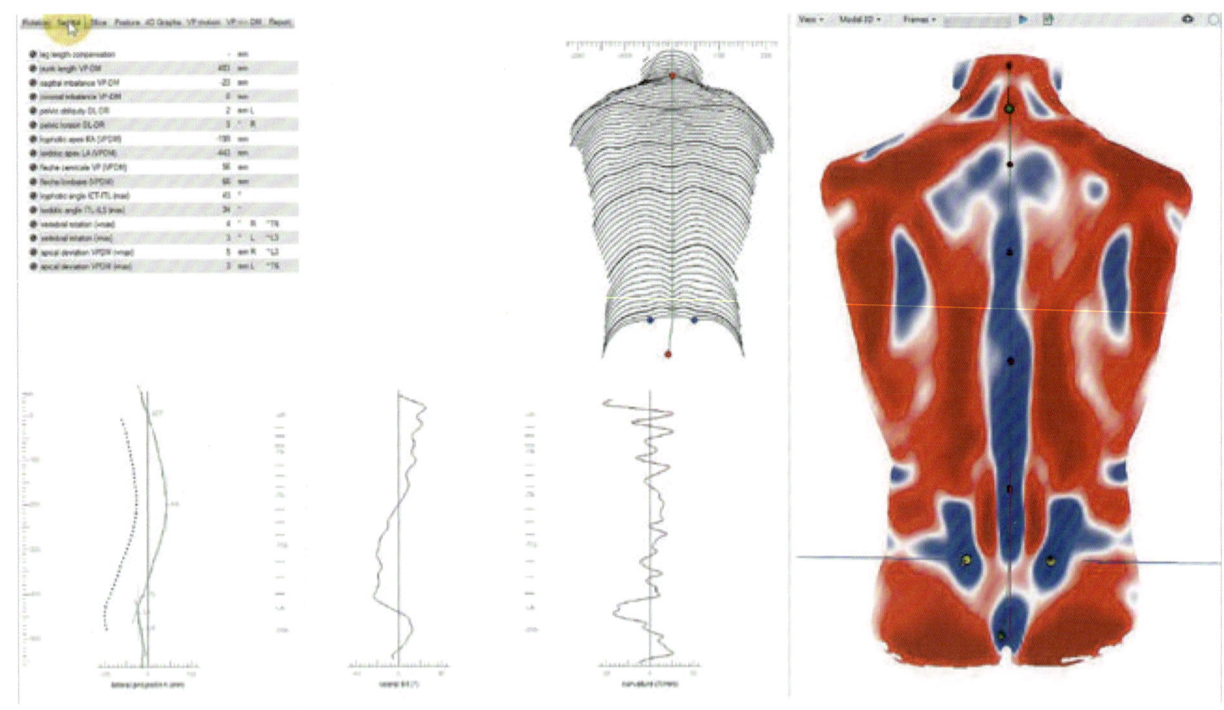

▲ 图 11-10 脊柱测量仪：对整个脊椎进行详细的三维光学无创检测的分析系统
图片由 Diers 提供

- 躯干的前后和侧向弯曲。
- 侧向偏差（最大值和均方值）。
- 椎体旋转度（每个截面的数值、最大值和均方值）。
- 骨盆倾斜度及骨盆和两个半骨盆的前后倾程度。
- 脊柱前凸和后凸角、颈椎和腰椎弧度（Stagnara 测量法）。

## （二）脊柱侧弯测量仪

脊柱侧弯测量仪由一个固定在旋转平台上的硬框架组成。框架上连接有水平线，用于评估肩部、臀部等部位的对称性，垂直线（铅垂线）用于评估脊柱和头部偏差身体中轴线的情况。通常在上方安装一面镜子，以便从上方观察患者，并对肩部和躯干进行分析（图 11-11A）。

对选定的病例，可以采用放射照相技术，拍摄整个脊柱标准的前后位（A-P）和侧位，影像，以获取明确脊柱侧弯的客观数据，拍摄时患者需处于站立位，使用 5cm × 5cm 网格胶片。该检查可以精确评估脊柱侧弯曲线（图 11-11B）、补偿曲线（如存在）、肩带和骨盆的任何不对称。

## （三）足底压力扫描仪

足底压力扫描仪是一种带有背光玻璃的踏脚凳，可突出显示足底支撑面，使其呈现黄绿色荧光（图 11-12）。

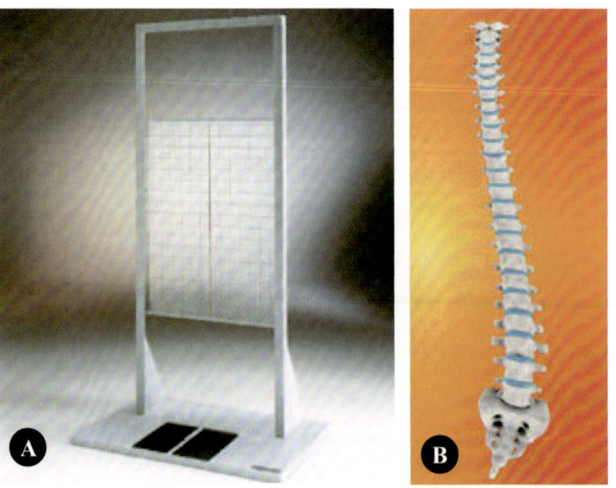


▲ 图 11-11 **A.** 脊柱侧弯测量仪；**B.** 可准确评估脊柱侧弯曲线

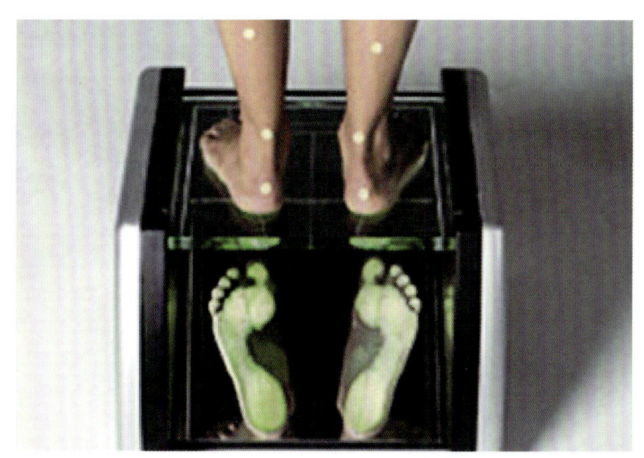

▲ 图 11-12 足底压力扫描仪

## （四）稳定测量仪

稳定测量仪，又称足底压力－稳定性测量平台，是一种诊断仪器，由法国姿态学协会于 1985 年设计，可以对姿势进行功能性检查，诊断是否存在任何姿势和平衡失调，并对足部的所有负荷进行评估。该系统可检测静态和动态姿势下的负荷力和平衡模式（Bilello 等，2002；Chessa 等，2001；Chessa 等，2002；Ciancaglini，2003；Gangloff，2000；Gangloff 等，2002；Guidetti 等，1991；Michelotti 等，2006；Monzani 等，2003）。该平台与计算机相连，数据获取和处理由软件程序完成，使得监控身体重量如何转移到地面及身体重心如何移动成为可能（图 11-13）。该检查还可以评估患者在不同条件下（睁眼、闭眼、张口、唇齿接触）在平台上的摆动运动，并评估重心的移动范围。通过测量推力和压力水平，计算机能够生成各种图表，显示是否需要校正。

在咬合干预或正畸治疗的情况下，治疗前和治疗后阶段的检查流程是不同的。如果检查是在咬合干预或正畸治疗之前进行，需要进行两次测量，一次是在正常咬合条件下，另一次是在上下牙弓间放置棉卷的条件下（Meersseman 测试；Esposito 和 Meersseman，1998）。如果在治疗后进行检查，也需要两次测量，但一次不使用任何仪器，另一次使用仪器。

## （五）足底压力测量分析

足底压力测量分析包括静态和动态分析。

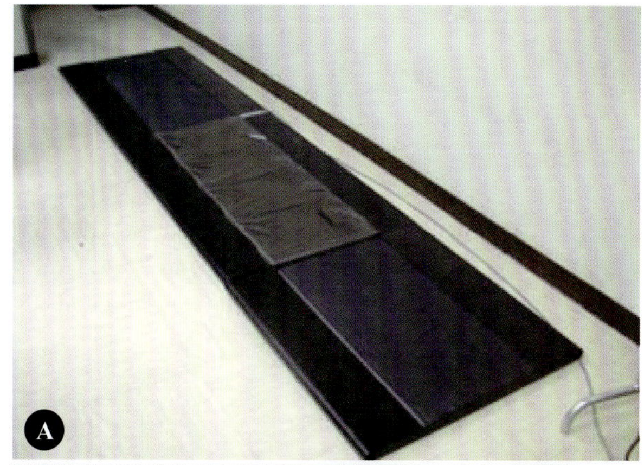

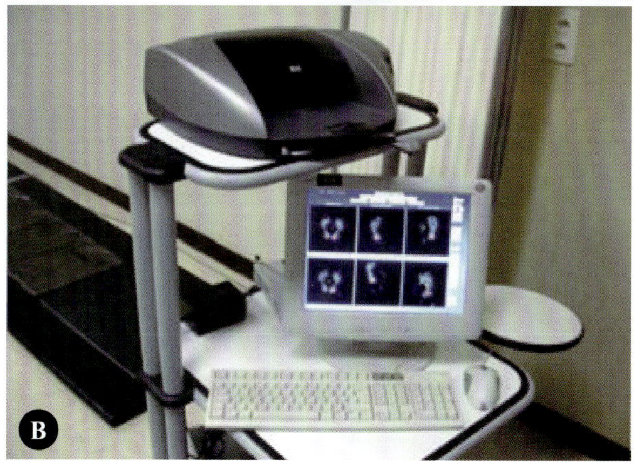

▲ 图 11-13 稳定测量仪

A. 平台；B. 连接的计算机

### 1. 静态分析

在静态分析中，患者双足站立于平台。在进行姿势评估时，患者须注视自己前方的一个固定点，由于注意力的集中程度会影响姿势，因此检查室必须隔音，并且没有任何可能分散受试者注意力的视觉刺激。

静态双足支撑显示了患者在十种不同负荷水平下所承受的足底压力，以最大压力的百分比进行计算，用最大负载点 M 表示（$g/cm^2$）。压力点的负载百分比用色度标尺量化。该评估还应确定：①最大压力点 M；② C 点即身体重心；③ S 和 D 点即左右肢体的压力中心。

图 11-14 显示了静态标准气压值。

### 2. 动态分析

在动态分析中，要求患者在平台上尽可能地自然行走（图 11-15A）。该检查可对支撑性能进行阶段性评估，单脚支撑时可研究其在平台上停

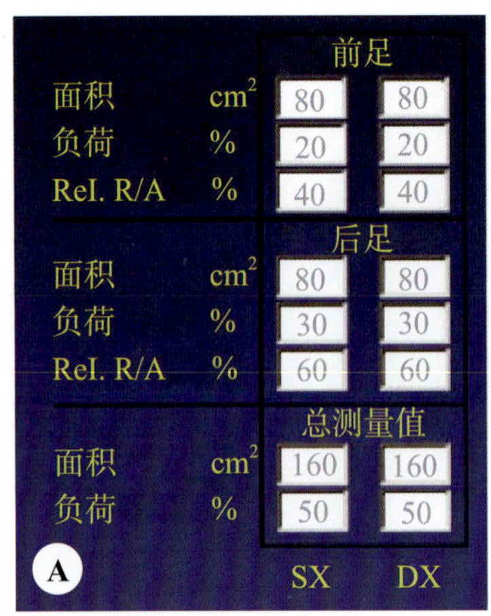


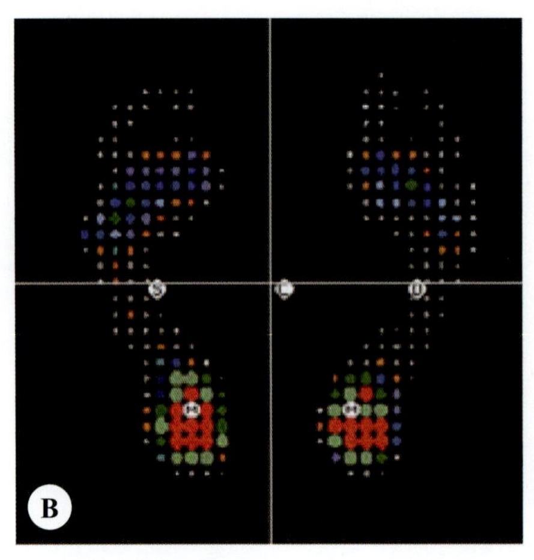


C

| 颜色 | 最大压力（%） |
| --- | --- |
| 红色 | 91～100 |
| 橙色 | 81～90 |
| 浅绿色 | 71～80 |
| 深绿色 | 61～70 |
| 深蓝色 | 51～60 |
| 浅蓝色 | 41～50 |
| 蓝色 | 31～40 |
| 米色 | 21～30 |
| 浅棕色 | 11～20 |
| 深棕色 | 0～10 |

▲ 图 11-14　A. 正常静态足底压力测量值；B 和 C. 点模式下正常值的静态双足图像

留的时间，而双脚同时支撑时则能监测支撑的同步性。动态足压分析结果以全局图像或平均负荷表示。图像的表示方法与静态分析相同，即使用十级色度标尺。

在全局图像中，可以这样描述：一条白线，从脚跟到大脚趾从中央穿过脚掌，与每个单一支撑阶段的功能重心相对应。M 点相当于最大动态压力点（图 11-15B）。

这些图像附带一系列数据，显示最大压力值、平均压力值（g/cm²）及整个支撑面的压力（图 11-15C）。

## （六）稳定性分析

稳定性分析包括研究和测量双足支撑时的姿势摆动，还可通过全足底图像显示收集到的运动过程中的最大负荷（图 11-16）。

足底压力静态分析与稳定性足底压力测量分析的区别在于，后者的记录时间更长（25s）。

稳定性分析可测量以下内容。

- 身体重心［质心（center of mass，COM）］的平均位置和摆动。
- 在一定时间内，压力中心点、最大压力点（center of pressure，naximum pressure point，COP）前后向和侧向移动量，以 cm 为单位（稳定图；图 11-17）。
- 涵盖三个空间平面上 90% COP 位置的椭圆的面积及直径（图 11-18）。

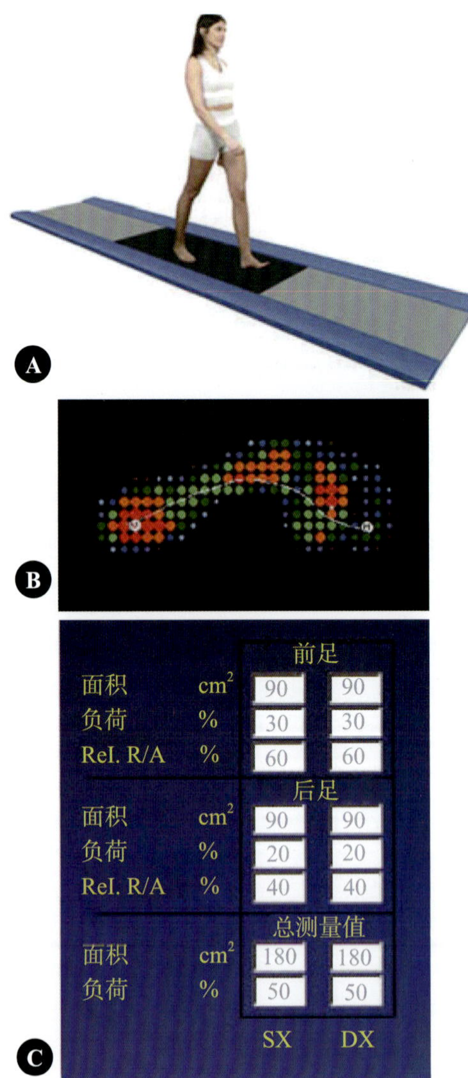


▲ 图 11-15　足底压力动态分析

A. 在平台上行走；B. 点模式下的单个图像：行走过程中身体投影中心（白线）的正常轨迹；C. 显示正常动态足底压力值的表格

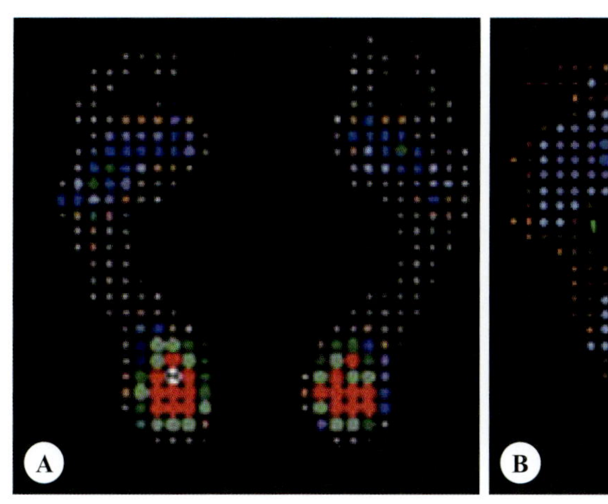


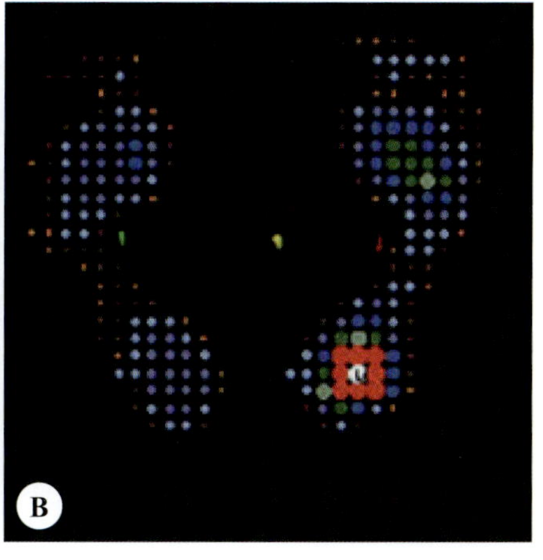


◀ 图 11-16 双足支撑时的稳定度图像

A. 正常值；B. 功能障碍受试者（睁眼检查）

• COP 相对于笛卡尔参考的位移，其原点位于支撑多边形的重心处（静态运动图，图 11-19）。

**姿势和 LCP 技术**

导致儿童代偿性姿势变化的不良习惯日益增多，有些是过度和长时间使用电脑、平板电脑和智能手机等技术设备所导致的，这是由于在使用这些设备的过程中会采取非中立姿势（Szucs 等，2018）。已知长时间使用这些设备会对心理和行为产生影响，这种影响被称为“电子疲劳”，其表现形式包括注意力下降、睡眠障碍、抑郁症状、压力和疲劳导致的表现低迷（Thomée 等，2012）及头痛（Szucs 等，2018）。此外，患者自诉经常出现上肢肌肉骨骼疼痛（Toh 等，2017）、颈椎和骶骨疼痛、打字引起手腕和拇指疼痛（Young 等，2013）、累积性创伤失调和长时间接触屏幕导致的视力障碍（Jomoah，2014）。此外，过度使用数码产品会占用时间和注意力，导致睡眠、社交互动和体育锻炼等其他活动和个人需求被忽视，从而影响整体健康（Thomée 等，2012），使得久坐不动的生活方式增多，肥胖症也随之增加（Biddle 等，2017）。

## 六、口腔功能、咬合、头部姿势和视力

对口腔功能病理生理学相关的问题须进行跨学科和多学科的诊断与治疗，应将人体视为一个“系统”或由不同大小、类别、单位成分组成的整体，进行综合治疗。从跨学科和多学科角度，各

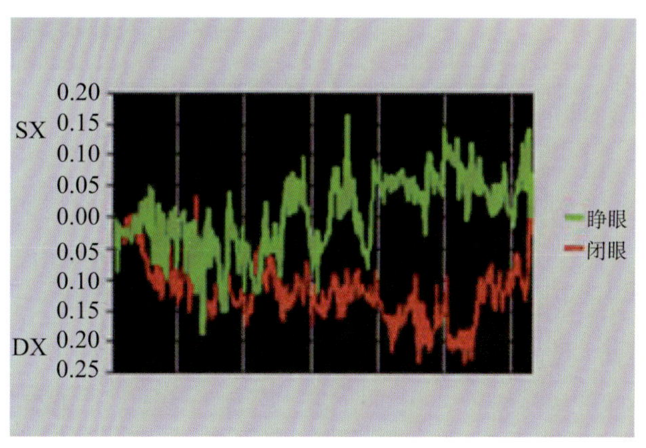


▲ 图 11-17 稳定图：显示睁眼（绿线）和闭眼（红线）时 COP 振荡在前后和左右方向的移动。这两条线应在 0.00 左右波动，并具有相似的趋势

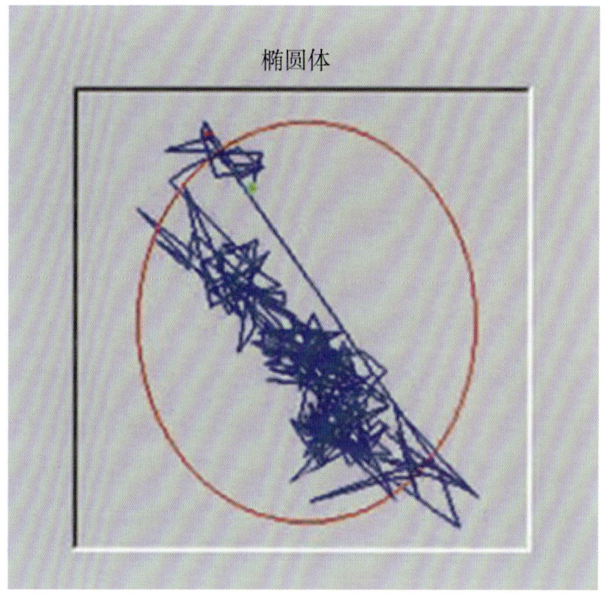


▲ 图 11-18 椭圆体显示了空间三个平面上 COP 的摆动趋势，其中每个肢体和每个检查对应不同颜色的线

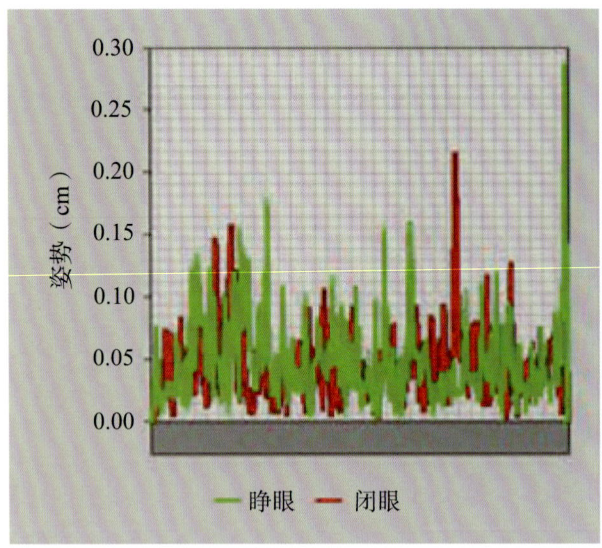


▲图 11-19 显示 COP 位移（以 cm 为单位）的静态运动图（睁眼时为绿线，闭眼时为红线）

专业医务人员可以交流不同学科特定的专业技能信息，真正实现健康－疾病连续的整合，从而改善患者的健康状况和生活质量。

通过针对性的跨学科观察，以及各领域专家的互动与合作，可以实现更精确的诊断。每位专家都有自己的知识和特定的专业技能，在执行方案和进行具体的鉴别诊断检测时，以下人员须进行合作：①正畸医生；②牙医；③耳鼻咽喉科医生；④身姿学医生；⑤理疗师；⑥整骨医生；⑦眼科医生；⑧验光师；⑨言语治疗师；⑩肌功能治疗师；⑪其他医疗专业人员。

因此，在治疗过程中需要相互协作，实施最合适的个性化治疗方案，以满足不同年龄段患者的需求。为了实现治疗目标并改善患者的健康状况，我们需要回顾并整合一些解剖生理特征。

## （一）感受器和姿势

中枢神经系统（central nervous system，CNS）的功能是引导、加工和整合来自所有感受器的信息。特别是姿势感受器不仅分布在大脑的综合感觉中枢，还分布在以下结构中：①眼睛；②前庭；③口颌系统；④脚；⑤皮肤；⑥关节；⑦肌肉。

此外，口颌系统以下结构上有专门的姿势感受器：①嘴唇；②舌；③牙齿及其韧带；④咀嚼肌；⑤下颌；⑥颞下颌关节。

姿势系统被定义为一个控制系统，由具有指令功能的中央单元和效应器系统组成。中枢神经系统是中央指挥部，负责处理和整合感受器信息。效应器系统由韧带－肌肉组织及各种互联、互通的亚单元组成。每个系统都有能力改变自身结构，以维持和改善它们所属生物系统的结构和功能（Stefanelli，2003）。

主要的姿势感受器无疑是眼部（眼睛）和足部（脚）。内耳是一个加速计，旨在协调运动时头部和眼睛的姿势。这些信息到达“中央计算机”，该计算机根据以前的经验对其进行整合和处理，从而产生各种神经元运动映像，并反馈给肌肉。因此，肌肉是该系统的效应器，但同时也起着接收器的作用。通过这种方式，系统进行自我适应和自我维持（Stefanelli，2003）。所有不同的感受器都能引起相互之间的补偿或适应。

口颌系统（SGS）是一个复杂、动态且解剖－功能有序的系统，由大量相互关联的单位组成（Auconi，2009）。SGS 是姿势系统的一个重要感受器，位于中枢到外周感知－运动信息的关键交汇点，反之亦然。该系统具有众多复杂的功能，其中不同的解剖结构（如脸颊、鼻腔、舌、嘴唇、齿槽、牙弓、硬腭、咽喉或下颌）与每种功能（如呼吸、吸气、咀嚼、吞咽、语言发音或味觉）之间没有直接的因果关系。但它们都有助于功能的分化（Garliner，1981；Rossi，1991），从而构成口面部感觉－运动复合体。

口腔功能由独特的结构保证，但这些结构并非其特定和专属。它们使用相同的骨－神经－肌肉效应器，如颅骨、下颌骨、舌骨和颈椎。对这些关系的了解和认识，引导并解释了诊断评估和疗法的差异，但这些方法往往只针对症状，而不是考虑整体和全面的方法。SGS 构成了感觉冲动传递到中枢神经系统的关键节点，它决定并改变姿势平衡，而姿势平衡又会受到中枢神经系统的影响。

咬合的变化会影响颅－颈－下颌肌肉调节头

部空间位置的方式。错聆畸形会造成干扰，向中枢神经系统发出改变或扭曲的脉冲，进而错误地控制身体运动，改变结构和整体姿势。同时，错聆畸形会改变颅颌面关系，进而对整个身体的平衡产生负面影响，甚至会在未直接涉及的区域和部位引起症状（Ridi 和 Saggini，2003）。

## （二）舌骨和姿势

舌骨是舌的骨骼支撑。而舌骨和舌构成了脊柱与呼吸、进食（吸吮、咀嚼、吞咽）、发声和语言表达、嗅觉、味觉和口腔非语言运动等口腔功能实现间的“连接体”。舌骨是真正咀嚼肌和肩胛骨之间的纽带。通过与头骨、下颌、胸骨、肩胛骨、喉和咽的肌肉筋膜（肌筋膜）连接，舌骨为下颌的开合运动提供稳定的支撑，参与呼吸、吞咽、语言发音和发声，并调节颅骨与肩胛骨的位置关系。在吞咽过程中，由于喉部和下颌的上下运动，以及下颌下肌的收缩，颅位会发生变化。颅位变化会导致姿势肌（胸锁乳突肌）代偿性收缩，以保持头部的位置不变：因此“……吞咽动力学的变化会导致颈椎水平的功能障碍，反之亦然”（Ridi 和 Saggini，2003）。

细小的舌骨决定着舌位，起着人体“陀螺仪”的作用，作为一块“漂浮”的骨头（不与其他骨头直接连接），它与颅骨、下颌、颈部、锁骨和肩胛骨之间有各种韧带连接。这些连接通过神经肌肉轴向中枢神经系统传递这些结构各自的位置。此外，舌骨作为一个固定点，允许下颌和颈椎运动，并对脊椎肌肉的压力和姿势变化做出反应。舌肌和舌骨下肌的双侧肌肉同步指令需要极强的协调性，而这种协调难以系统化。

## （三）舌系带和姿势

从神经肌肉的角度来看，舌是一个复杂的器官。它可以被视为颞下颌关节的开发者和牙弓的塑造者。它在发育期起着形态发生作用，在成年期起着平衡作用，在成年晚期则发挥补偿作用，因为舌最终会适应牙弓形态的改变（Stefanelli，2003）。关注和考虑息止位和行使口腔功能时动态位的舌是很重要的，同样重要的是，要认识到舌系带（或舌阜）在上述各种功能中的作用。

舌系带是位于舌下表面和口底间中线上残留的舌下胚胎组织。最近的研究报道指出，舌系带的解剖变异属于先天性异常，即在中线水平上残留的舌下胚胎组织在胚胎发育过程中没有经历凋亡（Marchesan，2014，2015；Martinelli，2007，2014）。即使是舌系带中度受限，特别是在舌系带短的情况下，也会导致舌及其运动发生改变，从而阻碍舌灵活、蠕动、精确和协调地行使各种口腔功能，尤其是吸吮－吞咽过程（Andretta 和 Beghetto，2015）。

舌是负责吞咽的主要肌肉器官，因此任何结构异常都会对其功能产生重要影响。舌系带异常会对茎突肌和二腹肌的运动起到实际制约作用，阻碍舌骨的正常运动，从而产生所有已知的后果。舌系带短缩（舌尖粘连于口腔底部）会导致新生儿喂养困难或无法喂养，并在日后影响以下健康（Palmer，2002；Guilleminault，2015）。

- 口腔卫生和健康。
- 食物团块形成和清除能力差，从而导致口臭和龋。
- 日间呼吸。
- 睡眠呼吸。
- 牙齿咬合。
- 整体舌运动能力。
- 咀嚼。
- 吞咽。
- 声音和发音。
- 身体姿势，尤其是前伸头位（图 11-20）。
- 视力。
- 个人自尊。

舌系带受限的诊断和管理缺乏科学的严谨性，这点的确令人沮丧。例如，对于伸舌呈现“心形”的舌系带短缩，大多仍然通过手术来处理。提供给家长的答案或信息不准确、不一致，有时甚至相互矛盾，这给跨学科合作造成了障碍，而一些相关专业人员缺乏经验和科学培训，又加剧了

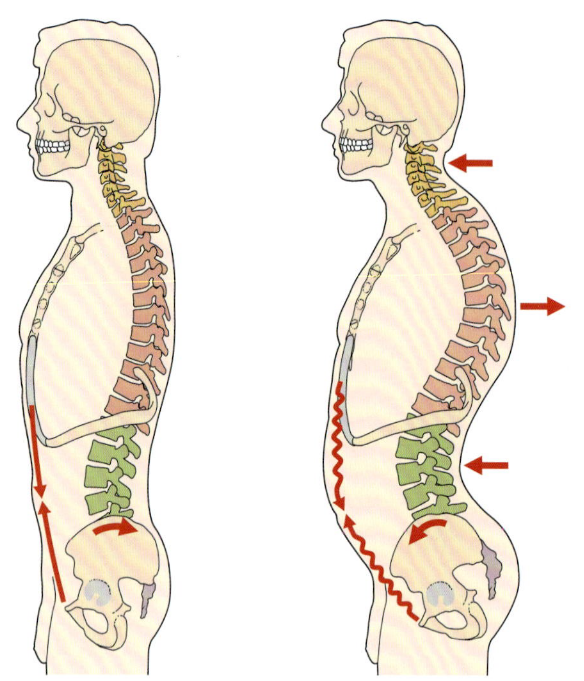

▲ 图 11–20 呼吸功能的改变包括下颌骨错位、前移和下降、弥漫性肌张力低下

改编自 M.Brazzo，1993

这种障碍。仔细观察、客观评估和诊断舌在口内的姿势和运动，以及与整个身体姿势的关系是至关重要的，因为舌系带异常会影响头部、颈部和身体。

特别是舌的静息姿势可以在更大的重力环境中稳定和平衡下颌姿势，此时舌位于腭弓内，舌尖位于切牙乳头上，可以对抗下颌的重量。此外，舌的生理姿势还能通过鼻呼吸确保气流通畅。生理性鼻呼吸除了对空气进行加湿、加热和过滤外，还能保证空气从鼻旁窦通过鼻窝（或鼻甲），这样空气可以被混合并转化为一氧化氮，而一氧化氮是一种强效血管扩张剂，能使肺部吸入更多的氧气（Chiara，2013；Malerba，2017）。

如果舌处于非生理性的息止位，就会缺乏对上腭的塑形作用，导致下颌（下部）牙弓的压力增加，这可能会造成以下后果。

- 下颌 – 上颌畸形。
- 下颌高角。
- 开殆，垂直高度增大。
- 腭盖高拱。
- 下颌位置后缩。

由于所有这些变化都可能影响口呼吸或受到口呼吸的影响，头部会向前移动以代偿性地改善呼吸。

前伸头位可导致多种病理状况（图 11–21）（Levrini，1997；Ridi 和 Saggini，2003）。

- 颅骨后屈。
- 寰枕关节伸展。
- 下颌降低和下颌后缩（同时伴有髁突抬高和髁突平移）。
- 舌从上腭下降到口底（静止时和吞咽功能障碍时的特征）。
- 颏舌肌活动增加（“吐舌”）。
- 错殆畸形，如开殆。
- 颈椎生理前凸的丧失及异常偏斜。
- 头部侧向或后旋，咀嚼肌群和胸锁乳突肌普遍失衡。
- 斜方肌、斜角肌和肋间肌失衡。
- 颈部后部肌肉（伸肌）收缩，颈部前部肌肉（屈肌）拉长。
- 肩膀拱起（耷拉）。
- 髋关节前旋。

### （四）视力和姿势

姿势不良可能会影响视力或被视力影响，视力是肌肉群和神经反射反应复杂协同作用的结果（图 11–22）。功能性视觉障碍可通过眼 – 脑 – 躯干系统影响口颌系统，反之亦然，口颌系统的失调可导致神经肌肉代偿，从而影响眼球运动系统。根据 Bourdiol 和 Bortolin（2000 年）的研究，视觉障碍患者的视觉感觉异常，会干扰眼睛凝视和头部运动无意识反射的协调性和自主性，从而产生“姿势缺陷”。视轴的斜向偏差和两个视轴之间的不对称偏差通过头颈部的侧向旋转 / 倾斜得到补偿，从而引发颈部和头部扭转，甚至斜颈，长此以往会导致脊柱侧弯症状和不同椎骨水平的关节炎。

视觉功能障碍会导致头位的适应（自动补偿），

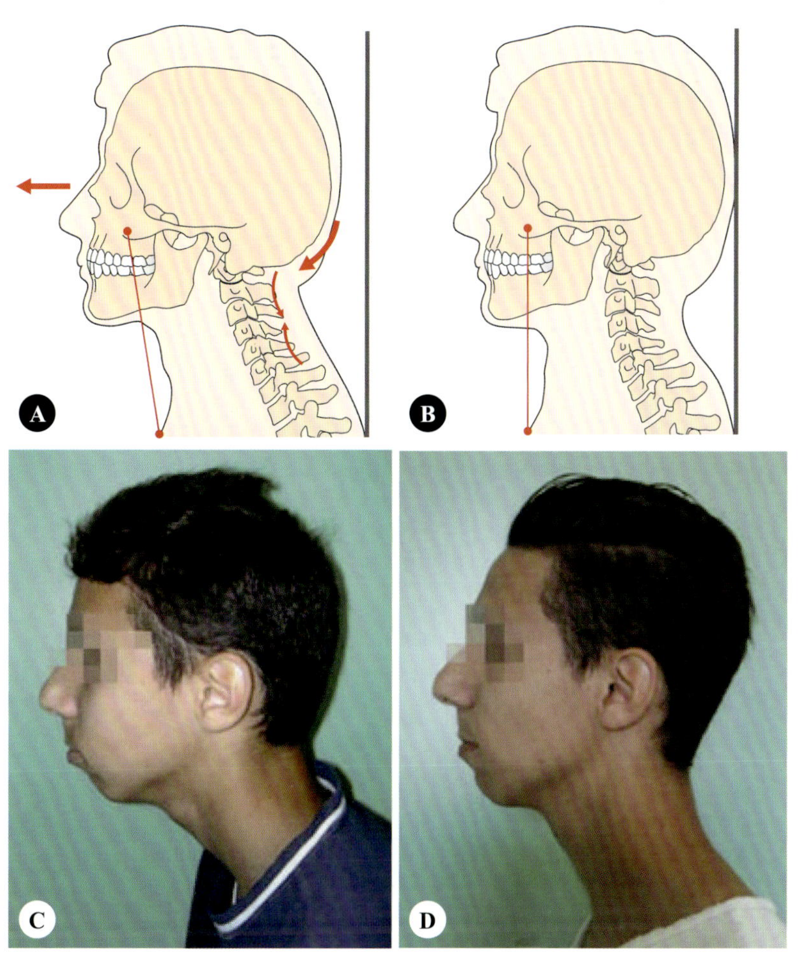

**◀ 图 11-21 前伸头位姿势**

A. 前伸头位姿势显示颅骨后屈 – 旋转运动，寰枕关节伸展，颈椎失去正常前凸，头部后旋是由于双瞳孔平面的重新定向（补偿）；B. 头部的生理姿势（A 和 B. 改编自 A. Levrini，1997）；C 和 D. 肌肉功能治疗和多学科治疗前伸头位 12 个月之前（C）和之后（D）（C 和 D. 图片由 P. Andretta，SLP-Italy 提供）

以保持清晰的视觉，同时下颌的姿势也会发生变化，以适应头颅的姿势。这种错位会因舌骨和舌骨肌的反向旋转而加剧，从而导致头部适应性姿势的改变。眼部肌肉的失衡会影响颈部和躯干的肌肉，从而导致肩胛骨和骨盆的扭转和旋转。然而，反过来也是一样的，如错𬌗畸形、舌系带异常或口呼吸可决定头部的长期代偿位置，因此视觉系统必须通过改变正常眼轴来适应这一新位置，从而造成眼部肌肉张力不对称和失衡。在这种情况下，由于视轴不平行，双眼无法同时瞄准同一目标。眼肌功能的不对称也会导致角膜表面变形（散光）。这表明，虽然眼和口腔系统功能不同，但在神经生理学层面，它们之间的关系更为紧密，因为动眼神经核和三叉神经核在中脑层面上具有毗连性。眼睛和口腔系统还在神经肌肉水平上通过肌肉 – 结缔组织链系统相连（图 11-22）。

### （五）结论

根据 Bourdiol 和 Bortolin（2000 年）的研究，在存在姿势障碍的情况下，即使是最轻微的散光也必须进行矫正，以改变感觉设置，然后重新建立姿势平衡。干预越早，恢复就越迅速、越稳定，因为受试者会不自觉地转动头部或将头部放置在一个视力最佳、视觉疲劳最小的位置。视觉异常会导致上颈椎失衡，造成颈部肌肉的防御性或适应性紧张。

为了将视线固定在某一点上，受试者不得不反射性地改变头颈姿势，从而造成视觉过度疲劳和肢体紧张。因此，肌肉疲劳会表现为肌肉紧张，从而加剧能量消耗和疼痛强度，如头痛，尤其是在成年期。

反射性本体感觉应变分布在颈背、颈部甚至其他躯体结构，引起不同的功能障碍（如颈部疼

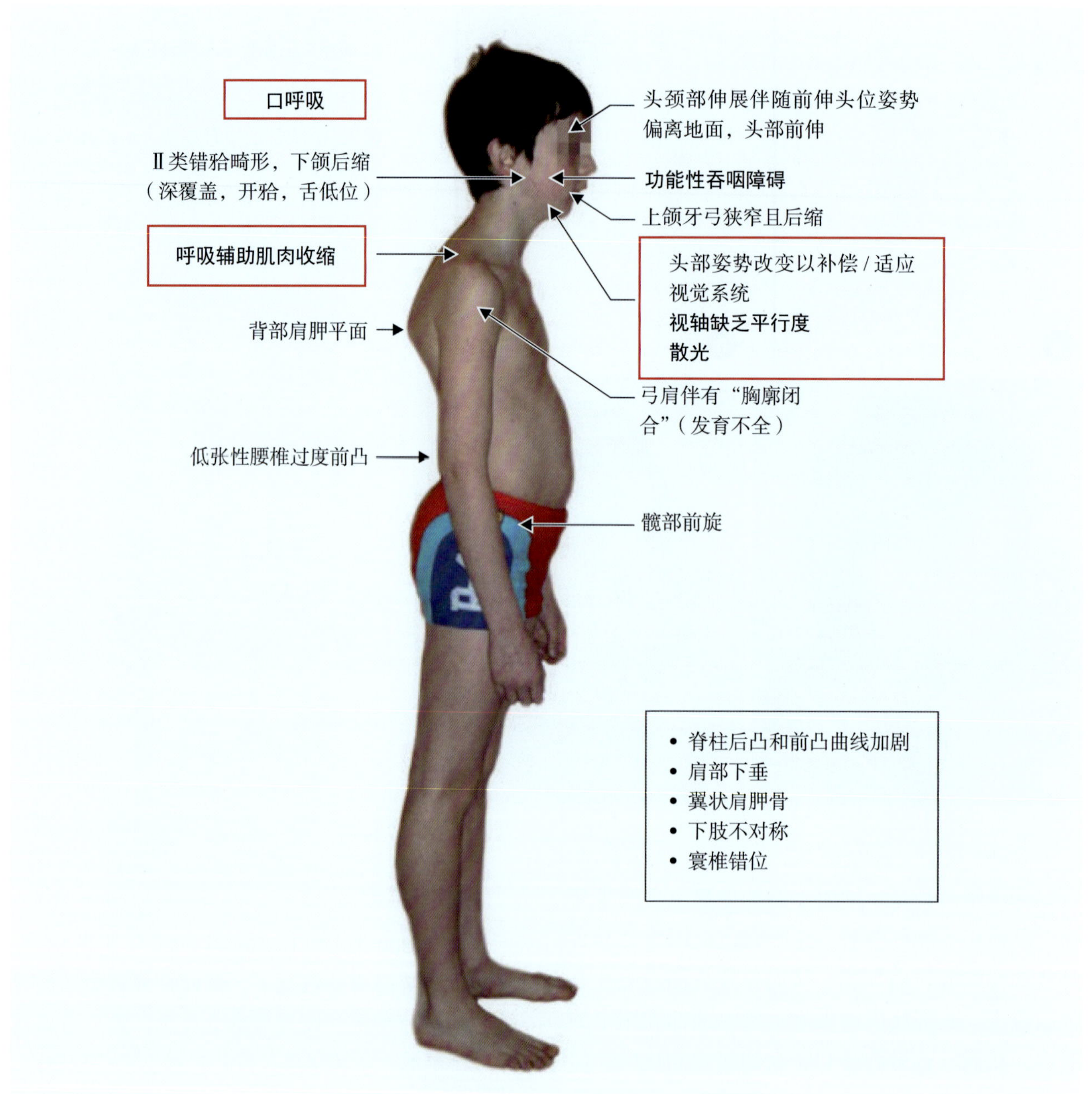


▲ 图 11-22　采用多学科方法评估问题的实例

痛或斜颈）。如果眼睛的感受器受到干扰，那么视觉问题优先于姿势问题，需要进行视觉康复治疗和佩戴眼镜。反之亦然，如果姿势异常影响视觉导致视觉缺陷时，视力调整首先需要依靠姿势康复计划，用镜片或视觉训练进行矫正不会有效。在生长发育过程中，早期干预是最重要的。一旦过了儿童期，就只能勉强接受折中或非最优的改善，因为视觉器官在出生后的第一年就失去了可塑性。每个专业人员都需要对导致姿势异常的原因进行鉴别评估，以便将解决方案纳入多学科框架（图 11-23 和图 11-24）。

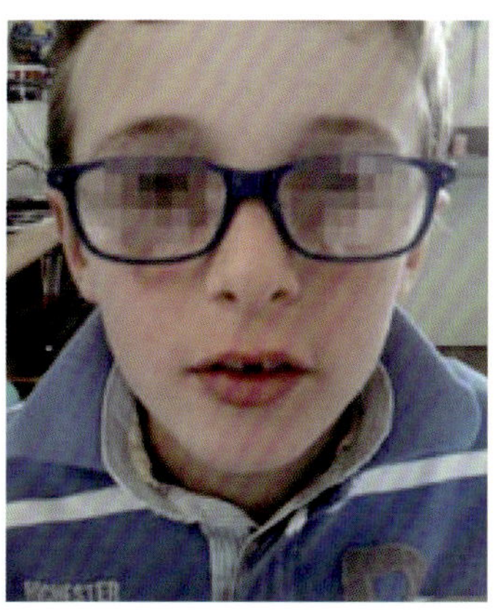

2016 年 9 月
用于散光的镜片

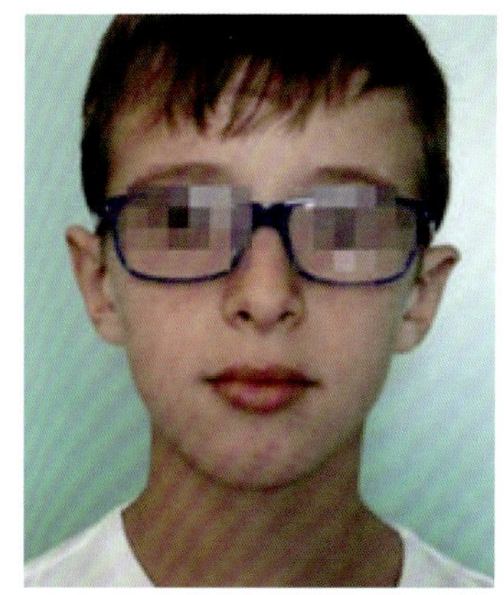

2017 年 5 月
在经过肌功能治疗、正畸、临床姿势学、验光（镜片更换和正确矫正）的综合和有计划的干预后

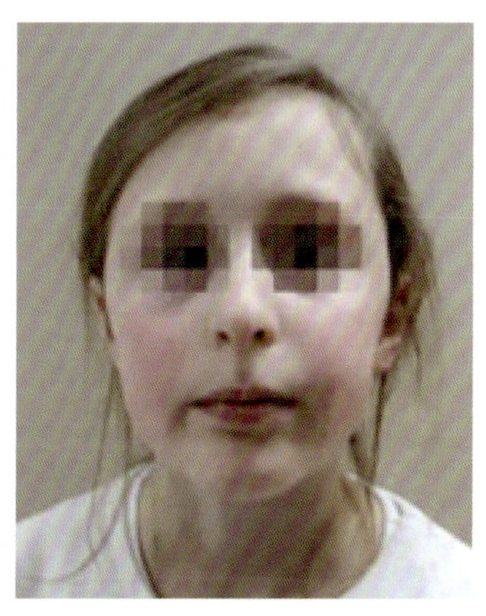

2017 年 2 月
前倾头姿势、错𬌗畸形、口腔颌面部肌肉失衡、舌系带短缩（舌系带短缩）。佩戴用于矫正远视和散光的眼镜

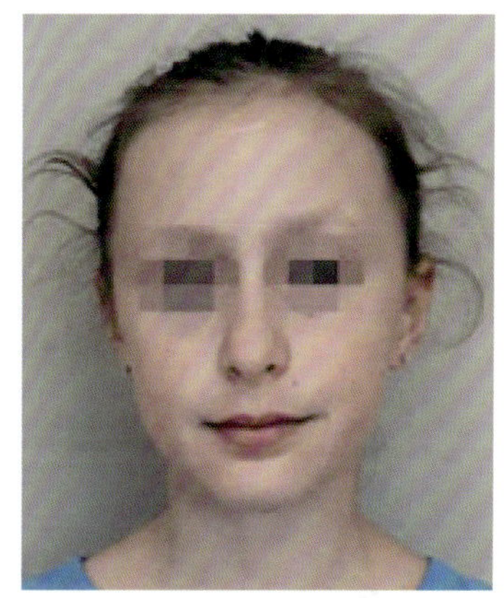

2018 年 7 月
经过激光舌系带切除手术、肌功能治疗、正畸治疗和临床体姿矫正治疗后，已不再使用眼镜长达 5 个月

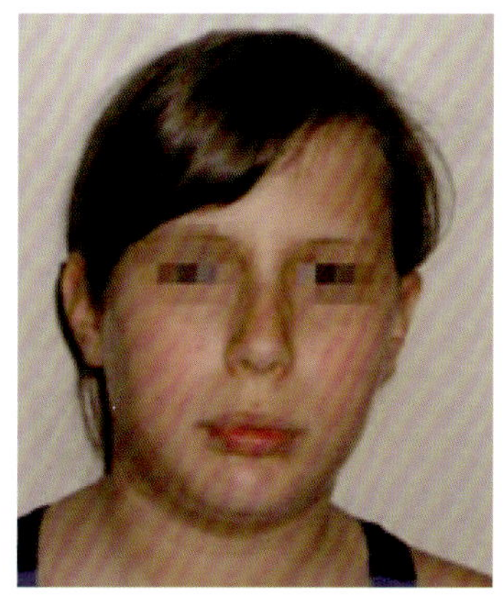

2015 年 9 月
多学科治疗前

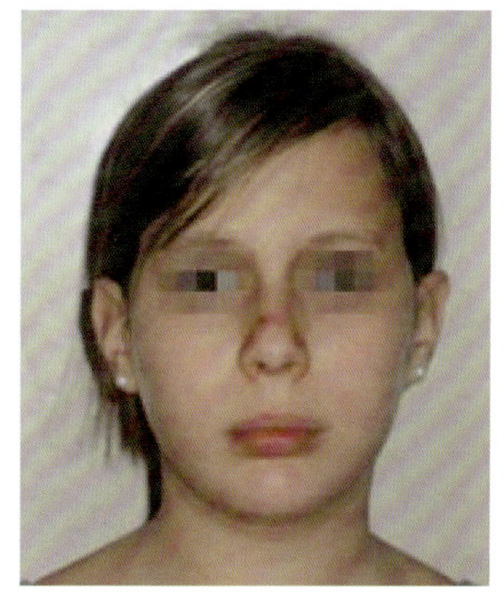

2016 年 6 月
多学科治疗后

▲ 图 11–23 接受多学科和肌功能治疗治疗的受试者实例
图片由 P. Andretta，SLP–Italy 提供

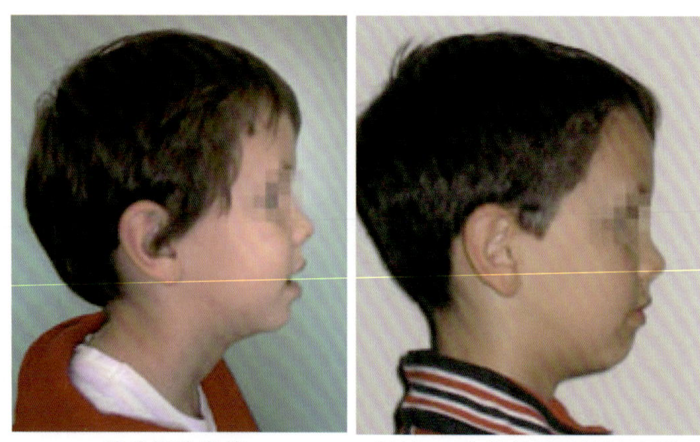

肌功能治疗前　　经过 12 个月的肌功能治疗后

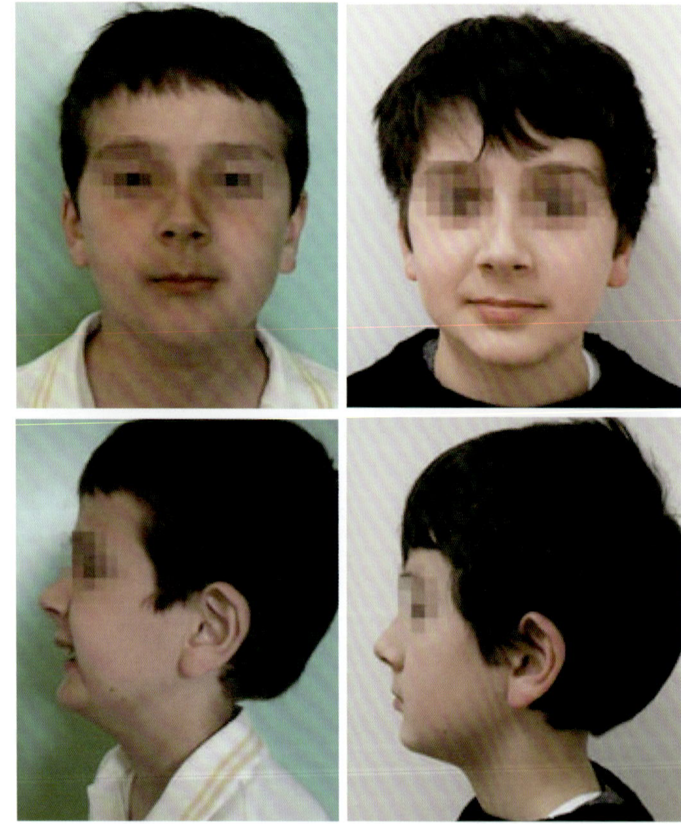

肌功能治疗前　　肌功能治疗后

▲ 图 11-24　接受肌功能治疗的受试者实例

图片由 P. Andretta，SLP–Italy 提供

# 第 12 章　舌姿势综合征：舌位与姿势平衡的关系

## Glosso-Postural Syndrome: the Relation between Tongue Position and Postural Balance

### 目　标

异常吞咽不仅与人的姿势和口－颅－颈形态有关，还与个人的一般姿势相关联。由于舌与人体重要解剖结构的连接及其他一些神经生理因素，舌能影响人体的姿势平衡。舌肌纤维主要呈横向排列，因而可被视为连接身体前后侧肌群的隔膜。在本章中，我们提出了一个新的疾病概念，即舌姿势综合征，其特征是姿势不平衡和异常吞咽。我们将着重介绍Ⅰ型和Ⅱ型舌姿势综合征。

### 关键概念

- 舌姿势综合征
- 舌功能与姿势的关系
- 姿势失衡
- 舌链

近 25 年来，不同领域的专家一直在对吞咽功能障碍进行研究。正畸学、言语病理学、耳鼻咽喉科学、儿童生长发育学等各专业书籍从多个功能学层面阐述了吞咽障碍的负面影响（Balercia 和 Balercia，1993；Caprioglio，1993a；Capurso，1996；Garliner，1996；Walther，1996；Ferrante，1997；Funt，1999；Stefanelli，2003；Ferrante，2004）。

而在本书的参考文献中，其中也有众多论述了功能性吞咽障碍的危害，以及肌功能治疗在颞下颌关节疾病、错殆畸形、昼夜呼吸紊乱、夜间打鼾、阻塞性睡眠呼吸暂停综合征、耳科症状中的作用（Garliner，1982，1986；Garretto，2001；Mason，2008，2011；De Felicio 等，2008；Guimarães 等，2009；De Felicio 等，2010；Gallerano 等，2012；Moeller，2012；Saccomano 等，2012，2012a；Maspero 等，2014；Ieto 等，2015；VanDyck 等，2016；Villa 等，2017；Camacho 等，2018）。相反，却鲜见质疑这些论点的研究（Mason，2011）。

通常来讲，舌可通过形态发挥作用，能对牙弓塑形并影响上颌复合体的发育，在口腔早期发育阶段发挥着重要作用。在之后的发育阶段，舌常常可发挥类似自然正畸的功能，起到平衡和代偿作用。特别是在成年时期，在开殆、牙列缺失、错殆畸形、殆平面与椎体矢状面不协调等情况下，舌能够起到代偿作用。在这些方面，正如舌功能障碍可以被认为是错殆畸形的原因之一，或可能导致正畸疗效不稳定、反弹等，在错殆畸形中，舌可以起到稳定咬合的作用，以非典型却具有代偿功能的方式发挥作用（图 12–1 和图 12–2）。舌边缘的齿痕（扇形舌或褶皱样）和舌黏膜异常证实了舌对牙齿持续、非生理性的挤压或摩擦（图 12–3）。

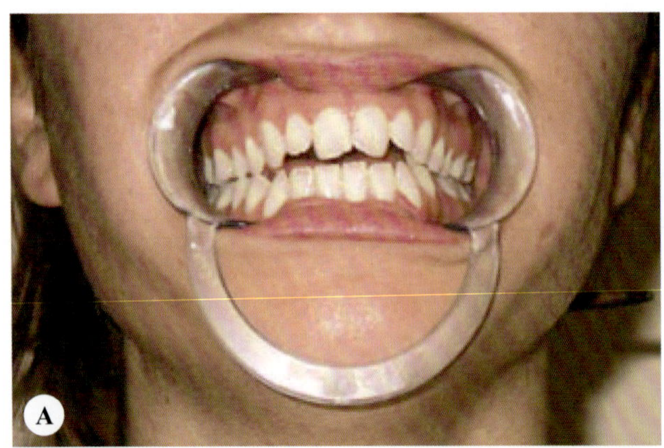

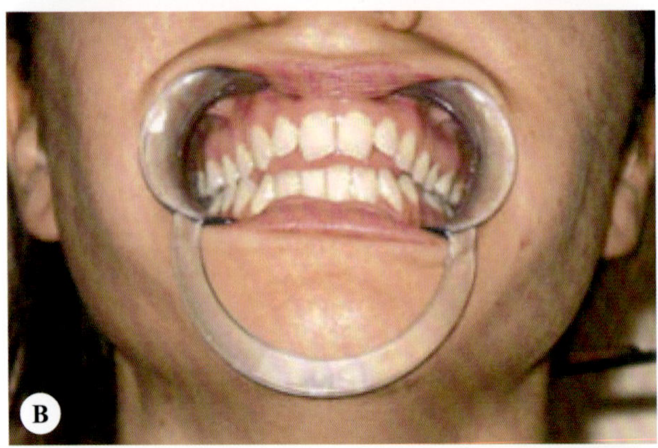

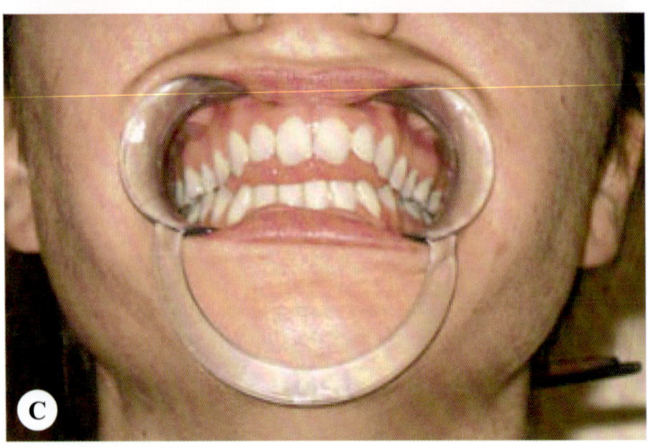

▲ 图 12-1 舌功能障碍和错殆畸形证明了结构和功能之间的密切关系

A. 正面相：前牙开殆；B 和 C. 吞咽时舌介入于上、下前牙之间

笔者认为，这种结构与功能之间的关系不能被视为一种简单的线性因果关系，而应该被视为非线性动态系统中的复杂循环关系（图 12-4）。

通过肌肉测试、吞咽机制的研究和咬合检查进行鉴别诊断，可以解决"口面肌影响牙齿还是牙齿影响口面肌功能"的长期争议（Peng 等，2004；Solomon 和 Munson，2004）。学者们也一直

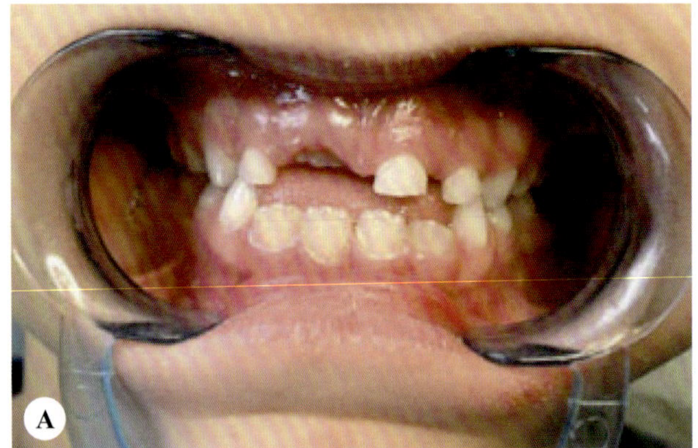

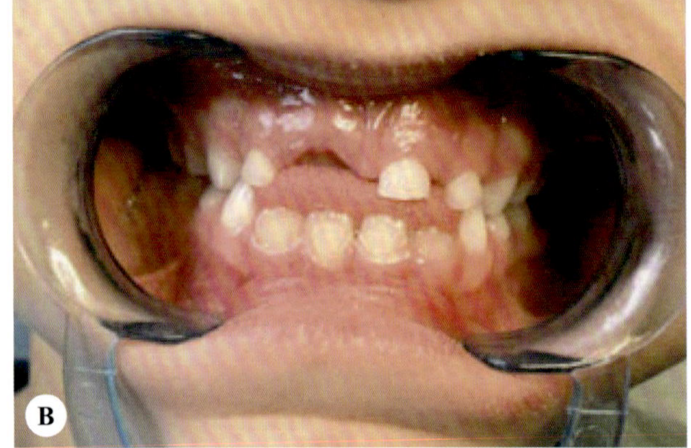

▲ 图 12-2 **A** 和 **B.** 腭弓狭窄，低位舌体推挤下前牙导致明显的错殆畸形Ⅲ类倾向；**B.** 可观察到吞咽时舌体前伸，推挤下前牙

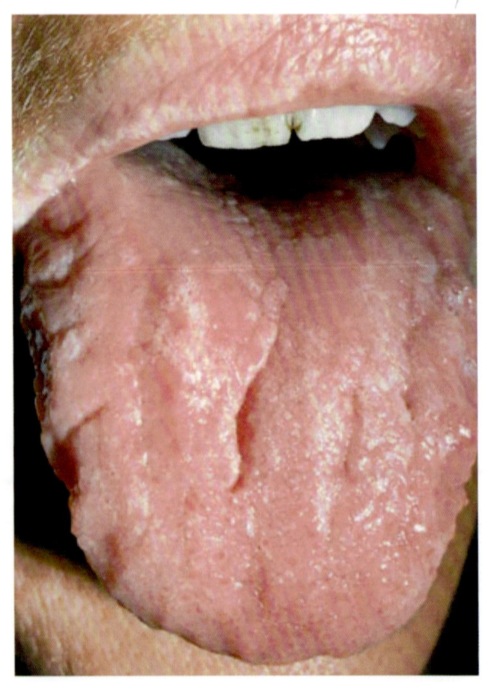

▲ 图 12-3 扇形舌或褶皱舌及舌黏膜异常证明了舌对牙齿持续、非生理性的推挤或摩擦作用

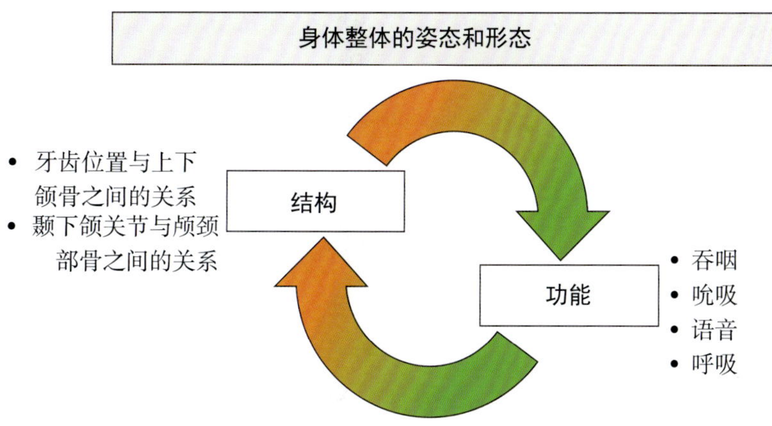


◀ 图 12-4 舌是印证结构和功能之间存在密切相互作用的很好例子

在对舌功能障碍与姿势问题之间的关系进行探讨（Balercia 和 Balercia，1993；Caprioglio 等，1993；Bricot，1996；Ferrante，1997；Ranaudo 和 Syer，1997；Cipollari，2003；Guaglio，2003；Lentini，2003；Spinicci，2003；Stefanelli，2003；Ferrante，2004；Zavarella 等，2004；Sidlauskiene 等，2015；Bocquet 等，2008）。

尽管大量出版物明确了舌功能障碍与身体姿势之间的关系，但这种关系的术语和姿势平衡失调的类型并没有得到准确的描述。

因此，笔者认为有必要定义一种特定的疾病分类来描述吞咽障碍患者的姿势失衡类型。我们将其称为舌姿势综合征（Scoppa，2005；Scoppa，2005a）。

## 一、为什么使用术语“综合征”

在医学语言中，术语“综合征”是指某一特定疾病或状态，具有一系列症状、体征、功能或生化异常，特征不一，病因和发病机制尚不明确（异常或非典型病症的发展）。因此，综合征可以是一种特定疾病的表现，也可以是多种完全不同起源疾病的表现。综合征通常会有适宜的诊断规范，描述疾病的发病部位、性质、特征或病因，如焦虑抑郁综合征、肠易激综合征、眩晕综合征、经前综合征等。

在舌姿势综合征中，舌和姿势之间存在着相互作用的关系。

通过姿势、整骨术和肌肉骨骼表现出的临床体征，能对舌姿势综合征进行鉴别诊断，相关内容将在后续章节详细讲述。除了这些临床体征外，我们还发现大量与其他医学专业有关的症状和体征，包括正畸学、殆学、颞下颌关节学、耳鼻咽喉科学（口呼吸、腺样体扁桃体肥大、复发性中耳炎等）、语音和吞咽、眼科、儿科学、内科学等（Ferrante，1997）。

## 二、舌功能与姿势的关系概述

每个人都会形成一种吞咽模式，这是系统发育、个体发育和环境因素共同影响的结果。吞咽模式既可刺激、也可抑制口颌系统功能。吞咽功能障碍患者的舌尖不是向上抵于腭部切牙乳头（又称腭点）后方区域，而是前伸且位置较低，因此会向前推挤上前牙或下前牙，或伸于上下前牙之间。

这种低位、前伸的舌体位置，通过吞咽（每天重复高达 1500 次）过程中的异常推力，会导致牙齿和上颌骨的空间排列发生改变，并对个人的整体姿势产生不利影响。

正如口颌系统的咬合与平衡可被看作与整体姿势平衡紧密交织一样，舌功能也与整个身体平衡密切相关。

专业经验表明，舌是很好的印证结构和功能之间存在密切相互作用的例证。整个身体的姿势和形态也是口腔结构性因素（牙齿的位置、咬合和椎骨比例、颞下颌关节和颅颈骨骼的关系）和功能因素（吞咽、吸吮、发音、呼吸、颅节律性冲动）之间相互作用的结果（图12–4）。

首先，舌可在口腔–颅–颈椎区域内发挥功能，影响形态–姿势、轴–轴、颞–下颌和颅–颈间关系，充当一个交互调节系统的变量（Guaglio，2003）。

由于舌特殊的神经分布和运动能力，舌能够占用口内剩余可用的空间，可通过增加纵向长度来弥补横向空间的缩小，以适应狭窄的空间；可填补缺牙的间隙；可扭转舌体长轴以适应发育不平衡的上腭。

因此，舌与牙齿位置、与颌间比例间存在相互作用的关系。

吞咽还与唇部封闭是否良好有关，因而也与个体倾向采用鼻呼吸还是口呼吸有关。众所周知，低位舌会促使口呼吸，并可能与腺样体扁桃体肥大有关，影响上呼吸道的通畅性。有种说法是“吞咽不佳的人往往呼吸更不通畅”。

从胚胎学、生物力学、神经学和肌肉筋膜水平来看，舌与寰枕枢纽有关。

在胚胎学水平，上颌突和下颌突的分支通过枕骨下结节的向前延伸形成了舌。因此，从这个角度来看，舌可以被视为颈椎的向前延伸。

在神经学水平，支配舌内肌和舌外肌的舌下神经，与颈丛神经$C_1$、$C_2$和$C_3$的前支分支汇合，形成舌下神经环。从这一神经解剖学及胚胎学角度来看，舌下神经与颈丛之间存在着某种功能协同作用。

在生物力学和肌肉筋膜水平，舌与寰枕枢纽密切相关，因此在临床上，舌被认为与头颈姿势有关。

首先，舌位较高时舌尖与切牙乳头的后方区域接触，对寰椎有一定的肌肉牵拉，从而促进了生理性颈椎前凸的形成。值得指出的是，经放射学证实，颈椎变直与大部分颈椎痛（颈部疼痛）和口腔–颅–颅颈问题有关。

其次，在吞咽障碍的情况下，由舌肌张力制约的枕骨–寰椎关系也会发生改变。因此，舌位决定了颈椎的姿势。但必须从整体上看待这一机制，因为它会引起整个运动系统的调节和代偿，包括下至足底的支撑。

因此，吞咽功能障碍不仅与舌姿势和口腔–头颅–颅颈的形态有关，还与个体整体姿势有关。

舌能够破坏姿势平衡，归因于它与极其重要的解剖结构之间的连接。

- 前方：通过舌骨，参与到涉及整个肌肉骨骼系统（舌链）的肌腱膜复合体中。
- 后方：特别是通过舌咽肌和咽缩肌，影响颈椎的平衡。
- 颅骨水平：通过茎突舌骨肌和茎突肌的作用，影响颅骨的平衡。
- 下颌骨水平：通过对牙齿的直接推力，以及茎突舌骨肌、颏舌骨肌和下颌舌骨肌的作用，影响下颌骨的平衡。

反之，如果吞咽功能确实能够调节姿势，那么姿势也能够影响吞咽功能。正确的姿势对于正常的吞咽和进食过程至关重要，这一点在神经系统疾病（Redston和West，2004）或与年龄有关的变化中（Abdel-Aziz等，2018；Kletzein等，2019）尤为突出。

## 三、舌与姿势：整骨术

为了充分了解舌调节身体姿势的能力，我们有必要回顾一下舌与颅骶系统和硬脑膜内层的关系，从整骨术的角度而言是非常重要的方面。

### 在整骨术层面，舌是关键器官

在颅骨水平，在吞咽功能障碍时，舌对颅骶节律的协调功能和促进颅骨运动的功能会减弱。在生理条件下，这是通过茎突舌骨肌收缩对颅底的牵拉作用（脑后半球屈曲），以及舌尖对切牙乳头后方施加压力（脑垂体所在的蝶骨蝶鞍的“泵送”）来实现的。

在正确的吞咽过程中，茎突舌骨肌通过其附着于舌根和颞骨茎突的肌纤维作用，将舌根向上、向后拉，使舌紧贴于上腭，直接作用于颅底和上颌骨复合体。

在正确的吞咽过程中，茎突舌骨肌通过肌肉收缩对脑后半球产生的收缩应力，使颅骨可以生理性移动，并通过硬脑膜通路协调颅骶关系（图 12–5）。

同时，舌尖抵住腭部前端，通过咽鼓管向蝶嘴传递力量。这种力量尽管微弱，但可以使蝶骨产生轻微移动，这对激活蝶枕（或蝶骨 – 枕骨）软骨结合、促进生理性和节律性颅内脉动非常重要（Perroneaud-Férré，1989；Lignon，1989；Upledger 和 Vredevoogd，1996；Sutherland，2002a，2002b）。

在功能层面上，由于舌肌纤维主要呈横向排列，舌可被视为是连接身体前后肌肉链的隔膜（Frymann，1976）（图 12–6）。

生理性吞咽和正确的舌位有利于这些肌肉链肌张力的良好平衡（图 12–7）。在失去这种平衡或者平衡受到干扰时，吮吸拇指可以解释为是儿童尝试重新平衡颈后部张力并刺激颅节律性冲动的表现（Scoppa 等，2009b）。

舌是一种隔膜结构，类似于横膈肌、骨盆或胸廓上口，在形态和姿势水平上都可以发挥代偿和平衡作用，尤其是对于成人。根据经典的整骨治疗原理，各种身体隔膜必须在其相互关系中保持平衡与和谐，以确保良好姿势的形成。

每次生理性吞咽都会重新协调颅 – 颈 – 面部肌肉张力的平衡，从而协调身体的整体姿势平衡。

舌链被定义为一种肌肉 – 筋膜结构，在功能水平上连接舌与整个生物体（Clauzade 和 Darraillans，1989，1992，1998）。

## 四、吞咽与姿势：神经生理和能量方面

为了更好地在机体水平上理解吞咽的作用，我们有必要简要回顾一些神经生理学和能量方面的知识。正如文献所记载的那样，生理性吞咽时舌对切牙乳头后方的压力具有重要的神经生理学影响。一项相关研究特别强调，在腭点周围约 $1cm^2$ 的范围内，存在着多达 5 种类型的外部感受器（Halata 和 Baumann，1999）。

此外，其他研究还发现，与吞咽相比，舌体上抬可激活更大的大脑皮质体积，其中扣带回、辅助运动区、中央前回和中央后回、前运动皮质、壳核和丘脑的激活程度明显提高（Martin 等，2004）。

根据以上资料，我们可以推断，在神经生理学水平上，抬舌动作对刺激腭点的重要性，以及来自该区域的信息对肌肉张力和姿势中枢调节机

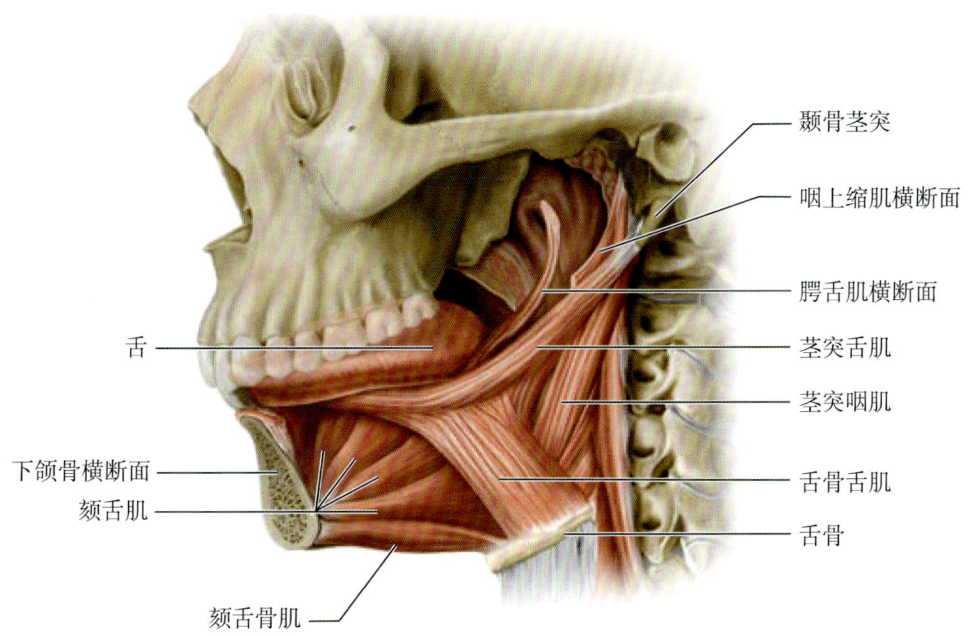


◀ 图 12–5 舌外肌
图示茎突舌肌一端附着于舌根部，另一端附着于颞骨茎突

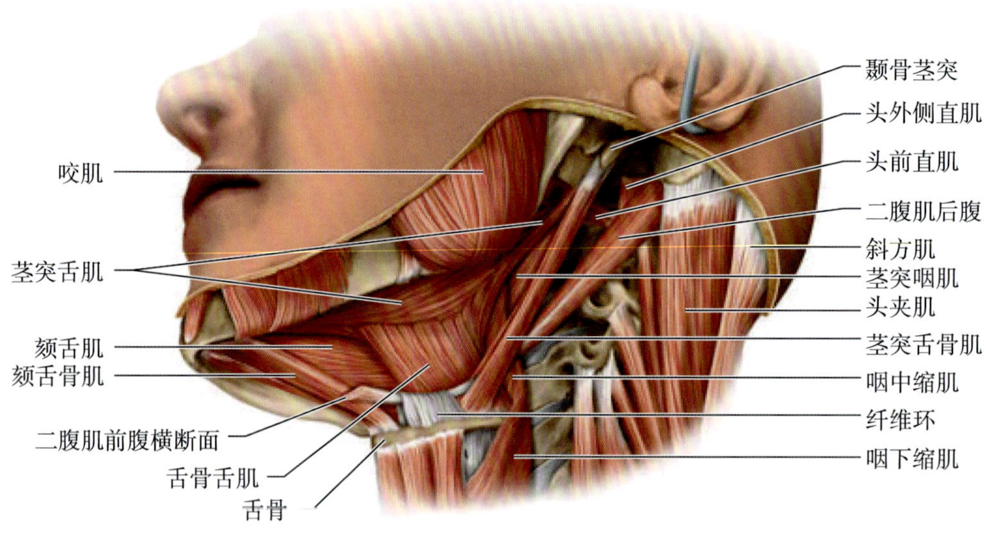


▲ 图 12-6　舌可被视为是连接身体前后侧肌肉链的隔膜

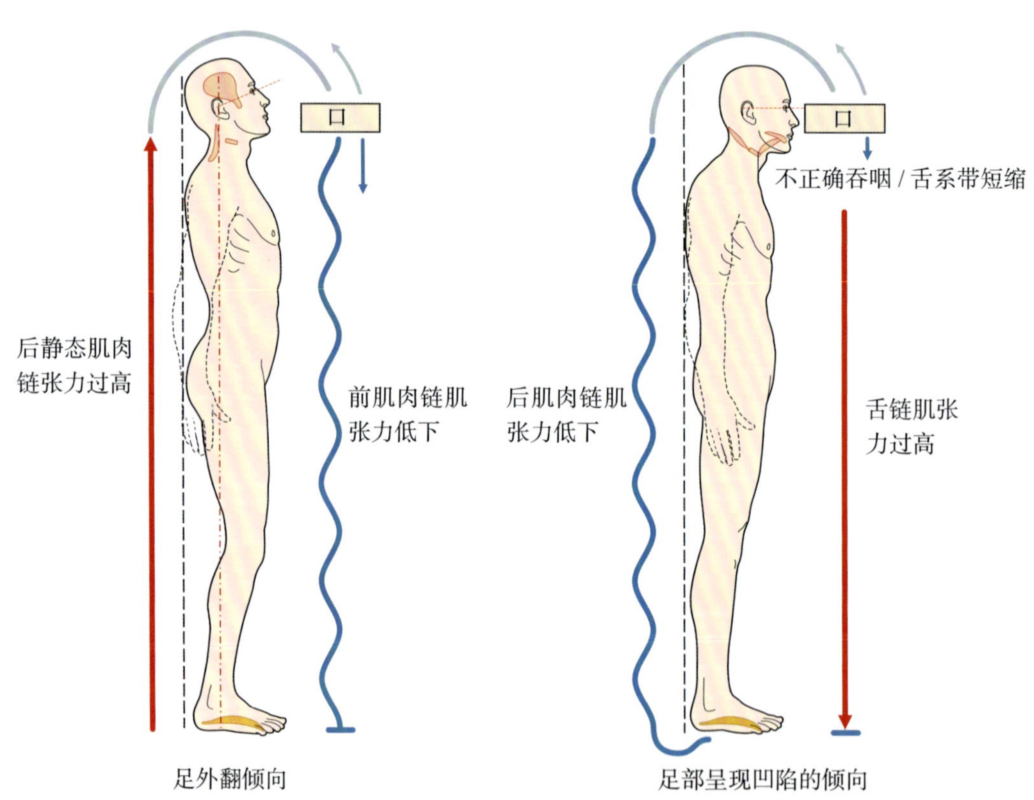


▲ 图 12-7　生理性吞咽和正确的舌位有利于前、后静态肌肉链肌张力的良好平衡

制的影响程度。

迄今为止，我们似乎还没有充分考虑来自这一区域的信息在中枢姿势调节机制中的重要作用。

为此，在这些有关吞咽神经生理学研究（Martin 和 Sessle，1993；Birn 等，1998；Hamdy 等，1999；Hartnick 等，2001；Martin 等，2001，2004，2006；Suzuki 等，2003）的基础上，我们开始采用功能性磁共振成像技术，研究舌前伸和上抬时大脑的激活情况。我们的问题是关于正常与非正常吞咽方式在神经生理学上可能存在的差异：生理性吞咽和吞咽不正确、舌位异常两组受试者，其在吞咽过程中所激活的大脑区域是否相同（Scoppa，2008，2012）。在我们看来，这是未来最有趣的研究方向之一。

要了解不正确的吞咽方式是如何导致重要的姿势和功能异常的，还有必要提及能量和心理－情感。

切牙乳头后方是一个强大的能量点，因此非正常吞咽患者的能量是明显不足的，应用运动学可以很容易对这种情况进行验证。

舌连接着任脉经和督脉经。正确的舌位，即舌尖位于切牙乳头后缘和第一条腭皱襞之间，能保证人体能量的最佳平衡。

显然，这也与呼吸质量有关。生理学要求放松状态下舌应在切牙乳头后方维持高舌位。试着将舌尖置于高舌位和低舌位时呼吸，就能体会到这两种呼吸方式在质量上的不同。高舌位即正常舌位时呼吸有助于最佳脑氧合，从而优化所有身体机能。低舌位则无法保证同样的呼吸质量，尤其是在口呼吸时。

在心理－情感水平上，舌链是初级原始节律的生理链，从胎儿在子宫内发育的第 13 周起就已经存在。它是吸吮和各种生物节律（颅节律性冲动、吞咽羊水、吞咽唾液等）的链条。它位于身体的前内侧区域，是情感和口头表达的重要区域（Denys-Struyf，1982；Clauzade 和 Darraillans，1989）。

## 五、舌链

舌链是指从舌尖开始，按纵向顺序排列在身体前内侧区域的一组肌肉和腱膜。最初这条链被称为前－中（Antero-Medial，AM）链（Denys-Struyf，1982）（图 12-8），后来才与舌联系起来（Clauzade 和 Darraillans，1989）。在生物力学水平上，该链控制着前重力线，为耻骨联合和下颌骨的正中联合之间连线，由 John Martin Littlejohn（1865—1947 年）提出（图 12-9）。

舌链是运动和姿势水平上的一个功能单元；从解剖学角度看，舌链是由非常丰富的肌肉纤维和肌腱组成的网状系统，显示出其在姿势水平中的重要性。

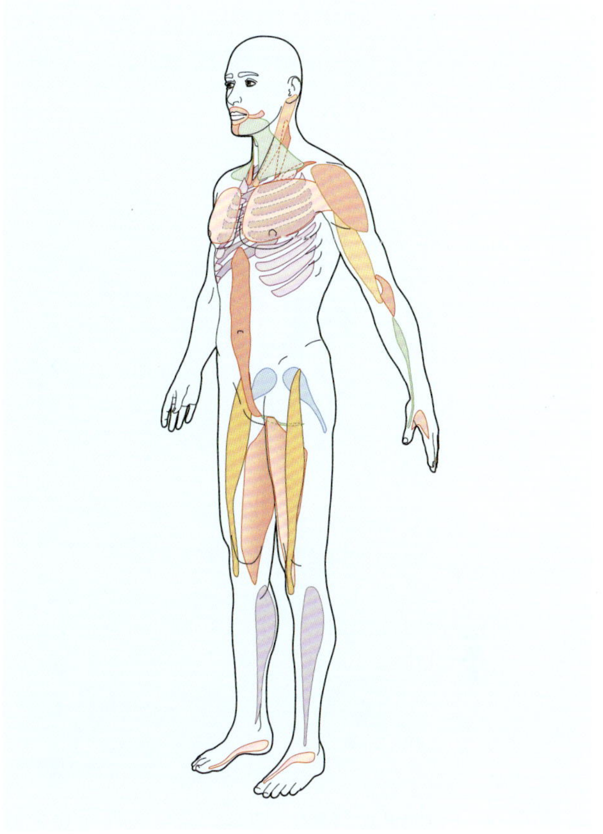

▲ 图 12-8　前内侧肌链

舌骨舌肌复合体，在所有空间平面上（颅部、尾部、腹部、背部）都与其他解剖结构有联系，是口腔功能和机体姿势功能之间真正的联合体。

舌骨舌肌复合体与上颌骨复合体、下颌骨、颅骨、颈椎、肩胛骨、咽部和喉部之间都存在功能关系，因此可以推断舌骨舌肌复合体在整个姿势系统中的重要性。

通常情况下，舌功能障碍会导致舌骨成为旋转的支点，从而引起肩胛骨的旋转和不平衡，继而产生影响整个运动系统的代偿反应。

通过表层筋膜（或称颈部筋膜表层）、气管前筋膜（或称内脏筋膜）和椎前筋膜（或称颈部筋膜深层），舌和舌骨能够从根本上调节整个机体的形态和姿势组织（图 12-10）。

从理论上讲，身体的任何部位都会对舌骨舌肌复合体之间关系的改变做出某种反应，这不仅适用于上述的筋膜连接，也适用于本体感觉控制。

在本体感觉和姿势水平上，舌骨被比作制导系统中的陀螺仪（Clauzade 和 Darraillans，1998；Garliner，1996）。

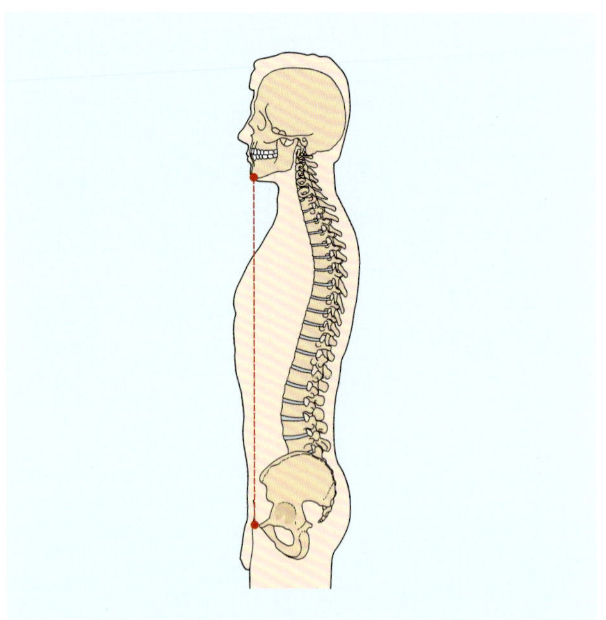

▲ **图 12-9　Littlejohn（1865—1947）提出的连接耻骨联合和下颌骨正中联合的重力线（Scoppa，2012）**

由于舌骨缺少与其他骨骼的连接（“浮动”骨），被各种结缔组织“像吊床一样”悬挂起来，它可以扮演制导系统中陀螺仪的角色，通过神经肌梭向大脑提供有关身体平衡的信息。舌骨的位置应严格保持水平，它反映了与之相连的肌肉、肌腱和韧带的张力。舌骨脱位或活动受限，无论是主动还是被动，都是个体的筋膜和内脏支架存在张力的表现。所谓的舌 - 下颌骨 - 舌骨系统，是一个复杂的生物力学系统，相互间具有功能性联系，在临床诊断和治疗过程中必须加以考虑（Messina，2017）。

## 六、Ⅰ型舌姿势综合征

这是迄今为止在吞咽功能障碍患者中最常见的姿势失衡类型（占观察病例的 85% 以上）（图 12-11）。

这种失衡的基本特征是，相对于臀平面，肩胛平面前凸（图 12-11A）。Ⅱ类错殆畸形可能与此有关，但并非绝对：Ⅲ类错殆畸形患者也可能

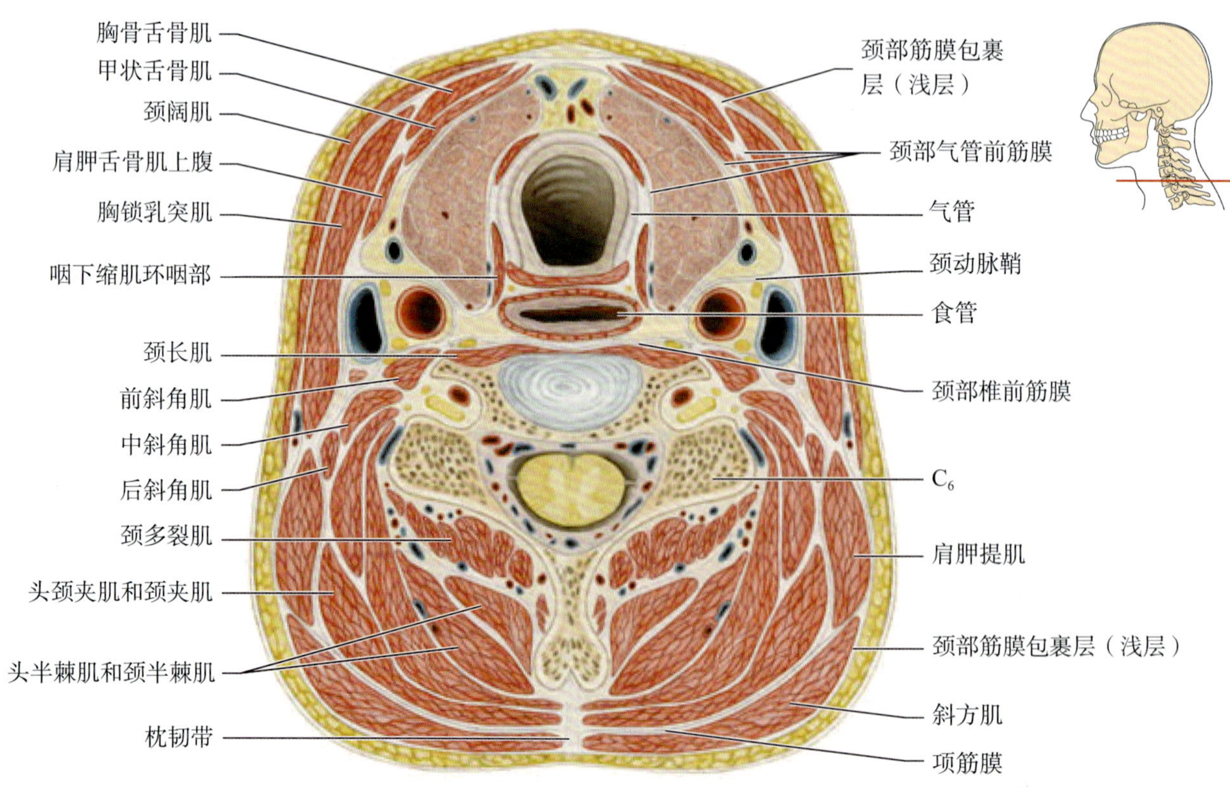


▲ **图 12-10　$C_6$ 水平的颈部横截面，显示了颈筋膜层和其中包含的解剖结构**

出现这种情况。在神经肌肉水平，这种肩胛骨突出可以被认为是舌链前内侧部分相比于其他运动链占优势的结果。

肩胛骨突出本身就是一个重要的姿势问题，而除此之外，Ⅰ型舌姿势综合征的特征还表现为生理曲度增加、腹部前凸伴腹横肌肌力不足、骨盆前倾、足内翻和足背外翻（图 12–12）。

躯干可能会出现不对称，如图 12–11B 和 C 所示。重心前倾对姿势有重要影响，因为它会导致以下部位引起张力：颈背部和腰骶部、股骨转子、髌骨关节、小腿三头肌（由腓肠肌和比目鱼肌组成）和前足底。除了最常见的原因之一（即异常吞咽）外，身体前部病理性瘢痕和Ⅱ类错𬌗畸形也会使肩胛骨突出。

要研究这种姿势失衡，可以参考 Littlejohn 提出的前重力线，它位于过耻骨联合和下颌骨的正中联合连线的矢状面上（图 12–9）。

在Ⅰ型舌姿势综合征中，这条前重力线相对于耻骨联合向前倾斜，实际上是正中联合向前移动、耻骨联合向后下移动的结果。

在这种情况下，腹压施加在腹肌壁和骨盆前韧带（尤其是腹股沟韧带或 Poupart 韧带）上，而不是施加在呈前倾状态的骨盆骨骼结构上。

此外，背部脊柱后凸度的增加会导致腹内压的增加，使腹部肌肉倾向于松弛以减轻压力。

这一系列的讨论有助于我们理解为什么Ⅰ型舌姿势综合征患者通常会有突出、松弛的腹部（图 12–11），并容易出现腹部下垂和腹股沟疝。

在这些情况下，膈肌和腹横肌之间的协同拮抗关系发生了改变。这容易导致高位胸廓活动受限，膈肌动力学改变，从而易导致呼吸功能障碍。

由于这种姿势的影响，患者经常会出现上交叉综合征和下交叉综合征（Chaitow，2001；Janda，

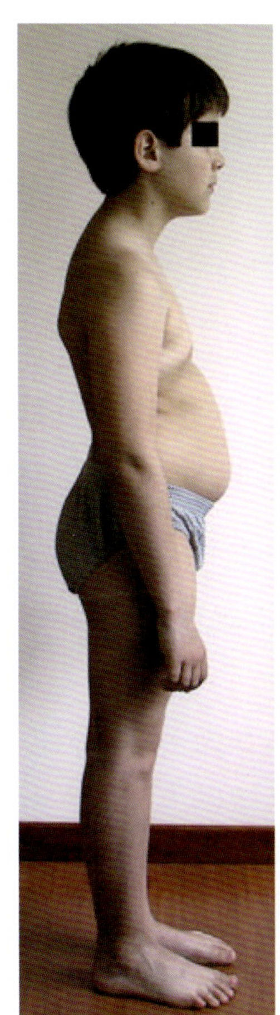

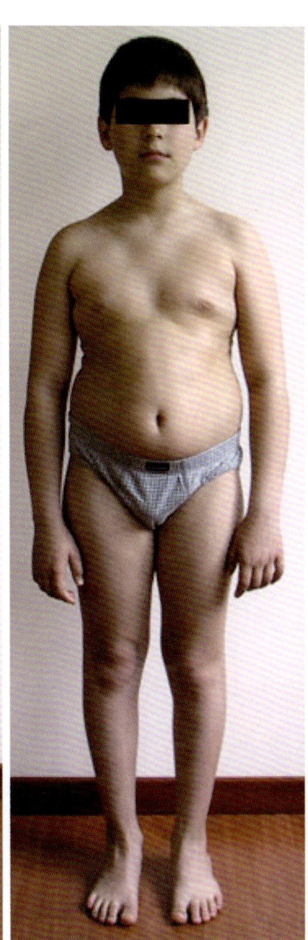

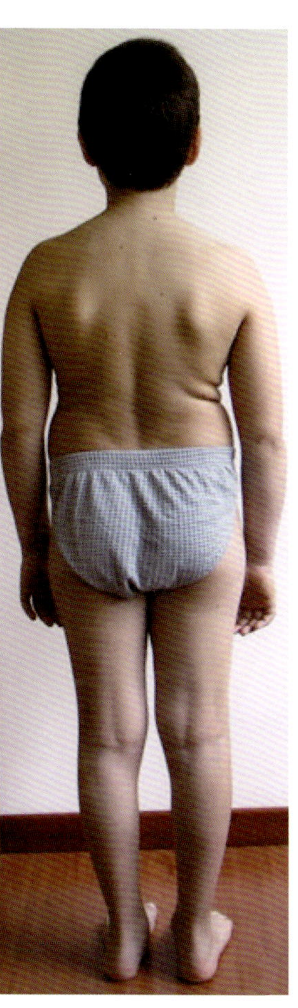

◀ 图 12–11　Ⅰ型舌姿势综合征

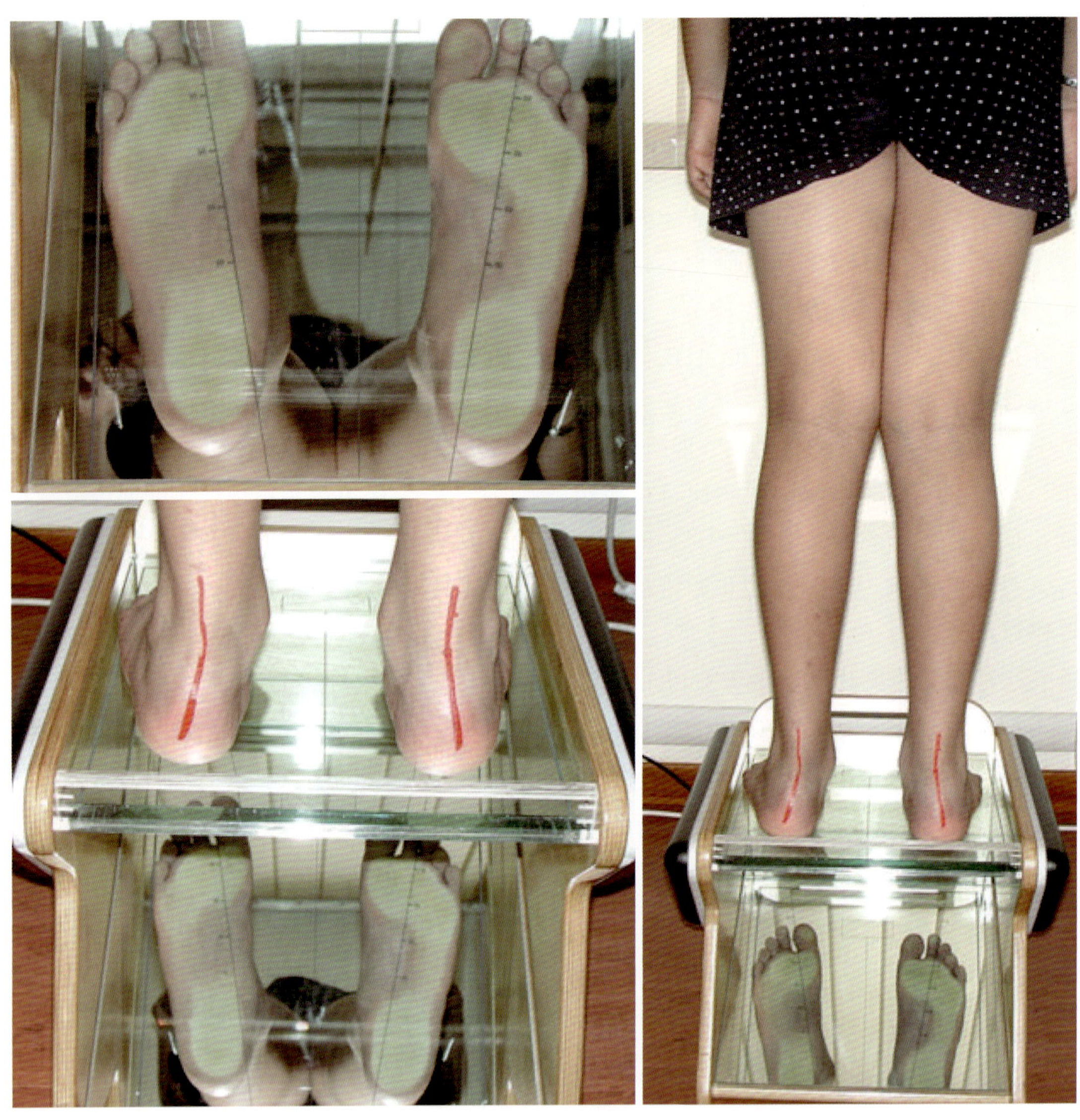

▲ 图 12-12　I 型舌姿势综合征：足的旋前和足背外翻的表现

1983，1991，1993；Lewit，1991），随着时间的推移，可能会导致运动障碍综合征（Saharmann，2002）。

这些交叉综合征会表现出神经肌肉失衡：在颈 - 肩 - 胸和腰 - 骨盆部位，协同肌和拮抗肌之间的相互关系发生了永久性改变。

对于这些失衡现象，可以从神经生理学角度分两个层级进行解释。

- Sherrington 交互神经支配定律层级，即过度活跃和紧张的肌肉会抑制其拮抗肌。
- 中枢控制层级，随着运动和姿势模式发生改变："过劳"肌链，其激活强度大，激活时间较早，而与之相对应的是"低劳"拮抗肌链，其激活强度小，激活时间延迟。

主要的强直 - 姿势肌属于第一层级，表现为肌肉紧张、缩短和挛缩；而在第二层级，常常发现肌肉具有强烈的阶段性反应，很容易变得虚弱和肌张力低下。

### （一）上交叉综合征的肌肉失衡

这种肌肉失衡的特点包括以下内容（图 12-13）。

- 肩胛带肌群的下部稳定肌肉较弱（前锯肌和斜方肌下部），上部稳定肌肉较强（斜角肌、肩胛提肌、上斜方肌止点）。

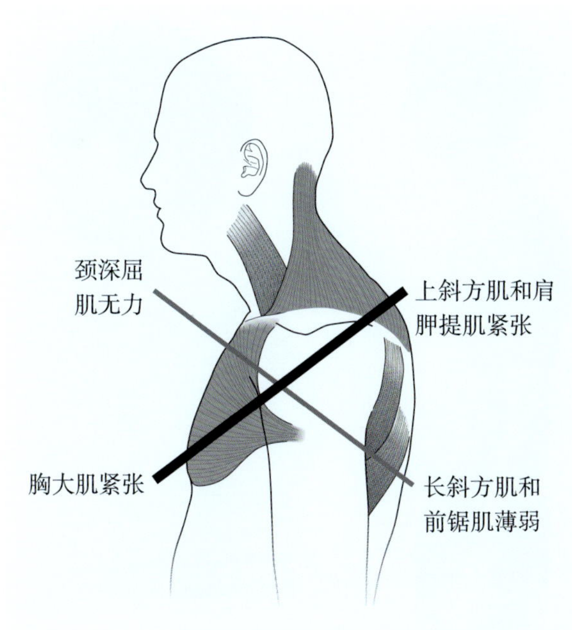


▲ 图 12-13　上交叉综合征

在上交叉模式中，我们看到颈深屈肌和肩的下部稳定肌群（前锯肌、下斜方肌和中斜方肌）肌力减弱（肌纤维可能拉长），而它们的拮抗肌群（上斜方肌、肩胛提肌和胸大肌）则缩短和收紧。颈伸肌、枕下肌和肩袖肌群也都缩短和收紧（引自 Chaitow，2014，图片由 Handspring Publishing 提供）

- 肩胛间肌肉较弱，胸肌肌肉较强。
- 深层颈屈肌较弱（颈长肌、头长肌、肩胛舌骨肌和甲状舌骨肌），颈部伸肌较强（颈旁肌、斜方肌上部和肩胛提肌）。

在神经肌肉水平上，如果肩部下方附着肌无力，上方附着肌就会过度疲劳、缩短和受限。胸肌的过度兴奋会导致圆肩和肩前倾；深层颈屈肌无力会导致颈椎前凸曲度增加。此外，项韧带的上半部分可能会缩短，使高位颈椎保持前凸姿势：总的来说，颈部往往会出现“凹陷”和压缩（图 12-11A）。除了运动和姿势模式障碍外，这种上交叉失衡还会影响和改变呼吸功能和肋膈动力学。

### （二）下交叉综合征的肌肉失衡

下交叉失衡涉及以下几对肌肉（图 12-14）。

- 臀小肌无力，髋屈肌过度活跃和紧张。
- 腹肌弱，腰椎椎旁肌过度活跃和紧张。
- 臀中肌弱，而腰方肌和阔筋膜张肌亢进、紧张。

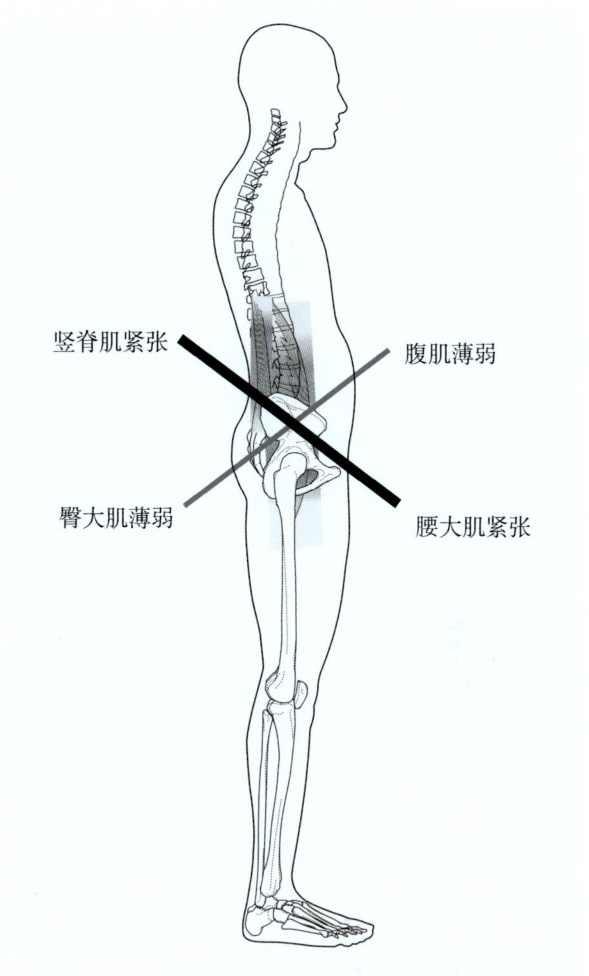


▲ 图 12-14　下交叉综合征

我们可以看到腹肌和臀肌肌力变弱，而腰大肌和竖脊肌缩短变紧。同时阔筋膜张肌、梨状肌、腰方肌、腿后肌、背阔肌也缩短紧张，这些功能障碍模式很可能是筋膜紧张受限所致（引自 Chaitow，2014，图片由 Handspring Publishing 提供）

这种神经肌肉失衡意味着，在静态和动态功能中，都发生了运动模式中肌肉的“替换”或切换。

为了实现髋关节伸展，臀肌的无力，要通过腰肌和腿后腱（或股后肌群）的“过劳”来补偿。为了提供良好的侧腰骨盆稳定，臀中肌的薄弱则通过髂筋膜和腰方肌代偿。在躯干弯曲时，腹壁肌力的不足通过强壮紧实的髂腰肌代偿。

在姿势水平上，这些神经肌肉失衡的结果是骨盆前倾，腰椎前凸曲度增加；在这种情况下，腿后肌的收缩和运动受限可被视为减少或抑制骨盆前倾趋势的代偿机制的表现。

## 七、Ⅱ型舌姿势综合征

与Ⅰ型相比，Ⅱ型舌姿势综合征要少见得多，其特点是颅骨和躯干之间的关系异常，如果不予以治疗，成年后仍会持续存在（图 12-15）。

肩胛平面后倾，而头明显前倾，这种姿势即表现为头前伸运动，通常在吞咽功能障碍时出现。

这种颅面部前伸的运动（吞咽时的“小鸡啄米”动作）似乎成为这些患者肌肉记忆中的固定姿势，从矢状面观察尤为明显。舌大多位于下颌骨的偏下方，“寰枕关节”呈现弯曲趋势。

相反，在Ⅰ型舌姿势综合征中，舌更常前伸于上下前牙之间，并伴有寰枕关节伸展。

在这两种情况下，舌位的异常通常都与唇闭合不全（唇部密闭性不足）和口呼吸倾向有关。

与Ⅰ型舌姿势综合征一样，在这种情况下，舌在低位和前置位置产生的异常前伸往往会在姿势水平上产生矢状方向的推力。另外，脊椎缺乏自我立直的趋势，这与身体整体高度降低相对应。

在这两种综合征中，患者的姿势都突出表现为缺乏自我立直反射，原因是舌对切牙乳头后部的推挤力量不足。

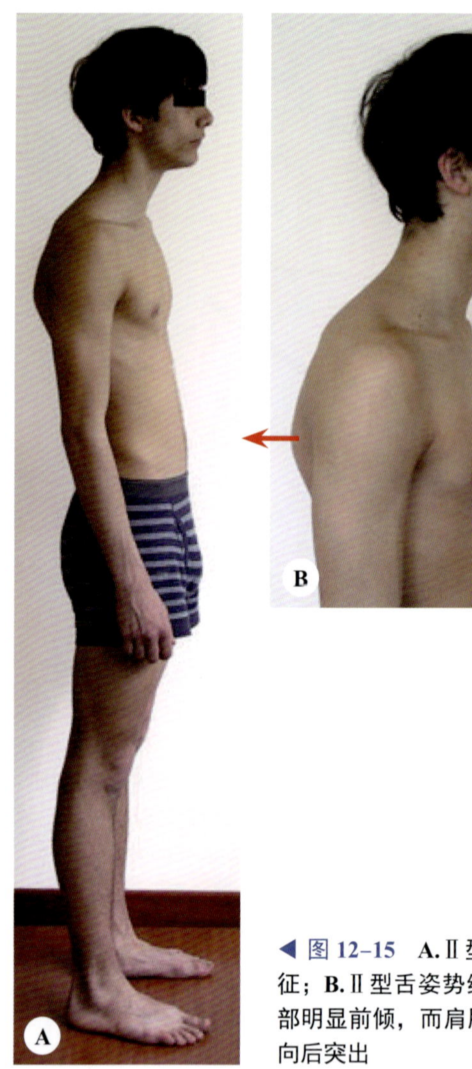


◀ 图 12-15 **A.** Ⅱ型舌姿势综合征；**B.** Ⅱ型舌姿势综合征中，面部明显前倾，而肩胛骨平面明显向后突出

### 结论

总之，上述两种舌姿势综合征提示我们，姿势系统是一个非线性动态系统（Scoppa，2003）。因此，除了不正确的吞咽和其他易破坏姿势平衡的因素外，还可能出现其他类型的姿势失衡，包括脊柱侧弯。

# 第 13 章　整骨术及其方法

## Osteopathy and the Osteopathic Approach

**目　标**

整骨术，对于错殆畸形的治疗而言，是一种新颖而有效的方法，它可以辅助传统的正畸和功能治疗。该治疗遵循前几章所阐述的原则，即将身体视作一个整体，强调结构和功能之间的密切关系。本章着重描述了整骨术的基础和基本技术。

**关键概念**

- 整骨术的原则

整骨术是一门无须使用药物治疗患者的医学学科。该术语由美国外科医生 Albert Taylor Still 在 19 世纪末提出，强调身体结构整体功能平衡与健康之间的关系。为了了解导致特定类型错殆畸形的病因、促进组织对语音治疗训练或正畸矫治器的功能刺激做出反应，有必要进行整骨评估。在所有错殆畸形的病例中，整骨治疗有助于传统的正畸和功能治疗，可解除颅缝处神经肌筋膜张力和活动限制。整骨治疗还可以改善组织的健康和新陈代谢，使其对外部刺激更具响应性和可塑性，使身体能够更快、更容易适应变化。其益处在于缩短治疗时间，降低复发风险。

### 一、整骨术的基本原则

整骨术基于以下原则：人体是个整体、结构与功能相关、自愈（图 13–1）。

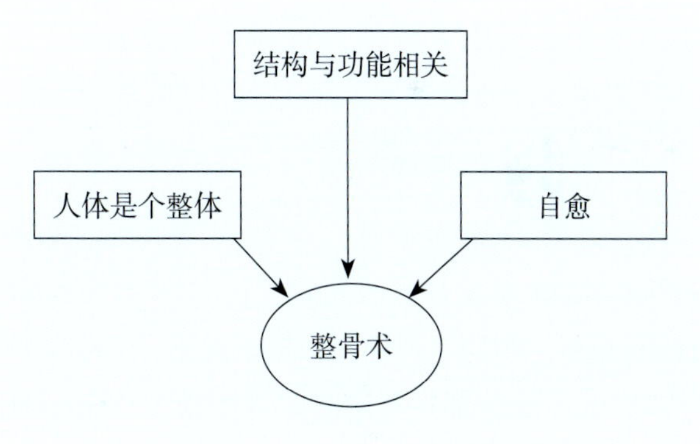


▲ 图 13–1　整骨术的基本原则

整骨术对各种关节进行活动性测试，并评估运动和组织质量。整骨诊断不是基于已有的症状而是使用触诊；然而，需要注意的是，有时疼痛发生在主要功能障碍区域以外的地方；可能存在多个疼痛区域；某些功能障碍可能是无症状的。

#### （一）人体是个整体

人体在整体上被视为一个复合体，由不断发生变化、彼此间相互作用的系统、器官、组织和细胞组成。整骨术旨在实现身体各部分之间的动态平衡。

#### （二）结构与功能相关

身体的各个部位，根据其对环境刺激的适应性和响应性运动的自由度，发挥正确的功能，采取一种特殊的形式来适应它们必须进行的运动。当身体的某个特定部位存在运动受限时，该结构首先在组织水平上发生变化；如果随着时间推移刺激持续存在，也会在形态水平上发生变化。反之亦然，如果发生结构改变（如由于创伤或手术），运动和功能也会发生变化。

### （三）自愈

在整骨术中，并非治疗师治愈患者，治疗师的主要作用是使身体处于能够尽可能快速、有效地实施生物学自我调节的状态。整骨术的目的是通过消除或减少张力，找到张力最小的平衡点，从而促进功能失调的组织发生代谢变化。

## 二、颅部的整骨术

整骨术的原则不仅适用于颅部，也适用于身体的其他部位，不同之处在于，相对于身体运动系统的其他关节，颅部区域的关节，除了颞下颌关节外，运动幅度是有限的。

为了更好地了解颅部区域的整骨治疗，图13–2显示了颅骨的各种骨骼（从不同的视角）。

### （一）原发性呼吸机制

颅骶骨治疗的基础，是基于William Garner Sutherland的原发性呼吸机制（primary respiratory mechanism，PRM）理论，根据该理论，“身体的所有结构或多或少都具有同时的微运动”（Sergueef, 1997）。

PRM包括两个不同阶段，涉及成对和非成对结构（表13–1）。

- 吸气阶段，非成对结构执行所谓的“屈曲”，成对结构执行“外旋”运动。
- 呼气阶段（返回起始位置），非成对结构执行所谓的“伸展”，而成对结构执行“内旋”运动。

PRM也是五种运动的结果。

- 神经细胞的脉动。
- 脑脊液的节律性分泌和吸收。
- 交互性张力膜（脑膜）的滑动。
- 颅骨的运动。
- 骶骨在髂骨之间的运动。

实际上，中枢神经系统的律动（卷绕和展开）是通过脑脊液传输到脑膜，并从脑膜特别是从硬脑膜传输到颅骨和骶骨。这种运动可以通过触诊和呼吸动作来感知，10～14次/分。

该运动的中心是蝶骨枕骨间软骨联合或蝶基底骨软骨联合（sphenobasilar synchondrosis，SBS），即枕骨基部与蝶骨体的连接处，它们绕横轴旋转。

颅骨运动可细分为颅底骨（蝶骨、筛骨、枕骨、犁骨）运动、颅顶骨和颅面骨运动，颅底骨是非成对的，执行屈曲–伸展运动，而颅顶骨和颅面骨是成对的，执行外旋和内旋运动。

这些运动受颅骨缝形状和方向的影响。图13–3显示了颅底骨和颅面骨之间的关系。

在理想条件下，颅骨有最大运动自由度，每次SBS屈曲时，非成对骨屈曲，成对骨屈曲和外旋；当SBS伸展时，非成对骨伸展，而成对骨则进行内旋。

所有这一切的发生是因为脑膜是具有交互张力的膜，即完全无弹性；当张力产生时，所有组织都被迫随之移动。

由于颅骨还受到其他刺激（肌肉、内脏、创伤）的影响，因此存在其他类型的运动模式，有时SBS也可以在其他轴上移动：颅骨可以进行扭转、侧旋、旋转、垂直应变、横向应变（图13–4）。

当所有这些运动与屈曲和伸展运动可以交替进行时，是一种生理性状态；因而，颅骨能够表现出不同的运动模式，软骨联合保持自由，身体状态良好。

相反，如果不能进行屈曲和伸展运动，则称为颅骨受压。

非常僵硬的组织质量和有限的运动范围通常与压迫有关。图13–5显示了颅骨运动模式的一些示例。

骶骨在髂骨之间的运动是通过脑膜的牵引实现的，脑膜受到限制，在屈曲过程中会被SBS向颅部方向牵引，而在伸展过程中向尾部方向移动。

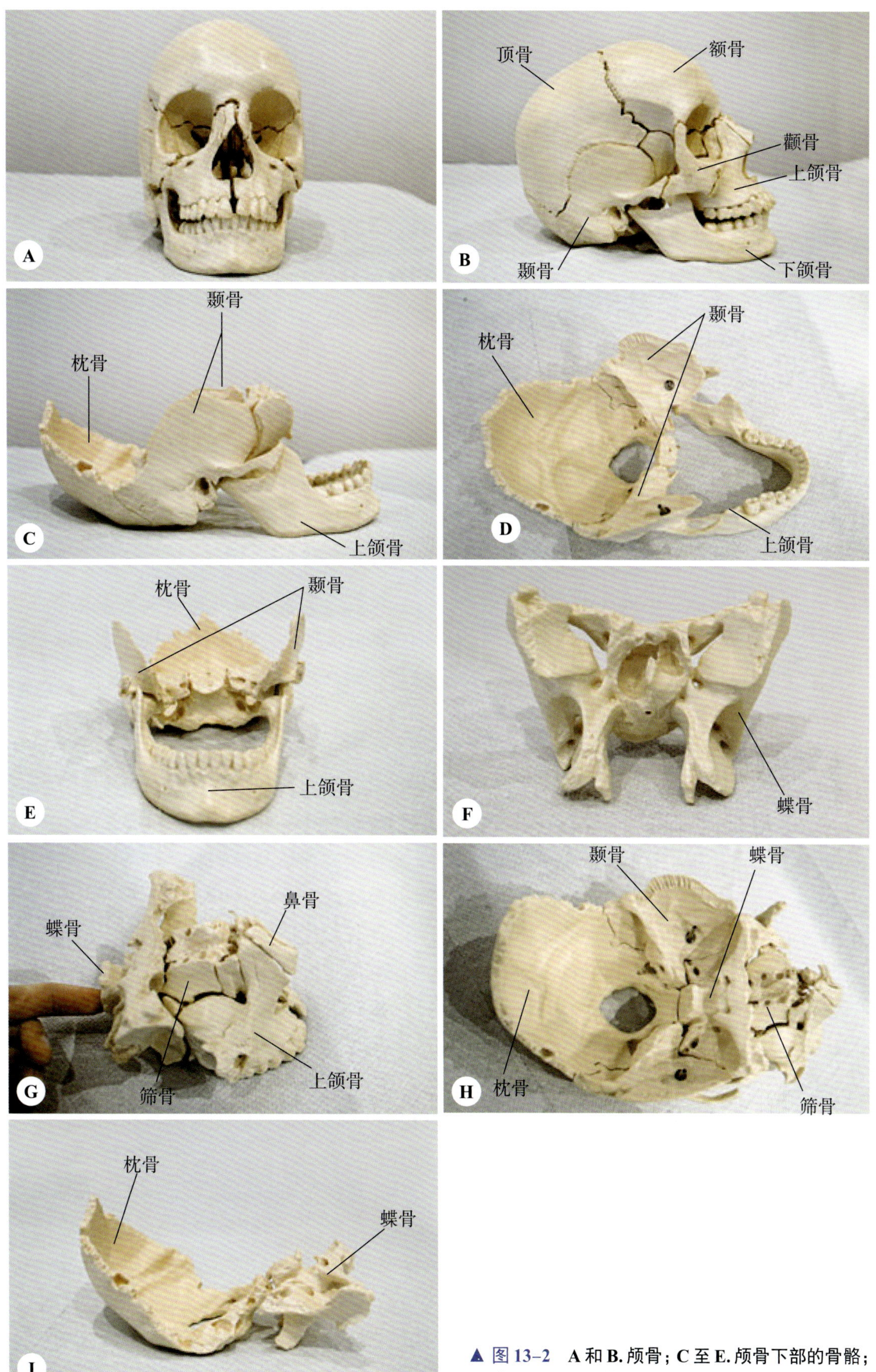


▲ 图 13-2　A 和 B. 颅骨；C 至 E. 颅骨下部的骨骼；F. 蝶骨；G. 颅骨前部的骨骼；H 和 I. 颅底骨

表 13-1　整骨术：成对和非成对的结构

| 非成对 | 成　对 |
|---|---|
| • 骶骨 | • 颞骨 |
| • 枕骨 | • 顶骨 |
| • 蝶骨 | • 额骨 |
| • 筛骨 | • 翼突 - 蝶骨大翼 |
| • 犁骨 | • 筛骨迷路 |
| • 下颌骨 | • 颧骨 |
| | • 上颌骨 |
| | • 腭骨 |
| | • 泪骨 |
| | • 鼻骨 - 下鼻甲（下鼻甲骨） |

骶骨的运动也受到骶髂关节形状的限制，可以完成屈曲、伸展和扭转。如果骶骨不能进行屈曲和伸展运动，也可能会受压。

对于颅骨和骶骨活动性的限制可能是由于直接骨创伤或由于附着在颅底和骶骨上的肌肉和内脏的牵引，又或由于系统性疾病所致。

## （二）临床方面

综上所述，牙 - 骨性错殆畸形的临床评估必须考虑两个部分：一方面是颅颌面、咀嚼和面部肌肉，另一方面是颞 - 枕 - 颈区、下颌骨和舌。

• 颅颌面、咀嚼和面部肌肉（臂丛成分）均源自神经外胚层，具有极高的可塑性和表现力。面部形状反映了个体的咀嚼、呼吸和模仿生理机能。

因此，评估面部形状、不对称性及在空间各个平面上的维度关系非常重要：鼻孔和鼻中隔，眼眶和颧骨，上下眼睑（浮肿、黑眼圈），面部表情（微笑、眼神），上腭形状和上牙弓形状，牙齿倾斜度。

• 颞 - 枕 - 颈区、下颌骨和舌（枕骨部分）均源自中胚层，形态反映颅 - 骶生理功能。

因此，以下评估非常重要：下颌骨的形状，面部下 1/3 的轮廓，耳垂，舌的形状，是否有水肿、侧面齿痕等；张口运动（弹响、关节盘滑动、侧向偏移、幅度、疼痛）和打开咬合时下颌侧向移动（弹响、运动受限、疼痛）；舌前伸运动（侧

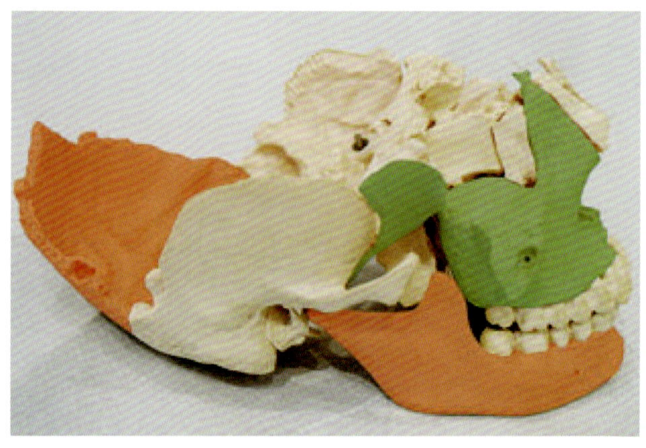

▲ 图 13-3　该图显示了颅底骨骼和颅面部骨骼之间的关系

向偏差、侧向倾斜）；枕骨 - 颈椎活动度、运动受限、疼痛和平衡障碍。

### 1. 枕骨和臂丛间关系评估

枕骨和臂丛间关系评估必须包括咬合、咀嚼和吞咽生理功能。

就咬合而言，应分析最大牙尖交错［牙齿表面之间的接触点，肌张力（咬肌和颞肌），松弛度，咬合过紧，牙齿倾斜，牙齿表面磨损］，以及侧向和前伸运动是否存在干扰、早接触点、两侧不对称、牙尖分类（尖牙或组牙）。

咀嚼应当评估单侧、双侧及前侧，并需要考虑咀嚼侧和对侧的关节运动。

吞咽应评估与吞咽有关的吐舌、口周肌肉收缩和颈部运动。

整骨术的目的是研究每个患者的错殆畸形，考虑导致该患者口腔形成特定形态的生长因素。

错殆畸形是组织表达牙齿系统功能失调的形态变化。

由于胚胎学起源于神经嵴，颅面是身体中以具有极高可塑性、能对刺激快速适应为特征的部分。

牙弓的发育遵循基本的遗传途径，适应周围的环境刺激，并将其整合到身体中。

例如，腭的形状可能由于腭骨与蝶骨翼突的关系会受到颅底活动的影响；或累及眼眶的问题，如颧骨外伤的影响；或累及上颌窦的问题，如鼻窦炎的影响；或受影响软腭的问题，如复发性咽

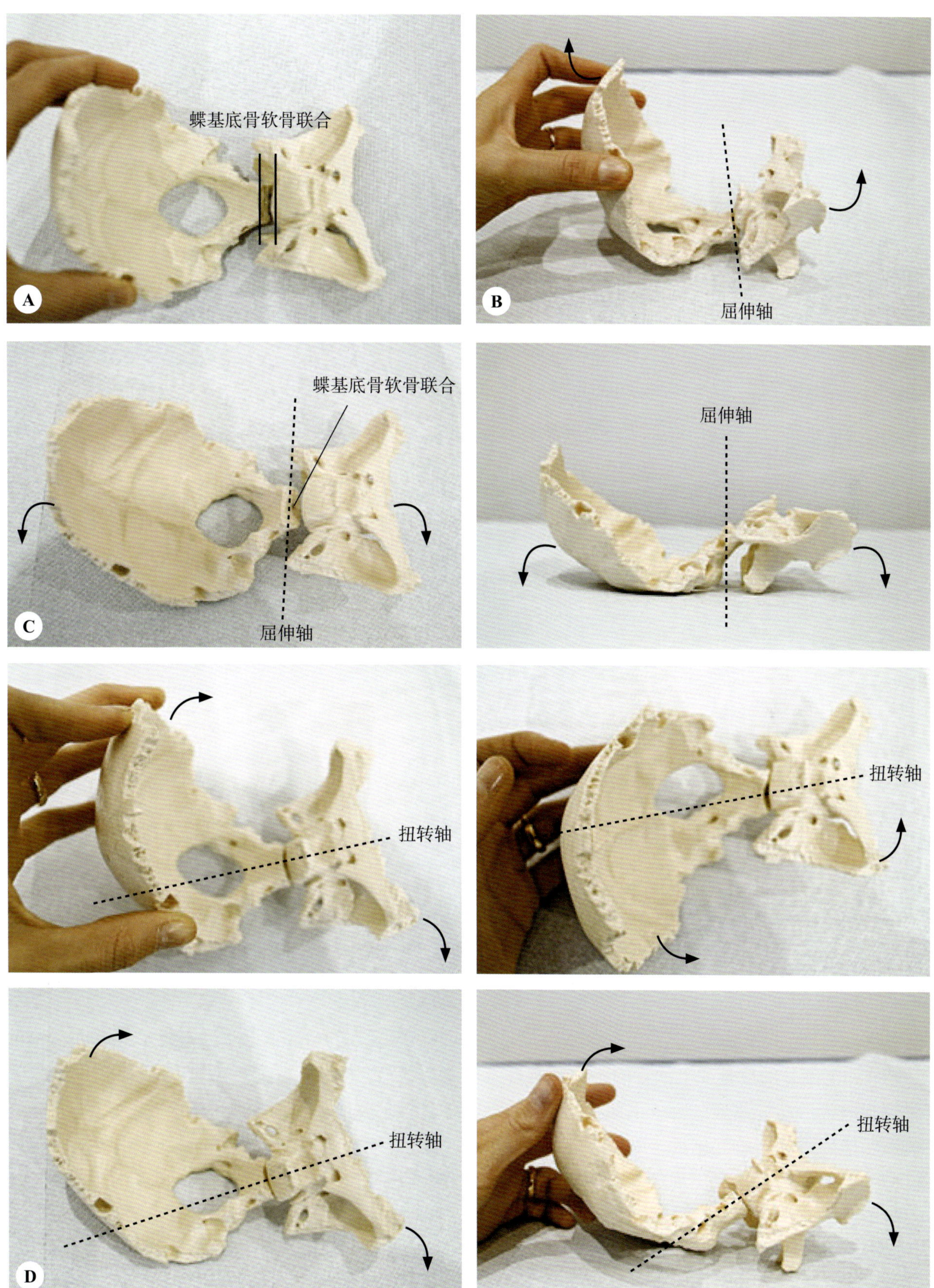


▲ 图 13-4 该图显示了蝶骨枕骨间软骨联合是运动的中心（**A**）：这些运动可能发生在伸展（**B**）、屈曲（**C**）和扭转（**D**）中。蝶骨枕骨间软骨联合可能受压

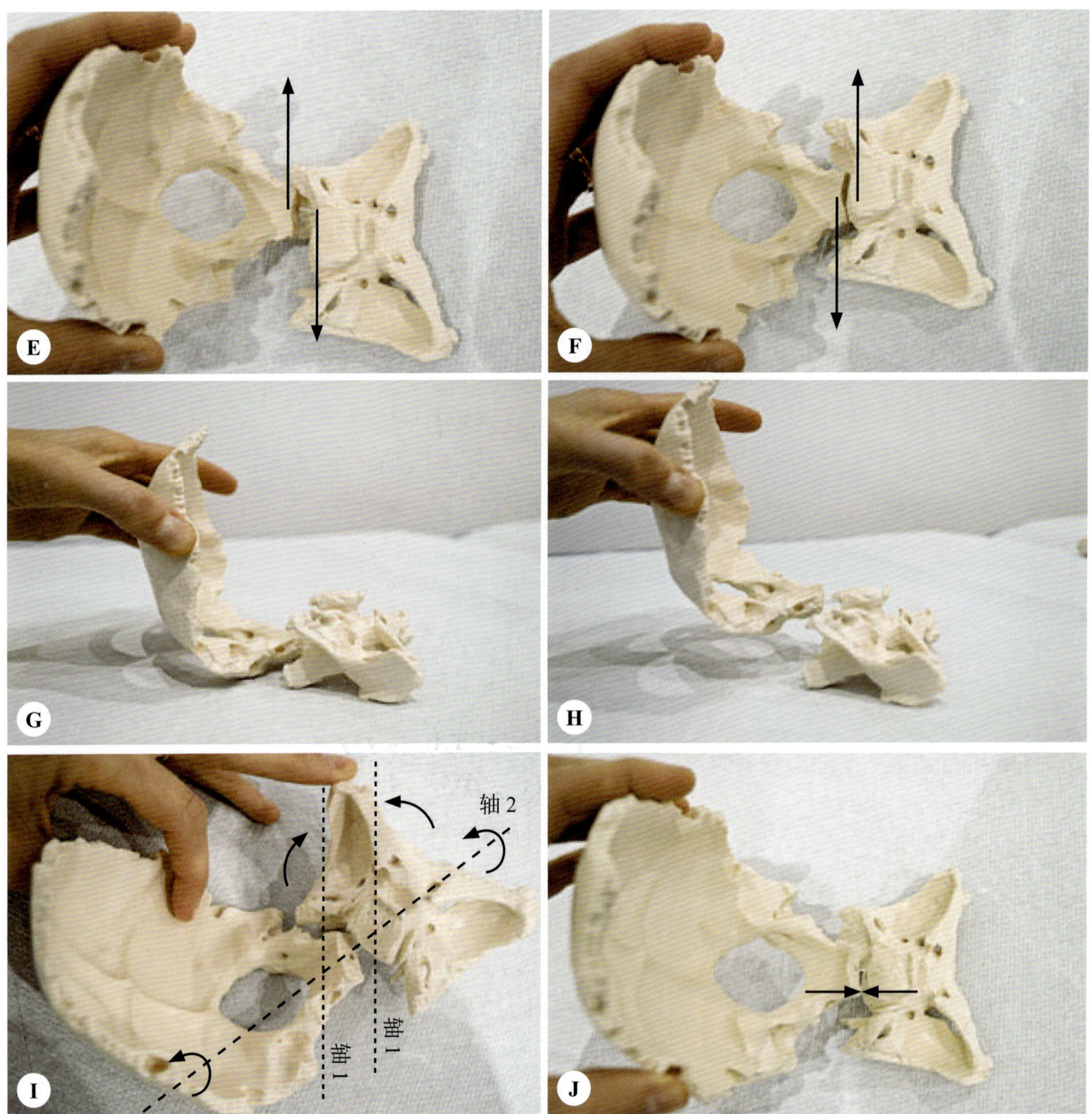


▲ 图 13-4（续） 右（E）和左（F）横向应变，高（G）和低（H）蝶骨垂直应变，侧向屈曲和右旋（I）。蝶骨枕骨间软骨联合可能受压（J）

炎的影响。

另外，下颌骨的位置或下颌骨的不对称发育，可能受到颞骨活动性改变、舌骨上肌产生的张力或颈柱功能障碍的影响。因此，整骨-正畸诊断是根据，患者首次就诊时出现的功能失调、口腔功能和其病史的评估，来定义错殆畸形。

每个错殆畸形的病例都在讲述每个患者的故事：通常两位患者之间可能存在几个共同点，但两位患者人的口腔情况永远不会完全相同。

特定生物型特征性的遗传基础和生长模式，终生通过对外部刺激的响应而增强。

治疗应是个性化的，通过整骨治疗和肌功能训练使身体功能重新平衡；正畸矫治器通过增加刺激的频率和强度来加速组织的形态反应。想改变的动机和患者的积极参与是开始治疗的先决条件。

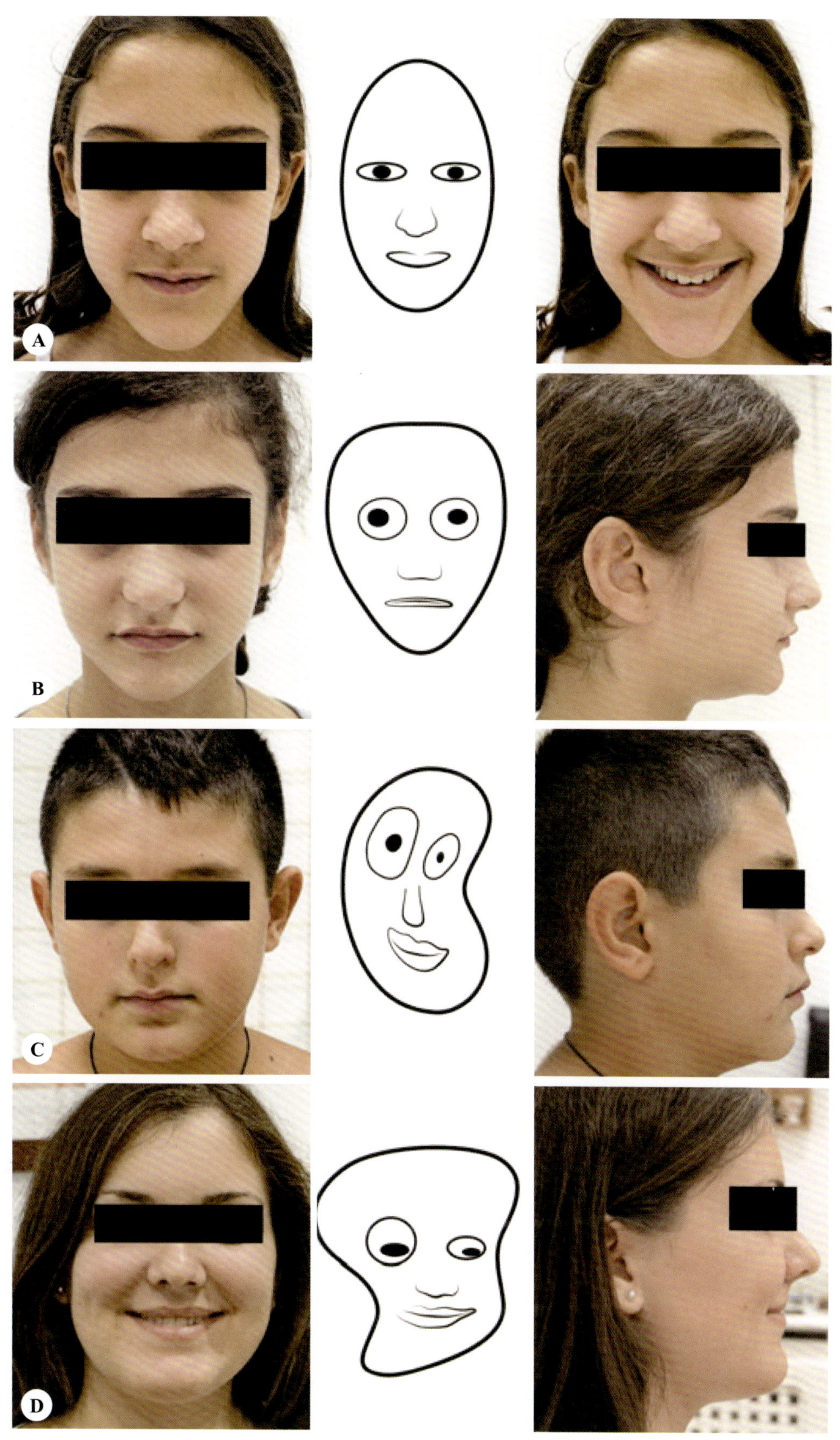


▲ 图 13-5 颅骨

A. 运动模式；B. 屈曲模式；C. 侧屈和右旋转；D. 左扭转

## 三、颅骨整骨术的评估

尽管有一些可见的因素有助于正确判断患者颅骨运动的主要模式，颅骶诊断检查完全是通过触诊进行（表13-2）。

| 表13-2 颅骶诊断检查：何时建议使用 |
|---|
| • 姿势问题 |
| • 头痛，具体原因尚未确定时 |
| • 上腭快速扩弓，没有得到满意的结果时 |

进行颅骨和骶骨的触诊时，应让患者处于平躺、闭眼和未咬合的状态。

### （一）颅骨触诊

第一种方法是用五个手指触诊颅骨，以感觉整体骨骼运动和组织质地。患者仰卧位，双手置于颅骨两侧，手指放置位置如下。

- 小指放在枕骨上。
- 无名指放在颞骨乳突上。
- 中指放在颧突上。
- 示指放在蝶骨大翼上。
- 拇指放在顶骨上。

临床医生应首先评估组织质地、是否存在高致密区域及骨骼的形状，然后对呈现的运动进行触诊，并基于各个手指的相互运动来识别运动模式。

临床医生首先要关心的是颅底是否存在生理性屈曲-伸展运动（是否觉察到示指和小指向尾部移位且相互靠近）并伴有颅骨外侧扩张的感觉（颅吸气），随后呈相反方向的回归运动（小指和示指指向颅骨返回并彼此远离）。

如果几分钟内没有感觉到这种运动，则表明颅骨处于受压状态；在这种情况下，首先应该解决这个问题，以便让颅骶系统能“呼吸”。

#### 其他模式

除了单纯的屈曲和伸展运动之外，在颅缝形状的引导下，颅骨还可以有其他运动模式。

参照始终是枕骨和蝶骨在蝶枕基底部软骨联合处的相对运动。

(1) 扭转：枕骨和蝶骨在其连接处沿矢状轴旋转。触诊时，应在一侧感觉到示指向尾部移动，小指向头侧移动，而对侧则相反（图13-6）。

(2) 侧屈-旋转：枕骨和蝶骨倾斜于两个不同内聚的矢状轴（图13-7）。一侧感知到的感觉是示指和小指的相互错开以及颅骨外侧的“肿胀”，另一侧则是示指和小指在靠近。

(3) 应变：以下所描述的这些并非生理性运动模式。

- 垂直应变-蝶骨下部：蝶骨体相对于枕骨向尾部移动，两个示指同时向颅部移动（图13-8）。
- 垂直应变-蝶骨上部：蝶骨体相对于枕骨向颅部移动，两个示指同时向尾部移动（图13-9）。
- 横向应变：蝶骨和枕骨向外侧倾斜，一侧感知到的感觉是示指向内侧移动和小指向外侧移动；另一侧则相反（图13-10）。

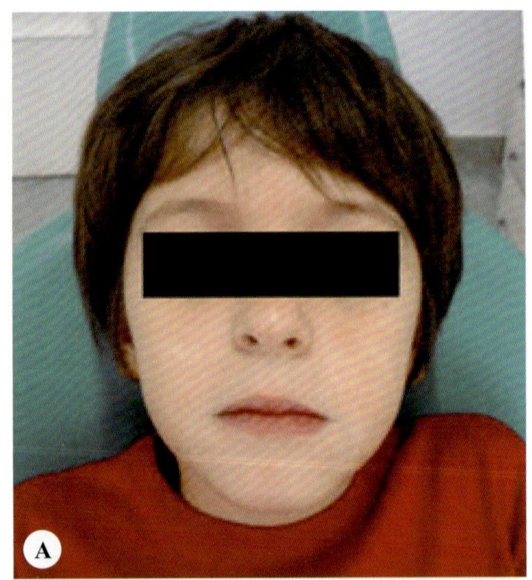

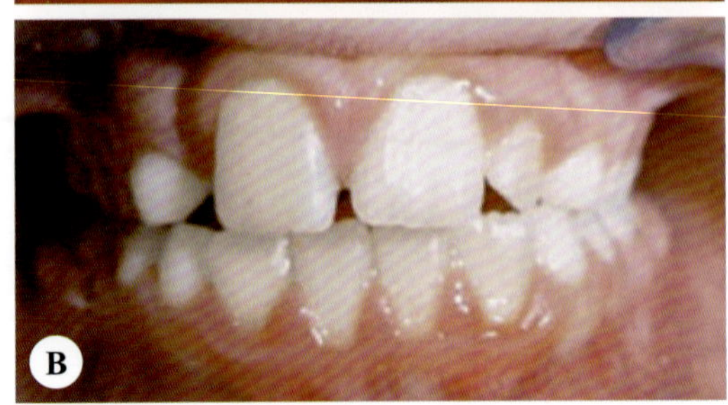

▲ 图13-6 扭转
A. 口外视图；B. 口内视图

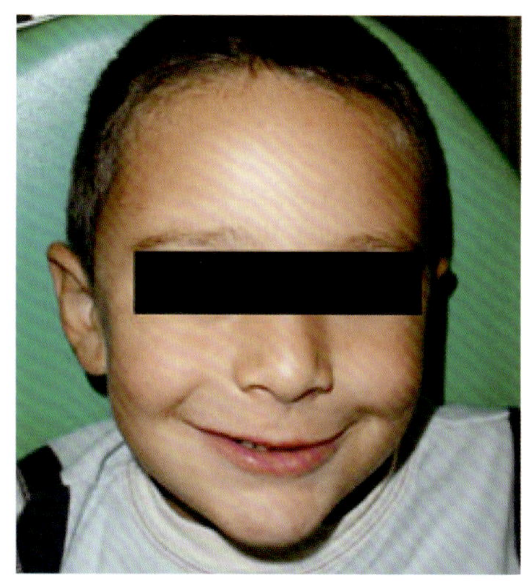

▲ 图 13-7 侧旋

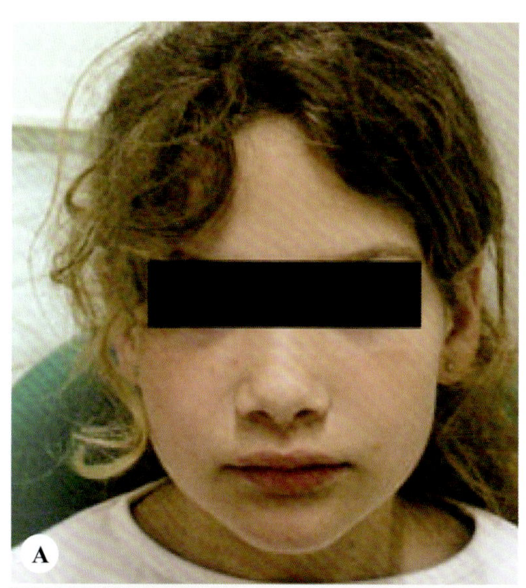

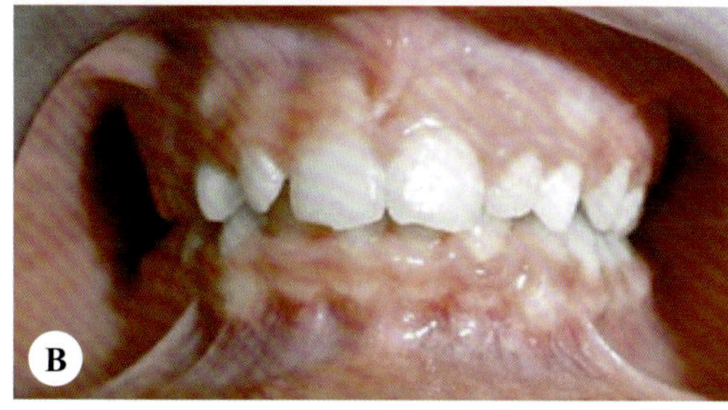

▲ 图 13-8 垂直应变 - 蝶骨下部
A. 口外视图；B. 口内视图

这些模式，可能在颅骨上交替发生，或有些模式发生频率更高。

临床医生识别这些模式非常有用，以便了解颅骨是如何移动的，并通过评估软骨联合的移动来收集信息，以确定要检查的区域；此外，可以

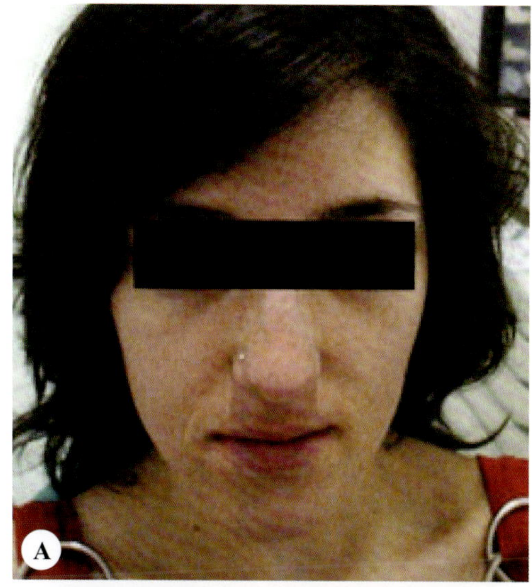

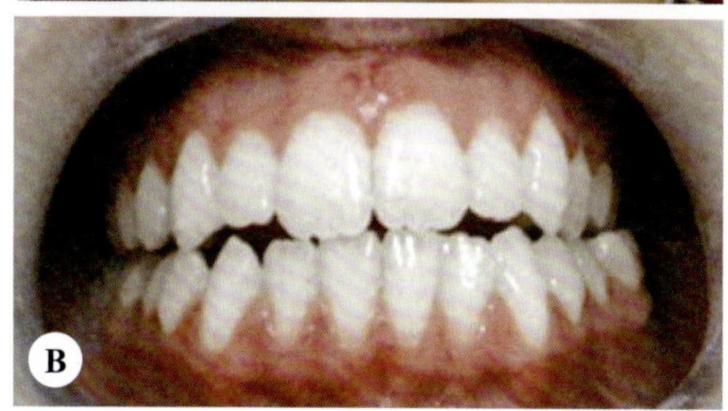

▲ 图 13-9 垂直应变 - 蝶骨上部
A. 口外视图；B. 口内视图

评估运动在咬合过程中是否发生变化，并验证治疗后运动模式是否发生改变。

颅骨移动和改变其运动模式的能力越大，其适应性和健康水平就越高。只有一种运动模式的颅骨很可能存在严重的活动受限，必须在患者接受外部刺激（正畸或肌功能治疗）之前对其进行详细的检查和治疗。

同样，当使用正畸矫治器治疗或对舌姿势进行矫正时，颅骶系统必须保持其运动自由的能力。

### （二）骶骨触诊

对骶骨的触诊也是在患者仰卧位时进行的；临床医生要求患者抬起骨盆，并将一只手放在骶骨下方，使所有手指，从示指到小指，都与骶骨底部接触，然后把手掌鱼际区放置在骶骨顶端下方。要求患者把全部体重承载在检查桌上。临床医生必须检查其前臂是否与骶骨轴线一致。为了与骨结构有更好的接触，触诊手的指深屈肌（深

层屈曲肌肉）要收缩。

同样，对于骶骨，术者也要收集组织质地、致密区域、运动范围和运动类型的信息。

骶骨的位置可能与髂骨和脊柱的活动性相关联，特别是 $L_5$ 的活动性。骶骨活动度与颅骨触诊及枕骨和骶骨的同步触诊相关，可以在患者仰卧位或侧卧位的情况下进行。

在对错殆畸形进行整体治疗的方法中，颅骶诊断的重要性在于确定导致错殆畸形的原因，并为口颌系统提供更大的运动自由度，从而提高其对刺激的反应能力。

错殆畸形整骨术的概要详见流程图 13-1。

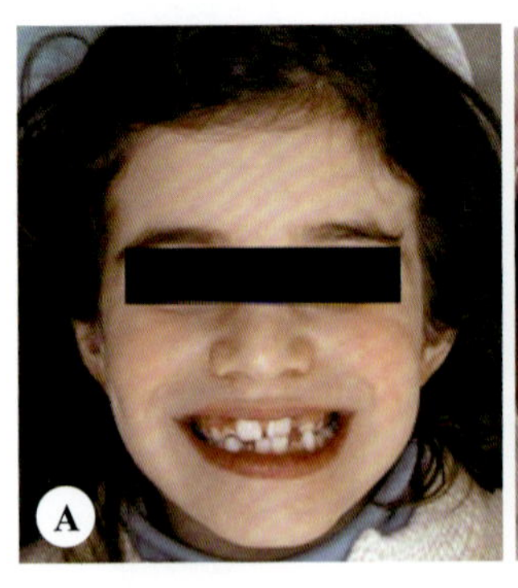
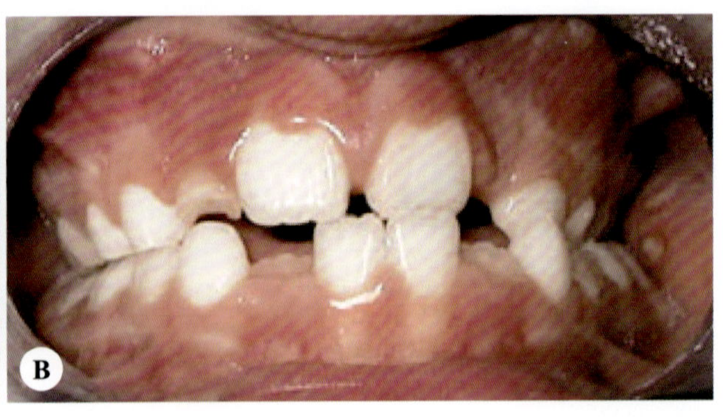

◀ 图 13-10 横向应变
A. 口外视图；B. 口内视图

**流程图 13-1 错殆畸形整骨术的概要**

- 整骨术和错殆畸形
  - 整骨术是一种无须使用药物的治疗方法，它对患者进行整体评估，不只是寻求解决症状，而是寻找病因
    - 整骨术基于原发性呼吸机制理论
      - 原发性呼吸机制理论：身体呈现出律动，并且动作或多或少是同步的
    - 诊断
      - 颅骶及髋部的诊断调查
      - 枕部（后部）和肱部（前部）组件的评估
        - 咬合
          - 咀嚼
            - 吞咽
    - 治疗
      - 整骨术
      - 正畸矫治器
      - 语音治疗

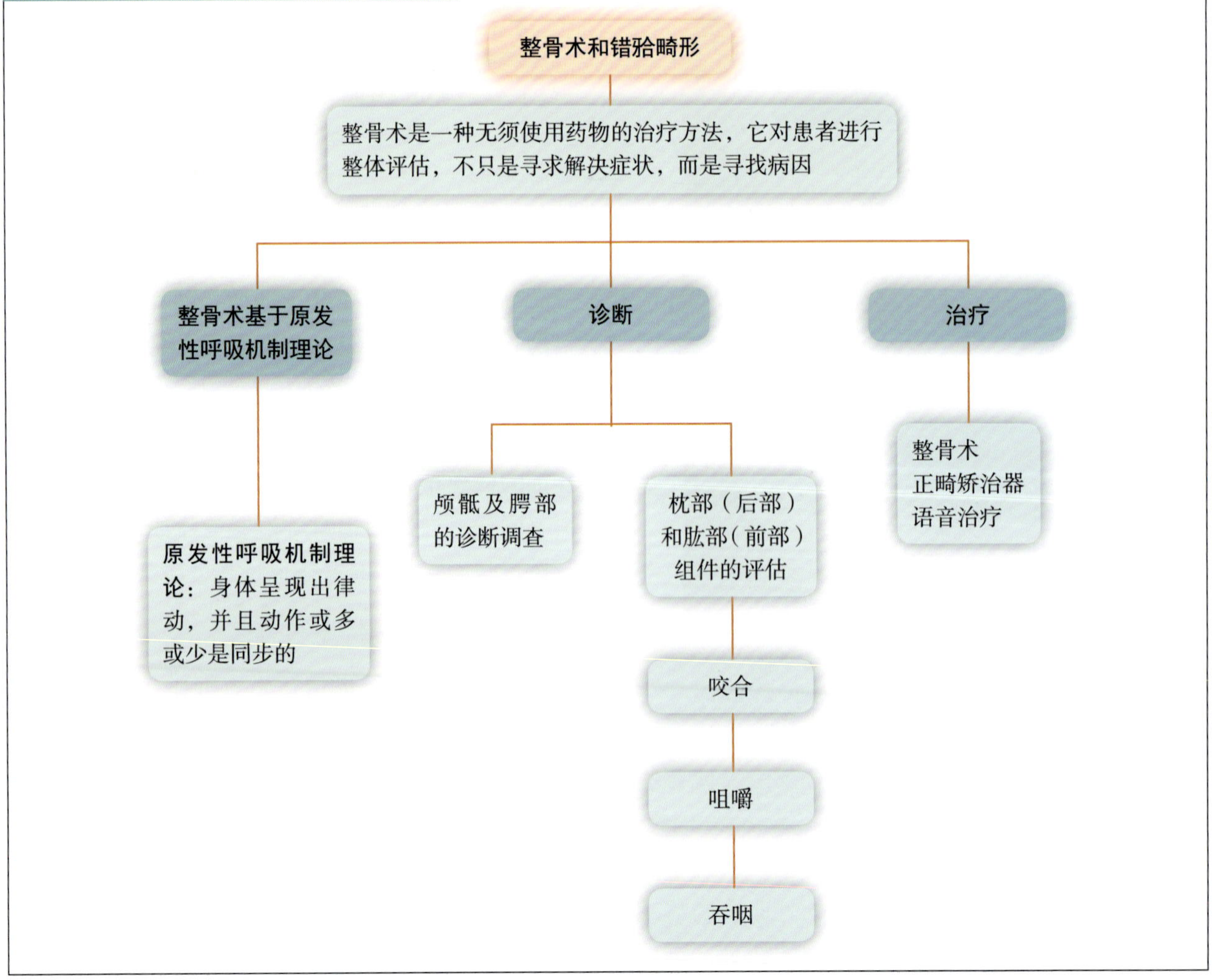

## 四、整骨术的临床病例

### 病例 13-1

患者男，12 岁。该患者经正畸医生转诊，诊断为 Angle Ⅱ类错𬌗畸形，伴有深覆𬌗和上腭发育不足。医生制订了 1 个周期的肌功能治疗，然后进行固定正畸治疗并配合使用上腭扩弓器和口内带环及正畸牵引。

姿势评估突显膝关节外翻、肩膀和髂嵴不对称、脊柱侧弯左凸背姿势。双侧瞳孔平面倾斜。

吞咽和咀嚼的功能评估显示颈部肌肉组织受累，并且难以将下颌移向左侧。

整骨评估显示蝶基底软骨联合处受压及枕－寰枢关节功能改变。

患者需要整骨治疗以使颅颈活动正常化，否则会影响肌肉功能训练的准确性。

正畸治疗期间和结束后应重新评估患者，以避免干扰和复发。

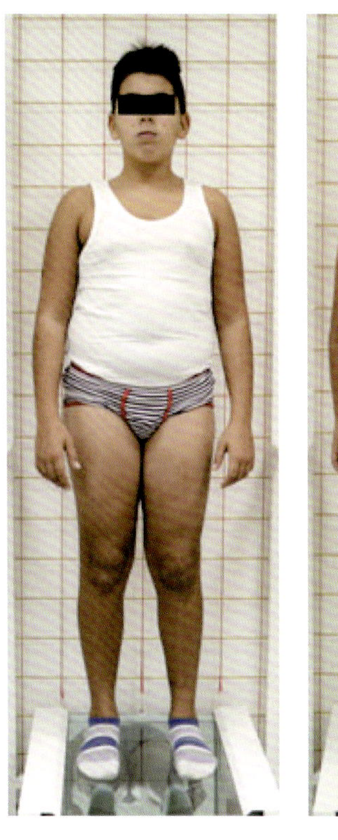

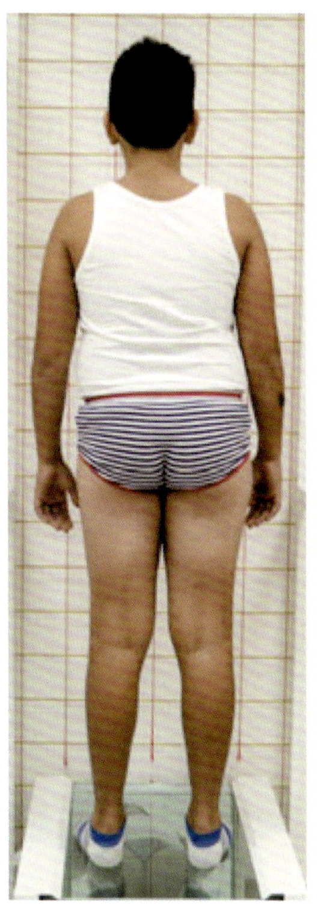

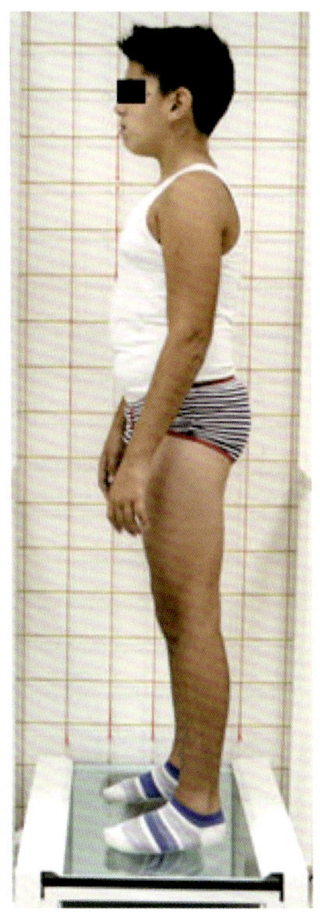

## 病例 13-2

患者女，13 岁。该患者刚刚完成上腭扩弓，并由正畸医生将患者转诊给整骨医生。就诊时，患者抱怨颈椎疼痛、夜间磨牙及反复耳鼻喉感染。她过去曾患有支气管哮喘，现已痊愈。

姿势检查发现，患者整体协调：身体三角区轻微不对称，肩胛平面相对于臀部平面前移。

整骨评估证明颈胸椎功能失调和低位蝶骨垂直应变。

患者应该接受整骨治疗以重新平衡脊柱，因为颈胸区域高度对呼吸动力学有重要影响。上腭扩弓促进鼻呼吸，整骨治疗可确保适当的组织反应。

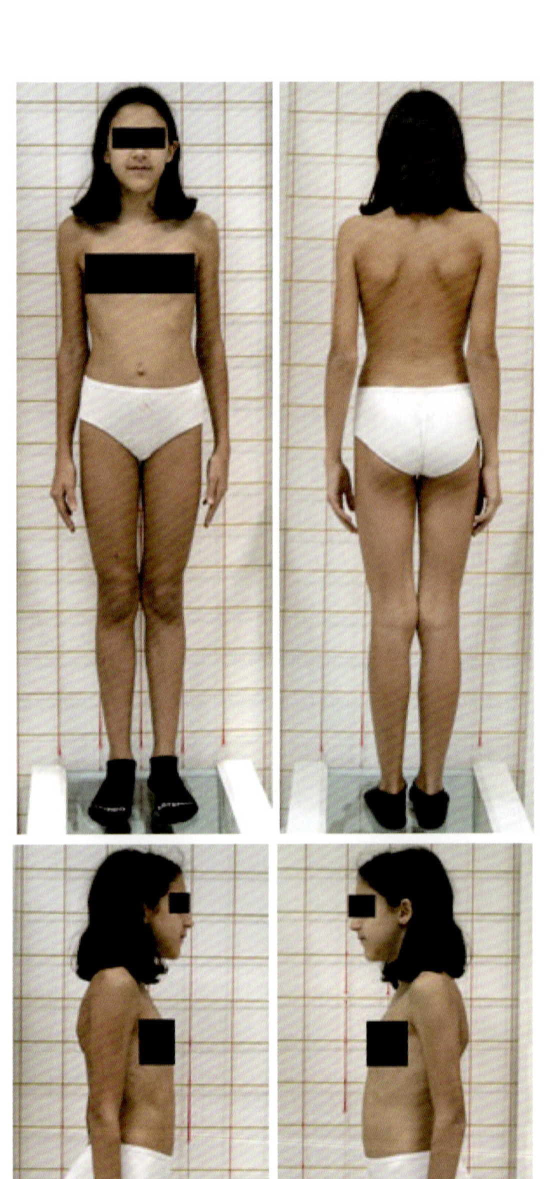

## 病例 13-3

患者男，9 岁。患者被骨科医生转诊接受整骨检查（患者穿戴扁平足鞋垫约 1 个月）。姿势检查显示，患者膝部和足部外翻严重，髂嵴和肩部明显不对称，头部向右倾斜，面部前倾不协调，下颌横向向右偏斜，双侧瞳孔平面倾斜。

颅骶检查时，显示骶骨受压，颅底侧向屈曲 / 旋转；第 1 颈椎枕骨功能障碍。此外，患者的上腭高度不对称，并且存在右侧反殆。

因此，患者应该由整骨医生和正畸医生共同治疗，他们将合作改善口腔的功能和结构。

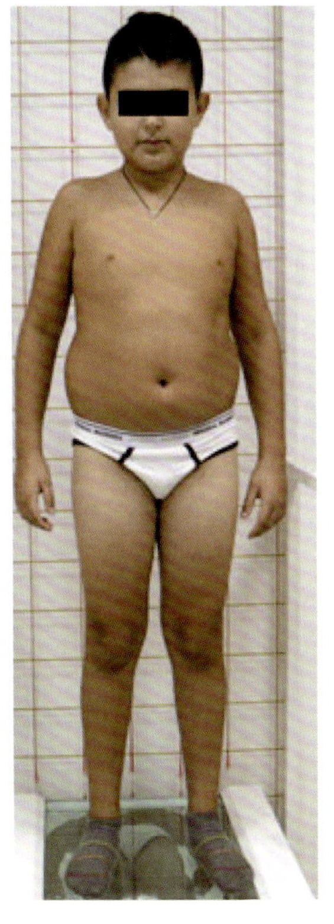
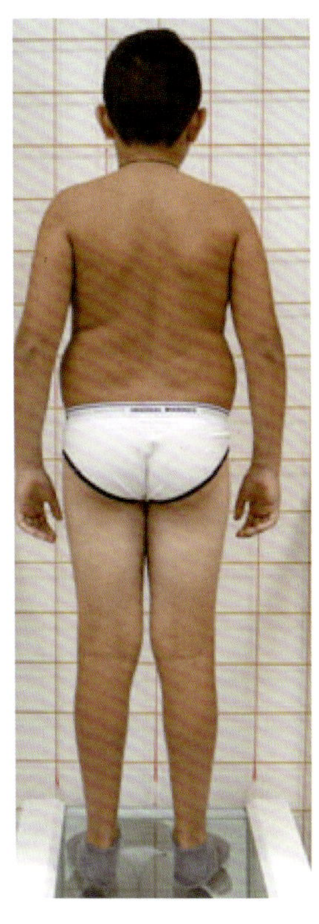
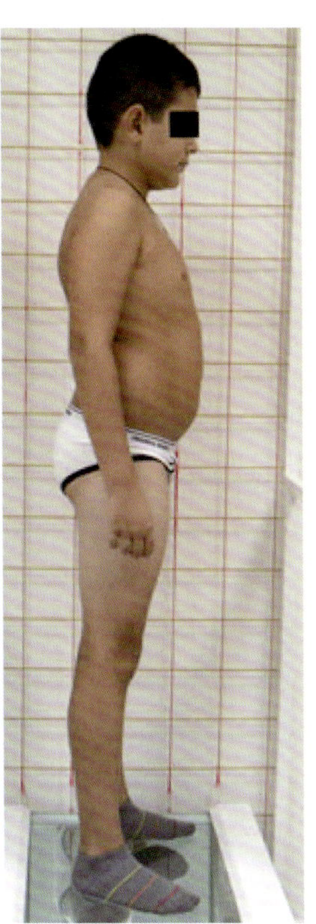
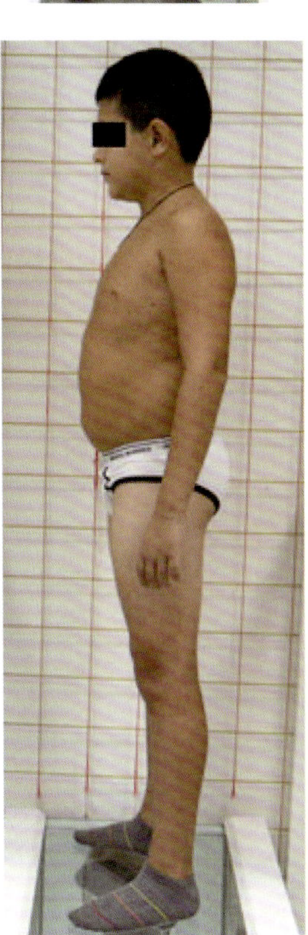

## 病例 13-4

患者女，8岁。患者因口呼吸问题和腺样体肥大而前来就诊。患者母亲提到了对过去1年患儿生长缓慢和严重便秘的担忧。

患者表现出骨盆和肩部严重不对称、头部倾斜和前倾、腰椎前凸和颈椎曲线减少。此外，还有脊柱腰椎侧弯。

整骨检查诊断为第一颈椎和胸椎的功能障碍。

患者定期接受治疗以监测脊柱侧弯，同时转诊至耳鼻咽喉科医师和正畸医师以制定上腭扩弓治疗。

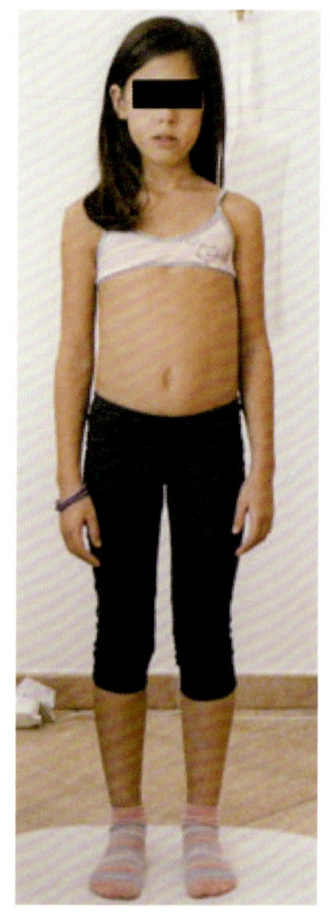

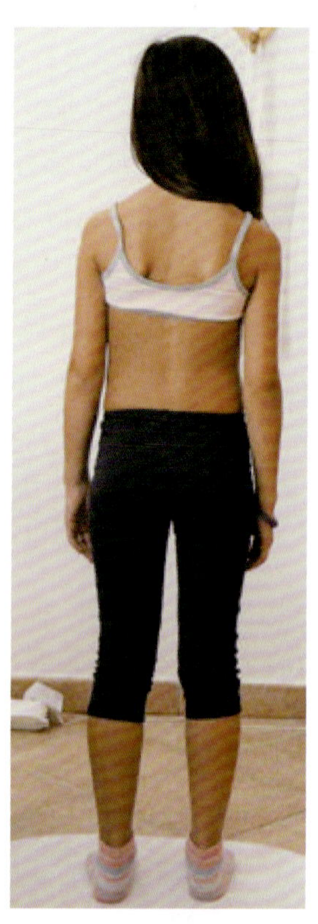

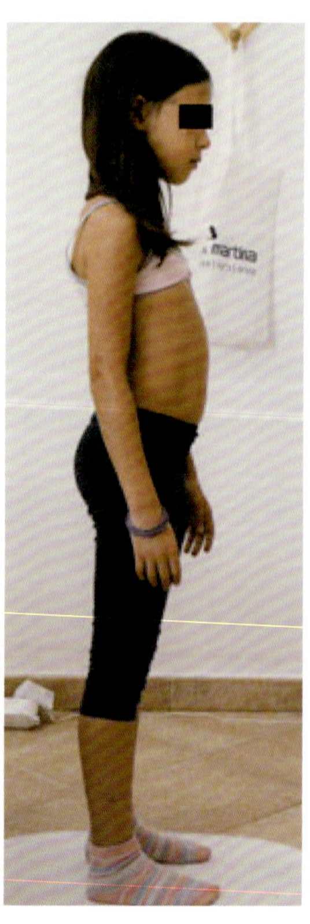

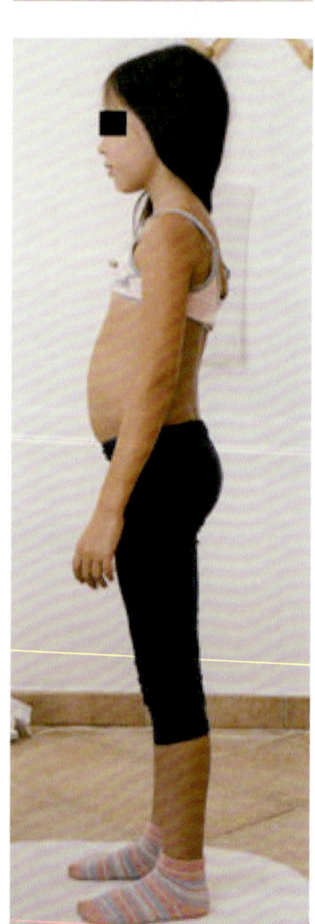

# 第14章 错殆畸形和口－颈－面部功能失调的治疗：临床病例

# Treatment of Malocclusion and Oral-Cervicofacial Dysfunctions: Clinical Cases

**目 标**

本章介绍一些临床病例，为前几章讨论的内容提供客观的反馈。此章内容所分析的多例肌功能和整骨治疗实例均取得了显著效果。

**关 键 概 念**

- 临床病例

## 一、临床病例：肌功能治疗

### 临床病例 14–1（图 14–1 和图 14–2）

患者男，7 岁。

**1. 诊断要点**

- 高角骨性 I 类。
- 磨牙 I 类关系，混合牙列阶段，无法评估尖牙关系。
- 上颌狭窄。
- 上颌中切牙间隙。
- 前牙反殆伴开殆。
- 纤维状短舌系带。

**2. 治疗**

- 腭部快速扩弓。
- 6 个月后，进行 20 个周期的肌功能治疗。

**3. 结果**

- 横向宽度得到纠正。
- 覆殆覆盖得到改善。

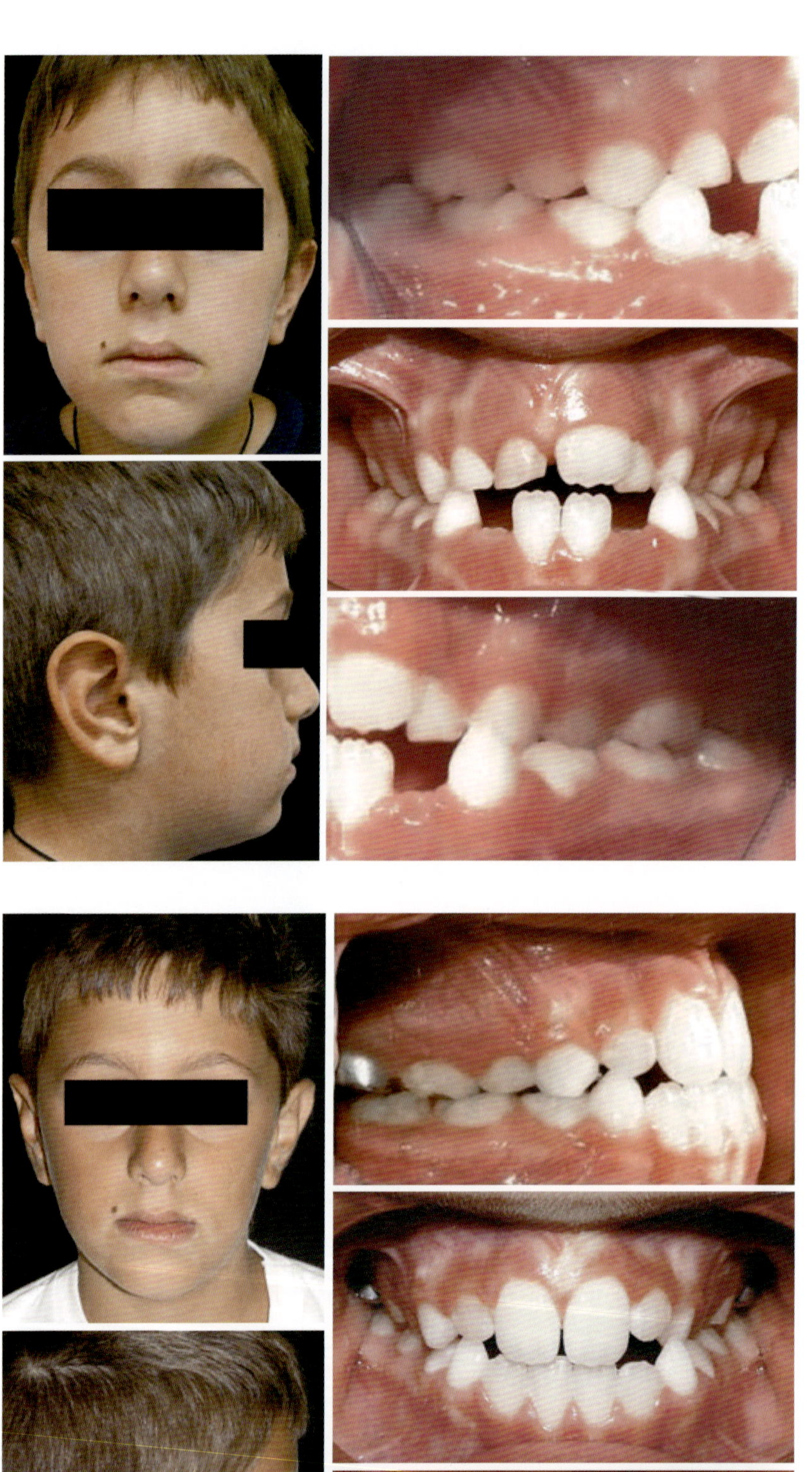

◀ 图 14-1 临床病例 14-1
治疗前

◀ 图 14-2 临床病例 14-1
治疗结果

## 临床病例 14–2（图 14–3 和图 14–4）

患者男，8 岁。

**1. 诊断要点**

- 骨性Ⅱ类。
- 上颌狭窄。
- 1.1～4.1 牙反殆。
- 混合牙列。
- 下前牙拥挤。
- 异常吞咽。
- 吐舌习惯。

**2. 治疗**

- 腭部快速扩弓（6 个月）。
- 肌功能训练（20 个周期）。

**3. 结果**

- 横向宽度和前牙反殆纠正。
- 口轮匝肌张力增强。
- 口唇闭合改善。
- 舌体功能正常。

等待固定矫治期间，该患者使用保持装置。

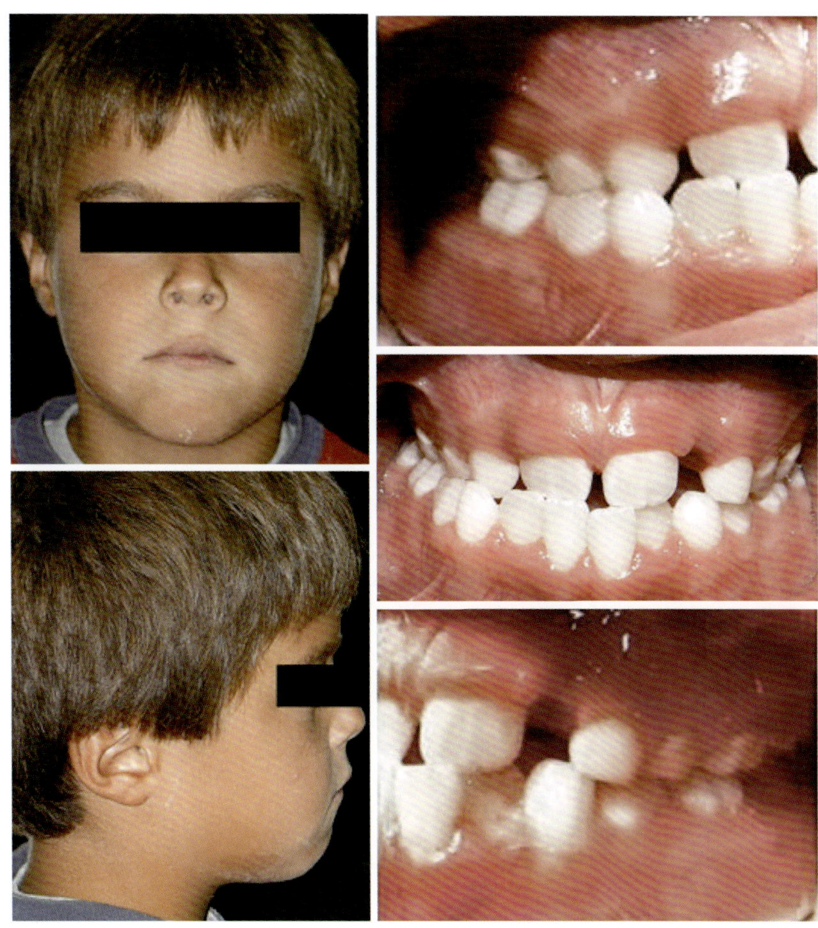

◀ 图 14–3 临床病例 14–2
治疗前

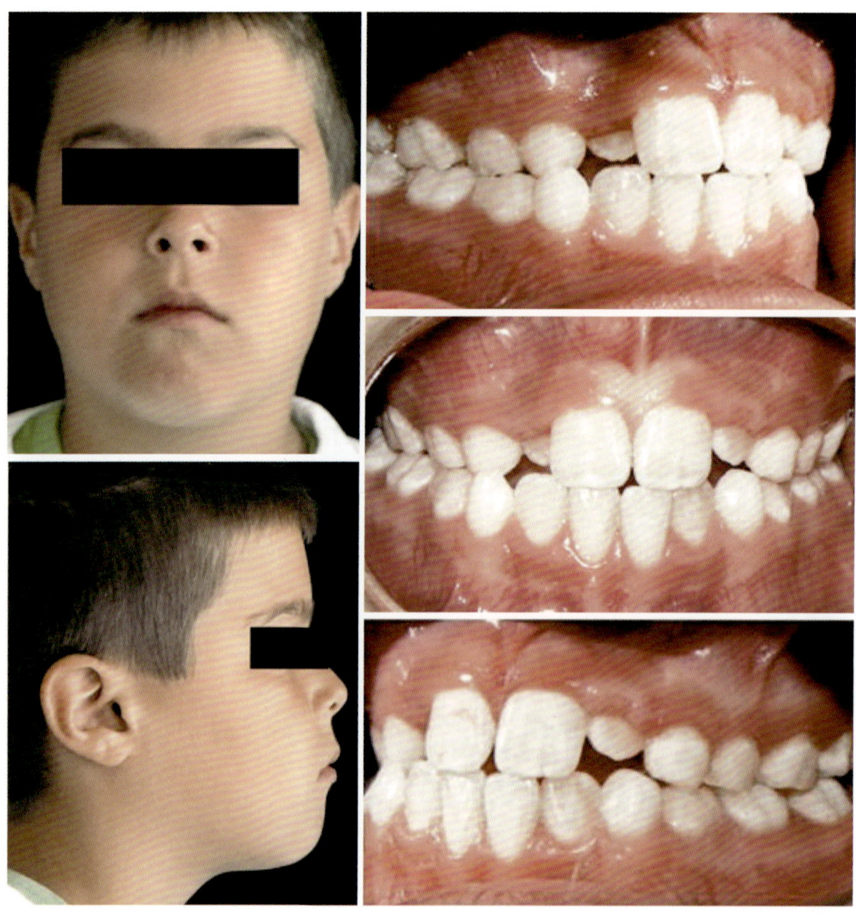

◀ 图 14-3（续） 临床病例 14-2 治疗前

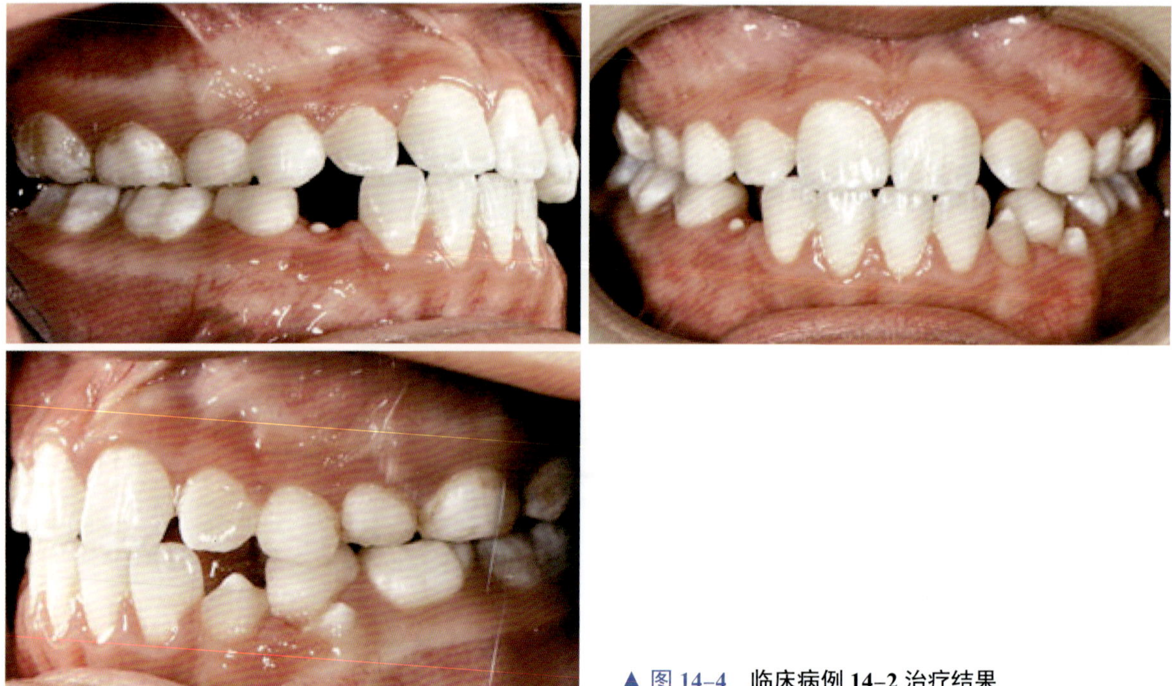

▲ 图 14-4 临床病例 14-2 治疗结果

## 临床病例 14-3（图 14-5 至图 14-7）

患者女，9 岁。

### 1. 诊断要点

- 凸面型。
- 唇肌无力。
- 腺样体肥大。
- 口呼吸。
- 异常吞咽。
- 颏肌紧张。
- 吮吸拇指习惯。
- 高角骨性Ⅱ类。
- 混合牙列。
- 上颌牙弓 V 形。
- 前牙开殆（覆殆 -3mm）。
- 覆盖增加（5mm）。
- 上下切牙唇倾明显。
- 双侧磨牙Ⅱ类关系。

### 2. 治疗

- 腭部快速扩弓（6 个月）。
- 肌功能治疗（3 个月）。
- 复查。

使用腭部快速扩弓治疗 6 个月后，上下牙弓的横向关系得到改善。

后续患者接受三轮语音治疗（30 个周期），开殆得到很好的改善。

### 3. 结果

- 开殆纠正。
- 覆殆覆盖改善。
- 横向宽度改善。
- 口轮匝肌张力改善。

预计后期需进一步的固定矫治。

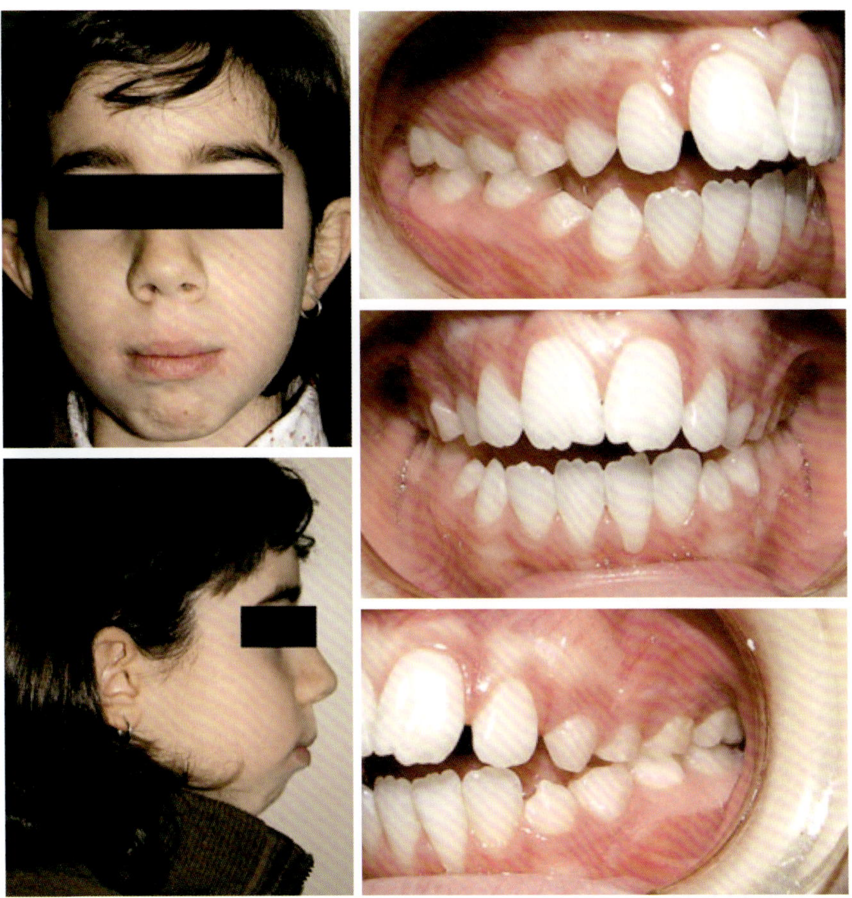

◀ 图 14-5 临床病例 14-3
治疗前

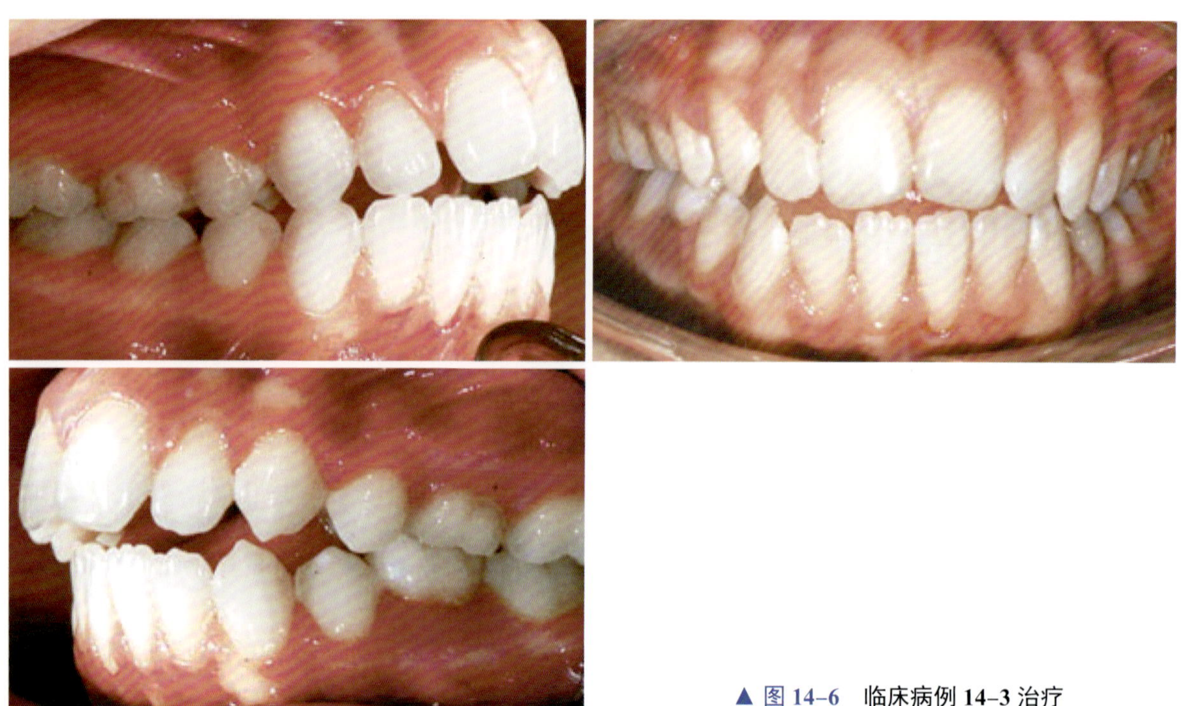

▲ 图 14-6　临床病例 14-3 治疗

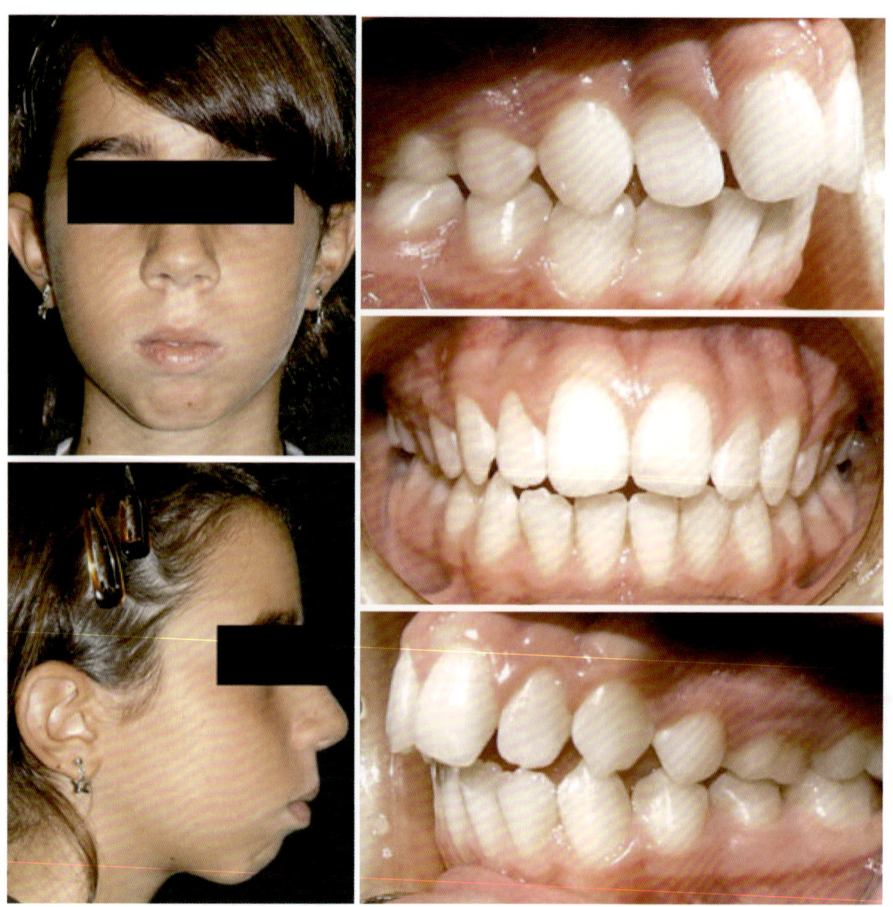

◀ 图 14-7　临床病例 14-3 治疗结果

## 临床病例 14-4（图 14-8 至图 14-10）

患者男，14 岁。

### 1. 诊断要点

- 磨牙Ⅰ类，尖牙Ⅱ类关系。
- 前牙开䶑（覆䶑 -2mm）。
- 异常吞咽、安抚奶嘴使用到 5 岁。

### 2. 治疗

- 肌功能治疗。

### 3. 结果

在一轮肌功能治疗后，覆䶑关系和异常吞咽习惯得到纠正。肌功能治疗后通过传统的固定矫治达到理想的咬合关系。

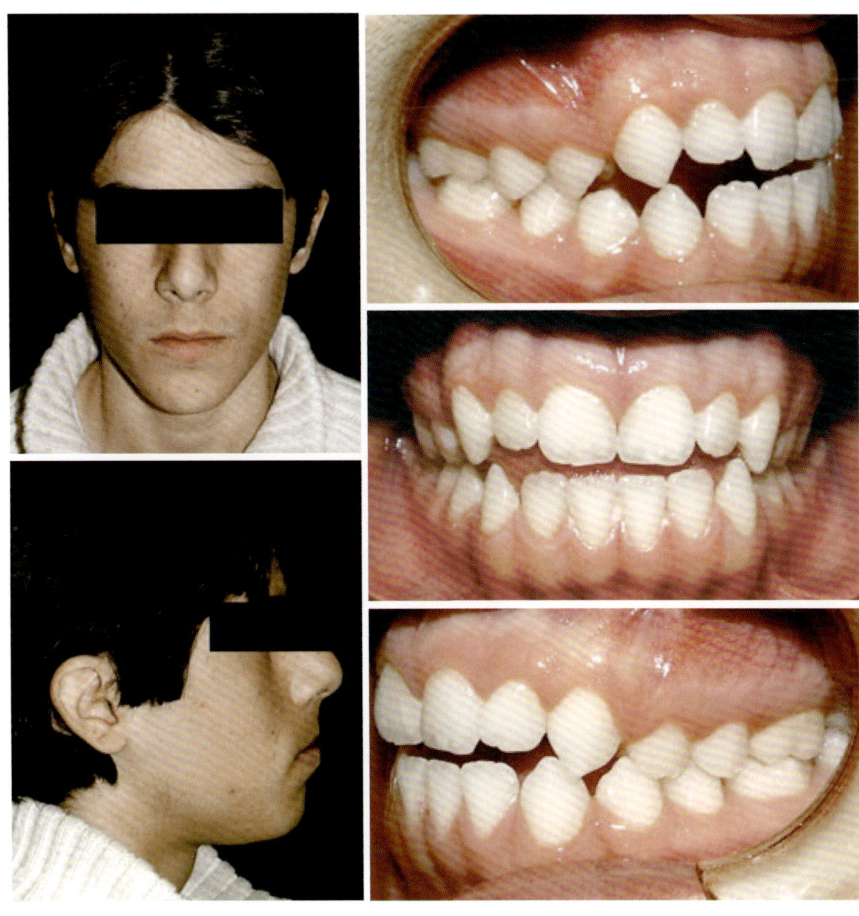

▲ 图 14-8　临床病例 14-4 治疗前

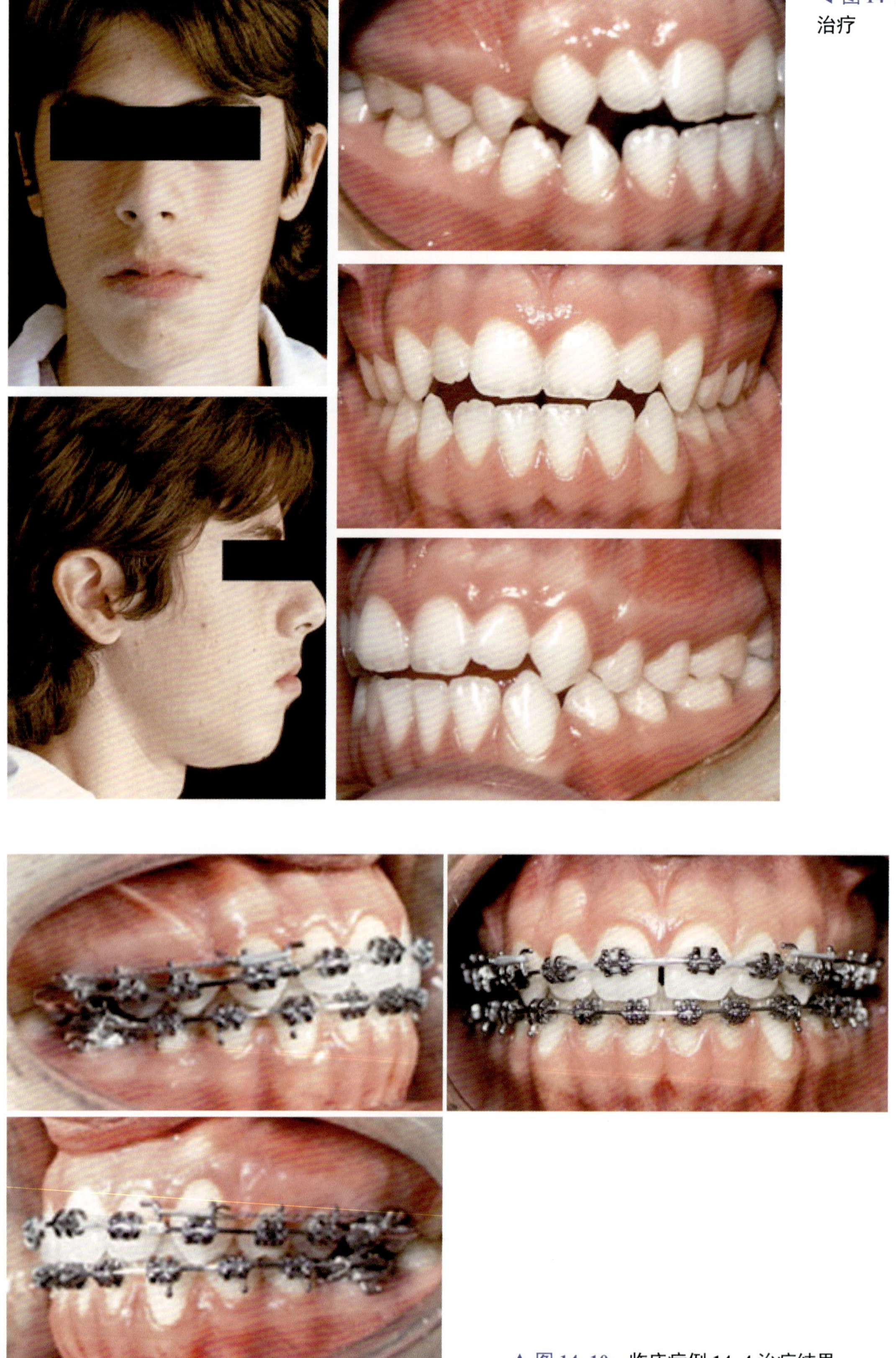

◀ 图 14-9　临床病例 14-4 治疗

▲ 图 14-10　临床病例 14-4 治疗结果

### 4. 治疗结束（图 14–11）

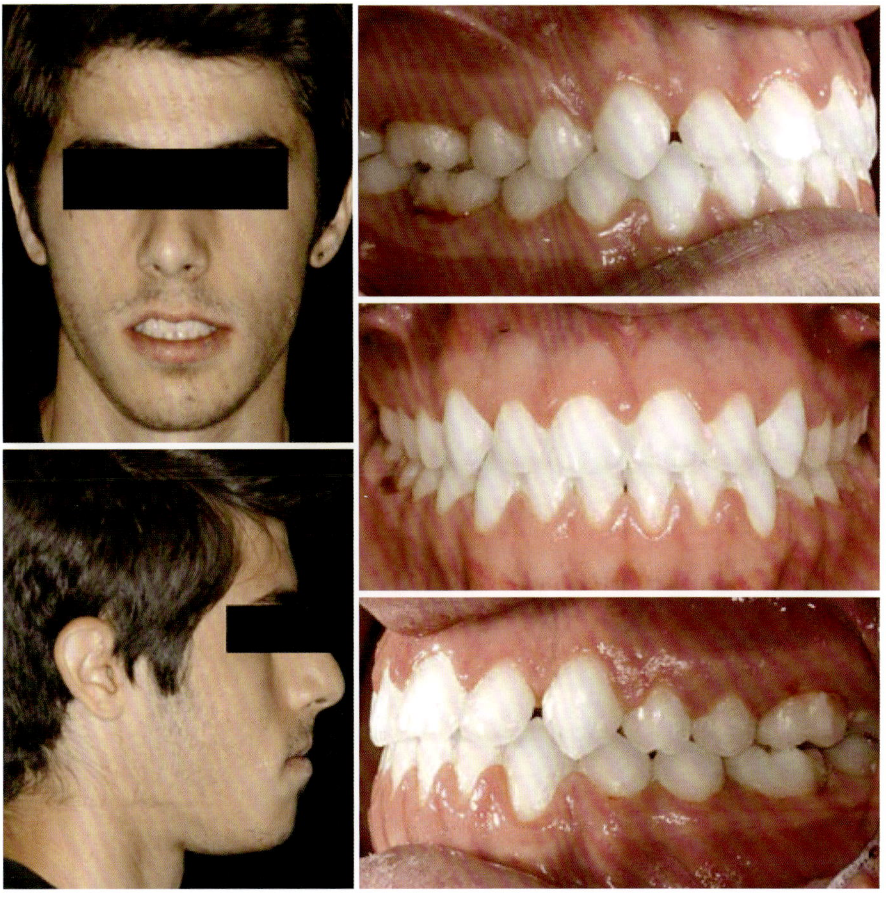

▲ 图 14–11　临床病例 14–4 治疗结束

## 临床病例 14–5（图 14–12 和图 14–13）

患者男，13 岁。

### 1. 诊断要点

- 异常吞咽。
- 骨性 I 类，均角。
- 双侧磨牙 I 类关系，左侧尖牙 I 类关系，右侧尖牙 II 类关系。
- 浅覆盖，深覆殆。
- 右侧侧方开殆。
- 上中线左偏。

### 2. 治疗

- 肌功能治疗（3 个月）。
- 复查。

### 3. 结果

- 侧方开殆纠正。
- 异常吞咽纠正。
- 覆殆覆盖关系改善。
- 口轮匝肌张力改善。
- 右侧尖牙关系达到 I 类。

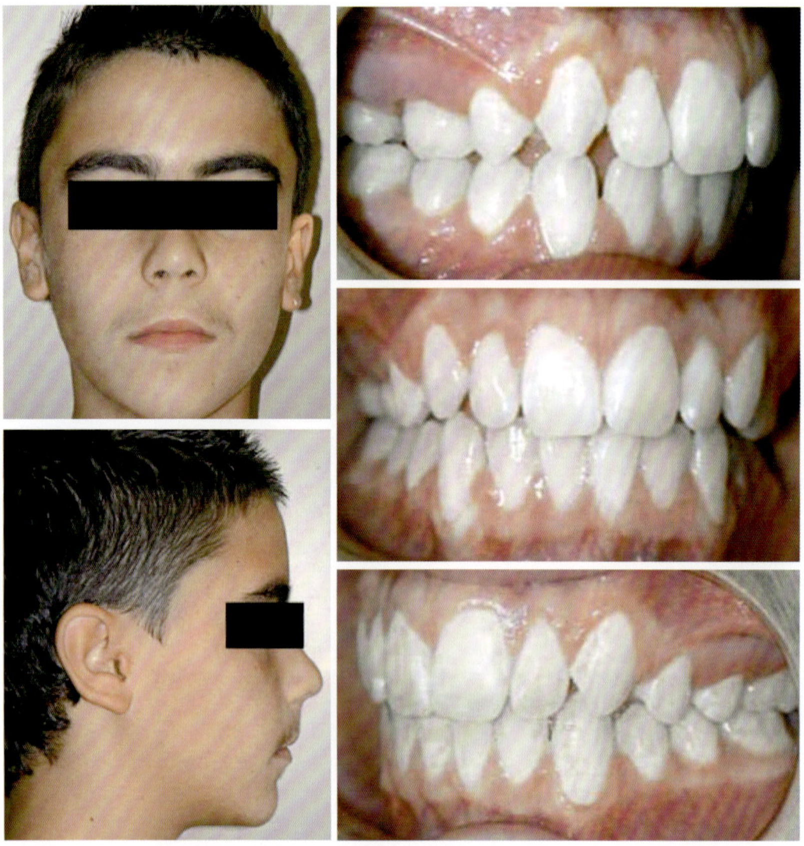

◀ 图 14-12 临床病例 14-5
治疗前

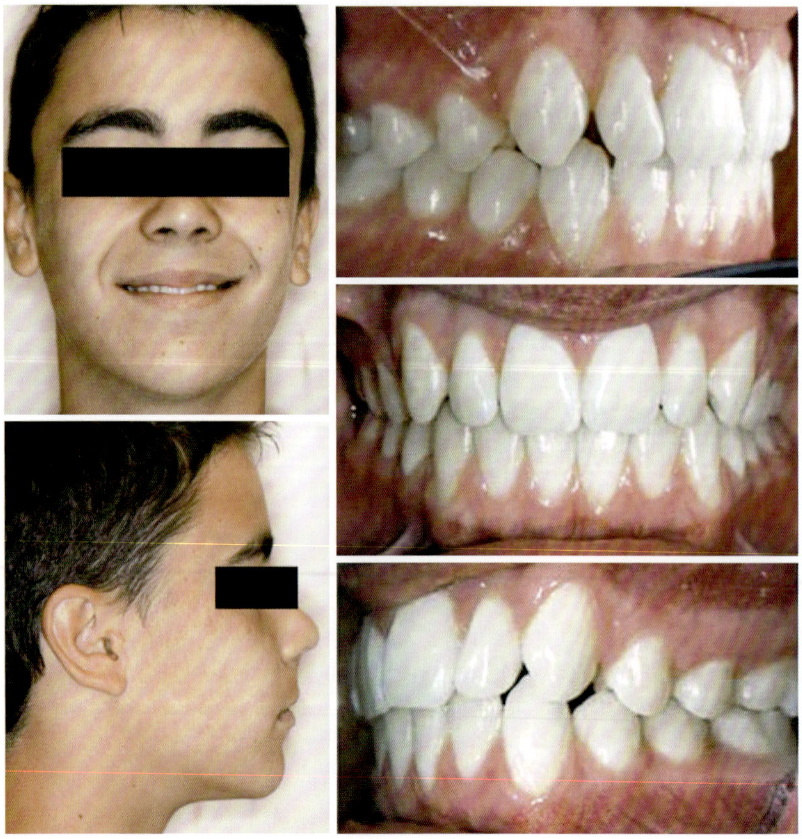

◀ 图 14-13 临床病例 14-5
治疗结果

## 临床病例 14-6（图 14-14 至图 14-16）

患者男，8 岁。

### 1. 诊断要点

- 骨性 I 类，高角。
- 牙性 I 类。
- 异常吞咽。
- 习惯性吮吸拇指。
- 前牙开𬌗。
- 6.3～7.3 牙反𬌗。

### 2. 治疗

治疗包括 5 个月的舌刺佩戴，后续佩戴 FrankelⅢ型功能矫治器，但每天佩戴时间不足，覆𬌗纠正至 0mm，基本达到正常的咬合关系。后续患者进行两轮肌功能治疗（20 个周期），使覆𬌗、覆盖达到 2mm，属于正常水平范围内。

### 3. 结果

治疗后 5 年随访观察，患者维持正确的成人吞咽模式，并且咬合关系保持稳定。

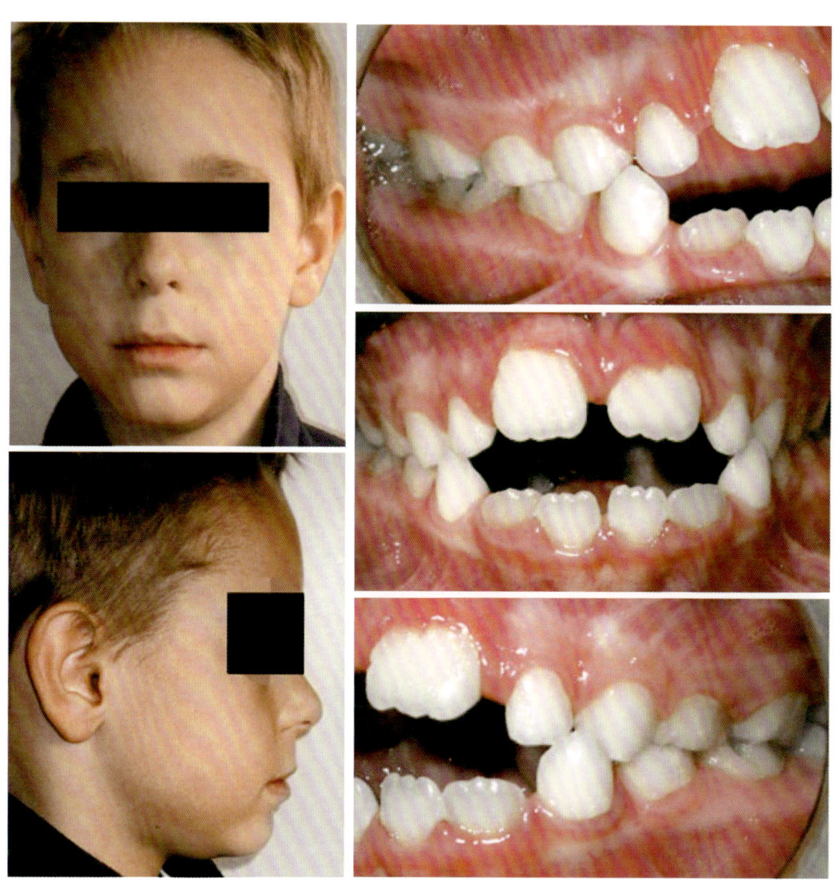

◀ 图 14-14　临床病例 14-6 治疗前

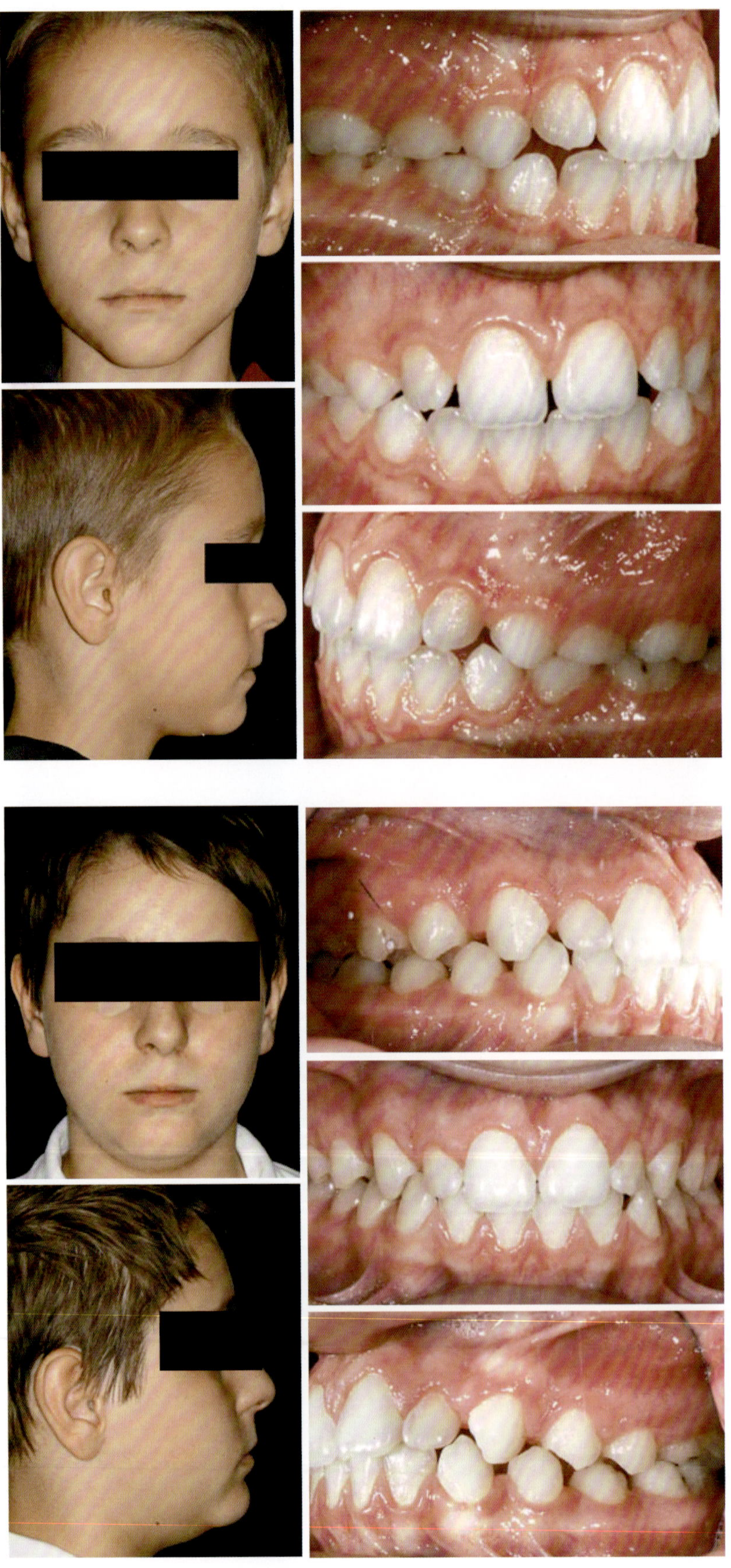

◀ 图 14-15　临床病例 14-6 治疗

◀ 图 14-16　临床病例 14-6 治疗结果

## 临床病例 14-7（图 14-17 和图 14-18）

患者女，8 岁。

**1. 诊断要点**

- 骨性 I 类，均角。
- 双侧磨牙关系 I 类。
- 上颌狭窄。
- 1.2 和 2.2 牙先天缺失。
- 前牙开聆。
- 异常吞咽。

**2. 治疗**

在用于舌肌训练的传统肌功能治疗开始前 1 个月，联合使用带有 Tucat 珠的腭部快速扩弓器使舌体上抬，并使用舌刺防止吐舌和吮指行为。图 14-18 是患者开始接受积极的肌功能治疗时的照片。

**3. 结果**

腭部快速扩弓提供口腔充足的空间，通过肌功能训练达到稳定的咬合和口腔功能。

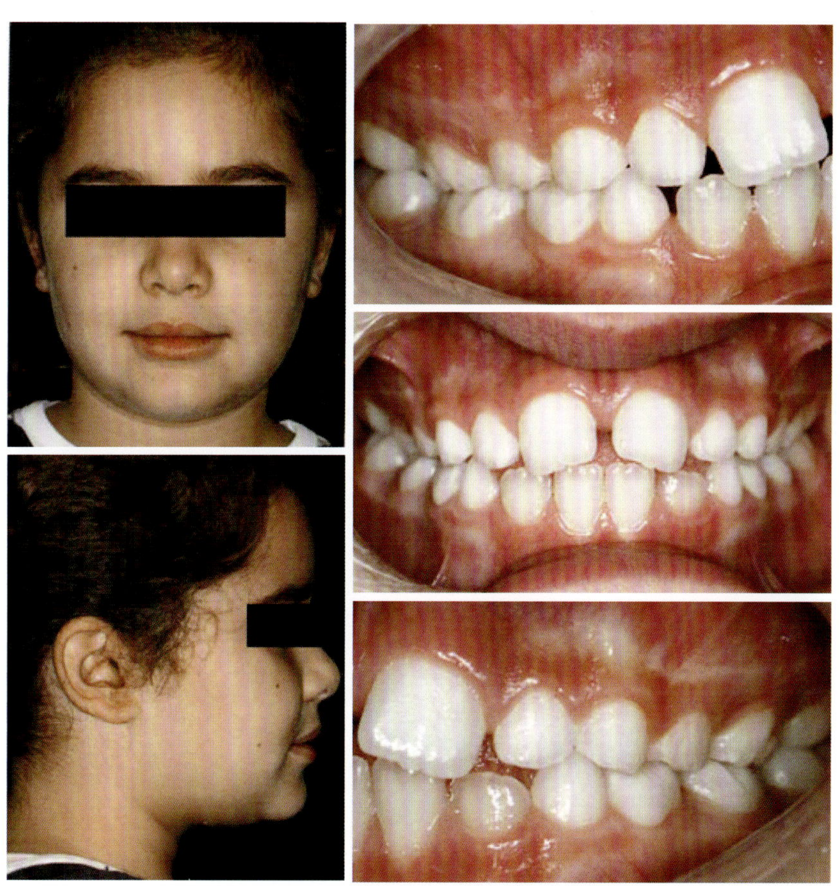

◀ 图 14-17 临床病例 14-7 治疗前

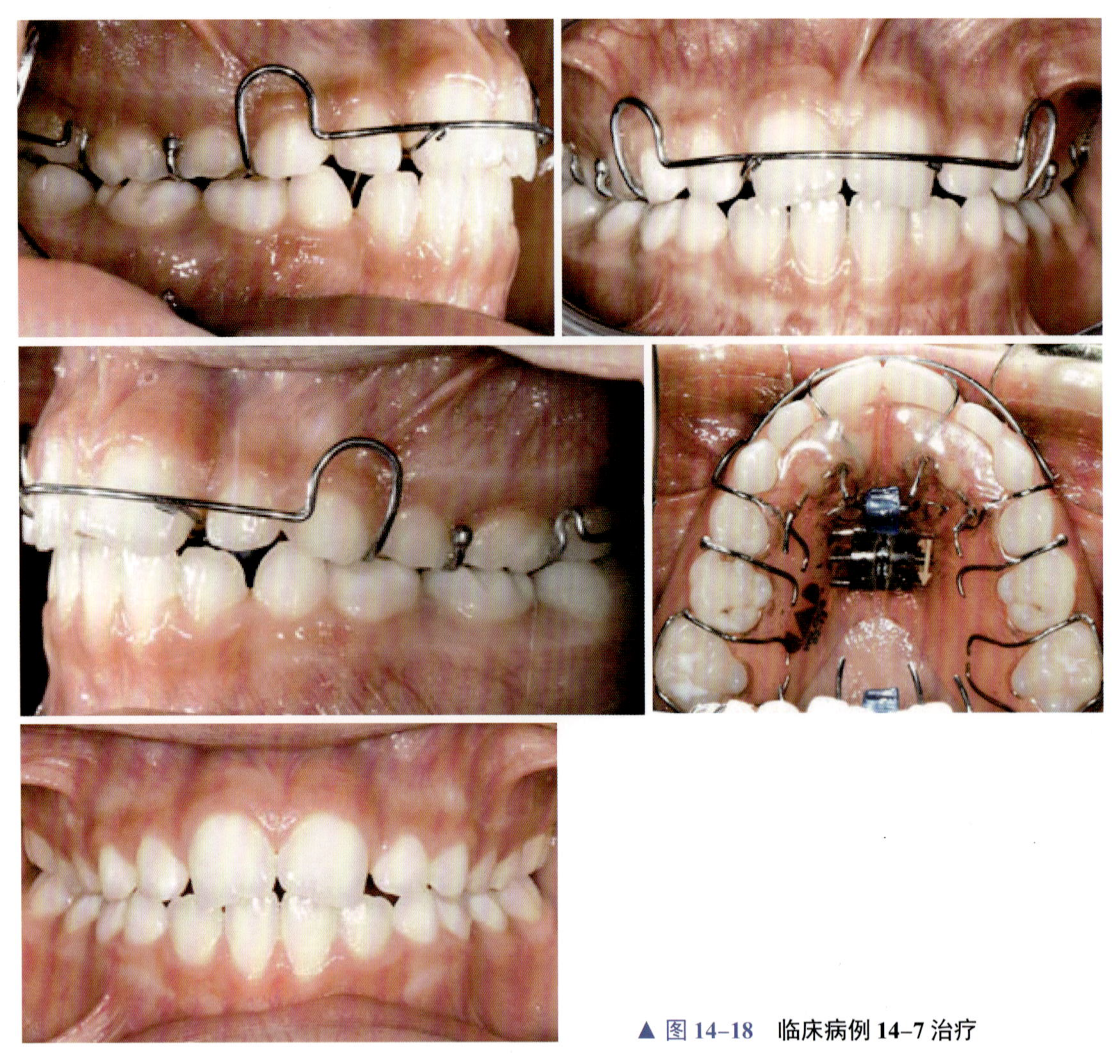

▲ 图 14-18 临床病例 14-7 治疗

## 二、临床病例：整骨治疗

### 临床病例 14-8（图 14-19 和图 14-20）

**1. 病史**

该患者是一名 10 岁女孩，来咨询她的咬合和牙列状况。尽管她非常害羞，但仍能配合治疗。报告显示孩子在催产素诱导下足月出生。她的母亲强调她的女儿无论白天还是晚上都有吮吸拇指习惯。姿势分析显示轻微、不显著的面部不对称。

**2. 诊断要点**

患者咬合表现为轻度Ⅱ类，仍处于混合牙列期，上切牙的覆盖增大，伴有前突。

腭部宽度不足（腭盖高拱）。

异常吞咽，表现为吐舌和颈部口周肌肉用力。

发音困难，如发 “S” 和 “Z” 音，通常是受吐舌习惯的影响。

呼吸模式为混合型，即口鼻呼吸，与腭盖高拱和吐舌相关。

骨科检查发现枕颈阻滞和右侧扭转，同时伴有右侧骶髂关节阻滞。

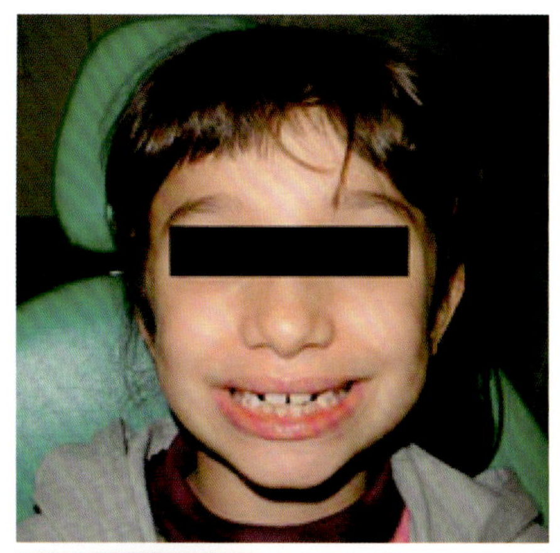
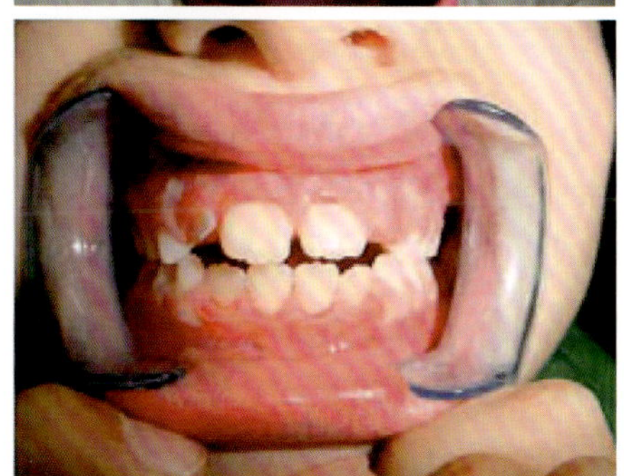
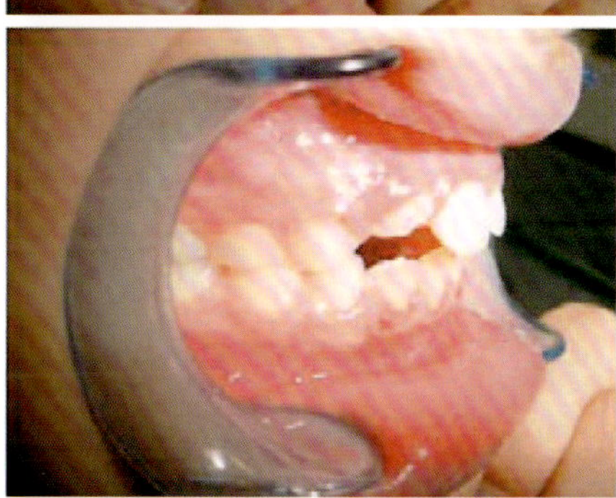
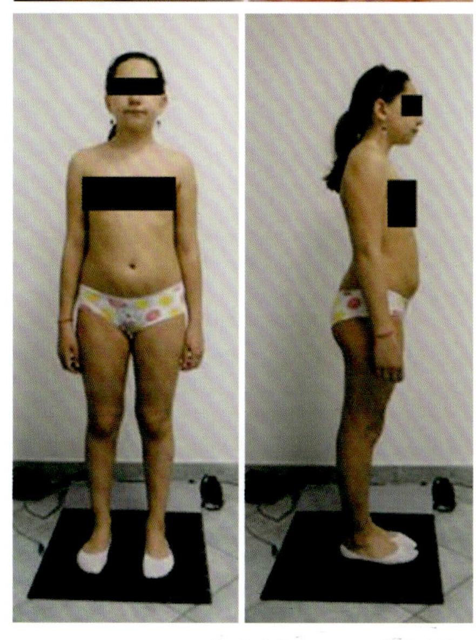

▲ 图 14–19 临床病例 14–8 治疗前

**3. 治疗**

首先，患者接受了 2 个疗程的整骨治疗，足以使其颅颈功能障碍恢复正常。然后，她接受了 1 个周期的肌功能治疗，每周接受诊室治疗并在家进行锻炼，以改善鼻呼吸和口腔功能，尤其是舌静息位。女孩的家长意识到帮助她破除不良吮吸拇指习惯的重要性。6 个月后，患者克服了口腔不良习惯，并称只有偶尔会吮吸吸拇指，随后嘱咐她每 6 个月随访一次。

**4. 结果**

经过 2 年的肌功能训练和不定期的颅颈部调整，患者获得生理吞咽模式和语音模式。她的腭部宽度得到扩展，实现正确和稳定的牙列咬合，并且她的姿势形态仍旧维持在正常范围。

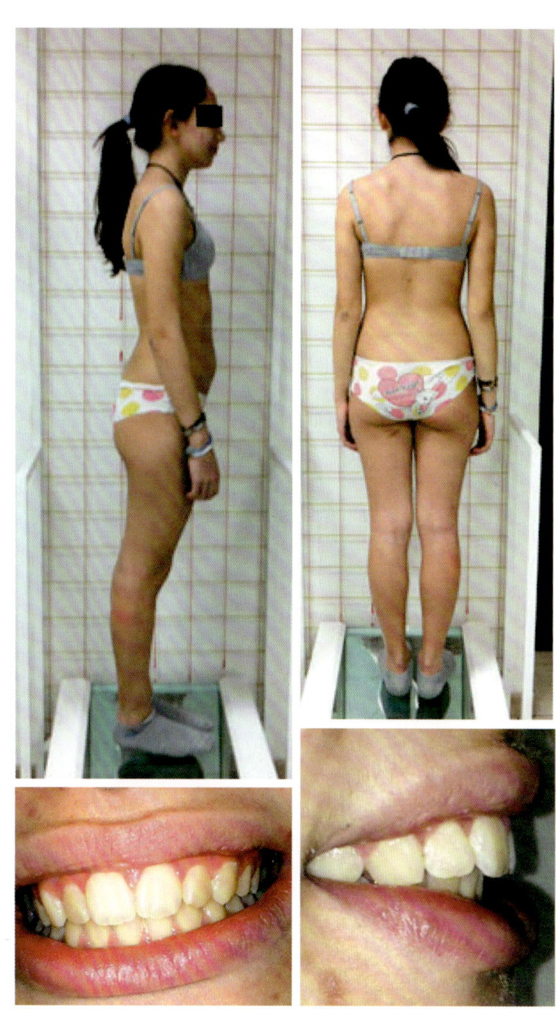

▲ 图 14–20 临床病例 14–8 治疗结果

## 临床病例 14-9（图 14-21 和图 14-22）

**1. 诊断要点**

这名 5 岁的男孩因牙科问题前来就诊。他表现为骨性Ⅱ类错䂳畸形，伴有前牙深覆䂳和下颌发育不良。他有口呼吸的习惯，并伴扁桃体和腺样体肥大，可能与尘螨过敏有关，并且经常生病。男孩的母亲很担心，不知道是否要进行扁桃体和腺样体切除术。因为他经常需要服用抗组胺药和皮质酮药物。

他的硬腭轻度狭窄，上颌骨呈外旋状，而颞骨呈内旋状，导致下颌骨牵拉向后。枕骨和枕－颈－枢椎关节存在严重的活动受限，以至于患者无法在不牵动肩膀的情况下转动头部。

进一步观察男孩的姿势，发现他习惯性张口，颈椎曲度变直，前伸头位，背部后凸，肩胛骨突出呈翼状，胸部收缩，肩膀向胸部内旋。他的腹部突出，但并不超重，腰椎前凸增加。他的骨盆向右旋转，左脚外翻，膝盖呈现为膝外翻（“膝关节撞击”或膝盖互相接触）。

他的牙齿咬合表现为前牙深覆䂳，并且该男孩每晚都吮吸拇指。此外，他还表现出异常吞咽，伴有舌前伸，同时静息时舌位于上下牙齿之间。

**2. 治疗**

患者在治疗计划开始时先接受了针对枕－颈－枢椎关节和促进胸廓扩张的整骨治疗。同时，他还利用 Soulet Besombes 软功能激活器和扩张器，夜间佩戴以保持他的下颌骨稍微向前伸，从而有助于睡眠，并防止进一步吮吸拇指。

大约 1 年后，患者开始进行静息舌位肌功能治疗，纠正他的吞咽方式。男孩在 8 岁时进入青春期前的快速生长期，他开始佩戴 FrankelⅡ型激动器，以最大限度地促进下颌骨的生长过程。

**3. 结果**

当患儿 10 岁时，吞咽功能已恢复正常，并养成鼻呼吸的习惯。腭部宽度得到纠正，但深覆䂳仍然存在，可能与颞骨的旋转倾向有关。孩子继续接受整骨治疗，直到 11 岁时，开始进行最后阶

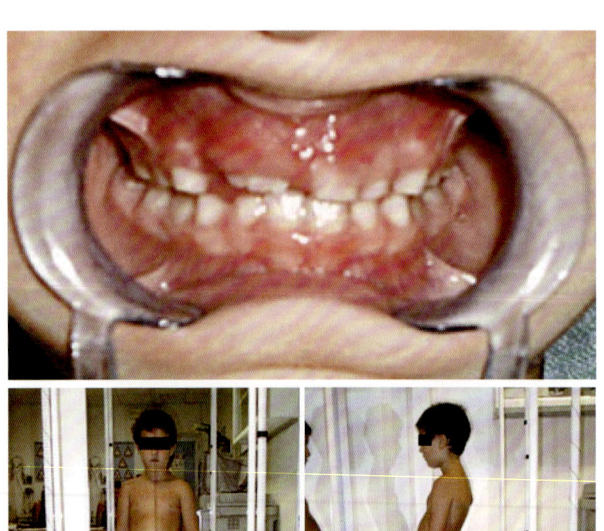

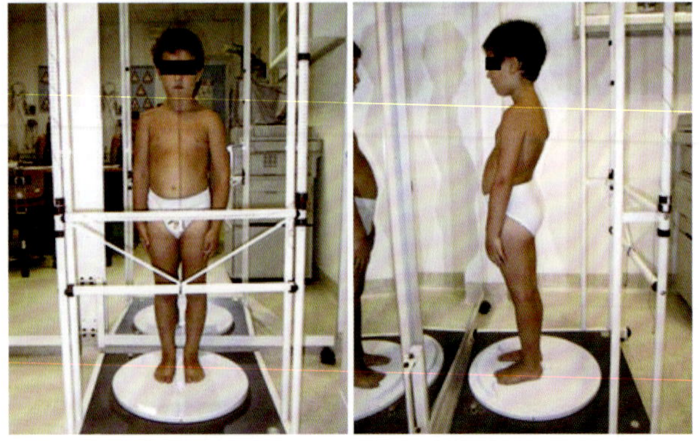

▲ 图 14-21　临床病例 14-9 治疗前

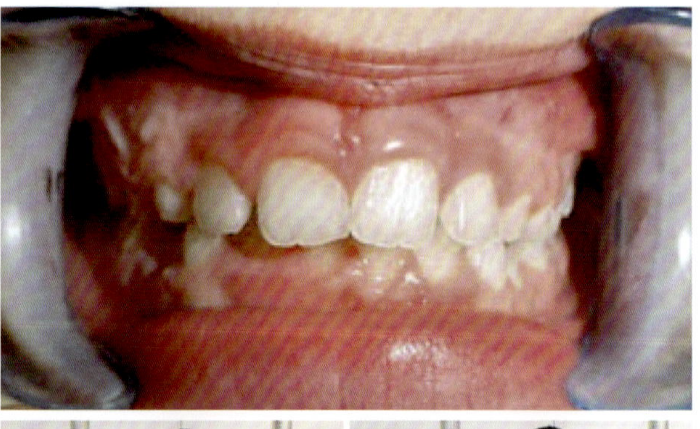

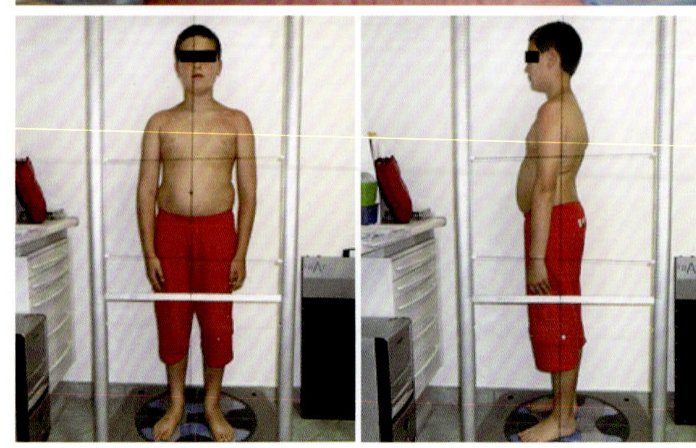

▲ 图 14-22　临床病例 14-9 治疗结果

段的正畸治疗。

最后，他的深覆殆有所改善，鼻呼吸仍然稳定，疾病发作的频率也较低。他的姿势呈现以下特征：肩膀打开且对称，肩胛骨处于正确的位置，身体对齐且居中，颈椎曲度是生理性的，尽管在 11 岁时足仍然外翻。

## 临床病例 14–10（图 14–23 和图 14–24）

### 1. 诊断要点

这位 7 岁的女孩右侧单侧反殆，包括第一恒磨牙、乳磨牙和乳尖牙。她的咬合平面从右向左倾斜，与瞳孔平面一致。她的下颌中线向右偏半颗牙的宽度。之前，她被转诊到一个足科医生，以解决她的膝外翻（“膝关节撞击”或膝盖互相接触）和右足外翻。此外，她患有所谓的“维纳斯斜视”，口呼吸，头痛，偏右侧咀嚼，也就是反殆侧。她的颅骨主要呈现为侧屈、左旋转和右移位。

### 2. 治疗

首先，颅骶治疗和左侧咀嚼训练持续了 1 个月，使得女孩的下颌骨居中，并通过选择性调磨釉质以更好地改善反殆侧乳牙的咬合。随后，女孩夜间继续佩戴 Soulet Besombes 激动器和扩弓器，同时进行矫正和肌功能治疗。

### 3. 结果

仅经过颅骶治疗和功能性激动器治疗 3 个月后，患者自诉她的面部更加对称，下颌骨更加居中，反殆解除，右上颌骨可以自由向外旋转。在随访中她称不再头痛，并且仅用鼻呼吸。

在 3 个月的随访中，她的面部仍然呈现轻微的骨性不对称，但被她脸颊的软组织遮盖掩饰。她的左眼窝仍然比右眼窝稍大，双瞳孔平面仍然轻微地从右向左倾斜，因此治疗仍在继续。

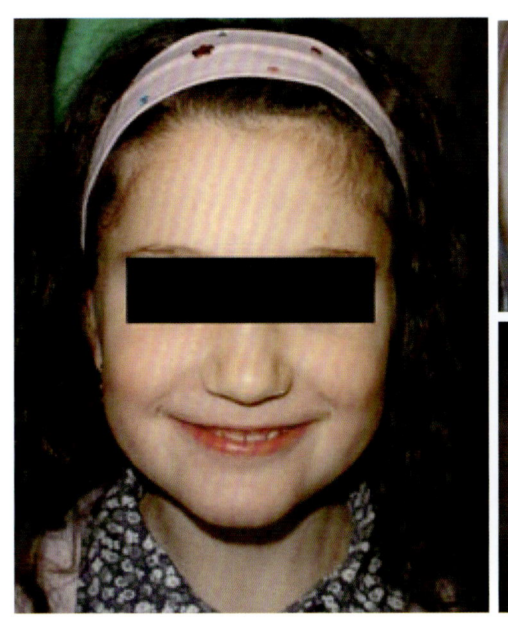
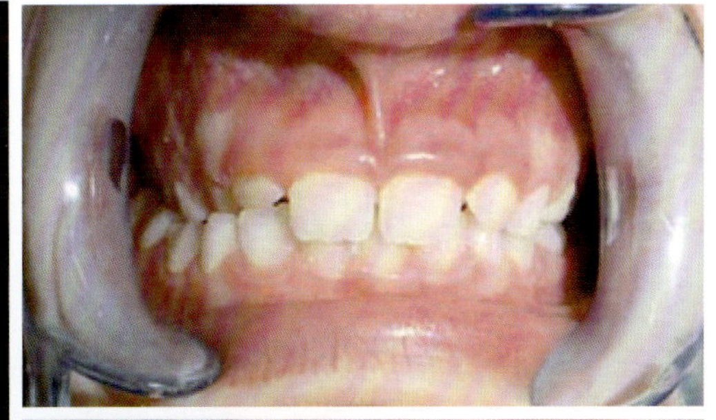
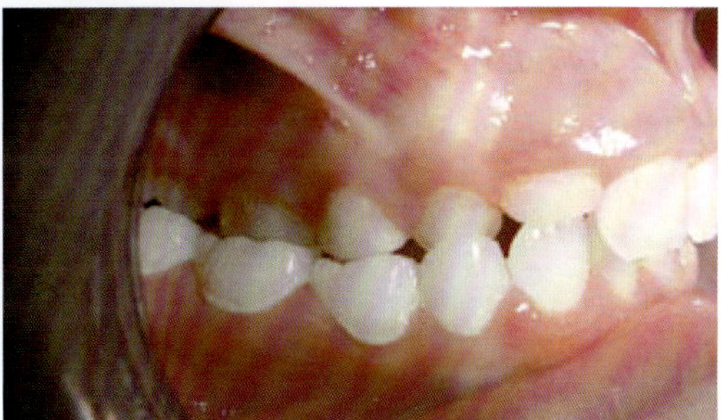

▲ 图 14–23 临床病例 14–10 治疗前

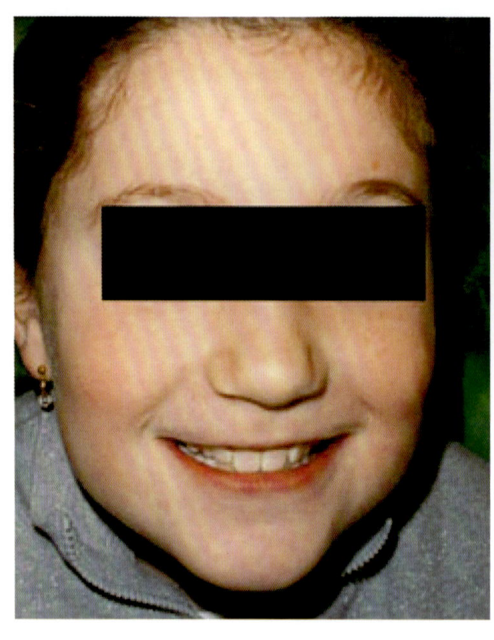

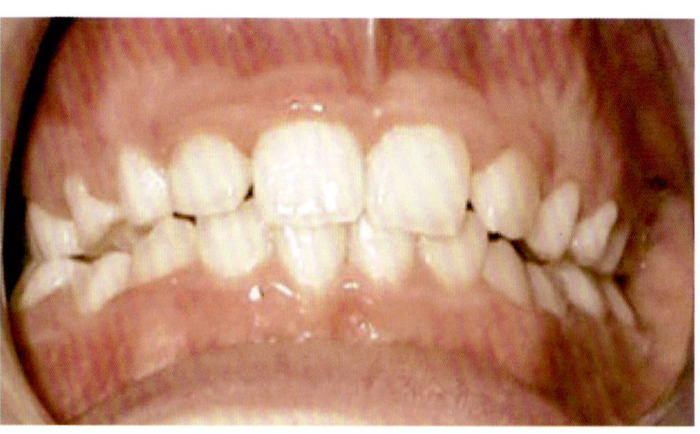

▲ 图 14-24　临床病例 14-10 治疗结果

## 临床病例 14-11（图 14-25 和图 14-26）

**1. 诊断要点**

这位4岁男孩表现为前牙深覆殆，右侧下颌偏移，异常吞咽，口呼吸倾向，既往有3次严重的中耳炎病史，均使用抗生素治疗。孩子拒绝吃固体食物，只喜欢软质食物。他的父母担心他生长发育缓慢。观察到孩子有膝外翻（“膝关节撞击”或膝盖互相接触），翼状肩胛，并且全身向右倾斜。

**2. 治疗**

肌功能治疗从男孩4岁半开始，因为他能够配合且注意力集中。经过6个月的整骨治疗和Ⅱ类 Soulet Besombes 肌功能器及扩张器佩戴后，患儿开始恢复正常咀嚼功能的治疗。

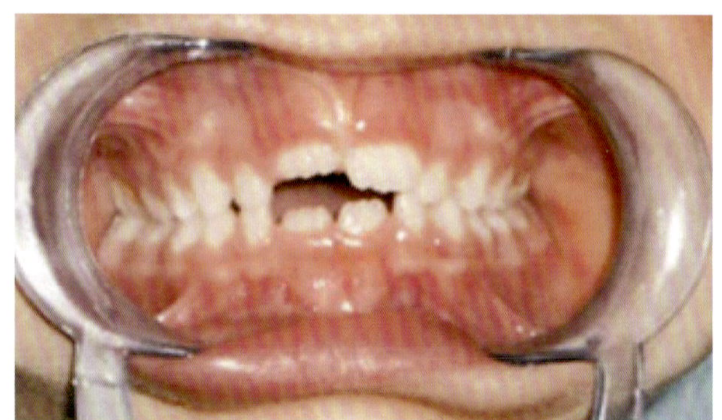

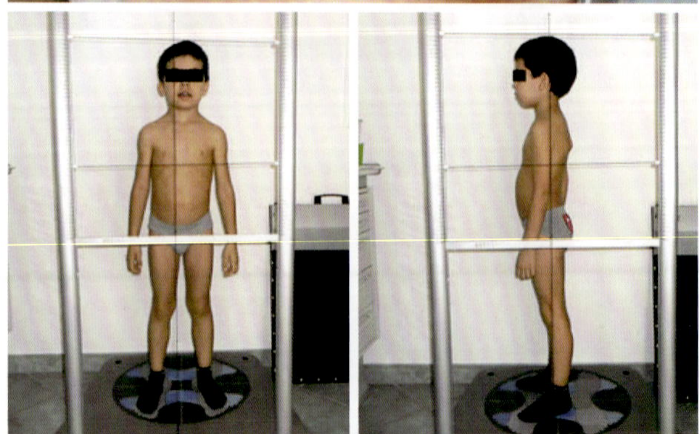

▲ 图 14-25　临床病例 14-11 治疗前

**3. 结果**

经过 18 个月治疗，患儿能够鼻呼吸，整体姿势更对称，膝外翻的情况有所改善。他的牙齿开始进入混合牙列期，上腭达到足够宽度，整体生长发育也在逐步追赶。

他的父母说，自从治疗开始后他中耳炎没有复发或出现发热症状，并且现在能够正常进食固体食物。他继续每 3 个月进行一次整骨治疗，并持续使用夜间功能性肌激动器。

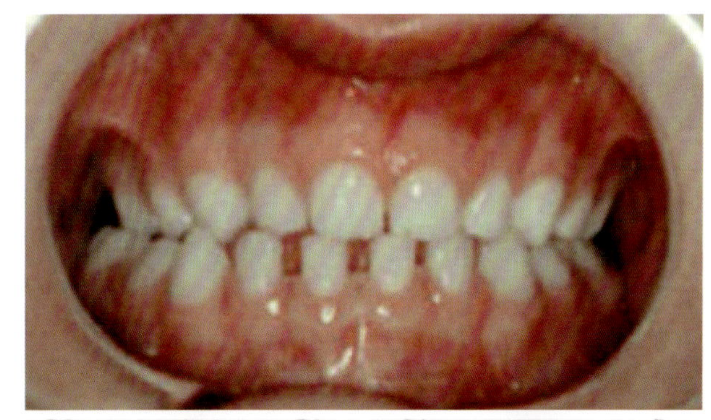

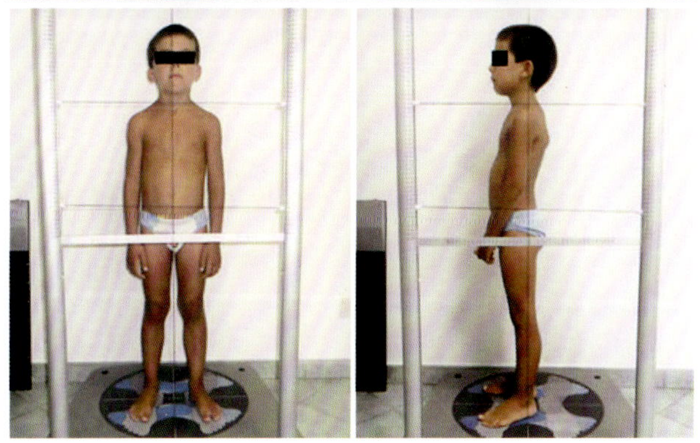

▲ 图 14–26 临床病例 14–11 治疗结果

## 临床病例 14–12（图 14–27 和图 14–28）

**1. 诊断要点**

这位害羞内向的 8 岁女孩表现为前牙深覆殆，牙齿拥挤，Ⅱ类 2 分类错殆，牙齿萌出延迟，上颌骨内旋，下颌右移和青春期脊柱侧弯。她对尘螨过敏，经常出现特应性皮炎皮疹，经常感冒伴有高热和反复发作的支气管炎。

她在同一个治疗中心接受脊柱侧弯治疗，她的姐姐也在那里接受同样的治疗。患者还在那里接受了循环理疗、整骨术和姿势体操治疗。

评估发现患儿肩膀不对称，骨盆扭转伴左移，膝外翻，尤其伴有左足外翻。

**2. 治疗**

女孩开始 1 个周期的肌功能治疗，以增强她对口腔功能的认识，增加鼻呼吸，增强口唇封闭性并纠正她的异常吞咽。随后，她的胸腔开始“打开”。大约 6 个月后，她开始每天夜间佩戴 Bionator Ⅱ激动器，持续大约 3 年。

**3. 结果**

女孩的母亲报告说，在接近青春期前，她的女儿显著发育，在这段时期，口腔情况改变显著，牙弓开始协调。

3 个月后，女孩的深覆殆仍然存在，但是上腭变宽，牙齿不再拥挤。为了解决治疗中仍然存在的问题，还安排了更多的工作计划，如女孩的肩膀和胸部需要进一步外展，以及改善肩膀的前旋、翼状肩胛骨、膝盖弯曲和仍然存在的前伸头位姿势等问题。

18 个月后，她的上颌骨恢复到生理性外旋，上腭扩展并且咬合正常。她的肩膀和骨盆对称，外翻畸形有所改善，胸廓进一步扩张，头前倾姿势和直立姿势均得到纠正。

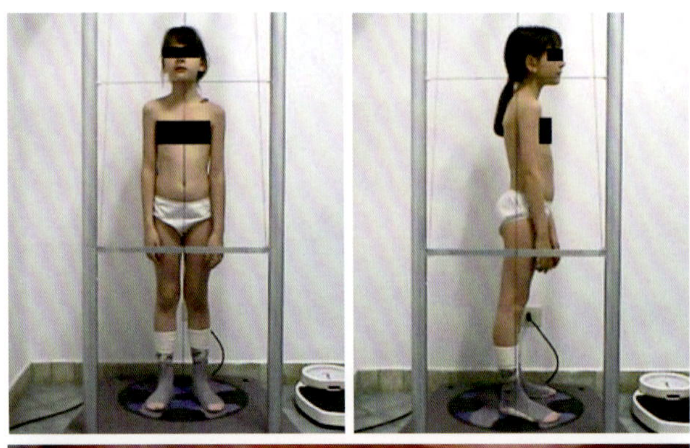

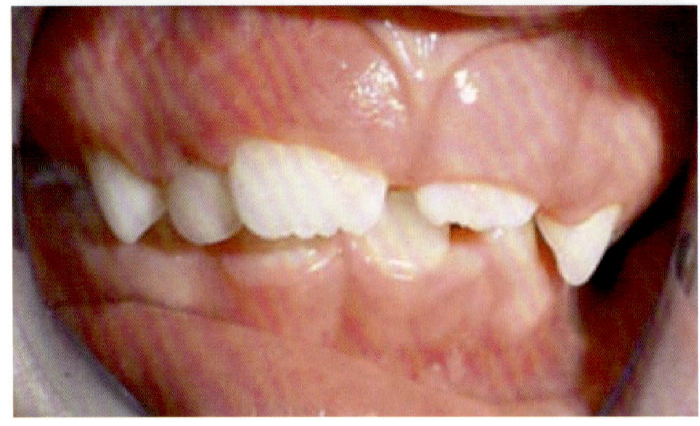

▲ 图 14-27 临床病例 14-12 治疗前

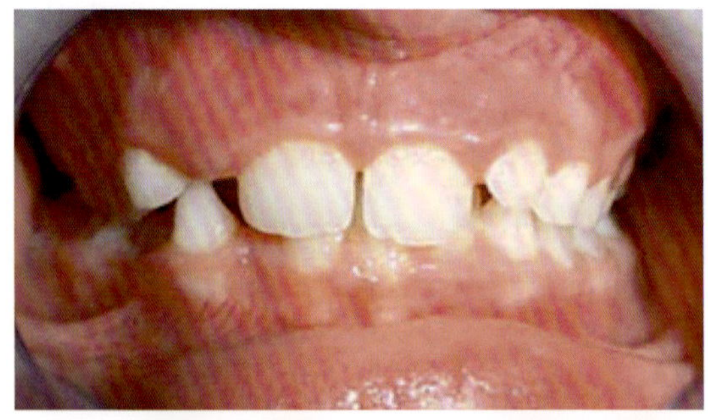

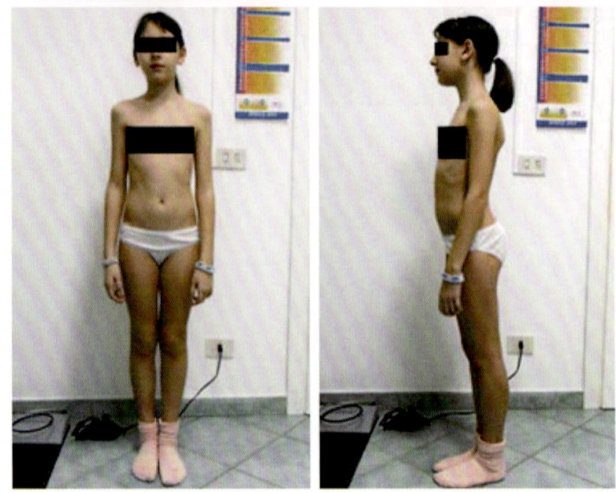

▲ 图 14-28 临床病例 14-12 治疗结果

# 第 15 章　唐氏综合征的特点

## the Particulars of Down Syndrome

**目　标**

唐氏综合征患者可能会出现前述章节讨论过的所有咬合、功能、姿势和肌肉骨骼失调问题。本章旨在使读者能够了解一些专门针对这些患者典型功能障碍的肌功能康复训练方案。

**关 键 概 念**

- 与唐氏综合征有关的咬合和姿势问题
- 唐氏综合征的肌功能治疗

本章作者选择关注唐氏综合征有两个原因：首先，在这些患者中，能发现文中先前描述的所有咬合、功能、姿势和肌肉骨骼方面的变化；其次，我们的临床医生多年来一直在治疗这类患者。根据积累的经验制订了一套训练方案，在改善肌肉张力、呼吸功能和纠正吞咽功能方面已经取得了良好的效果。

### 一、唐氏综合征

唐氏综合征（Down syndrome，DS），也称为 21 三体综合征，过去被称为蒙古症（mongolism），是一种由染色体异常引起的先天性疾病，其特征是身体和智力发育存在不同程度的缺陷。参见流程图 15–1，以了解与这种综合征相关的全身问题。

#### （一）系统性问题

系统性问题包括心脏、神经、免疫、肌肉和姿势等各方面的问题。最常见的心脏问题是先天性心脏异常，如室间隔缺损、房室通路、动脉导管缺损和二尖瓣脱垂。

唐氏综合征患者存在学习困难及精神运动发育迟缓，个体之间存在差异。其癫痫发病率，尤其是成年后发病的，较一般人群高。

可能是由于白细胞减少症（白细胞水平低）、中性粒细胞平均寿命缩短、淋巴细胞减少症（血液淋巴细胞水平低）和嗜酸性粒细胞减少症（血液嗜酸性粒细胞水平低）的影响，这些患者更容易发生多种感染，常发生皮肤、黏膜、肠道和呼吸道病变。他们罹患白血病的风险增加，而牙龈出血可能是其首发症状。因此，牙科医生必须及时发现这一症状，以便及早诊断血液病。此外，上呼吸道和中耳感染的发病率也很高，而这会导致口呼吸、口干和舌唇裂。

唐氏综合征患者普遍存在肌肉张力低下问题，影响着全身各个部位的功能。

有 10%～20% 的唐氏综合征患者存在 $C_1$ 和 $C_2$ 之间的寰枢椎不稳定，这可能导致寰椎由于高强度运动或颈部屈曲而脱位，造成骨髓严重损伤和神经功能不可逆的后果。

此外，由于韧带松弛，这些患者会出现扁平足，没有正常的生理性足弓曲线（正常足弓包括内侧纵弓、外侧纵弓和横弓）；会出现胫骨轴和股骨轴内旋，易发生膝外翻（“外翻膝”）和髌骨的内脱位。

流程图 15-1 唐氏综合征

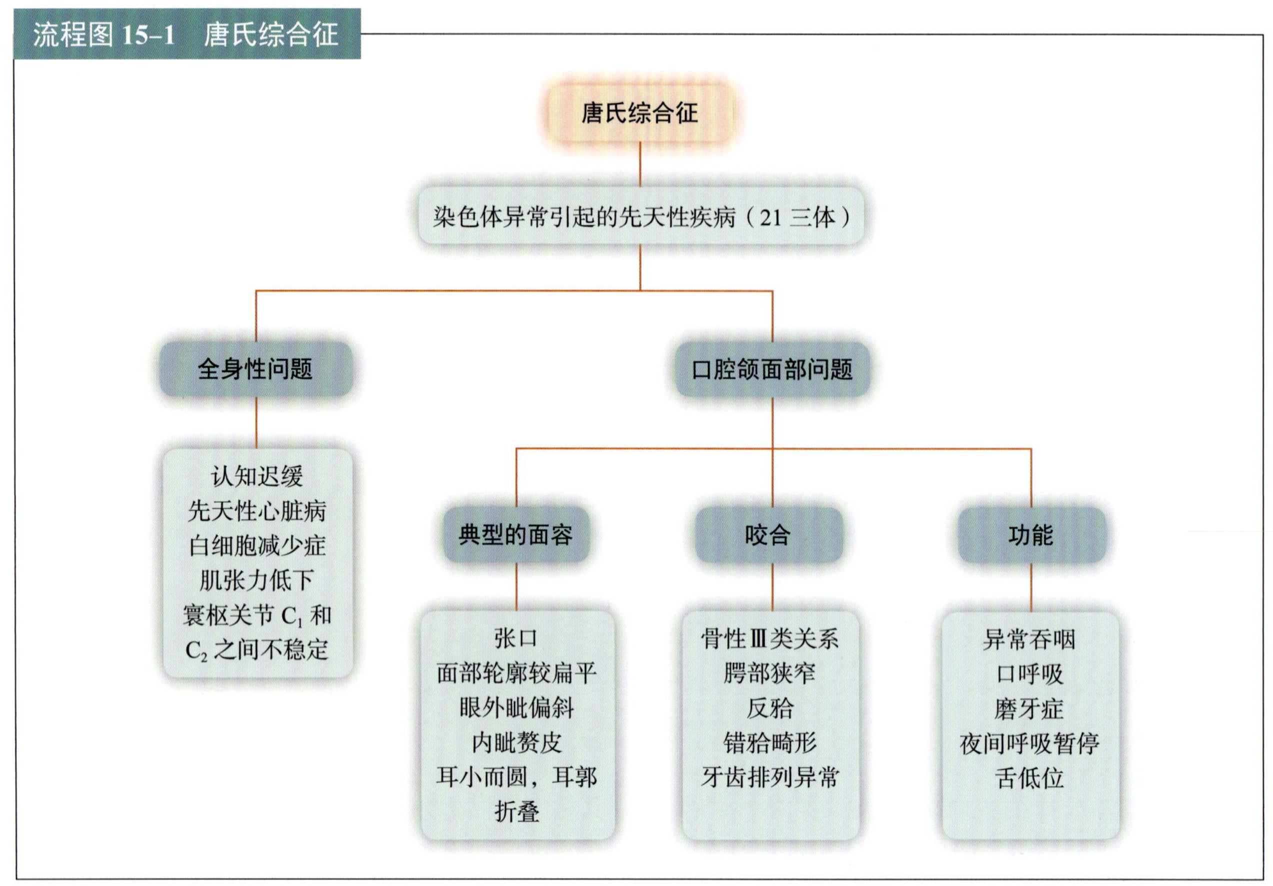


### （二）口腔颌面部问题

唐氏综合征儿童的面容具有典型特征。一般而言，其面部轮廓扁平，鼻较短，鼻根部较平，耳小而圆，耳郭折叠，眼外眦偏斜。内眦赘皮，虹膜有特征性的白色斑点且呈放射状排列。颅骨较小，枕部扁平；婴儿的囟门增宽，关闭时间较晚；颈部短而宽，皮肤增厚。

患者口腔颌面部骨骼的主要异常是面中 1/3 发育不全，导致下颌骨前突（AngleⅢ类）和上颌骨缩窄（腭盖高拱）。该综合征的另一个特征是口面部肌张力低下，这阻碍了口腔颌面区域的正常发育，使唇、颊和舌的肌张力降低，导致开殆的形成，是这些患者中常见的错殆畸形。

全身肌张力的改变极大地影响舌位，特别是其静息位置。在 21 三体综合征的患者中，舌往往处于口底，失去与上腭的接触。与此同时，下颌咀嚼肌的功能低下导致持续的张口姿势，舌不断伸出口腔。

患者的舌与腭穹窿异常接触导致整个上颌的正常生长缺乏刺激，上颌骨矢状向和横向的生长不足，最终造成上颌发育不良。

患儿舌体较宽，但通常是一种功能性的巨舌症，这是由于面中部发育不足口腔相对较小，而舌体正常。伸舌和异常吞咽时的吐舌，与舌肌张力低下和舌系带松弛有关，也可能导致语言问题。

牙齿缺失在唐氏综合征的人群中很常见，发生率约 50%，而一般人群中的发生率仅为 2%。最常缺失的牙齿是下颌中切牙，其次是上颌侧切牙和上下颌第二前磨牙。多生牙发生率较低。无论是乳牙还是恒牙，通常都是过小牙，牙冠呈钉状或锥形，表现为殆龈距和近远中径减小。牙根变短，许多磨牙表现出所谓的“长冠牙”，即牙齿髓腔宽而高，牙根相对较短。这些较短的牙根大大增加了牙周病导致牙齿缺失的比例。此外，这些患者还常常出现萎缩性溃疡、念珠菌引发的感染、牙龈炎、牙周炎、牙龈退缩、龈袋和骨吸收等问题。

由于患者唾液流量的减少，口腔黏膜迅速变薄。口干症减少了唾液对口腔的自洁作用，导致龋齿、慢性牙周炎及呼吸道感染伴腺样体肥大的发生。

在唐氏综合征中，异常吞咽的特征是舌和口周肌肉的特殊活动：舌前伸，下唇只能借助颏部肌肉过度收缩才能接触上唇。而咬肌和颞肌（上提下颌骨）的收缩很小或者几乎不存在，这与唾液外流（流口水）、口角（嘴角）和下唇的红肿和炎症的发生相关。

口呼吸是引起口干症和口角炎的另一原因，后者表现为口唇角的小裂口。

磨牙症在唐氏综合征的儿童和成人中普遍存在，原因涉及多个影响睡眠的因素，包括严重的错𬌗畸形、常见的韧带松弛相关的颞下颌关节功能障碍、神经肌肉控制能力不足、长期压力和焦虑。

睡眠呼吸暂停在唐氏综合征患者中非常普遍，既有中枢性也有阻塞性，特别是阻塞性呼吸暂停的发生率约占该人群的 31%。肌张力低下和上呼吸道狭窄是导致睡眠呼吸暂停的易感因素。

## 二、唐氏综合征的肌功能康复

功能性康复治疗，是基于活动装置的使用，以刺激口腔颌面部肌肉并持续进行肌功能治疗训练。康复治疗是以 19 世纪末 Julius Wolff 提出的“形式服从功能”原则为基础，即上颌骨的生长与其咀嚼、吞咽、鼻呼吸和言语发音功能密切相关。面部形态、骨骼发育和咬合，与通过舌、唇和颊发挥作用的肌肉力量密切相关。因此，肌功能治疗的目标是通过重塑良好的肌肉骨骼、姿势和口腔颌面功能，实现口腔颌面区域的和谐、美观发展。具体而言，治疗目标包括以下方面。

- 恢复运动障碍的肌肉。
- 恢复拮抗肌的力量。
- 纠正不良姿势。
- 规范咀嚼、吞咽、鼻呼吸、言语表达。
- 消除不良口腔习惯，如使用奶嘴或吮吸拇指。

这种治疗不仅应被视为正畸疗法的辅助手段，还应被视为颅 – 下颌 – 𬌗复合体发育的指导原则。获得良好的治疗效果既需要多学科的综合治疗，也需要患者家庭的支持协作。

### 肌功能治疗计划

**第一个目标：良好的鼻呼吸和对鼻功能的认识**

#### 鼻卫生规则

- 鼻腔清洗技术。
- 学会正确地擤鼻涕，清除多余分泌物。

**第二个目标：促进鼻呼吸**

#### 呼吸和吹气练习

(1) 鼻腔吸气和口腔呼气（图 15–1）：闻花香，用吸管吹纸团，向水中吹泡泡，或吹气球。

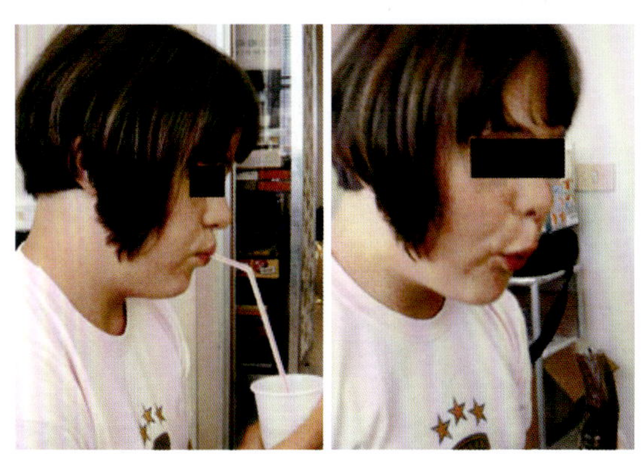

▲ 图 15–1　鼻腔吸气和口腔呼气

(2) 逆式呼吸（图 15–2）：检查鼻腔是否通畅，必要时通过清洗鼻腔恢复通畅，要求患者将套管插入一侧鼻孔，用手指堵住另一侧鼻孔；然后建议患者用嘴吸气，并通过套管从鼻孔呼气，以移动放在桌上或地上的轻薄纸片（另一侧鼻孔也要重复此练习）。同样的方法也可以通过在水杯中吹泡泡或吹灭蜡烛来练习。

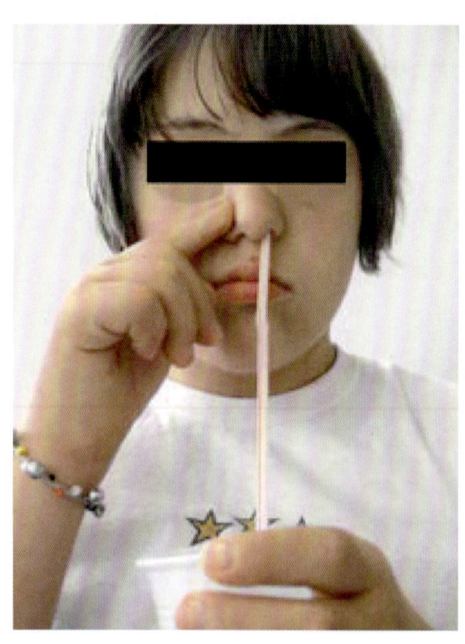

▲ 图 15–2 逆式呼吸

(3) 将压舌板放入患者口中（图 15–3）：将压舌板放在嘴唇之间（玩耍时也可进行练习）。

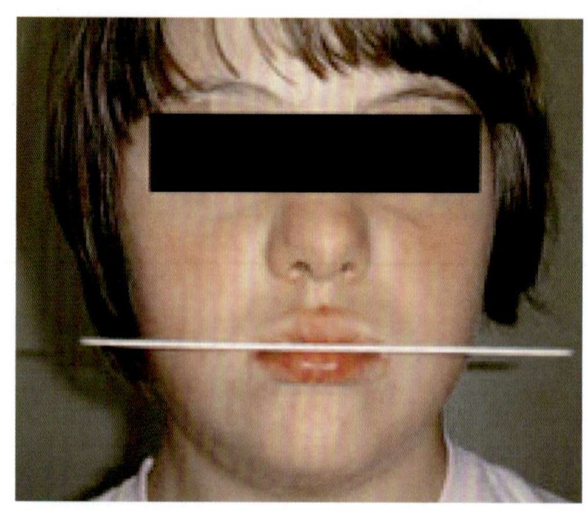

▲ 图 15–3 将压舌板放入患者口中

## 第三个目标：改善本体感觉，促进患者表达能力的发展

### 舌静息位

(1) 舌前部训练

舌的“小屋”：抬起舌尖并将其放在上颌切牙后面，位于腭皱襞上。舌尖应位于字母“L”的发音点上。

舌行走：舌沿硬腭中线滑动，不要超过牙齿。进行此训练时，可先用手指在腭上滑动，舌跟随手指移动，或者在腭黏膜上涂抹一些牙膏或榛果巧克力酱进行训练。

舌奔跑……停！停在上腭的中央：舌尖迅速滑过上腭后急停，舌尖放置腭部中央或腭皱襞上停留 5s。

“剑”舌（图 15–4）：舌尖伸出口外，保持 10s。

舌尖伸缩于口内外。

舌尖接触口角。

舌尖抵抗：使用压舌板进行训练。

在腭皱襞处弹舌：就像你要逗孩子笑一样。

“口红”：在嘴唇上涂抹一些奶油（或巧克力），然后通过旋转舌尖去除。

舌 – 鼻 – 颏部：将舌尖移向鼻尖，然后移向颏部。

舌尖抵住左右颊部。

拉伸舌系带：将舌尖移到切牙乳头后面，张口但不改变其位置。

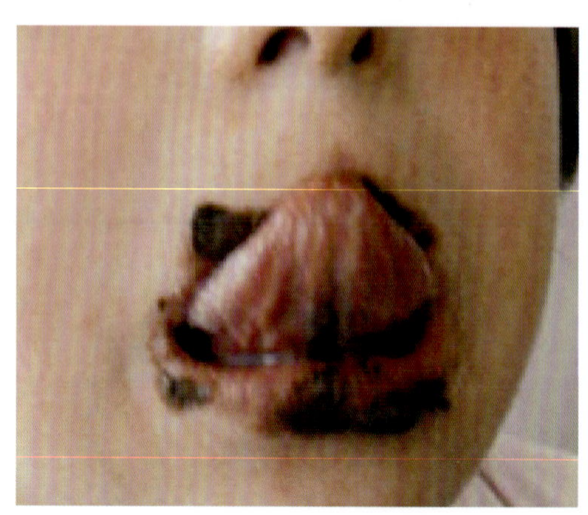

▲ 图 15–4 “剑”舌

(2) 舌中部的练习

将舌中部紧贴腭部，以不同速度重复多次拍打，模仿马蹄声。

使用圆片练习（图 15-5）：将一圆片粘到硬腭中央，使舌背与其接触，并保持这个位置几秒钟。

(3) 舌后部的练习

说“KI”或“KIK”：用力重复 3～4 次。

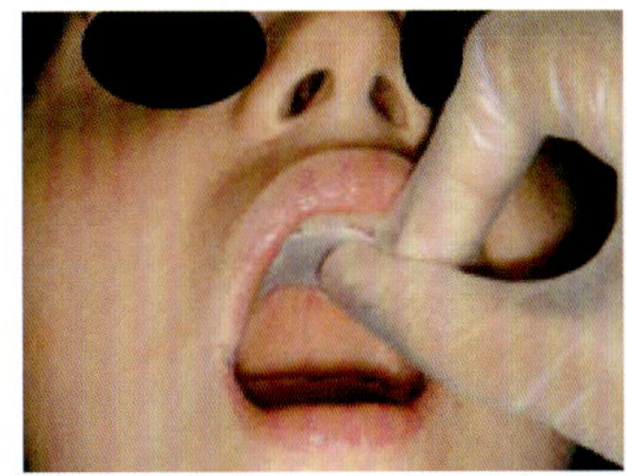
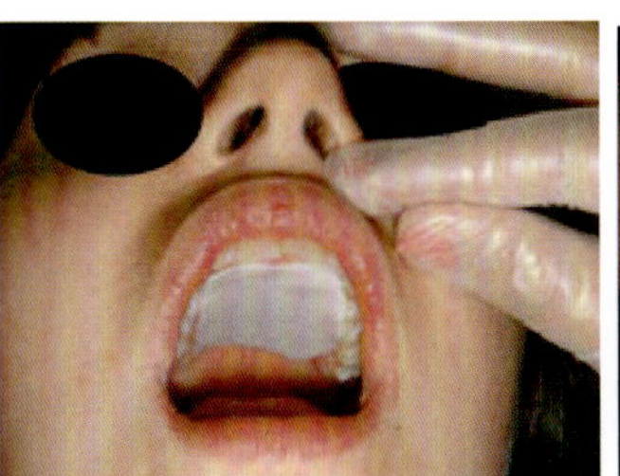
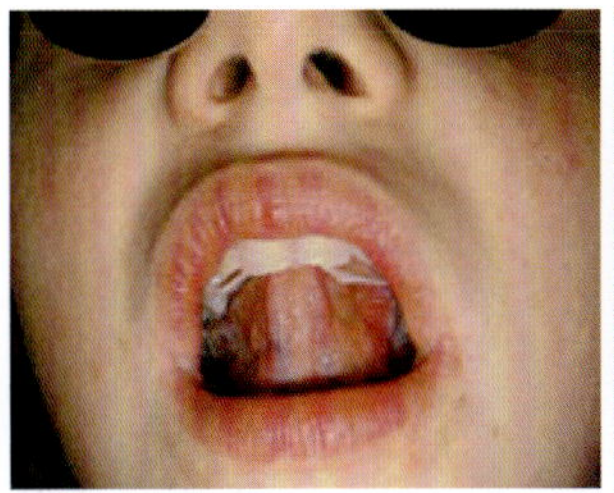
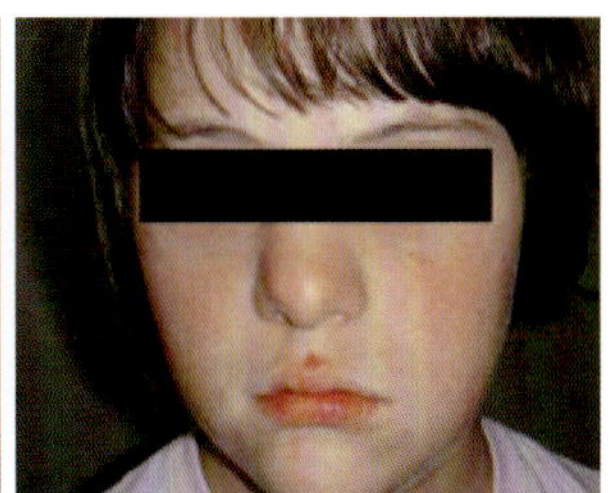

▲ 图 15-5 使用圆片练习

## 第四个目标：恢复唇部密闭性

### 唇闭合不全

(1) 鱼 - 鲸：模仿鱼的嘴巴，紧闭嘴唇，然后迅速张开，用嘴唇发出“啪啪啪啪”的声音。

(2) 亲吻 - 微笑：撅唇，然后将唇伸展开微笑（咧唇），最大限度张口且保持对称。

(3) 向右和向左撅唇。

(4) 唇部夹物练习：将压舌板或冰淇淋棒夹在嘴唇之间（注意不要夹在牙齿之间）。

(5) 举重（图 15-6）：将压舌板垂直放在嘴唇之间，然后将其抬起和放下，并逐渐增加不同重量的负荷。

(6) 猫胡须（图 15-7）：将一支铅笔夹在上唇和鼻子之间，不要让它掉下。

(7) 纽扣拉力（图 15-8）：用橡皮筋将纽扣系住，将其放到口腔里，位于牙齿和嘴唇之间，保持纽扣在嘴唇中央，拉动橡皮筋，通过嘴唇的力量含住纽扣。

(8) 胶带（图 15-9）：在嘴唇上贴一条胶带，只通过运动嘴唇将其撕开。

(9) 突唇：将水长时间含在上唇后方，然后含在下唇下方。

(10) 咂唇：说“啪啪啪”以增强唇部力量。

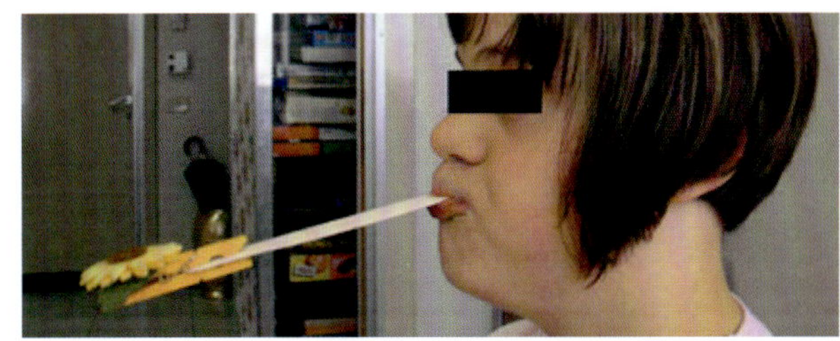

▲ 图 15-6 举重

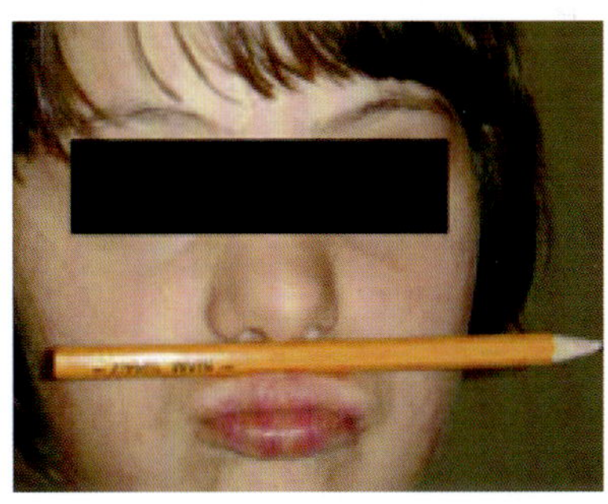

▲ 图 15-7 猫胡须

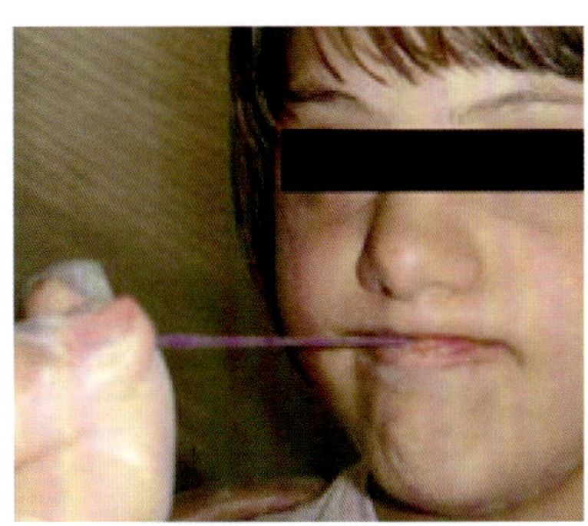

▲ 图 15-8 纽扣拉力

(11) 口红（图 15-10）：在上唇涂抹一些薄薄的奶油（巧克力）或牙膏，然后用下唇将其抹去，反之亦然。

(12) 小卷：手指在上唇上滚动。

(13) 喘气的马：闭上嘴唇，然后用力振动。

(14) 包唇（图 15-11）：将下唇放在上唇上方（反之亦然）。

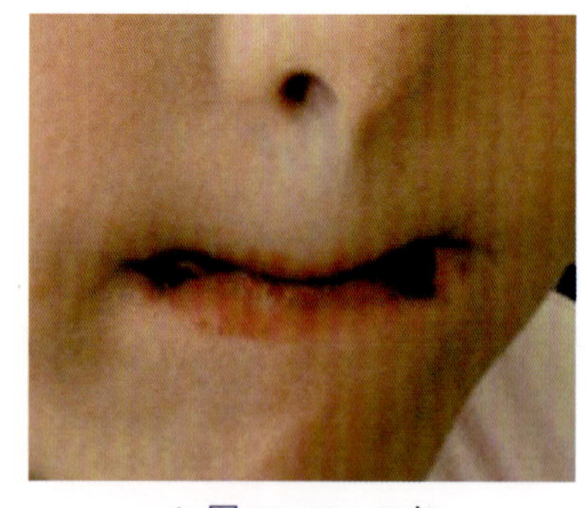

▲ 图 15-10　口红

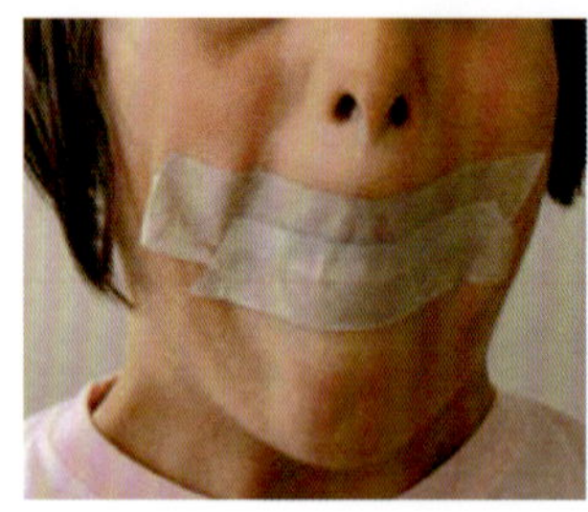
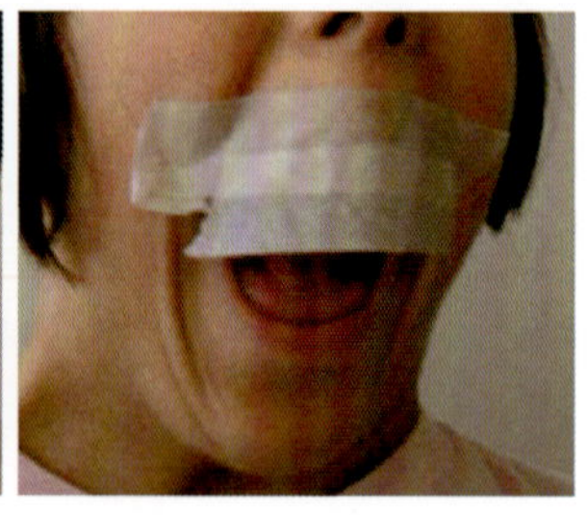
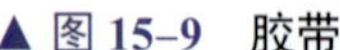

▲ 图 15-9　胶带

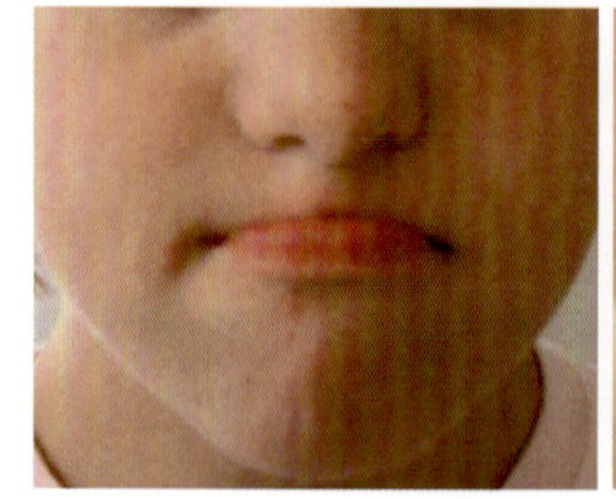
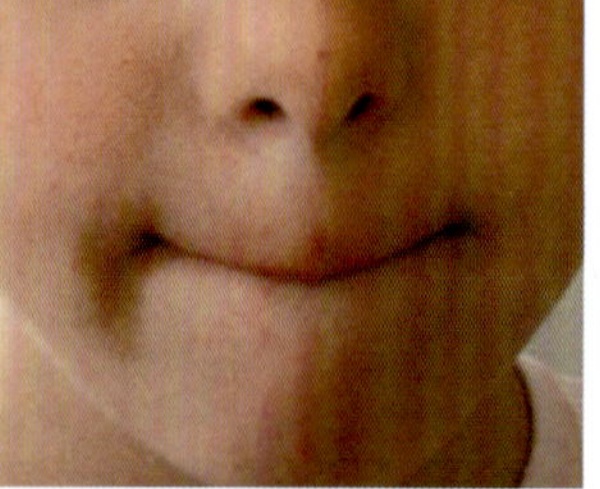

▲ 图 15-11　包唇

## 第五个目标：增强颊肌

### 脸颊

(1) 吹气球（图 15-12）：借助吸管并在其尾端放置一个气球来进行这项训练。同样的训练也可以在没有气球的情况下进行，方法是用手指堵住吸管的尾端。这个训练也有助于改善唇部的密封性。然后在没有任何辅助的情况下鼓起双颊，将空气先吹到一侧脸颊，再吹到另一侧脸颊。

(2) 口中含水：将水含在口腔内，从一侧脸颊移到另一侧脸颊，保持水含在口腔中（也可以用空气代替水）。

(3) 华夫饼：用紧闭的双唇夹住华夫饼或压舌板，用鼻吸气，鼓起双颊，然后慢慢从嘴里呼气，同时将手放在双颊，感觉脸颊起伏。

(4) 镜子：将口镜放在脸颊内侧，将脸颊向外推，并通过收缩脸颊来抵抗口镜的推动。

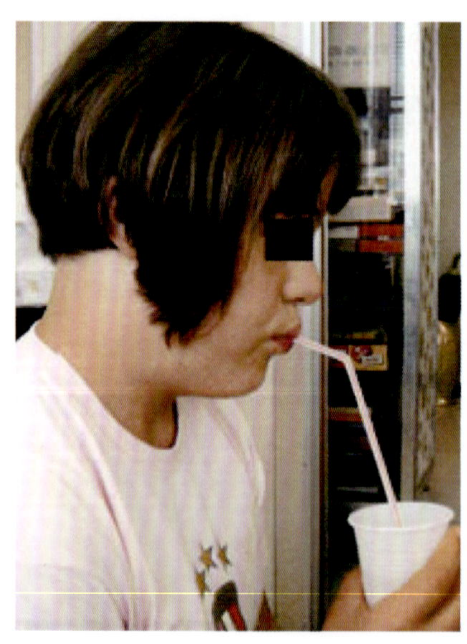

▲ 图 15-12　吹气球

## 第六个目标：锻炼咀嚼肌

### 咀嚼

(1) 棉卷：将棉卷置于磨牙之间，用力咬紧。

(2) 咬紧牙关：用力咬紧牙齿，用手指放在咀嚼肌上以感受它们的活动，然后放松。

(3) 咀嚼：先用右侧磨牙咀嚼坚硬食物，然后用左侧磨牙重复。

## 第七个目标：强化肌张力低下的软腭

### 增强软腭力量

这种低张力的持续存在可能会导致口呼吸。

升降软腭训练（图 15-13）：张口进行练习，如漱口、发出清晰的软腭音和单个元音的发音等练习。

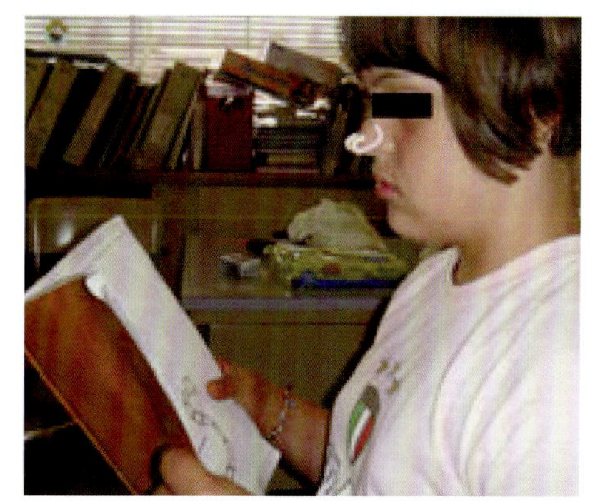

▲ 图 15-13　升降软腭训练

## 第八个目标：确定正确的吞咽模式

### 吞咽

在获得舌静息位、良好的唇部密封和适当的咀嚼功能后，目标是利用适当的舌推力将食团送到消化道。

(1) 吞咽唾液：重新进行前述的舌静息位置训练，同时吞咽唾液。

(2) 小口吞咽水（图 15-14）：为了在吞咽动作中保持正确的舌位。将一根橡胶管连接到装满水的注射器上，舌尖将其自由端固定于腭皱襞上，牙弓闭合，嘴唇分开。将水缓慢注入口腔内，迫使患者吞咽。每天应重复练习 12 次。

(3) 吞咽半固体食物：如布丁、酸奶等。

(4) 咀嚼和吞咽固体食物：如饼干、薄脆饼干等。

(5) 自主吞咽：在阅读或看电视时小口喝水或吃零食。前几次吞咽动作需要检查，然后患者无须接受任何控制，而是自主完成吞咽动作。

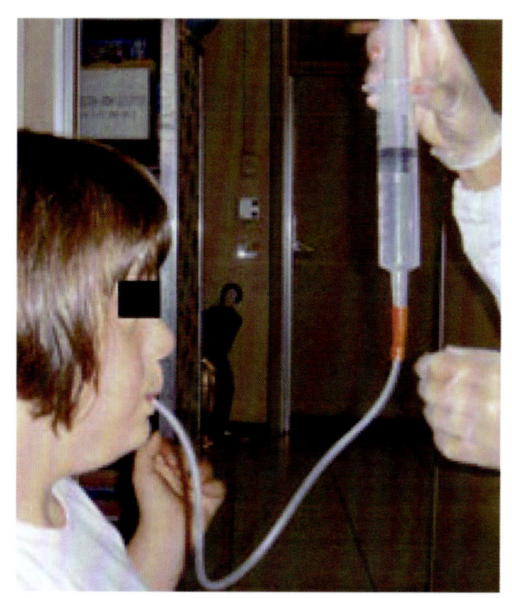

▲ 图 15-14　小口吞咽水

## 三、临床病例：唐氏综合征

### 临床病例 15-1（图 15-15 至图 15-17）

**1. 诊断要点**

- 双侧反殆。
- 前牙反殆。
- 口轮匝肌肌力为 150g，动态测力计测量。
- 唇肌无力。
- 咬指甲。
- 流涎。
- 混合牙列。

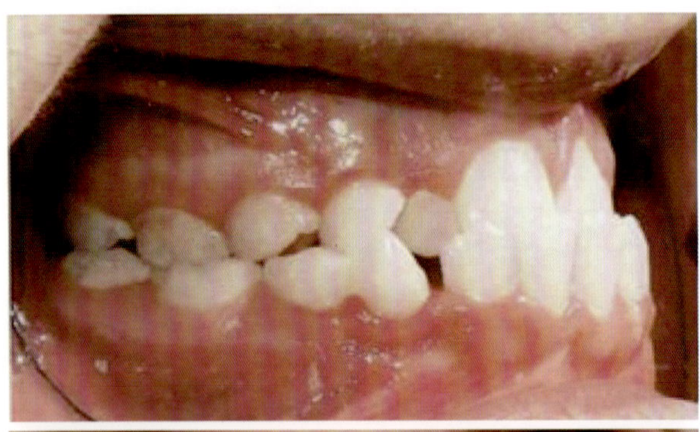
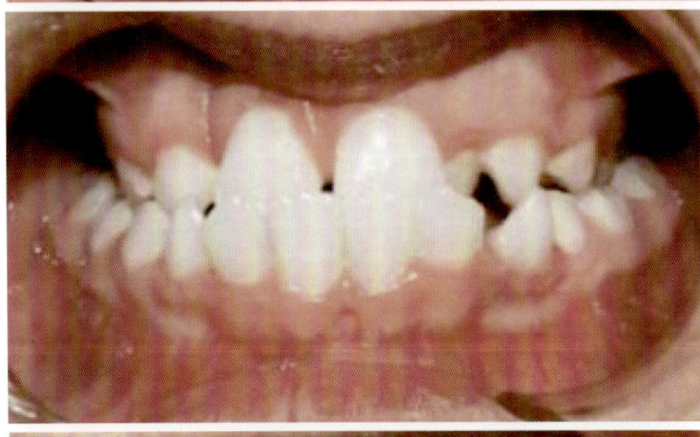
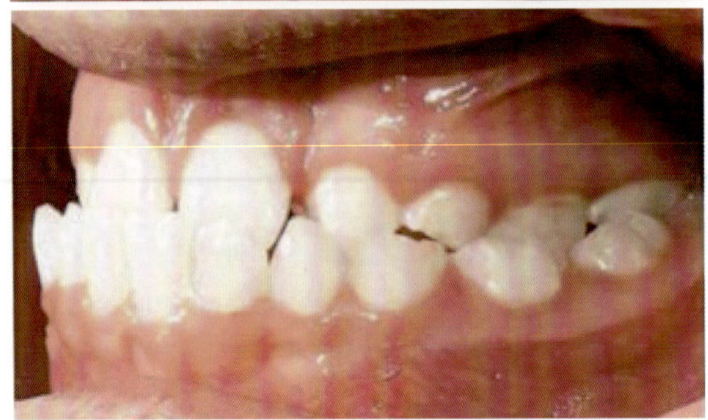

▲ 图 15-15　病例 15-1 诊断要点

**2. 治疗**

患者接受了 2 个周期（20 个疗程）的肌功能治疗，完全遵循语音治疗师的指导，表现出良好的决心和依从性。

**3. 治疗 3 个月后**

- 唇部闭合能力改善。
- 口轮匝肌肌力增强：400g。
- 舌静息位置改善。
- 鼻呼吸改善，鼻分泌物减少。
- 流口水减少。
- 仍在努力减少咬指甲的行为。
- 后续进行正畸治疗。

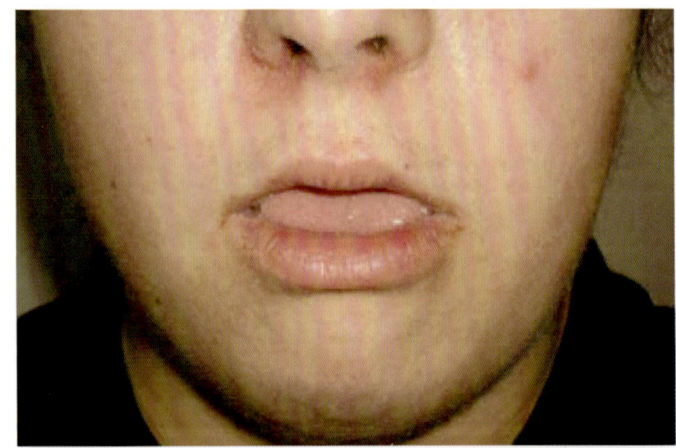
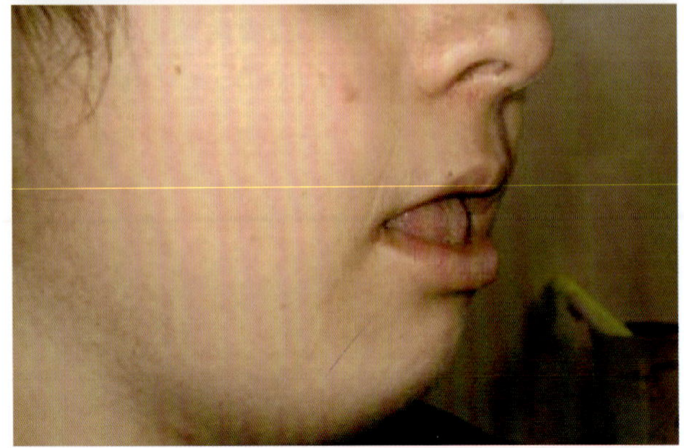

▲ 图 15-16　病例 15-1 肌功能治疗前

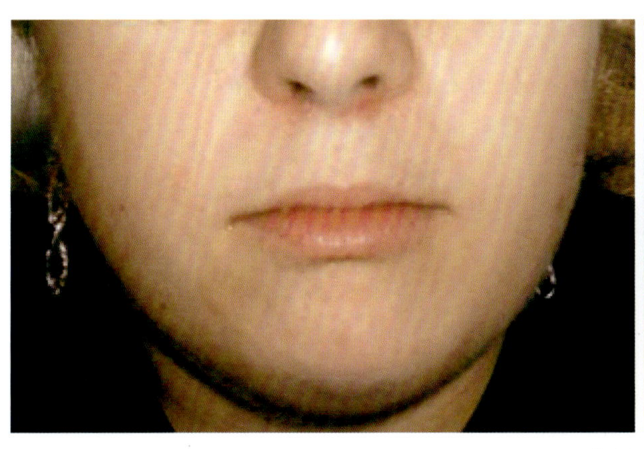
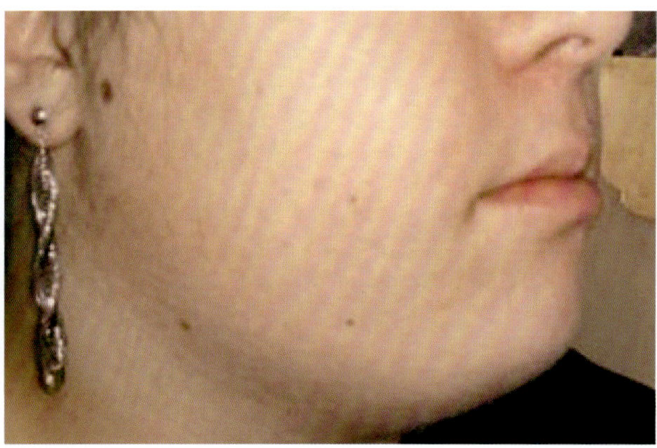

▲ 图 15–17　病例 15–1 肌功能治疗后

## 临床病例 15–2（图 15–18 至图 15–20）

**1. 诊断要点**

- 前牙深覆𬌗。
- 口轮匝肌肌力为 150g。
- 习惯性口呼吸。
- 一颗乳下切牙滞留。
- 单侧反𬌗。
- 广泛的错𬌗畸形。

**2. 治疗**

患者接受了 2 个周期的肌功能治疗，以增强鼻呼吸能力和强化嘴唇力量，达到充分的唇部密封，并通过正确的舌位促进功能性吞咽。

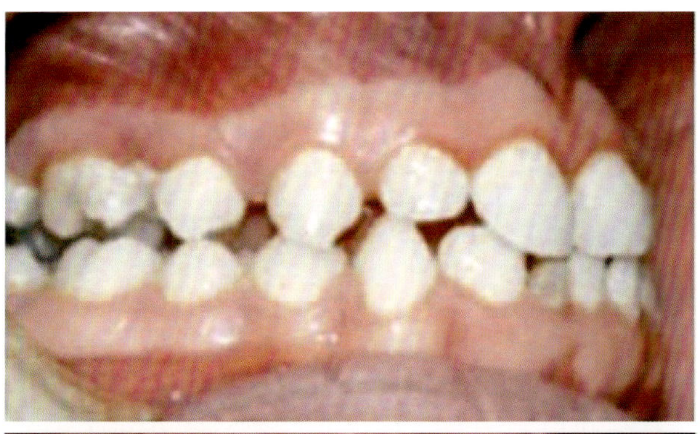
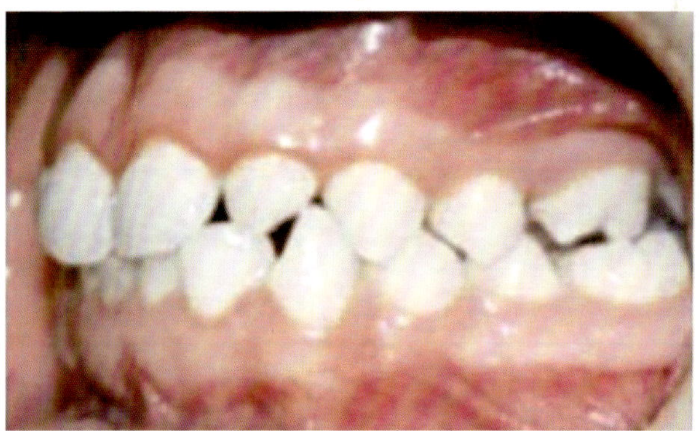
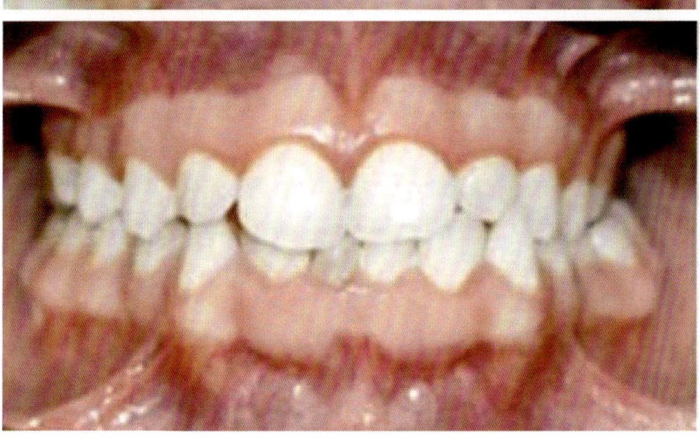

▲ 图 15–18　病例 15–2 诊断要点

**3. 结果**

- 唇封闭正常，唇肌张力改善（口轮匝肌肌力为 500g）。
- 鼻呼吸为主。
- 吞咽功能加强，能正确控制舌位。
- 后续进行正畸治疗。

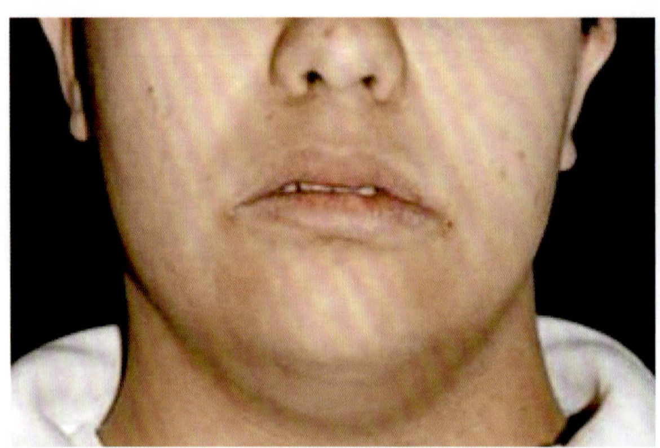
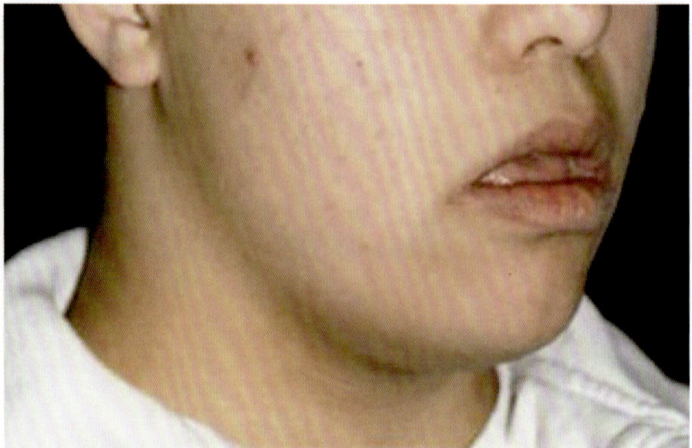

▲ 图 15-19　病例 15-2 肌功能治疗前

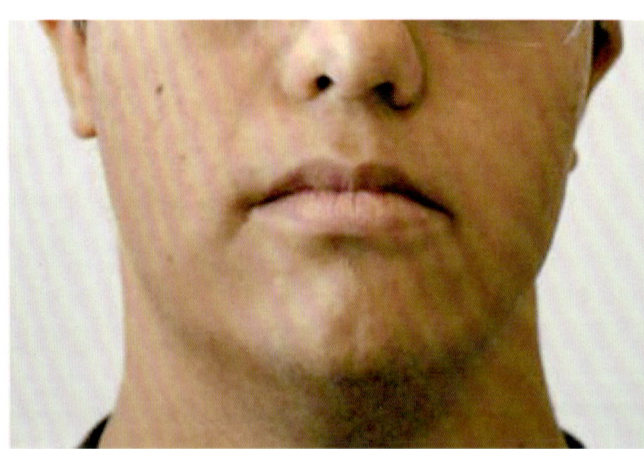
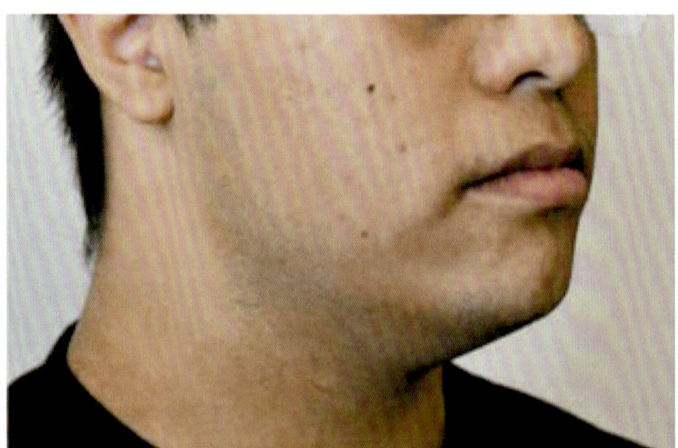

▲ 图 15-20　病例 15-2 肌功能治疗后

## 临床病例 15-3（图 15-21 至图 15-23）

**1. 诊断要点**

- 磨牙Ⅰ类关系。
- 上下颌骨狭窄。
- 前牙区重度深覆殆。
- 广泛的错殆畸形，混合牙列。

**2. 治疗**

患者接受了 20 个疗程的肌功能治疗，其目的是强化唇部力量，保持鼻呼吸，并获得正确的吞咽方式。

**3. 结果**

在治疗的前 3 个月，得益于父母的支持，她在诊所和家中积极参与并遵循锻炼计划，增强了唇肌张力。

后续进行正畸治疗。

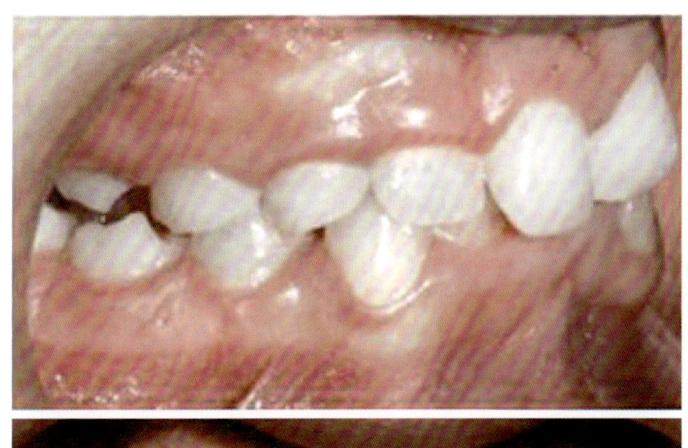
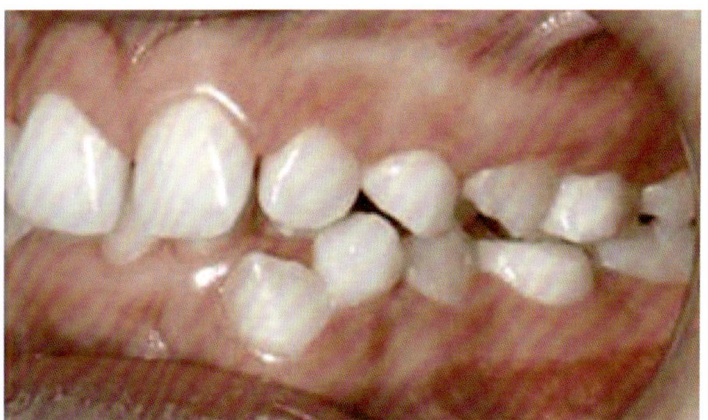
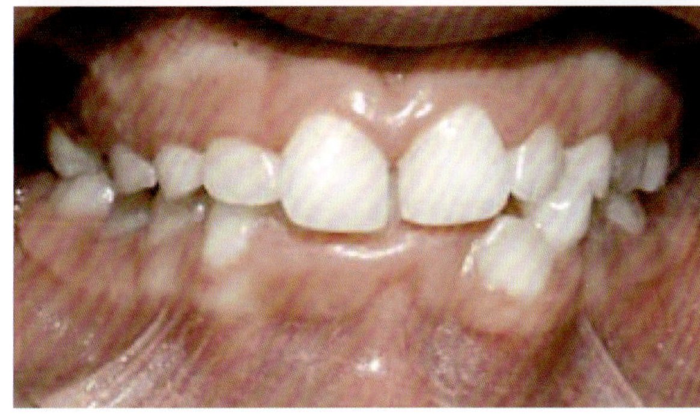

▲ 图 15-21 病例 15-3 诊断要点

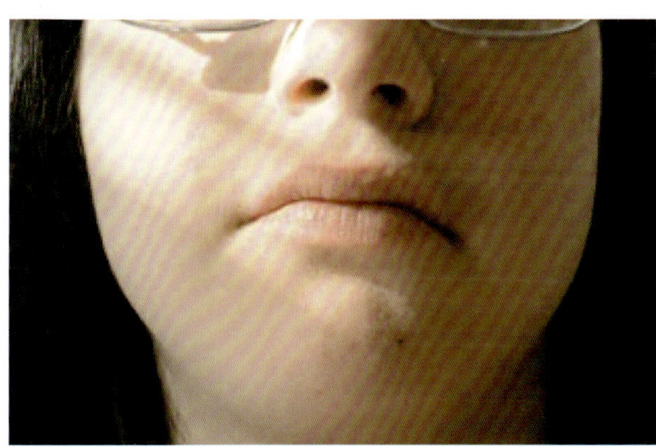
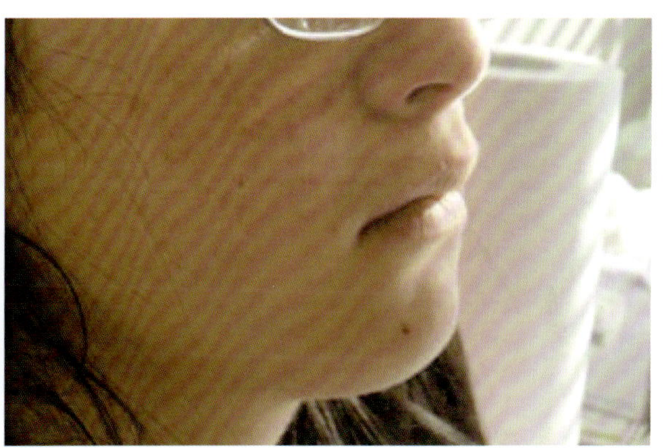

▲ 图 15-22 病例 15-3 肌功能治疗前

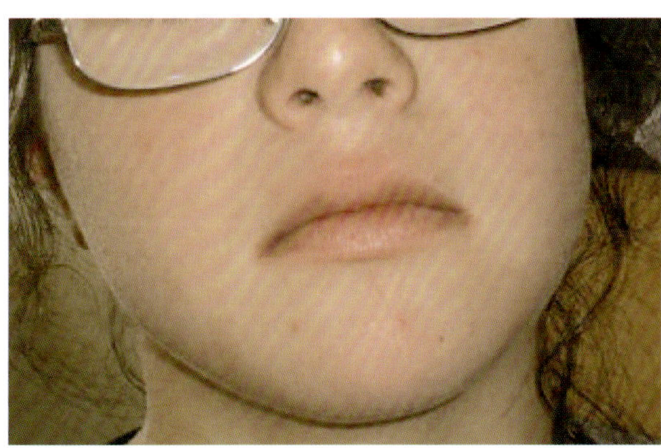
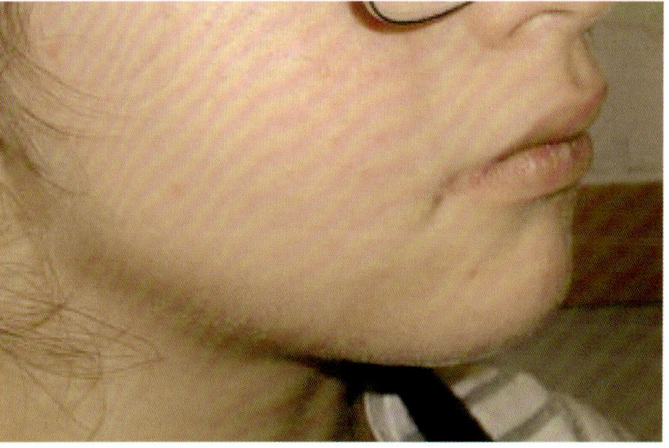

▲ 图 15-23 病例 15-3 肌功能治疗后

## 临床病例 15-4（图 15-24 至图 15-26）

### 1. 诊断要点

- 低角骨性Ⅱ类，磨牙Ⅱ类关系。
- 上颌狭窄，双侧后牙反殆。
- 唇部闭合良好。
- 以口呼吸为主。

### 2. 治疗

患者接受了 20 次语音治疗，以加强鼻呼吸；增加颊肌和咀嚼肌的活动；实现舌静息状态下在上腭的正确静息位置；在吞咽过程中产生足够的舌后推力，将食物团推进食管。

### 3. 结果

- 具有充足的口轮匝肌张力（600g）。
- 静息状态下唇部密封改善。
- 吞咽过程中舌功能正确。
- 鼻呼吸模式得到维持。
- 后续进行正畸治疗。

尽管患者对家庭作业的依从性时好时坏，但他在 3 个月内就取得了这些成果。

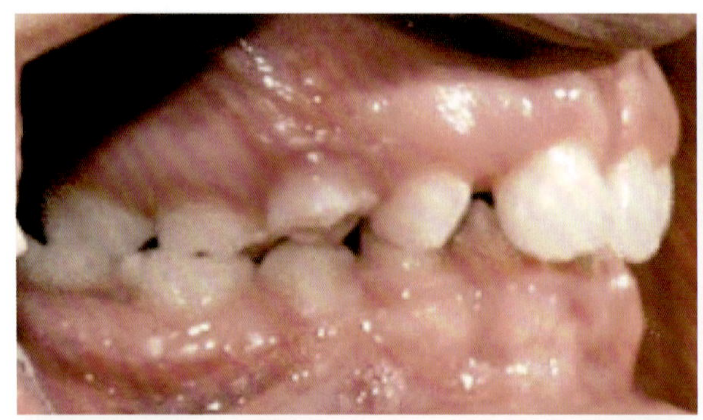
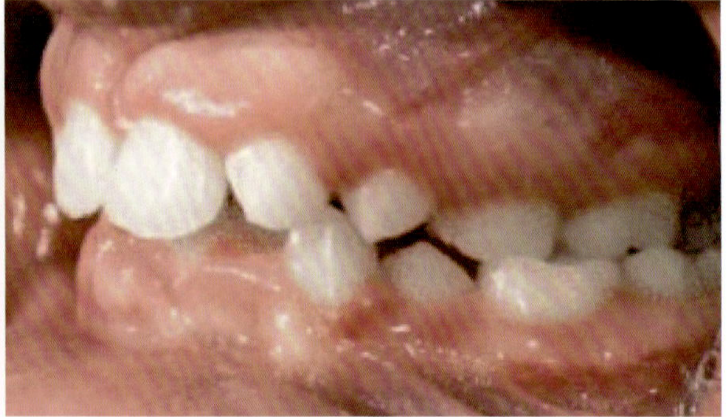
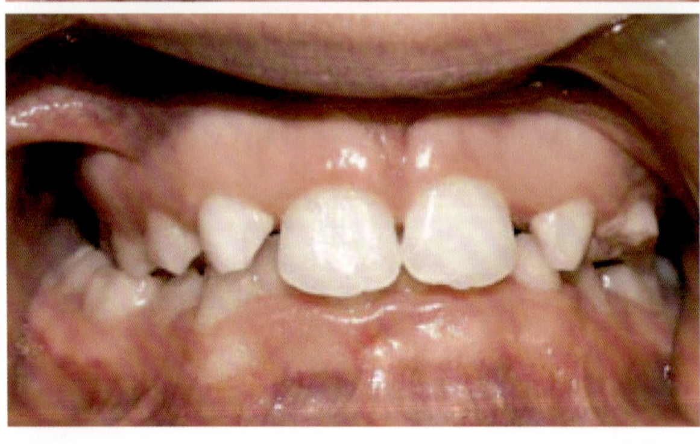

▲ 图 15-24　病例 15-4 诊断要点

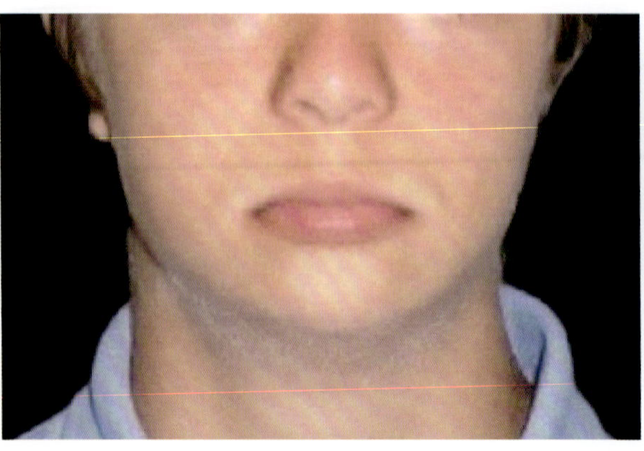
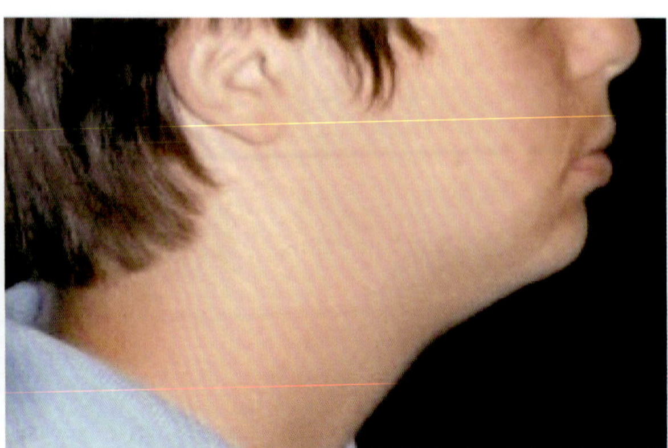

▲ 图 15-25　病例 15-4 肌功能治疗前

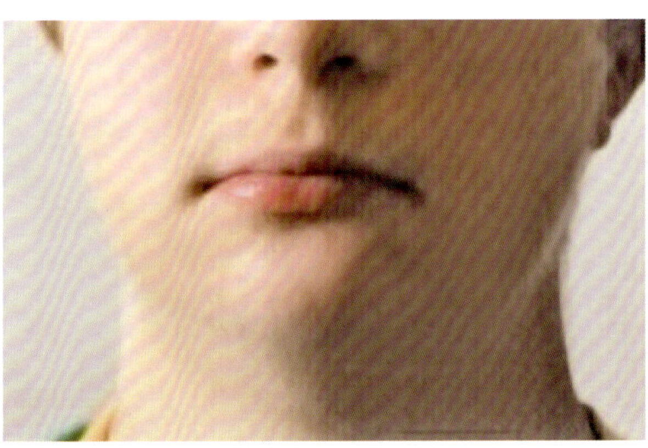
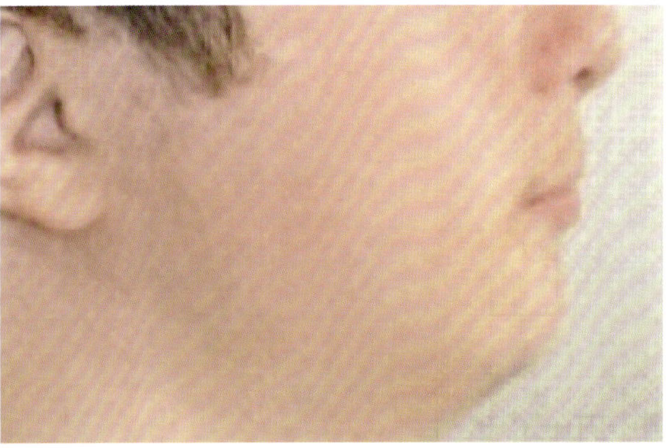

▲ 图 15-26　病例 15-4 肌功能治疗后

## 临床病例 15-5（图 15-27 至图 15-29）

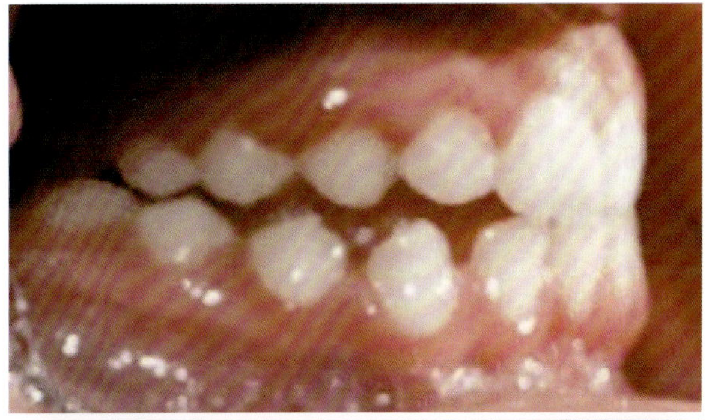
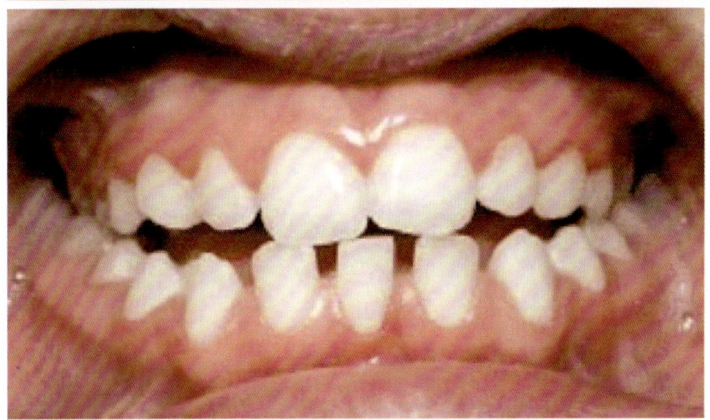
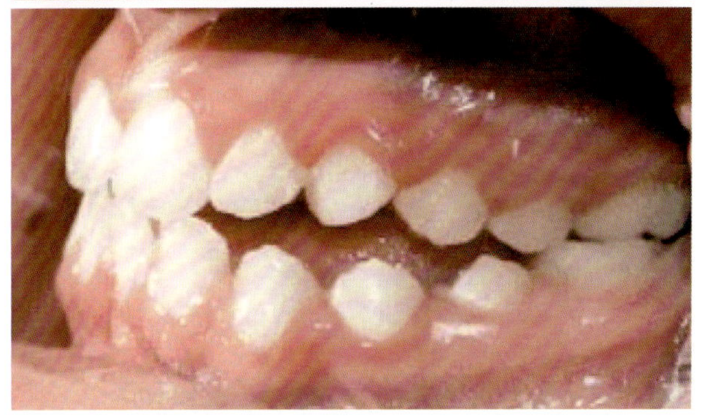

▲ 图 15-27　病例 15-5 诊断要点

### 1. 诊断要点

- 双侧后牙反𬌗。
- 前牙开𬌗。
- 覆盖浅（切牙呈对刃𬌗）。
- 唇部肌肉力量减弱（100g）。
- 咬指甲（咬甲癖）。
- 流涎，致使口周皮肤和下唇黏膜过敏。
- 下切牙缺失。

### 2. 治疗

患者接受 2 个周期的肌功能治疗，家庭练习依从性不稳定。

### 3. 结果

- 对唾液吞咽的控制增强。
- 唇部密封良好，流涎减少。
- 口轮匝肌力量增强（300g）。
- 吞咽模式正常化。
- 鼻呼吸改善。
- 仍在努力减少咬指甲。
- 后续进行正畸治疗。

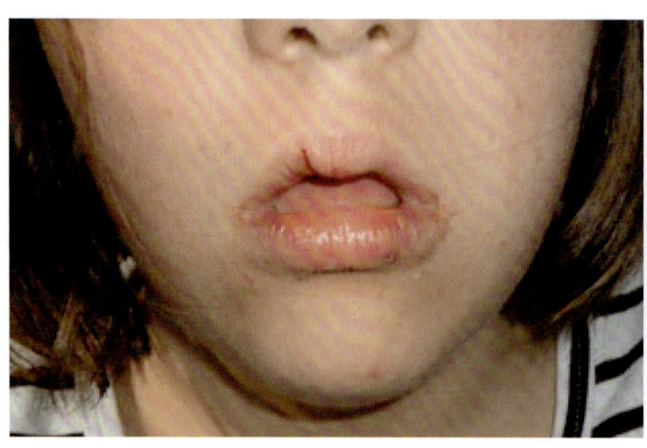
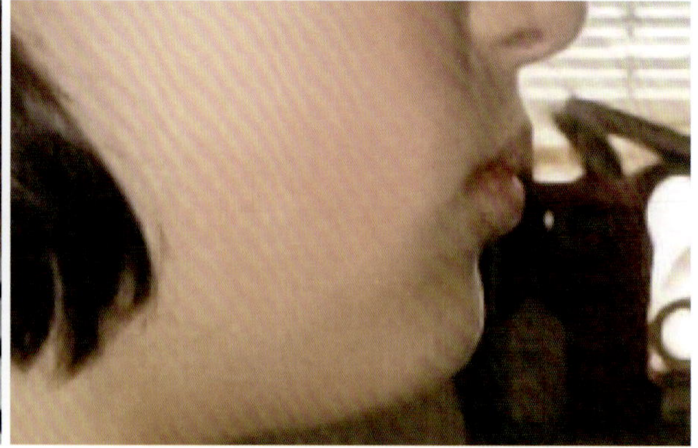

▲ 图 15-28　病例 15-5 肌功能治疗前

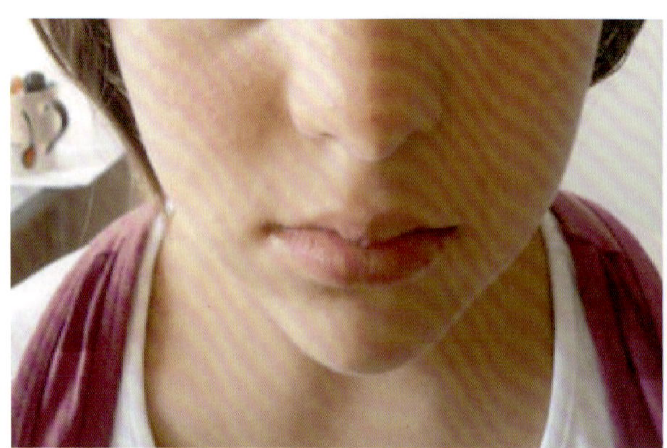
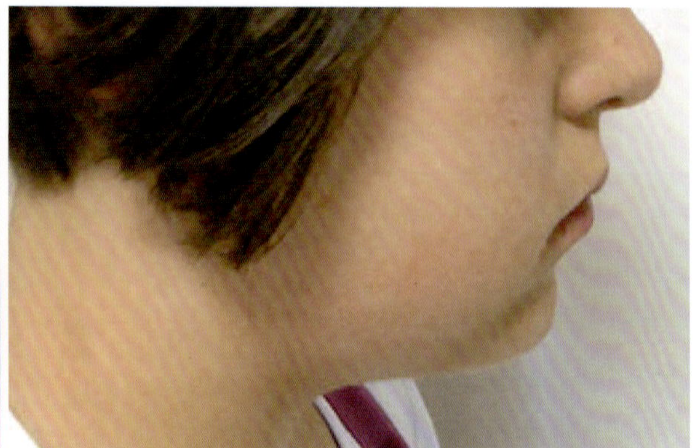

▲ 图 15-29　病例 15-5 肌功能治疗后

## 临床病例 15-6（图 15-30 至图 15-32）

### 1. 诊断要点

- 双侧后牙反𬌗。
- 口轮匝肌力量减弱（200g）。
- 吮吸拇指。
- 唇部明显肌张力不足和闭合不全。
- 静息时舌低位。
- 口呼吸。
- 深覆盖。

### 2. 治疗

患者接受 1 个周期的肌功能治疗，但是患者依从性较差。

### 3. 治疗 3 个月后

- 充足的唇部张力（350g）。
- 正确的舌位。
- 颏肌紧张。
- 由于覆盖的增加，颏肌紧张持续（将在之后进行正畸治疗）。
- 后续进行正畸治疗。

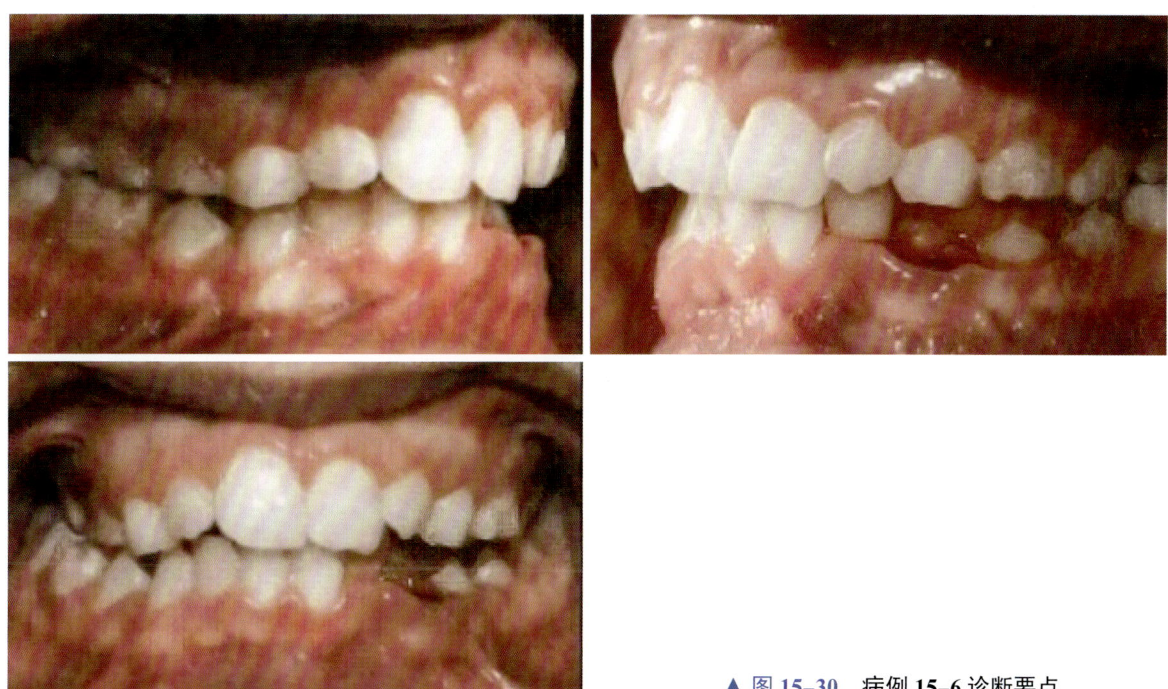

▲ 图 15–30　病例 15–6 诊断要点

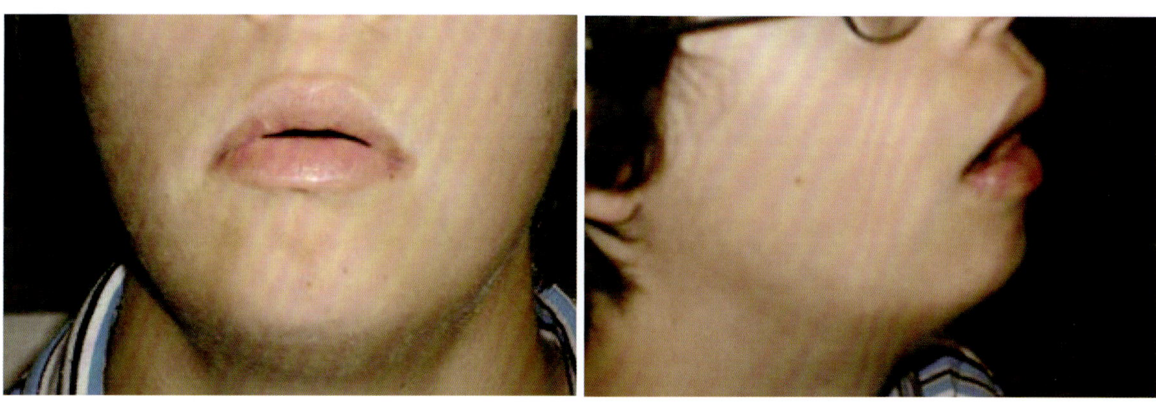

▲ 图 15–31　病例 15–6 肌功能治疗前

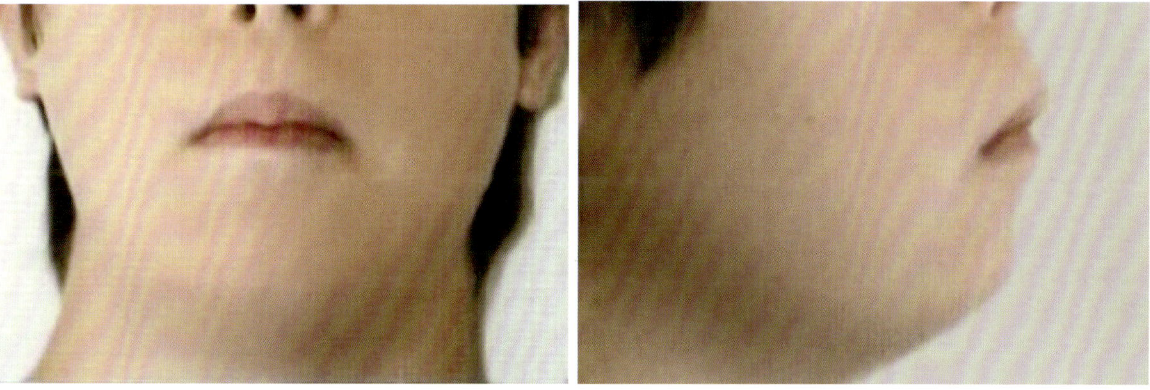

▲ 图 15–32　病例 15–6 肌功能治疗后

## 临床病例 15-7（图 15-33 至图 15-35）

### 1. 诊断要点

- 后牙反𬌗。
- 口轮匝肌力量 400g（肌张力轻度不足）。
- 口呼吸，即使在腺样体切除手术后仍然存在。
- 异常吞咽，伴有中度的吐舌习惯。
- 由于颊肌活动减少导致咀嚼效率降低。

### 2. 结果

治疗结束后，患者的唇部力量（600g）和双颊肌肉张力都得到了改善。这提高了他的咀嚼效率，并使他的吞咽更符合生理学。同时，他的鼻呼吸也得到了明显改善。

后续将进行正畸治疗。

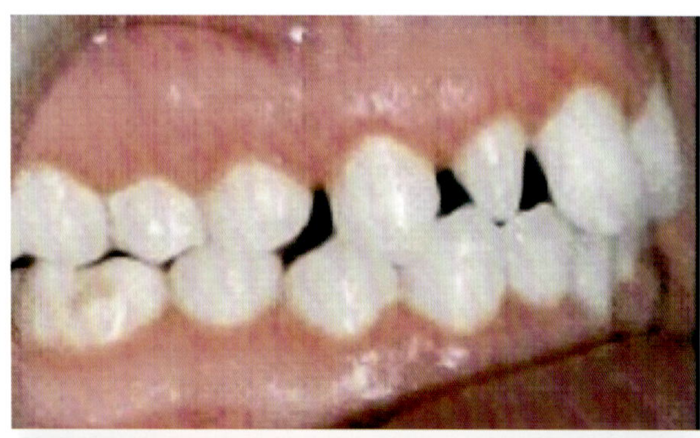
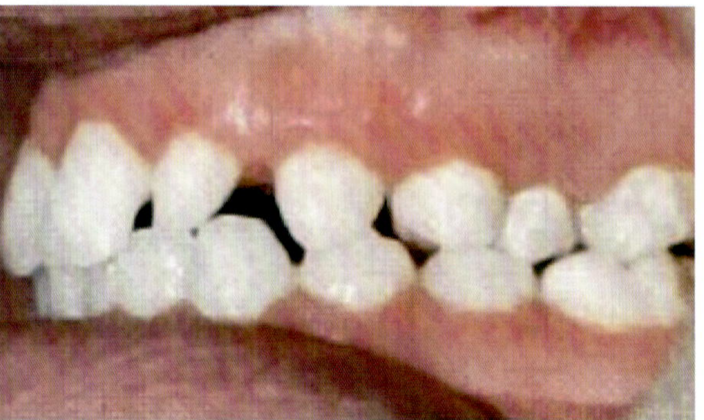
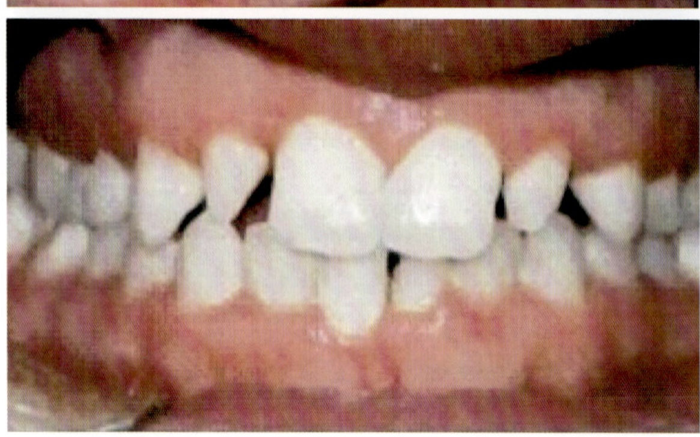

▲ 图 15-33　病例 15-7 诊断要点

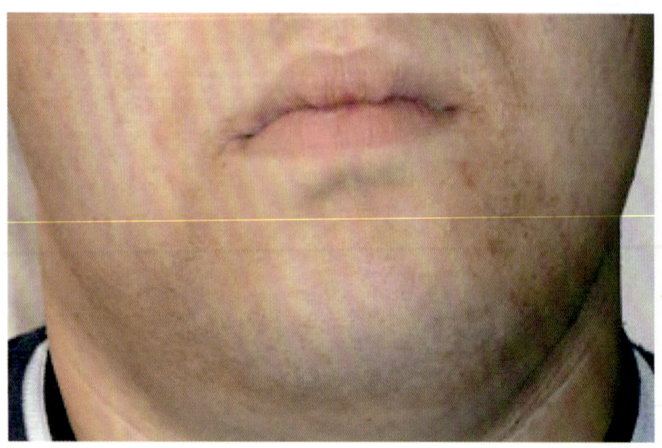
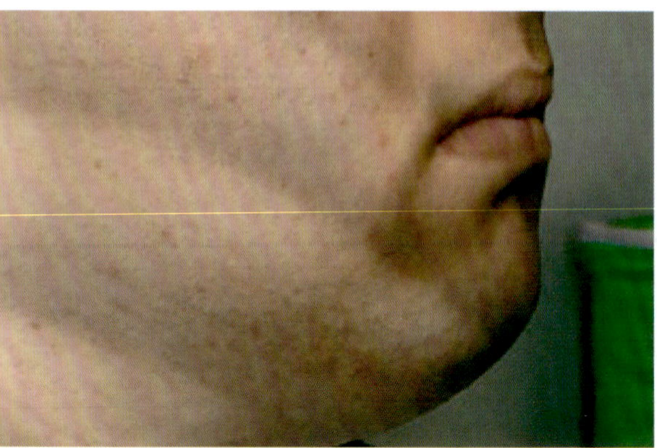

▲ 图 15-34　病例 15-7 肌功能治疗前

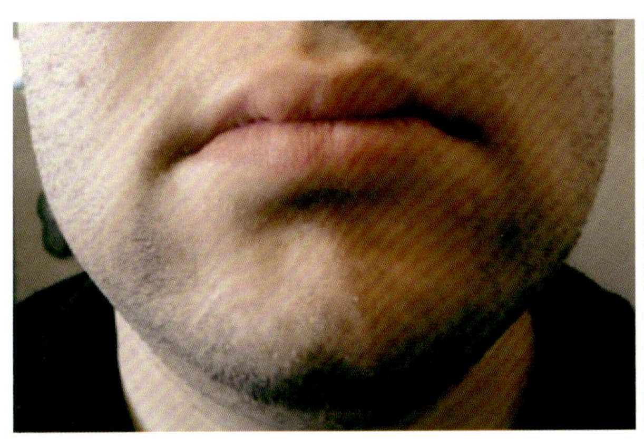
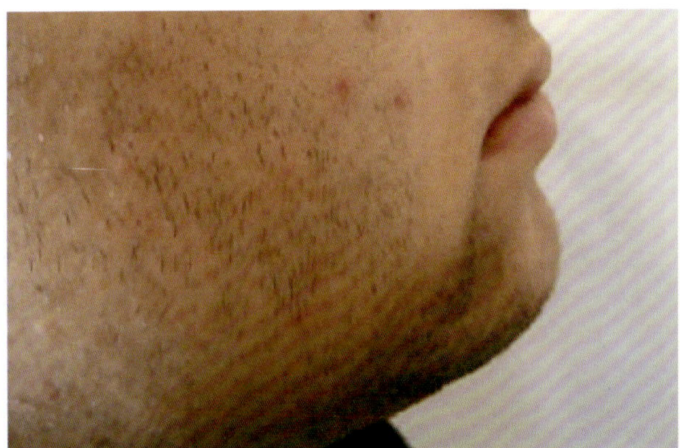

▲ 图 15-35 病例 15-7 肌功能治疗后

## 临床病例 15-8（图 15-36 至图 15-38）

**1. 诊断要点**

- 上颌横向发育不足和矢状向发育不足。
- 前牙和左侧后牙反殆。
- 广泛的错殆畸形。
- 无牙症史和拔牙史。

**2. 结果**

- 尽管患者的依从性不稳定，但其唇部力量轻度改善（300g），面颊张力有所提高。
- 鼻呼吸部分改善。
- 后续将进行正畸治疗。

在 3 个月的治疗后，患者吞咽功能得到改善，其特点是第一次吞咽姿势正确，但在随后的吞咽中出现吐舌动作。在这一周期肌功能治疗之后，患者转诊到正畸 / 牙科治疗。

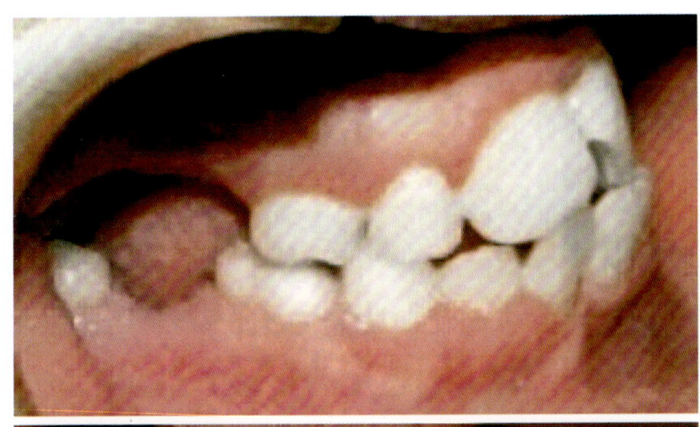
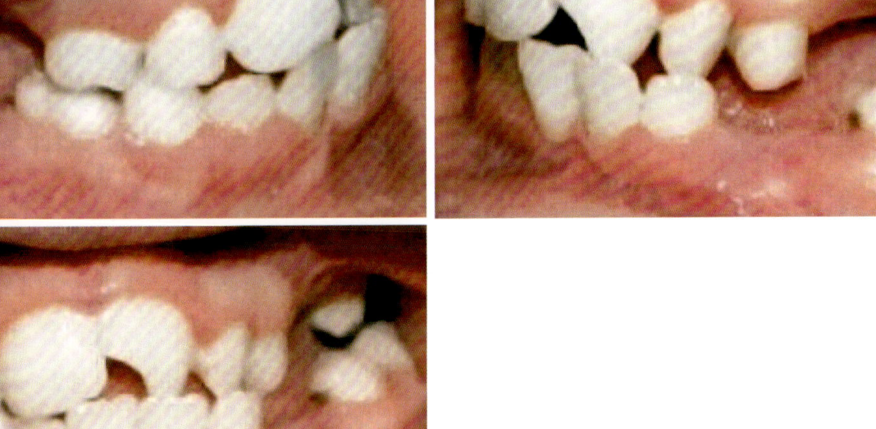

▲ 图 15-36 病例 15-8 诊断要点

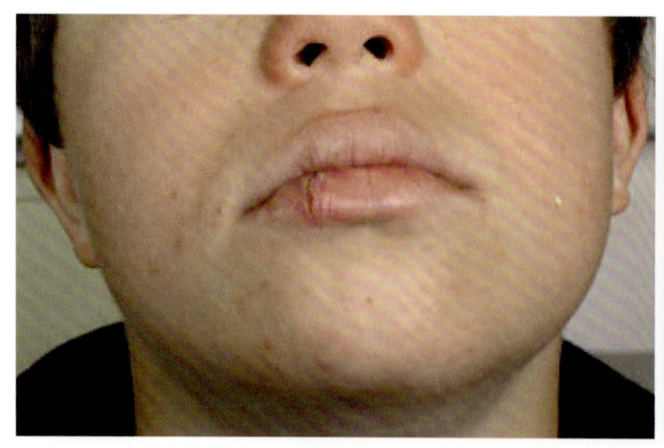
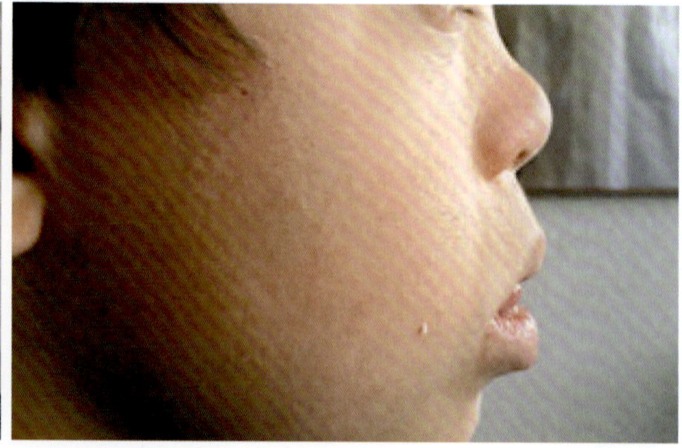

▲ 图 15-37　病例 15-8 肌功能治疗前

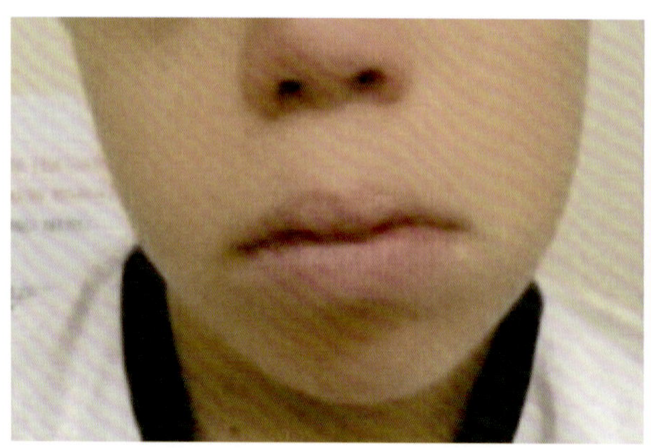
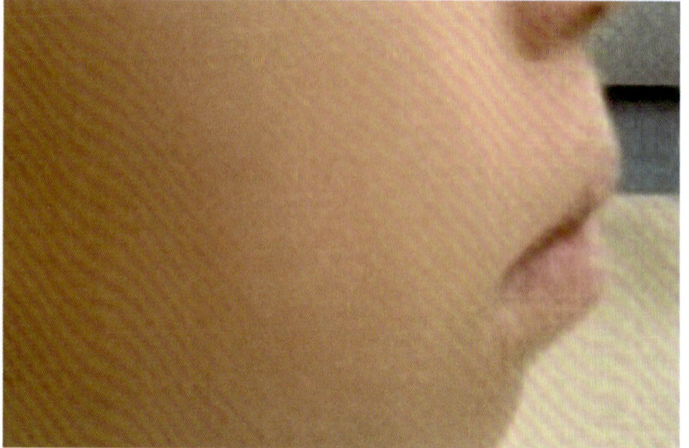

▲ 图 15-38　病例 15-8 肌功能治疗后

## 临床病例 15-9（图 15-39 和图 15-40）

11 岁男孩，合作欠佳（未能进行口内照片拍摄）。

### 1. 诊断要点

- 完全依赖软食。
- 11 岁仍然顽固地吮吸拇指。
- 流涎，导致口周皮肤有明显刺激。
- 口呼吸。
- 患者偶尔配合，但拒绝拍摄口内照。

### 2. 治疗

进行了 2 个肌功能治疗疗程（大约 3 个月），以优化口腔颌面部功能。

### 3. 结果

唇部密封改善，口轮匝肌张力增加到 300g，这表明唇部仍有轻 - 中度张力不足。

流涎减少，口周皮肤刺激程度明显改善。

由于前牙咬合关系异常，颏肌仍然紧张。

后续进行正畸治疗。

治疗 3 个月后，患者吐舌模式、吮吸半流质和偏好软食情况仍然存在。然而，已计划患者接受正畸 / 牙科治疗以改善口腔结构，并将进一步随访以评估他的口腔功能。

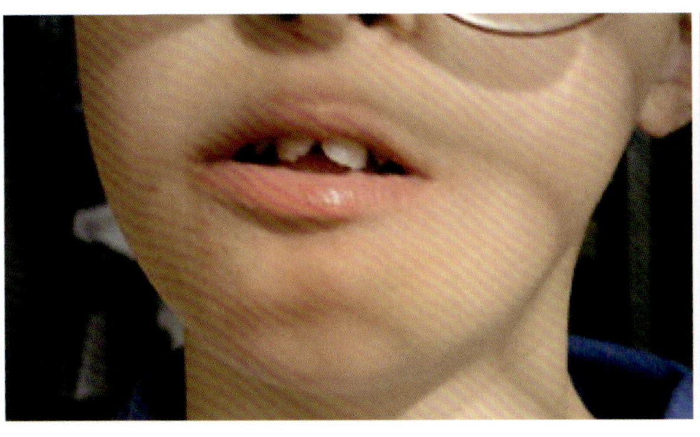
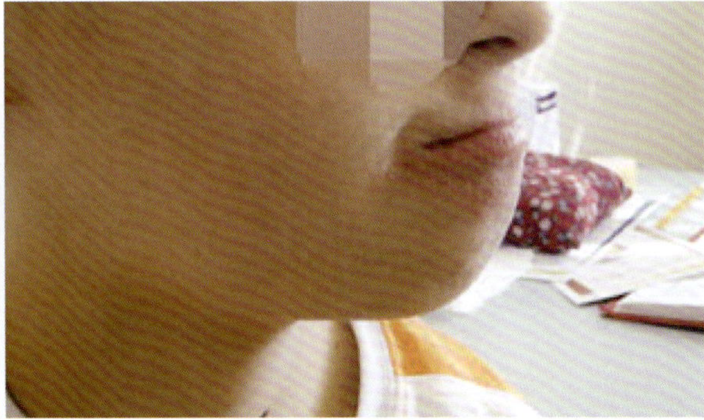

▲ 图 15-39　病例 15-9 肌功能治疗前

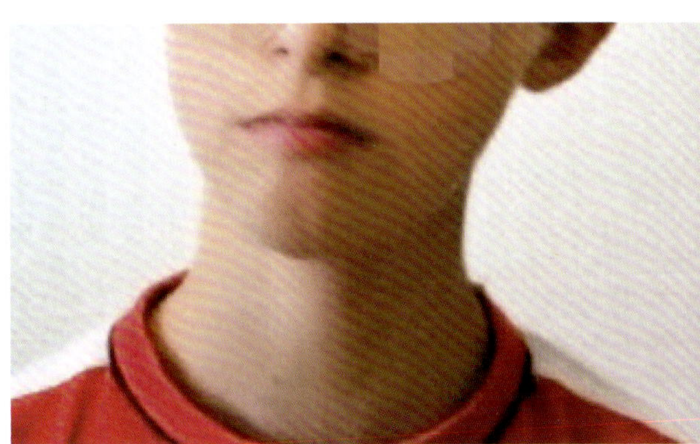
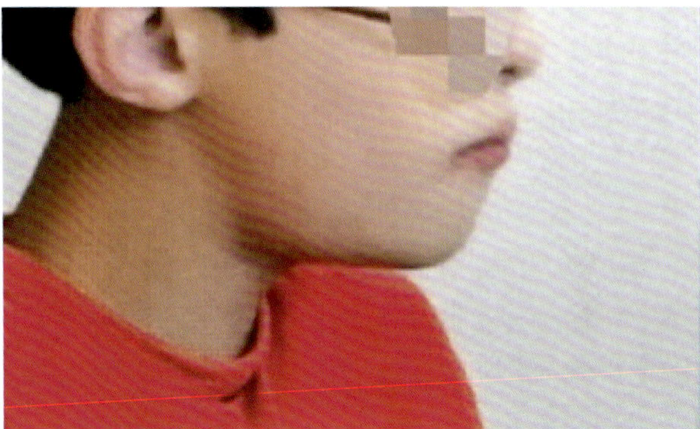

▲ 图 15-40　病例 15-9 肌功能治疗后

# 附录　术语概览
# Glossary

后天获得（acquired）：指通过时间的积累而获得的，而非天生或自然存在的。

腺样体和（或）扁桃体肥大（adenoid and/or tonsillar hypertrophy）：通常指发生在鼻咽部的淋巴组织肿胀。

腺样体扁桃体切除术（adenotonsillectomy）：将腺样体和扁桃体一起切除的联合手术疗法。

口角炎（angular cheilitis）：由于各种原因引起的口角溃疡性炎症，包括咬合垂直距离降低、舔舐刺激等。

舌系带短缩（ankyloglossia）：舌过度附着于口腔底部，限制了舌的运动。

无牙症（anodontia）：全口或部分牙齿缺失。

厌食症（anorexia）：食欲不振或减退。

呼吸暂停（apnea）：完全呼吸中断，持续至少 10s。

窒息（asphyxia）：呼吸过程受阻或发生异常。

异常吞咽（atypical swallowing）：长期存在的舌运动障碍，不一定是病理原因，通常与动作和姿势的“坏习惯”有关。

听力测试（audiometric test）：用于耳部疾病和听力丧失的研究。通过测试“最小听力阈值”来评估患者的听力，即能够引发人意识到声音感知的最小声压级。该检查通常在门诊进行，过程仅需几分钟，且完全无痛。

辅助类别（auxiliary category）：对应 1~6 级逐渐增强的潜在生长趋势的分类标准。

步态分析（baropodometric analysis）：用于识别步态异常的检查方法。该检查通过测量足部各个位点对支撑面施加的压力，评估受试者双脚与地面的相对位置。

脊柱裂（bifidity）：由于在受孕后的最初几周神经管闭合不完全而导致的神经系统畸形。

双颌前突（biprotrusion）：上、下颌骨同时过度前突的错殆畸形。

咬合板（bite）：用于治疗颞下颌关节疾病或相关肌群功能障碍的可摘式装置。

Bolton 指数（Bolton index）：用于定义正常咬合的临床参数，通过上颌和下颌牙齿的近远中径比值来表示；可针对全牙弓或前牙区计算。标准值为：（12 颗下颌牙齿的总和 / 12 颗上颌牙齿的总和）× 100 = 91.3；（6 颗下颌前牙的总和 /6 颗上颌前牙的总和）× 100 = 77.2。

Brodie 综合征（Brodie syndrome）：以先天性上颌骨基底部横向过度发育伴下颌骨收缩为特征的先天性疾病。

夜磨牙症（bruxism）：以下颌侧向运动为主的功能障碍活动，可导致咀嚼系统多个靶器官损伤。

贪食症（bulimia）：以强迫性进食为特征的进食障碍。

头影测量（cephalometry）：通过侧位及后前位头颅 X 线片定位标志点，分析颅面结构的诊断方法。头影测量在初步诊断和正畸治疗过程中具有重要意义。

唇腭裂（cleft lip and palate）：外侧鼻突未与上颌突完全融合。

锁骨颅骨发育不全良（cleidocranial dysostosis）：一种常染色体显性遗传病，表现为锁骨发育不良或不全，以及颅骨囟门骨化缺失，导致前额宽而短。

紧咬牙（clenching）：所谓的“咬紧牙齿的艺

术”，指的是牙弓持续强行闭合，导致咬合力过载。

反𬌗（cross bite）：在前牙和（或）后牙区两颗或多颗对𬌗牙的颊舌向关系发生颠倒的错𬌗畸形。

CT 扫描（CT scan）：计算机轴向断层扫描的简称；采用横断面成像的放射学检查方法。

Spee 曲线（curve of Spee）：在矢状面上测量，连接下颌尖牙牙尖与下颌前磨牙和磨牙颊尖的理想曲线。

Wilson 曲线（curve of Wilson）：在冠状面上测量，连接两侧同名磨牙颊、舌尖的理想曲线。它由下颌磨牙和前磨牙的舌倾度，以及上颌磨牙和前磨牙的唇倾度所决定。

深覆𬌗（deep bite）：上颌切牙过度覆盖下颌切牙，垂直向关系异常。

先天缺牙（dental agenesis）：先天单颗或多颗牙齿的缺失。

龋齿（dental cavities）：以无机成分脱矿和有机成分破坏为特征的不可逆牙齿病变。细菌，尤其是变异链球菌，以牙齿表面的含糖残留物为食，产生乳酸导致脱矿，并造成牙釉质和牙本质的侵蚀。

牙齿间隙（diastema）：指两颗相邻牙齿之间存在间隙。

疾病（disorder）：器官功能的异常。

远中𬌗（distocclusion）：表现为下颌第一磨牙相对于上颌第一磨牙远中错位的错𬌗畸形。

唐氏综合征（Down syndrome）：最常见的先天性染色体疾病，其特征是不同程度的躯体和智力发育缺陷。

测力计（dynamometer）：用于评估唇部肌力的仪器。

畸形（dysmorphisms）：骨骼系统的形态学改变。

消化不良（dyspepsia）：消化功能异常，表现为上腹部中央疼痛或不适。

异位萌出（ectopia）：牙齿在远离正常的位置萌出。

肌电图（electromyography）：检查肌肉（如咀嚼肌）电活动的检查方法。

嗜酸性粒细胞减少症（eosinopoenia）：外周血中嗜酸性粒细胞的数量减少。嗜酸性粒细胞是由单核：巨噬细胞、嗜中性粒细胞和嗜碱性粒细胞的前体细胞衍生的。正常情况下，外周血中循环的嗜酸性粒细胞数量应＜350/μl。

内眦赘皮（epicanthus）：是指位于眼球上方、眼睑前方的皮肤皱褶。

诊断性治疗（ex iuvantibus）：通过特定治疗的效果来推断疾病诊断的方法。

纤维环切术（fibrotomy）：适用于牙齿需要快速助萌的牙周手术。

荧光（fluorescence）：吸收紫外线后发出绿光的指示剂。

系带切开术（frenulotomy）：切除某一系带的外科手术。

系带（frenulum）：连接并固定器官的黏膜。

基因型（genotype）：个体的遗传组成，即包含在 DNA 并储存于细胞核中的基因集（功能单位）。

牙龈（gingiva）：覆盖上下颌骨并固定牙根的黏膜组织。

Glatzel 镜（Glatzel mirror）：一种带有同心圆弧的预冷（但非冰冷）镜子，可放置在鼻孔下方，用于测量在镜面上沉积的水蒸气。

舌后坠（glossoptosis）：舌向后下方下垂，导致咽腔变窄，从而严重阻碍呼吸。

声门（glottis）：喉部的上部开口。

黄金分割（golden section）：在视觉艺术和数学中，指的是两个不等长度之间的关系，其中较大部分与全长的比值等于较小部分与较大部分的比值。

磨牙症（grinding）：该现象通常出现在咬合过深的患者中，其特征是侧方移动幅度减少的下颌剧烈运动。

血液病（haemopathy）：影响造血系统的病理状态。

**偏侧萎缩（hemiatrophy）**：因组织退行性改变导致解剖结构体积减半的病理状态。

**整体论（holism）**：该理论认为人体是有组织的整体，不能将其归结为组成它的各个部分的简单总和。

**肥厚性幽门狭窄（hypertrophic pyloric stenosis）**：幽门肌壁增厚阻碍食物从胃进入肠道，导致严重的“喷射状”呕吐。

**听力减退（hypoacusia）**：轻度或重度听力丧失。

**低通气（hypopnea）**：呼吸流量减少至少50%，持续时间不少于10s。

**阻抗检查（impedentiometric examination）**：用于研究耳部疾病和听力损伤的检查方法。该检查评估鼓膜：听骨链系统（鼓膜和听小骨）的阻抗、即“中耳对声波通过的反向阻力”，以及镫骨肌的反射情况。此检查在门诊进行，仅需几分钟，且完全无痛。

**失眠（insomnia）**：睡眠时间不足的病理状态。

**缺血（ischemia）**：由于心肺问题导致某器官血供完全或部分不足。

**病变（lesion）**：由于伤害、创伤或疾病导致的机体损害。

**白细胞减少症（leucopoenia）**：循环白细胞数量减少至4000个/mm³以下（人类标准）。

**白细胞（leukocytes）**：也称为白血球（WBC），是一种血细胞。

**韧带松弛（ligamentous hyperlaxity）**：韧带张力低于关节正常标准，导致关节不稳定。

**韧带紧张（ligamentous hypolaxity）**：关节伸展范围减小。

**舌向移动（lingualize）**：在近远中方向移动牙齿。

**唇闭合不全（lip incompetence）**：指在静止状态下，上唇和下唇未能接触或分离超过3mm。

**巨舌症（macroglossia）**：舌体异常增大的病理状态，可为先天性或后天性。

**错殆畸形（malocclusion）**：指牙齿及其支持结构（上颌骨和下颌骨）的位置和相互关系异常的状态。

**下颌后缩（mandibular retrognathia）**：下颌骨向后的异常移位。

**乳突（mastoid process）**：位于耳郭后方的颞骨突起结构。

**McNamara指数（McNamara index）**：用于判断上颌横向不足。若上颌第一恒磨牙之间的距离<31mm，则表明存在横向上颌发育不足。

**病史（medical history）**：医生通过对患者或其家属问诊进行调查，以收集可能对诊断有用的数据和消息。

**小牙症（microdontia）**：牙齿发育畸形，其特征是牙齿小于正常尺寸，可能累及整个牙弓或单颗牙齿。

**嵌合体（mosaicism）**：指同一个体内存在2种以上不同基因组的情况。

**黏液纤毛清除（mucociliary clearance）**：气道的非特异性防御机制，通过该机制，吸入的杂质被捕获在覆盖上皮的黏液层中，并通过纤毛的摆动方向传输至鼻咽部，然后被吞咽。

**肌纤维（muscle fiber）**：肌肉组织的特征组成部分，呈细长梭形，能够在神经刺激下收缩。

**鼓膜硬化症（myringosclerosis）**：特征为鼓膜硬化和瘢痕形成的病变现象。

**鼓膜切开术（myringotomy）**：在化脓性中耳炎病例中进行的鼓膜手术以排出脓液。

**非变应性鼻炎伴嗜酸性粒细胞增多综合征（non-allergic rhinitis with eosinophilia syndrome, NARES）**：症状与变应性鼻炎极为相似，鼻分泌物中以嗜酸性粒细胞显著增多为特点的鼻病综合征。

**神经肌肉印迹（neuromuscular engram）**：中枢神经系统中的记忆模式，源于外周刺激与运动传出冲动之间的平衡，通过重复收缩功能循环发展。

**夜间遗尿（night enuresis）**：指睡眠期间出现完全排尿现象，且年龄已超过能够控制膀胱的年龄（通常情况下，女性为 5 岁，男性为 6 岁）。

**殆干扰（occlusal interference）：**上牙和下牙之间的过度“虚拟”接触。通常指的是过早或过度的接触。

**合殆（occlusion）：**上牙和下牙之间的静态接触。

**拱形腭（ogival palate）：**腭前部（也称为硬腭或腭穹窿）畸形，呈尖拱形般弯曲。

**咬甲癖（onychophagy）：**咬指甲的不良习惯。

**开殆（open bite）：**上下前牙咬合时存在空隙。除唇闭合不全外，通常还伴有婴儿式吞咽。

**全景 X 线片（orthopantomography，OPT）：**它是牙弓及其相关结构的分层成像。

**口呼吸（oral breathing）：**呼吸功能仅通过口腔进行的异常状态。

**正畸矫治器（orthodontic appliance）：**正畸医生用以治疗错殆畸形的活动或固定装置。

**正颌外科（orthognathics）：**专门处理口腔颌面部畸形的口腔医学分支；其应用领域广义上涵盖与颅颌发育相关的问题。

**整骨术（osteopathy）：**通过手法治疗生理功能障碍的非常规医学。整骨术的目标是将异常的生理状态恢复到正常生理范围内。

**覆殆（overbite）：**上下中切牙切缘在矢状面上的垂直距离。

**覆盖（overjet）：**上下中切牙切缘在矢状面上的前后距离。

**功能障碍（parafunction）：**异常的重复性行为，导致口腔颌面系统力量过载，可能导致牙齿、肌肉和关节的功能障碍。

**牙周炎（parodontitis）：**是一种牙周组织疾病，病因是致病细菌和炎症致病机制破坏牙齿的支持结构。

**咬铅笔（pencil chewing）：**咬铅笔的不良习惯。

**表型（phenotype）：**个体表现出的一系列特征，这些特征在外观上可以或多或少地体现出来。

**言语病学家（phoniatrist）：**治疗与发音相关器官疾病的医生。

**摄影测量法（photogrammetry）：**通过获取和分析多个立体测量帧来捕捉物体的度量数据（形状和位置）的重要技术，类似于建筑学或电影摄影中使用的技术。

**足底压力扫描仪（podoscope）：**一种可实时捕捉和存储足部图像的工具。这些数据（足部形态的图像和测量值）在诊断和矫形鞋垫制作中都非常有用。

**Pont 指数（Pont's index）：**建立上颌切牙宽度之和（SI）与上颌第一恒磨牙和第一前磨牙间距的关系。前磨牙间距 =（SI × 100）/ 80。磨牙间距 =（SI × 100）/ 64。

**姿势（posture）：**由人体运动系统决定的身体姿态，与重力作用相对。

**牙龈退缩（recessions）：**（上颌牙弓）游离龈的增高和（下颌牙弓）游离龈的降低，涉及牙周膜附着的边缘变化。

**鼻音（rhinolalia）：**喉部发声音调异常，呈现鼻音化的病理性改变。

**鼻阻力计（rhinomanometer）：**用于进行声学鼻测量与鼻测压的仪器。

**鼻腔测压法（rhinomanometry）：**通过测量鼻腔气流与阻力客观评估鼻呼吸功能的方法。

**鼻漏（rhinorrhea）：**鼻腔分泌物过多。

**Rosenthal 测试（Rosenthal test）：**要求患者闭口用鼻呼吸，同时监测心率。如果是口呼吸患者，在测试过程中心率会增加，直至患者无法坚持测试而不得不张口呼吸为止。

**旋转组（rotational group）：**考虑垂直向因素的“旋转类型”分类。

**旋转类型（rotational type）：**描述个体颅面区域“结构 ”的三项式标签。a、p 或 r 表示下颌生长旋转；1、2 或 3 表示上下颌骨生长潜能差异；d、n 或 m 表示矢状向颌间关系。

**脊柱测量仪（scoliosometer）：**用于测量脊柱偏移程度的仪器。

**流涎（sialorrhea）：**唾液分泌过多的情况。

**塌鼻（snub nose）：**一种鼻部特征，鼻梁又塌又宽，常见于某些非洲人群以及部分东亚族群。

言语治疗（speech therapy）：专注于对语音、书面和口头语言，以及沟通能力的预防、训练与重塑的医疗保健分支领域，适用于成人和老年人群。

脊柱测量（spinometry）：对背部和脊柱进行三维研究的无创检查方法。

稳定性分析（stability analysis）：验证前庭系统、动眼系统和本体感受系统相互作用对个体平衡影响的检查。

稳定图（stabilogram）：通过测力计记录足底压力中心振动的数据图像。

稳定测量仪（stabilometric platform）：可视化和量化双脚承受的总负荷和部分负荷，以及压力中心振动情况的工具。

静态运动图（statokinesiogram）：表示压力中心（即重心）相对于足底支撑的实际位移。

长冠牙（taurodontism）：牙齿发育异常，特征是牙齿髓腔异常增大，可能延伸至整个牙根区域。

头颅影像学（telecranium）：一种放射摄影方法，使用颅位固定器将患者的头部保持在离射线源固定距离的位置。

易位（translocation）：染色体重排过程中，非同源染色体的部分发生错误交换而导致的染色体突变。

鼓室硬化（tympanosclerosis）：以鼓膜纤维性增厚和收缩、听小骨弹性和活动度降低为特征的病理状态。

垂直牙槽骨吸收（vertical alveolysis）：牙槽骨的吸收和破坏导致牙根逐渐暴露，牙齿松动度增加。

唇侧移位（vestibularize）：使牙齿沿前后方向移动（朝向嘴唇）。

磨耗平面（wear facet）：由于牙釉质侵蚀形成的平坦且光滑的表面。

喘息（wheezing）：无法直译的拟声词，通常描述为类似于嘶嘶声的声音。

口干症（xerostomia）：由于唾液缺乏导致的主观口干感觉。